运动性
心律失常与猝死

Exercise-Induced Cardiac Arrhythmias and Sudden Death

胡大一 郭继鸿◎主审　　赵 菁 郑 哲 高晓嶙◎主编

河南科学技术出版社
·郑州·

内容提要

本书是国内第一本关注运动性心律失常的作品,从整体医学、医生责任及人文关怀角度描述运动性心律失常,提醒大众应在享受运动激情之余理性对待运动本身。本书既探讨运动性心律失常的流行病学特点、猝死的病因,也探讨了运动性心律失常可通过心电及影像等检查筛查和预防,并通过大数据建立疾病预警平台,共同构建运动性心律失常与猝死相关的全民疾病筛查体系。除了临床诊治相关问题外,还论述了心理问题、危机干预及法律相关问题。

本书内容丰富,条理清晰,言简意赅,图表精美,无论从专业化角度还是实用化角度而言都是一本十分优秀的医学著作。本书的出版也必将引起社会对运动性心律失常与猝死的关注。

图书在版编目(CIP)数据

运动性心律失常与猝死 / 赵菁,郑哲,高晓嶙主编 . —郑州:河南科学技术出版社,2017.7

ISBN 978-7-5349-8774-8

Ⅰ. ①运… Ⅱ. ①赵… ②郑… ③高… Ⅲ. ①心律失常-防治②猝死-防治

Ⅳ. ①R541

中国版本图书馆 CIP 数据核字(2017)第 128122 号

出版发行:河南科学技术出版社

　　　　地址:郑州市经五路 66 号　　邮编:450002

　　　　电话:(0371)65737028　65788613

　　　　网址:www.hnstp.cn

策划编辑:李喜婷　范广红

责任编辑:范广红

责任校对:崔春娟

美术设计:张　伟

责任印制:朱　飞

印　　刷:郑州新海岸电脑彩色制印有限公司

经　　销:全国新华书店

幅面尺寸:210 mm×285 mm　　印张:28　　字数:867 千字

版　　次:2017 年 7 月第 1 版　　2017 年 7 月第 1 次印刷

定　　价:298.00 元

编写人员名单

主　审　胡大一　郭继鸿

主　编　赵　菁　郑　哲　高晓嶙

副主编　庄晓峰　赵运涛　段江波　刘　凯

韩红亚　滑少华　高　谊

编　委　（以姓氏笔画为序）

丁荣晶　王　龙　王一波　庄晓峰

刘　帆　刘　伟　刘　凯　刘兴鹏

苏冬梅　李学斌　李建国　李爱娟

张　恒　张　萍　张永高　陈　彧

苟建军　郁卫东　周　洲　郑　哲

赵　菁　赵世华　赵运涛　相里伟

段江波　俞晓军　高　谊　高晓嶙

韩红亚　滑少华

秘　书　高　谊

主编简介

赵菁，北京大学医学部临床型博士研究生，心血管内科副主任医师、副教授，硕士生导师。研究方向：心律失常诊疗、心血管康复和双心治疗。目前系中华医学会医学信息学分会青年委员、中国心血管预防与康复专业委员会委员、中国控烟协会理事、中华医学会河南省医学科学普及专科分会委员兼秘书、中华医学会河南省心电生理与心脏起搏专科分会青年委员。以第一作者或通讯作者身份在核心期刊累计发表论文 36 篇，其中中华系列杂志发表论文 10 篇、SCI 论文 2 篇；以第一完成人身份主持省级课题 5 项，以第一完成人身份获得省医学科技进步奖一等奖 3 项、省科学技术进步奖二等奖 1 项；以第一完成人身份获得省科技奖励 3 项、市科技奖励 2 项；以第一完成人身份发明专利 10 项、实用新型专利 3 项。

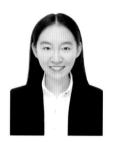

郑哲，心血管外科主任医师，博士生导师，"长江学者"特聘教授，"协和学者"特聘教授，"国家百千万人才工程"国家级人才，科技部"中青年科技创新领军人才"，教育部"新世纪优秀人才"。现任国家心血管病中心副主任、中国医学科学院阜外医院副院长。任中华医学会胸心血管外科分会第七、第八届青年委员会副主任委员，中国医师协会心力衰竭专业委员会副主任委员，中国医师协会器官移植分会青年委员会副主任委员，中华医学会组织修复和再生学会青年委员会副主任委员。长期致力于心血管外科临床和研究工作，主持多项国家级及省部级课题，以通讯作者和第一作者发表 SCI 收录杂志论文 30 余篇。以主要完成人获国家科技进步二等奖 2 项、教育部科技进步一等奖 2 项、北京市科技进步一等奖 1 项及二等奖 1 项、中华医学会科技进步二等奖 1 项。获第十二届中国青年科技奖、第十三届茅以升北京青年科技奖、2015 年北京市十大杰出青年医生等荣誉称号。专长冠心病、瓣膜病、先心病和房颤等心血管外科手术，尤其是胸腔镜微创手术。借助胸腔镜通过微小切口实施房颤、瓣膜和先天性心脏病手术，取得很好疗效；与内科联合治疗顽固难治性房颤，取得很好疗效；通过定期举办培训班（两期/年）向全国推广技术。

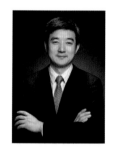

高晓嶙，博士，国家体育总局体育科学研究所运动健康与恢复研究中心副研究员，国家体育总局"优秀中青年专业技术人才百人计划"人选、中国体育科学学会会员，美国体能协会认证体能专家（CSCS），国内权威期刊《体育科学》和《中国运动医学杂志》杂志审稿专家。主持或参与国家科技部、国家体育总局等项目及国家自然科学基金项目共 20 项，国内外发表论文 32 篇，两次荣获中国体育科学学会科学技术奖，主持全国调研项目"我国大众健身运动中猝死情况的调查研究"，主持研发运动性心血管意外基因筛查芯片。2009 年成为《中国心血管疾病患者运动性猝死和心血管事件预防专家共识》专家团成员。目前出版专著 1 部，参与 7 本著作编写。长期从事竞技体育与大众健身的防护指导工作。研究方向为运动损伤与运动性心血管意外的风险评估、预防与康复。

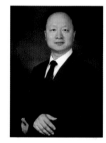

序　一

丁酉年刚入春，这本《运动性心律失常与猝死》的书稿就整齐摆放在案头，邀我作序。而眼下已是溽热当头的时节，却依然未能践约启笔。其实，这中间并无其他纠结，只是为别书写序，作者大多已是学界名士，不论学术造诣，还是与己的私交情谊均已敦厚，故写篇推荐和溢美之言的文章真可谓顺水摇橹，轻车熟路。但本书却不然，从主编到每位执笔者都是初出茅庐的年轻学者，不少又是自家门第，所作之序如何得体而评价得又恰到好处，一时举笔茫然。

先从书的选题说起吧，本书书名为"运动性心律失常与猝死"，这是心血管病领域的热门话题，又是一个严重而亟待解决的社会健康问题。众所周知，心律失常几乎人人有之，只是发生的时间、类型、多寡、对人体的危害不同而已。而运动，不论生理性运动或职业运动员的运动，都能引发心律失常，甚至引起心脏性猝死，使运动性猝死的报道屡见不鲜。因此，本书论述的是一种常见的心律失常，其涉及面广而又切合实际的学术与社会的热点话题，这使本书的选题实用而前沿。

除选题精彩外，全书内容的设计与安排也严谨周密，翔实而全面。全书针对运动性心律失常及猝死所做的学术阐述，国内尚无其他书籍可以媲美。泱泱二十三章的内容分成四部分：一为基础研究，其深入阐述了运动与心律失常和猝死的关系、流行病学特点，并从病理生理学、细胞电生理、遗传学等多层面、多视角论述了运动性心律失常与猝死的发病机制；二为临床应用，集中讲述了运动性心律失常与心肌缺血（冠心病）、心肌肥厚（肥厚型心肌病）、心力衰竭、心律失常性心肌病的关系和各自特点，相关的心电图与影像学改变等；三为防治要点，强调完备三级预防体系建设的重要性，并紧扣最新进展如可穿戴式除颤器（WCD）的应用，以及科学的生活方式等；四为心理干预与法律保护，强调生物-心理-社会医学模式对医生已提出更高要求，要求内科和心血管医生都应掌握与合理应用更多的心理学知识等。

显然，本书是国内迄今为止最全面、最系统阐述运动性心律失常与运动性猝死的专著，其不仅是心血管内科医师诊断与处理运动性心律失常的重要参考书，也是广大百姓健身养生、合理运动、优化生活方式的科普指导用书。此外，本书对我国运动医学领域有重要的学术参考价值，并将对运动医学产生深远影响。

因此，本书对临床医生、患者、从事运动医学的人员均有裨益。我不想用填补国家空白这样空洞的桂冠而誉之，但可以肯定的是，虽然国内已有学者对运动性心律失常有过零散的研究和论述，例如我也对运动性心肌病、运动员心脏病等问题做过探讨，但总体而言，这些论述与研究尚局限和肤浅，而今天摆在我们面前的这本书全然不是管中窥豹，却让人产生一种"继往圣，开来学"的凝重神圣感。

对书中内容论道后，再对本书作者做几句评说。从作者名单可知，本书撰写者大多毕业于北京大学医学部、北京协和医学院等名校，毕业后又分别在阜外医院、安贞医院、北京大学人民医院等医院供职。我不想用精英、学霸为他们定格、定位，但通读全书后你会感到震撼，会深深感到这些年轻作者有学识、有独立的见解和思考能力，具有很高、很敏锐的学术创新意识，从选题到撰写也都充分证明着这点。会让你深深感到这些年富力强的学者有着高度的使命感、社会责任感，并能脚踏实地地为医学科学默默奉献，也为自己亘古不变的理想和信念挥洒汗水、付出心血。他们在本职工作中十分劳累，白天穿梭般忙碌于各种临床工作，而将夜晚和周末的休息时间奉献出来，焚膏继晷，闭门谢客而埋头著书立说，引经据典，筚路蓝缕，开拓出一片运动心律失常学术的新天地。这不能不让人肃然起敬，不能不让人感到，这才是民族的脊梁和中国的希望。

泰戈尔有句名言，激励有志之士勇敢去实践，他说："仰望天空并没留下任何迹象，但我们却自豪地说：在那里我们翱翔过，那里有我们翅膀掠过的踪影。"而我要说的：在医学领域的广袤天空，本书年轻有为的学者们做出了艰苦卓绝的努力与付出，在万里长空中他们不仅留下了搏击苍穹的踪迹，还留下了一道绚丽而壮哉的彩虹。

北京大学人民医院

2017 年 6 月 16 日

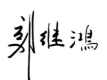

序 二

　　《运动性心律失常与猝死》一书即将付梓面世，我应邀成为第一批样稿读者并为其作序。由于工作繁忙，周末打开电子版样稿，倍感惊喜，这是本非常优秀和实用的专业书籍。尤为令人兴奋与欣慰的是，编写工作全部由来自北京大学医学部、北京协和医学院、首都医科大学、上海交通大学的一群优秀的博士生组成的"小太阳编委会"，在繁忙的临床与科研工作之余，遵从严谨求是的原则完成的。

　　关于运动性心律失常与猝死，既往的医学教材中大多着墨不多。而在临床工作中，遇到此类患者，许多内科甚至心血管专科医生也缺乏足够的认知，并未能给予科学合理的药物、运动处方及治疗。"生命在于运动"，每当一个医师给一个学生开一张免体育课的诊断书，是不动就不死的建议，缺乏责任和探索精神。养生在动，养心在静，心律失常患者的运动处方是生命的指导、科学的方法、高度的责任，因此这部书作的出现，刚好填补了目前的空白，具有重要意义。本书从基础、病理生理机制，到临床表现与检测，以及预防与预警、心理干预与法律保护等几个方面进行了全面、深入而系统的阐述，图文并茂，可读性与科学性强，相信广大医务工作者看过后会像我一样，感到开卷有益。读者将可以在短时间内掌握关于运动性心律失常与猝死的诊疗原则，并且可以对此类患者给予正确的风险评估、生活指导。

　　我在此也要祝贺小太阳编委会，相信这一部凝聚了他们的青春、理想，由汗水与心血浇灌而成的著作，将成为医生们的手边书，进而为广大患者带来生命之光。在这些精英的身上，我也看到了未来中国医学的希望。心怀理想，不失情怀，对工作与生活充满热情，在新的时代里继续践行并发扬光大服务患者的精神！中国有最大量的心律失常患者人群，有最丰富的基础、临床及转化医学的实践经验，愿此书的问世为人类的健康事业做出重大贡献！

首都医科大学附属北京安贞医院　周玉杰

2017 年 5 月 21 日

前　言

If we could give every individual the right amount of nourishment and exercise, not too little and not too much, we would have found the safest way to health.

——Hippocrate

正如古希腊先哲希波克拉底提出了没有多一点也没有少一点的适量运动理论，我国东汉名医华佗也曾云："人体欲得劳动，但不当使极尔。"德国著名哲学家叔本华则在《人生的智慧》写道："亚里士多德说得很对：'生命在于运动，生命的本质在于运动。'身体组织的内部在永不停歇地快速运动；心脏在复杂的双重收缩和舒张的过程中，强劲地、不知疲倦地跳动。"他对此做出了哲学解释：身体内在的运动如果与外在的运动不匹配、不协调，身体内外运动矛盾将酿成健康问题。

世间万物皆是辩证存在的。在奥林匹克精神的照耀下，全民健身达到空前状态，各类赛事"扣人心弦"的同时，运动性心律失常已成为一个严重的社会问题。为了避免像古希腊英雄费迪皮迪兹从马拉松到雅典奔跑四十余千米后长眠大地的悲剧，我们希望提醒大众在享受运动激情之余，更需理性对待运动本身，这也是本书写作目的之一。

无畏的青年医生们来自北京大学医学部、北京协和医学院、首都医科大学、上海交通大学、郑州大学第一附属医院、国家体育总局、国家卫生与计划生育委员会、北京大成律师事务所等。大家在主编赵菁博士等的号召下迅速集结起来，分工明确，准备充分，共同为国内第一本专注于运动性心律失常的作品贡献自己的才智而挥洒汗水。同时，来自北京大学医学部、北京协和医学院、首都医科大学和清华大学的诸多知名学者对本书的出版也给予了大力支持。从选题立项到分工到收稿到定稿，全书的整个准备工作历时一年，我们仗着血气方刚、精力充沛，一鼓作气地完成了书稿。

本书面向临床、突出实用，坚持基础与应用研究并重，引经据典，深入浅出地论述运动性心律失常与心脏性猝死。本书主要分为四部分。第一篇基础理论，深入阐述运动性心律失常与猝死的关系、流行病学特点。从病理学、病理生理学、细胞电生理、遗传发育等角度系统阐述运动性心律失常与猝死的病因与发病机制。第二篇为临床应用，重点论述运动与冠心病患者心律失常甚至猝死的发病机制，阐述运动相关的心肌肥厚、运动诱发的心律失常性心肌病临床表现，运动相关的心电图与影像学改变，磁共振检查在心脏领域的应用及运动性心律失常的诊断价值。第三篇为预防与预警平台构建，阐述运动性心律失常与猝死的三级预防体系，紧扣最新科技进展，如大数据和可穿戴设备应用，重点提倡科学的生活方式，以及如何在我国建立完善的运动性心律失常与猝死筛查、预防体系。第四篇为心理干预与法律保护，生物–心理–社会医学模式时代对医生提出了更高的要求，双心医学要求心血管医生掌握更多的心理学知识。当前，习近平总书记提出"全面依法治国，开启中国法治新时代"，因此，以法律为准绳，以医学为原则，保障每一位运动员的全面健康是所有运动机构的应有责任。总之，全书各章节内容力求既各具特色，又相互联系，深入浅出，兼顾临床指导、科研与科普需要。

在此，我们团队感谢敬爱的师长、一路同行的战友，还有我们的至亲们，你们的帮助对我们是一种有力的支持。感谢一直帮助我们出版本书的河南科学技术出版社的编辑，同样我们也要感谢您——亲爱的读者，无论您是如何机缘巧合打开这本书，您将会发现本书无论是从专业、科普还是实用角度而言都是一本十分优秀的著作。

《运动性心律失常与猝死》编委会又称小太阳编委会，之所以取名"小太阳"，是因为我们希望自己可以像太阳一样发光发热，用我们的知识来点燃您心中的对知识和学术的渴望。由于我们还年轻，经验有限，但希望能以我们的微薄之力激起运动性心律失常研究的高潮。为了再版时能够更加成熟，我们希望您能提出宝贵的意见，我们将不胜感激。

小太阳编委会

2017 年 5 月 4 日于北京大学

目 录

第一篇

基础理论

第一章 运动性心律失常与猝死概述及流行病学

运动促进健康已经成为体育、医学、教育等相关领域专家和大众的共识。积极参加体育运动可以降低心血管疾病的发病风险和全因死亡率。研究表明，运动与健康具有一定的剂量效应关系。然而，伴随运动强度的增加，发生运动相关的心血管事件的风险也在增加。目前关于运动员和普通人运动相关猝死的报道不断增多，让人们更加重视运动性心律失常和猝死。

运动性心律失常和猝死的流行病学研究在理论和实践中存在很大的挑战。在定义、诊断识别、资料获取、病理生理机制以及人群特征和个体差异方面仍然存在诸多重要问题。本章将对运动性心律失常和猝死的定义和流行病学特点进行概述。

第一节 运动性心律失常与猝死概述

在介绍运动性心律失常和猝死定义之前，有必要先对两者的关系进行一些阐述。通常在健康人群中，运动性心律失常可以是良性的，往往并不引起致死性的结局——运动猝死。但是致命性心律失常发作可使心肌的心电活动或结构异常，呈现恶性，最终导致运动猝死。

一、运动性心律失常

运动性心律失常（exercise-induced cardiac arrhythmias）是指机体在剧烈运动中或运动后发生的心律失常。从广义上讲，还包括应激状态下、体力劳动时发生的心律失常。临床表现亦有不同，轻者仅有心悸、头晕等不适，大多由房性早搏、室性早搏、短暂房速或短暂室性心动过速引起，严重者可能发生致命性快速性室性心律失常而引发心绞痛、急性心肌梗死、充血性心力衰竭，甚至发生晕厥、猝死。

运动中和运动后短时间内发生的运动性心律失常，通常不具备记录心电的条件，所以通常只能通过结局事件（晕厥、冠心病、猝死等）进行推断。

长期的运动训练后，运动员的心脏结构、自主神经功能和内分泌激素水平发生一系列代偿性结构与功能变化，从而引起心律失常的发生。国内外研究发现，运动员心电图常见类型有：窦性心动过缓，窦性心律不齐，交界性逸搏，早搏，Ⅰ度、Ⅱ度、Ⅲ度房室传导阻滞，右束支传导阻滞，阵发性心动过速，预激综合征，心室复极异常等。

二、运动猝死

运动猝死是与运动有关猝死（exercise-related sudden death）的简称，其定义与猝死定义密切相关。目前国际上对猝死定义尚无公认标准，一般认为猝死是指平素看来健康或病情基本稳定的人，无明显外因（非创伤也非自伤），突然发生的、意料不到的自然死亡。所有非自然死亡，如外伤、中毒、自杀、他杀、过敏和手术等原因导致的死亡均不属于猝死范畴。

有关猝死定义的争论主要集中在从发病到死亡时间的界定上。1959 年世界卫生组织（WHO）高血压与冠心病专家委员会将猝死定义为：临床发病后即刻或几分钟内死亡。1969 年与 1970 年国际心脏学会动脉粥样硬化及流行病学会议将猝死定义为：突然的、非意料的自然死亡，即刻发生或急性症状发生后的 24h 内死亡。1973 年 WHO 病理研究组将猝死定义为：健康人或虽有某种疾病，但病情稳定或好转时发生的非暴力性意外死亡，时间不超过 6h。1957 年 WHO 在日内瓦提出：猝死是指发病或受伤后 24h 内的心搏骤停。美国心血管病研究所有关心脏病猝死的定义为：由于原发性心脏病因或机制，于发病后 24h 内死亡，没有或仅有较轻心脏病疾患，或死于进医院前。1982 年戈德斯坦建议猝死的时间定为 1h 以内，劳恩也建议从症状到死亡的时间定为 1h 内为猝死。1982 年我国急诊医学会议提议：猝死时间发生在出现症状后即刻至数小时，一般不超过 6h。综上所述，猝死的定义的重点在于"自然的、骤然发生的、快速的、不能预期的"，其定义的根本分歧在于出现症状到猝死时间的界限。

与猝死一样，运动猝死发生的时间范围国内外研究者也无统一的界定，研究者往往根据各自的研究目的确定。国外学者马龙等对运动猝死的定义是在运动中或运动后即刻出现症状，6h 内发生的非创伤性死亡。克里斯认为，在运动过程中或运动终止 1h 内发病并导致的死亡为运动猝死；还有学者也认为运动猝死是指在症状起始后 1h 内的死亡。我国部分学者认为运动中或运动后，症状出现后 30s 内死亡称为即刻死亡，症状出现后 24h 内死亡称为运动猝死。目前，比较统一并得到认可的运动猝死的概念是 1990 年世界卫生组织和 1979 年国际心脏病学会的定义：有或无症状的运动员或体育锻炼者在运动中或运动后 24h 内意外死亡。

第二节 运动性心律失常与猝死流行病学特征

运动性心律失常是在剧烈运动中或运动后发生的心脏搏动的频率和（或）节律异常，对运动性心律失常的诊断需要在运动中或者运动后即刻给予心电监测。但是，无论是运动员还是其他人，在没有特殊需要的情况下，都不会进行心电的相关监测。所以，目前获得运动中和运动后短时间内运动性心律失常的发生率等流行病学资料还是相当困难的一件事情。国内外文献更多报道的是关于运动员长期运动训练后，发生的各种心律失常情况。此外，我们关注运动性心律失常的原因，更多的是因为它可能带来的严重后果——运动猝死。由此可以理解关注于运动猝死的流行病学研究更具有实际意义。

一、运动性心律失常的流行病学特征

本部分所指的运动性心律失常是指运动员人群经过长期运动训练后存在的心律失常。根据国内外研究报道，可以将运动员的心律失常情况进行如下概述：运动员安静时窦性心律过缓及不齐的发生率较高，约达 55%；特别从事耐力项目的运动员绝大多数心率都低于 60 次/分，优秀运动员一般在 40 次/分，睡眠心率在 30~40 次/分；我国优秀男、女运动员安静心率平均值为 59 次/分，男、女运动员最低心率平均值为 37 次/分。Ⅰ度房室传导阻滞发生率国内外报道为 0.8%~8.7%；Ⅱ度以上房室传导阻滞以耐力项目运动员常见，为 2.4%~8%，高出同龄普通人 5 倍；Ⅲ度房室传导阻滞检出率仅 0.07%。运动员不完全右束支传导阻滞的发生率较非运动员高，在马拉松和竞走项目运动员中可高达 51.11%。运动员完全性右束支传导阻滞的发生率为 0.22%。早搏是运动员中最常见的心律失常，在运动员静息心电图检出率为 3.70%，24h 动态心电图检出率为 53.39%，以室性早搏最常见，房性和交界性早搏次之。预激综合征是一种既有冲动起源紊乱又有冲动传导异常的混合性心律失常，发生率约为 0.6%。

尽管目前在运动员人群中进行心律失常的流行病学研究还相对局限在具体项目或者地区，但是值得一提的是高云秋（1982）对 3 500 名运动员（运动员和舞蹈、杂技、京剧演员 3 201 例，教练员和体育教师 299 例，共 3 500 例；男性为 2 245 例，女性为 1 255 例；8~17 岁组为 787 例，18~26 岁年龄组为 2 069例，27 岁以上年龄组 644 例）的心电图进行了分析（表 1-1），较为全面地统计了运动员心律失常的发生率。

表 1-1　3 500 例运动员心律失常发生率

心律失常情况	例数	百分比（%）
窦性心动过缓	1 923	54.94
窦性心动过速	24	0.69
窦性心律不齐	1 497	42.77
游走节律点	5	0.14
右心房心律	20	0.57
左心房心律	2	0.06
交界性逸搏	28	0.80
交界性心律	12	0.34
过早搏动	123	3.51
阵发性心动过速	8	0.23
心房颤动	15	0.43
窦房阻滞	7	0.20
Ⅰ度房室传导阻滞	125	3.57
Ⅱ度房室传导阻滞	79	2.26
Ⅲ度房室传导阻滞	1	0.03
不完全性右束支传导阻滞	525	15.00
完全性右束支传导阻滞	16	0.46
预激综合征	23	0.66

（引自：对运动员心电图的评价. 体育科学，1982.）

二、运动猝死的流行病学特征

（一）运动猝死的发生率

塞斯考维克等的研究表明，经常参加剧烈运动可降低猝死发生率，他们指出，日常活动量很少的人，剧烈运动中心搏骤停的危险与其他时间相比要大 56 倍，而经常参加剧烈运动的人运动中的危险只比平常大 5 倍；另有研究表明，经常剧烈运动的人心搏骤停的危险只有案牍工作者的 40%，因而认为剧烈运动虽可增加原发性心搏骤停的危险，但这种危险在那些体力充沛的人中仍然是较低的。科斯肯沃报告芬兰1948~1972 年入伍士兵运动猝死的年发生率为 2.3/（10 万·年）。1980 年兰什报道了 10 年中英国男士兵运动猝死年发生率为 3.5/（10 万·年）。卡比施和丰克报道德意志民主共和国 1982~1989 年间运动猝死的发生率为 0.25/（10 万·年）。1980 年吉本斯曾经研究了在 65 个月内总运动时在374 798 h的2 935名运动员中，估计的急性心血管事件发生率男性为（0.3~2.3）/万人/小时，女性为（0.6~6.0）/（万人·小时）；托马斯指出，尽管在美国有些运动猝死现象没有报道，但是一名运动员发生猝死的可能性只有 1/250 000。在美国成年人中，大约 5% 的猝死是在剧烈运动时发生的；如果将运动后短期内的死亡包括在内，则发生率在 15% 左右。埃兹等 1992 年估计，美国每年的运动猝死发生率为 0.4/（10 万·年）。男性每小时每万人死亡 0.3~2.7 人，女性 0.6~6.0 人。奥康纳等人回顾 1980~1996 年间有关运动员猝死报道，总结了美国部分运动员人群的猝死发生率（表 1-2）。

表 1-2 美国运动员人群猝死发生率

猝死人群	年龄分布	发生率
学校/大学组织的运动员	高校/大学	7.47/（10 万·年）（男性） 1.33/（10 万·年）（女性）
美国空军新兵	17~28 岁	1/（73.5 万·年）
美国罗德岛州慢跑者	<30 岁	1/（28 万·年）
美国罗德岛州慢跑者	30~65 岁	1/（7 620·年）
马拉松跑者	平均年龄 37 岁	1/（5 万·年）

麦克等 1999 年报道北部领地地区原土著足球运动员心肌缺血性猝死发生率为（19~24）/（10 万·年）；澳大利亚维多利亚地区职业足球运动员心肌缺血性猝死发生率为 0.54/（10 万·年）。多梅尼科拉多等（2006 年）对意大利威尼托地区进行了大范围人口调查，结果发现运动员猝死率为 2.3/（10 万·年）[男 2.62/（10 万·年）；女 1.07/（10 万·年）]，其中因心血管病猝死的发生率为 2.1/（10 万·年）。金佰利等 2015 年报道了从 2003~2013 年间美国大学生运动员运动猝死的发生率，其中急性心脏性猝死发生率为 1/（53 703·年）。世界各地有关运动猝死发生率的报道并不完全相同，甚至相差很大，其原因可能是由于各地具有不同的病理学基础，特别是种族、遗传等因素，还有年龄、运动强度等因素。2007 年美国心脏协会与美国运动医学会发布一项运动风险的共识，里面总结了年轻运动员猝死的一些疾病特点，见表 1-3。

表 1-3 年轻运动员运动猝死的心血管死因

心血管死因	发生率（%）
肥厚型心肌病	36~51
高度可疑肥厚型心肌病	5~10
冠状动脉先天畸形	18~23
主动脉瓣或瓣下狭窄	4~8
可能心肌炎	3~7
扩张型心肌病或未分类心肌病	3~7
冠状动脉粥样硬化性心脏病	2~10
主动脉夹层或破裂	2~5
致心律失常性右心室心肌病	1~11
心肌瘢痕形成	0~3
二尖瓣脱垂	1~6
其他先天性畸形	0~1.5
长 QT 综合征	0~1
预激综合征	0~1
心脏传导疾病	0~3
心脏结节病	0~0.5
冠状动脉瘤	0~1
尸检时正常心脏	1~7
肺栓塞	0~1

我国对运动猝死的研究尚处于初始阶段，调查对象与范围较为有限，收集的运动猝死病例较少，很难反映我国运动猝死的实际情况。

（二）运动猝死与年龄

在国内，李之俊等（1999）报道，运动猝死的平均年龄为（30.8±17.9）岁，猝死年龄高峰在30岁以下；徐昕等（1999）报道的77例运动猝死者平均年龄为（33±16.53）岁，年龄分布高峰在20岁以下和20~29岁。而在国外，伊里卡（1995）通过对808名运动猝死者情况的调查发现：21岁以下为5%；22~30岁为11%；31~40岁为13%；41~50岁为25%；51~60岁为26%；61~70岁为14%；71岁以上为6%。结果表明运动猝死的高危年龄为31~70岁，以51~60岁为高峰。由此可见，国内报道的猝死年龄均较国外报道低。

德波瑞斯坦对72例运动猝死病例进行调查分析显示：死者年龄为18~59岁，平均年龄为（32±13.2）岁。美国灾难性运动伤害研究中心最新的监测结果表明：运动猝死大部分是中学生，大学男生死亡率最高，而中学女生死亡率最低。日本心脏财团的研究小组对1984~1988年在日本（除东京多摩地区）发生的运动猝死调查结果与我国比较相似：死亡率为8~78岁，其中最多的是10~20岁的少年，占32%；其次是50~60岁的，占14%；再次是40~50岁的，占12%。相关研究调查显示，我国运动猝死发生的高峰年龄在30岁以前，其中又以15~20岁年龄段更为集中，分析其原因可能是：①青少年期自我安全意识淡薄；②基层卫生医疗机构不发达，医疗水平不高，未能对青少年期的一些先天性异常及时做出诊断并采取预防措施；③青少年学习压力大，有意无意地忽视正常体育锻炼，长期缺乏运动导致体质下降，易病毒性感染而患"感冒"，忽略潜在"病毒性心肌炎"的诊治，导致运动猝死。

（三）运动猝死与性别

高晓嶙等人进行的大众健身人群运动猝死调查中发现，男性运动猝死者为93例，占90.3%；女性运动猝死者为10例，占9.7%。运动猝死的案例中男、女性别比例为9.3∶1。研究结果与国内外研究基本相同。德国曾有研究报道1984~1988年5年间全国发生竞技猝死642例中，男性84.9%，女性15.2%，男女比例为5.6∶1。徐昕等报道运动猝死男女性别之比为7.2∶1。而李之俊等人报道运动猝死男女性别之比为5.7∶1。惠廷顿和班纳吉通过对英国伯明翰（人口为113万）5年中发生的运动猝死调查发现，女子死亡数仅占7.7%。奇莱盖塔等人通过对271例运动猝死调查，女子的发生率仅为5.5%。金佰利等2015年对2003~2013年美国大学生运动员运动猝死发生率的分析中，发现男性［1/（37790·年）］发生运动猝死的风险要高于女性［1/（121 593·年）］。沃瑞认为女子运动猝死发生率低，主要是由于女子大多参加低强度训练，而且在任何年龄段女子患病率也比男子低。古德曼指出，男女在运动猝死发生率的差异是与女子心肌缺血性心脏病发病率较低有关。托夫勒的研究进一步指出，女子很少参加高强度运动训练，在训练中当身体出现极度疲劳或某些不适应的症状时，女子比男子更容易停止运动。

（四）运动猝死与时间

国外研究表明，心脏性猝死的发生率出现节律性，一年中冬季为高峰；1月中第1周最常见；1周中周日到周一最多见；1日中上午的9~11时或者醒后的3h内最为多发。国内张开滋等报道，北京地区猝死的多发季为10月到第2年的1月，以周日为最多，认为可能与忙碌劳累有关。李之俊等研究中除5名没有明确死亡原因外，其余35例比较集中的月份为10月（8例）、4月（7例）、7月（5例）。在已知发生时间病例中有6例猝死发生在早晨，上午发生运动猝死者又多于傍晚。高晓嶙等人调查发现一天中我国运动猝死发生比例最高的是早晨（36.9%），其次是下午（20.4%），其他依次是上午（18.4%）、中午（9.7%）、晚上（7.8%）；一年中最高月份为3月和11月，各占13.6%，其次是7月（12.6%），再次是4月、10月和12月，各占9.7%。1月、2月、5月、6月、8月、9月发生比例较低，为2.9%~6.8%。综合以上研究可见，一天中早晨为运动猝死高峰；一年中以寒冷、高温月份和季节转换月份为运动猝死高峰。目前研究认为因为人类存在生物钟，夜间副交感神经占优势，从觉醒到起床后向交感神经占优势移行，在交感神经紧张的状态下，容易引起血压升高和冠状动脉痉挛；再者由于清晨，特别是冬季的清晨，人体的新陈代谢水平低，机体各器官，特别是内脏器官生理惰性大，运动时这些器官的功能潜能需要一定的时间才能够发挥。而且，冬季的血液黏度较高，血液阻力增大，如在清晨起床后突然从相对静止的状态进入较为剧烈的运动状态，心脏负担突然增加，以致心血管等内脏器官没能够适应这种运动，就会突然出现意外。运动猝死的季节规律与人体在极端环境（极热、极冷）下运动能力和适应能力较差有关。此外，在季节转换时，天气等环境因素变化较大，人体各项功能很难适应，如果不能根据外界环境及时调整衣服、运动（时间、运动量、运动强度）等因素，就极有可能诱发原有的心脑血管等疾病的发作，导致猝死。

（五）运动猝死与职业

高晓嶙等人调查发现，我国运动猝死案例中的职业涉及学生、军人、警察、公司员工、科研人员、运动员等职业。以大学生、中小学生和退休人员比例较高，分别为30.1%、17.5%、17.5%。唐培等进行的调查显示，在46例运动猝死病例中，是高水平运动队运动员或曾经是的有24例，一般水平运动员1例，体育教师5例，另外16例是经常参加运动锻炼的体育爱好者；而李之俊等的研究表明，在40例运动猝死的病例中，大、中学生占一半，有20例，其次是教师，有7例，运动员或曾是运动员的有5例。马森研究了158名运动员猝死的资料，发现中学生占62%，大学生占22%，职业运动员占7%，儿童占9%。从国内外文献中可以看出，运动猝死所涉及的人群很广泛，各种职业的人都有，其中学生，尤其是大学生运动猝死比例较高，这提示运动猝死应当引起社会各职能部门的重视，尤其是学校体育工作部门。尽管目前尚无人统计学生运动猝死的发生率，但美国《心律》杂志估计，在美国参与竞技运动的中学生里，每10万～20万人中就有1人因此丧命，这一比例在大学中更高，每6.5万～6.9万人中就有1人。为防范剧烈运动导致的学生心搏骤停甚至猝死，美国权威医学杂志2007年4月2日已开始建议各中学和大学配备急救设施，开展急救培训。

（六）运动猝死与项目

从以往国内外研究中可以见到运动猝死几乎出现于所有的运动项目中。道曼斯发现在32种不同的活动中都曾出现了运动猝死现象。沃瑞通过对大量有关运动猝死报道材料的研究发现，运动猝死的发生与从事的运动项目有密切的相关性，运动强度、持续时间、肌肉的收缩形式及动力性或静力性等决定了运动的生理负荷，并与运动猝死发生率密切相关。高强度运动尤其是有竞技性的高强度运动更易导致运动猝死的高发率。猝死的危险性随运动的绝对强度或相对强度的增加而增加。

国内唐培等进行研究表明，在46例运动猝死病例中，参加项目以田径、篮球和排球多见；徐昕等的调查显示，在82例运动猝死病例中，共涉及15种运动项目，其中排在前6名的依次为：田径（包括中长跑、短跑和跳高）17例（20.7%），篮球13例（15.9%），慢跑11例（13.4%），足球、排球各5例（6.1%）；而李之俊等对40例运动猝死的研究显示，排在前5名的有：体育和训练课（多为体育达标测试）11例，篮球8例，长跑5例，田径4例，足球3例。此次调查中涉及的运动项目共涉及22项，包括拔河、爬山、单杠、羽毛球、俯卧撑、举重、篮球、足球、排球、武术、游泳、门球、跳绳、跳舞、跳远、网球、武术等项目。运动猝死发生比例最高的项目是跑步，占33.98%；其次是足球，占10.68%；再次是篮球，占8.74%。其他项目运动猝死发生的比例相对较低。

国外德波瑞斯坦调查分析的72例运动猝死病例中死于田径的18例（25%），死于足球的14例（19.4%），死于网球的8例（11%），死于游泳的5例（7%），死于篮球的4例（5.6%）。德国科学家1996年在英国伯明翰举行的欧洲心血管学会会议上公布，1981～1994年，德国各俱乐部中猝死的运动员达2 000名，其中足球运动628名，是所有运动员中猝死率最高的，占猝死总数的30%以上；其次是网球运动员151名，再次是自行车运动员124名，两者占13%左右。研究发现，在各个年龄组中越野滑雪运动猝死发生率要比球类运动高，而球类运动又比跑步高。汤普森研究发现，罗得岛州30～64岁的慢跑者中，每年每7 620人中有1人死亡，发生率为案牍工作者的7倍。爱德华指出，慢跑、越野滑雪和健身运动发生猝死的比例分别为每40万人、60万和90万人中有1例。奥佩报告有关运动猝死的资料中提到橄榄球运动员中大约运动50 000h有1人死亡，而裁判员猝死率为运动3 000h中1人死亡。惠廷顿和班纳吉研究表明：年轻的运动猝死者多发生在高强度运动中，30 岁以上运动猝死大多发生在低强度如高尔夫球、保龄球及游泳等项目中。

据日本心脏财团的研究小组资料，1984~1988 年日本运动猝死发生率：未满 40 岁的猝死者以踏板运动为多（34.3%），其他依次为游泳（17.5%）、足球（7.2%）、棒球（6.3%）；40~59 岁者猝死发生率依次为高尔夫球（24.7%）、踏板（19.9%）、游泳（8.4%）、滑雪（7.2%）；60 岁以上者猝死发生率依次为羽毛球（29.9%）、踏板（12.2%）、登山（7.5%）。该研究小组按照各运动项目的年间死亡数、体育人口数、参加时间、每年参加的次数、每次参加的时间计算出运动项目的猝死危险率，即危险率 = 年间死亡数/（体育人口数×运动参加率×年间参加次数×每次参加时间），详见表 1-4、表 1-5。

表 1-4　各种运动项目的猝死危险率（40~59 岁）

运动项目	死亡率	运动时间（h）	危险率	相对危险率 *
高尔夫球	41	26 489 885	6.5	0.6
踏板	33	29 164 154	11.3	1
游泳	14	20 511 727	6.8	0.6
滑雪	12	57 056 616	21	1.9
登山	11	53 581 641	20.5	1.8
棒球	10	71 250 299	13	1.2
网球（共计）	8	59 055 341	3.4	0.3
乒乓球（共计）	6	74 624 716	8	6.7
剑道	6	20 934 854	28.7	2.5

＊相对危险率以踏板危险率为 1 计算得来（引自：体育运动与猝死. 日本医学介绍，1995.）。

表 1-5　各种运动项目的猝死危险率（60 岁以上）

运动项目	死亡率	运动时间（h）	危险率	相对危险率 A ＊	相对危险率 B ＊＊
高尔夫球	44	16 907 374	73.2	7.9	6.5
踏板	18	19 426 417	9.3	1	0.8
登山	11	15 937 281	69	7.4	6.1
游泳	8	65 994 611	12.1	1.3	1.1
舞蹈	8	52 547 725	15.2	1.6	1.3
网球（合计）	7	723 882	7.5	0.8	0.7

＊相对危险率 A 是以 60 岁以上的踏板危险率为 1 计算得来的；

＊＊相对危险率 B 是以 40~59 岁的踏板危险率为 1 计算得来。

（引自：体育运动与猝死. 日本医学介绍，1995.）

金佰利等 2015 年对 2003~2013 年间美国大学生运动员运动猝死发生率的分析中，发现男子篮球运动员［1/（8 978·年）］发生运动猝死的风险最高，其次是男子足球运动员［1/（23 689·年）］和男子橄榄球运动员［1/（35 951·年）］（表 1-6）。

表1-6　不同运动项目中美国大学生运动员运动猝死发生率

运动项目	运动猝死例数	运动年数	发生率
男子篮球	19	170 590	1/8 978
男子足球	9	213 205	1/23 689
男子橄榄球	18	647 125	1/35 951
男子游泳	2	85 568	1/42 784
男子越野	3	128 570	1/42 857
男子长曲棍球	2	91 699	1/45 850
女子越野	3	141 268	1/47 089
女子排球	3	147 653	1/49 217
男子垒球	6	300 137	1/50 023
女子游泳	2	115 221	1/57 611
女子篮球	2	154 121	1/77 061
男子径赛	2	241 041	1/120 521

综合以上研究，运动强度或运动量相对较大的项目报道运动猝死的例数较多，如足球、篮球、长跑、滑雪等。不同项目运动猝死发生例数也受参加该项目的人口基数影响，参加人数比较多的项目，运动猝死的报道例数亦相应较多。但我们还可以看到，不同国家和地区各运动项目由高到低运动猝死发生率的顺序并不完全相同，这可能是由于各地不同人群参加运动项目的喜好不同，造成了参加运动项目的人口基数上的差异，进而造成这种现象。

（七）运动猝死与心理应激

心理应激有时也是导致猝死的一个重要因素。研究发现情绪激动时，血液的儿茶酚胺升高，使心肌细胞的兴奋性亢进，诱发室性早搏，增加心室颤动的易损性和激发冠状动脉痉挛等心血管系统的症状。有报道凡是心理应激≥3级就成为有害的心理应激，心理应激≥5级的激怒可能引起急性心肌梗死等严重的心血管事件。赖希分析了25例心脏性猝死（SCD）之前24h的情绪改变，愤怒达5级以上的有17例，其余为悲痛、极度激动和惊恐发作等。迈尔斯和杜瓦（1975）曾报道在100例猝死病例中，其中40例在24h内有急性心理应激因素。另研究发现，有经历丧失亲人事件的猝死者是对照组的6倍。在徐昕等研究的病例中，有2例大学生在体育测试时死亡，1例中学生在毕业体育加试时死亡，另1例中学生在准备毕业体育加试时死亡。据了解，当时运动量并不大，许多学者认为可能与考试时心理压力过大有关。李牧蔚历时两年进行了动物实验和人体研究，发现心理应激使人体内炎症因子表达升高的同时，动脉粥样硬化斑块局部也发生了炎症反应，致使局部炎症反应导致斑块不稳定或破溃，从而堵塞冠状动脉引发急性冠状动脉综合征。因此，心理应激可能是诱发急性冠状动脉综合征发生使人猝死的原因之一。

目前研究认为心理应激引起心脏性猝死的常见心理预测因素有A型行为反应（AIAI）反应、西西弗斯（Sisyphus）反应、创伤后应激障碍（PTSD）等。AIAI反应是指A型性格者（重要特征是快节奏和高效率，有主见，好胜心极强，渴望竞争取胜，请注意与血型无关）易反应为恼火、激动、愤怒与不耐烦。Sisyphus反应是指奋力拼搏接近成功时遭到惨败，而且屡战屡败时的心态。AIAI反应和Sisyphus反应是冠状动脉痉挛和SCD重要的危险因素。PTSD是指受到异乎寻常的灾难性或威胁性心理创伤之后，出现强烈而持久的心理反应，称为创伤后应激障碍，常见于地震、火山爆发等自然灾害或恐怖袭击以后，经常表现为极度恐惧、激动、恍惚、丧失正常思维能力和工作能力，常常表现为心动过速、高血压、心律不齐或心绞痛，甚至SCD。

尽管目前尚缺乏针对心理应激和运动猝死的流行病调查和分析，但是通过以上心理应激对心血管系统的损伤机制分析，可以推测在心理应激状态下，无疑会增加发生运动猝死的风险。

第二章 运动性心律失常与猝死病理学

运动猝死主要源于心血管系统疾病。运动是一把双刃剑，从长期来看，运动能为坚持体育锻炼的人群减少发生猝死的风险，但又可能增加潜在的、隐匿的心脏疾病的短期死亡风险。与非运动员相比，运动员心脏性猝死的风险是非运动员的3倍。增加的风险主要源于冠状动脉的先天变异、致心律失常右心室心肌病以及冠状动脉粥样硬化性心脏病等。本部分内容主要探讨年轻运动员猝死的主要相关心脏疾病及其病理学特点。

心脏性猝死有两个主要的病理生理机制，一是由于血液循环急性受阻（肺栓塞）或者由于心包积血引起的心包填塞（心脏或主动脉破裂）继而引起的心脏泵功能受损，以及失血性休克（主动脉破裂或胃肠道出血）和败血症休克。然而，90%的心脏性猝死患者源于另外一个最重要的机制，即急性心脏泵功能衰竭并发的心律失常，如心脏停搏或心室颤动（图2-1），心室颤动并非致死性，可以通过植入或外置除颤器使室颤恢复窦性心律从而挽救生命。

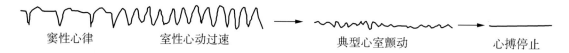

窦性心律　　　　室性心动过速　　　　　　　典型心室颤动　　　　　　　心搏停止

图2-1　心室颤动引起的心脏性猝死的心电图改变

［来源：HUIKURI H V，CASTELLANOS A，MYERBURG R J. Sudden death due to cardiac arrhythmias. N Engl J Med. 2001，345（20）：1 473-1 482.］

第一节　主动脉疾病

主动脉疾病主要是指主动脉夹层（aortic dissection），旧称主动脉夹层动脉瘤（aortic dissection aneurysm），是指在内因或外力作用下主动脉壁内膜破裂，血液通过内膜的破口渗入主动脉壁的中层并沿其纵轴延伸剥离而形成的血肿。根据病变范围和破口位置进行分型，有两种分型方法：DeBackey 分型（1965）和 Standford 分型（1970）。DeBackey 分型：Ⅰ型破口位于升主动脉，病变累及升、降或（和）腹主动脉；Ⅱ型破口位于升主动脉，病变仅累及升主动脉；Ⅲ型破口位于左锁骨下动脉以远，病变只累及降主动脉者为Ⅲ甲型，同时累及腹主动脉者为Ⅲ乙型。Standford 分型：A 型夹层累及升主动脉，相当于 DeBackey 分型的Ⅰ型和Ⅱ型（包含主动脉近端）；B 型不累及升主动脉，相当于 DeBackey 分型的Ⅲ型（主动脉远端）（图2-2）。

在国内主动脉夹层发病率较低，但有逐年增长的趋势；据国外文献统计，在发达国家中年人群中的发病率为（100~200）/10万人。患者多伴有高血压，多急性发病，65%~70%的患者死于急性期。及时治疗的患者24h之内的死亡率达25%，1年内病死率达90%。发病高峰期为40~65岁。病因至今未明，其致病因素为慢性应激。高血压（特别是恶性高血压）、结缔组织疾病有关的中膜囊性坏死、主动脉粥样硬化、妊娠、先天性心血管疾病（如先天性主动脉瓣二瓣症或先天性主动脉缩窄）、遗传性疾病

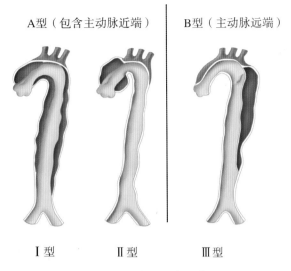

A型（包含主动脉近端）　　　B型（主动脉远端）

Ⅰ型　　　　　　Ⅱ型　　　　　　Ⅲ型

图2-2　主动脉夹层分型

〔（如马方综合征（Marfan Syndrome，MFS）、先天性卵巢发育不全（Turner Syndrome）或（Ehlers-Danlos Syndrome）〕、炎症（如梅毒性或巨细胞性主动脉炎）及损伤（如外伤或医源性损伤）等被认为与主动脉夹层形成有关。

患有先天性或遗传性心血管疾病如先天性主动脉瓣狭窄、先天性主动脉发育不良、二叶主动脉瓣、马方综合征、先天性卵巢发育不全等的患者，均有发生夹层的倾向，主要由于这类患者的主动脉壁结缔组织有内在缺陷（图2-3~图2-7）。在马方综合征或先天性二叶主动脉瓣畸形等疾病并发心包填塞或者大量出血时极易发生主动脉破裂。马方综合征是一种躯体有特殊红斑的遗传性疾病，目前认为主动脉破裂的风险可以提前预知，而且在基因缺陷层面已经发现了突变的基因，升主动脉直径超过5cm时可以行外科手术。先天性二叶主动脉瓣畸形则比较隐匿，可以终身没有症状，但合并主动脉夹层时导致的主动脉破裂往往是该疾病的首发临床表现，在普通人群中的发病率为0.5%~1.0%，病因仍然未知，可能是一种遗传性心脏疾病；体格检查时闻及特殊杂音时，就要怀疑有该疾病的可能，行超声筛查非常必要，一般均需要测量升主动脉直径和弹性。

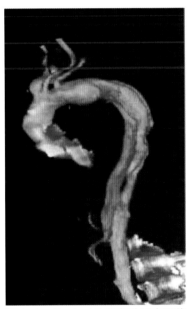

图2-3　Stanford B型主动脉夹层的
CTA成像（近端型）

〔来源：KACILA M，VRANIC H，STRAUS S. Extensive operation as one of the solution for patients with the insufficient proximal landing zone for TEVAR in aortic dissection-short term results. Acta Inform Med. 2014，22（6）：356-359.〕

主动脉夹层的基本病理表现为动脉内膜撕裂与囊性中层坏死。不典型主动脉夹层，指形成机制和病变形态表现均不典型的主动脉夹层。当内膜有破口或溃疡，导致血液渗入主动脉中层，但远端未与主动脉腔沟通，即无回腔性沟通；另一种情况是主动脉壁滋养血管破裂，在主动脉壁内形成血肿者。

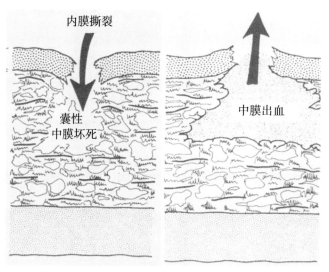

图 2-4　主动脉夹层始动机制示意

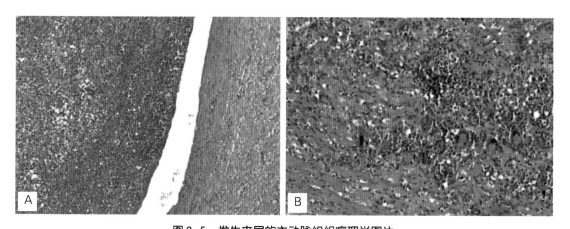

图 2-5　发生夹层的主动脉组织病理学图片

A. 主动脉夹层，围绕着夹层平面可以观察到明显的淋巴浆细胞性炎症

B. 在高倍放大镜下，可以观察到明显的多核巨细胞聚集

［来源：STRECKER T，BERTZ S，WACHTER D L，et al. Mesothelial/monocytic incidental cardiac excrescences（cardiac MICE）associated with acute aortic dissection：A study of two cases. Int J Clin Exp Pathol，2015，8（4）：3 850-3 856.］

第二节　冠状动脉疾病

一、冠状动脉粥样硬化性疾病

　　冠状动脉粥样硬化性心脏病是冠状动脉血管发生动脉粥样硬化病变而引起血管腔狭窄或阻塞，造成心肌缺血、缺氧或坏死而导致的心脏病，常常被称为"冠心病"。但是广义冠心病的范围可能更广泛，还包括炎症、栓塞等导致管腔狭窄或闭塞。世界卫生组织将冠心病分为五大类：无症状心肌缺血（隐匿性冠心病）、心绞痛、心肌梗死、缺血性心力衰竭（缺血性心脏病）和猝死。冠状动脉前降支近段的孤立性斑块闭塞管腔，就足以触发心室颤动和心脏性猝死。在成年猝死人群中，冠状动脉血栓形成相对比

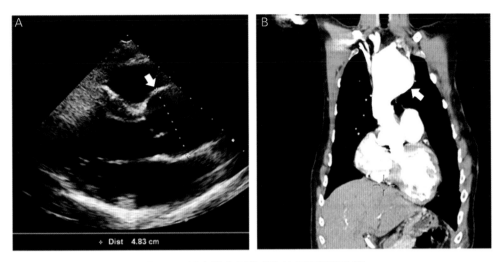

图2-6 马方综合征患者的放射影像学诊断

A. 胸超声心动图显示主动脉根部扩张（箭头），最大直径4.83cm

B. 经胸CT显示胸主动脉（箭头）直径扩大

［来源：ROMANIELLO F，MAZZAGLIA D，PELLEGRINO A，et al. Aortopathy in Marfan syndrome：An update. Cardiovascular Pathology，2014，23（5）：261-266.］

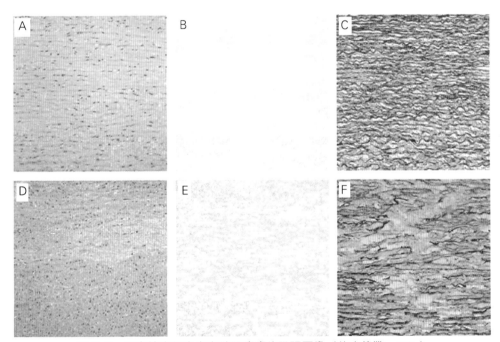

图2-7 马方综合征患者主动脉疾病的微观图像（放大倍数：100×）

A、B、C. 非马方综合征患者主动脉病理图片

D、E、F. 马方综合征患者主动脉病理图片

A、D. 升主动脉组织切片（苏木精-伊红染色）：中层变性，嗜碱性物质聚集

B、E. 阿利新蓝染色（Alcian Blue staining）：马方综合征患者中膜层alcianophilic物质聚集增多

C、F. Verhoeff-Van Gieson染色：与非马方综合征患者相比，马方综合征患者中膜层弹力纤维缺失、破碎

［来源：ROMANIELLO F，MAZZAGLIA D，PELLEGRINO A，et al. Aortopathy in Marfan syndrome：An update. Cardiovascular Pathology，2014，23（5）：261-266.］

较少见，其成因大部分源于内膜破损，而并非斑块破裂（图2-8）。

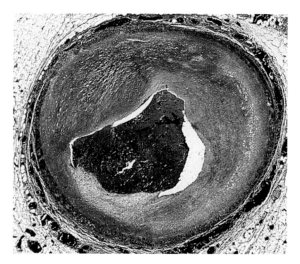

图 2-8　冠状动脉粥样硬化伴血管内皮受损导致血栓形成

（Azan 染色；放大倍数：15×）

［来源：THIENE G，CARTURAN E，CORRADO D，et al. Prevention of sudden cardiac death in the young and in athletes：Dream or reality? Cardiovascular Pathology，2010，19（4）：207-217.］

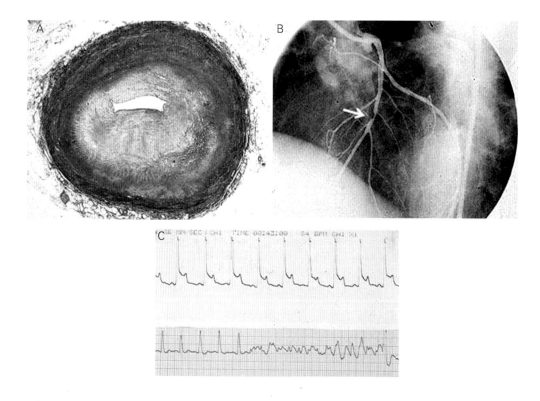

图 2-9　冠状动脉粥样硬化合并血管痉挛导致猝死

A. 左冠状动脉前室间支的局部纤维细胞阻塞性粥样硬化斑块，无血栓形成（Azan 染色；放大倍数：12×）

B. 冠状动脉造影显示的相关斑块（箭头）

C. Holter 心电图记录的心室颤动发作几分钟前出现了短暂的与血管痉挛相一致的 ST 段抬高

［来源：CORRADO D，THIENE G，BUJA G F，et al. The relationship between growth of atherosclerotic plaques，variant angina and sudden death. Cardiol，1990，26（3）：361-367.］

对于有孤立的阻塞性斑块的冠状动脉，在合并血管痉挛等因素时，往往会发生一过性冠状动脉闭塞，在痉挛等因素解除而冠状动脉开通的同时，再灌注也会导致致死性心室颤动的发生（图2-9）。但是由于很难捕捉到心肌缺血发作当时的心电图表现，因此运动员在进行包括心电图在内的常规体检时往往会被漏诊，加做非创伤性检查如磁共振或CT检查可以进一步明确诊断。

二、冠状动脉先天畸形

冠状动脉先天畸形包括冠状动脉起源异常、冠状动脉内部解剖结构异常及冠状动脉终止异常（图2-10~图2-15）。冠状动脉起源异常（anomalous origin of coronary artery，AOCA）是其中的一个亚型，是指冠状动脉的起始、走行或分布异常，即冠状动脉开口的位置发生异常，是先天性的冠状动脉解剖上的变异，临床上较少见，一般是由于在胚胎时期冠状动脉的异常发育或是未发育完全而造成的。但AOCA也最容易导致临床事件，尤其是年轻人猝死，并且在冠状动脉介入治疗中有重要的临床意义。

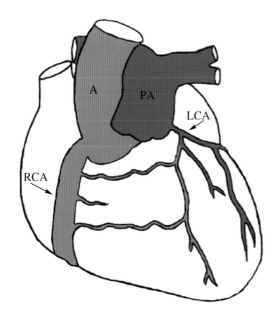

图2-10　冠状动脉异常起源于肺动脉主干（ALCAPA）
（伴随右冠状动脉扩张、右冠状动脉与左侧冠状动脉之间侧支循环形成）A. 主动脉（aorta）　PA. 肺动脉（pulmonary artery）　LCA. 左冠状动脉（left coronary artery）　RCA. 右冠状动脉（right coronary artery）
［图片来源：KREXI L，SHEPPARD M N. Anomalous origin of the left coronary artery from the pulmonary artery（ALCAPA），a forgotten congenital cause of sudden death in the adult. Cardiovascular Pathology，2013，22（4）：294-297.］

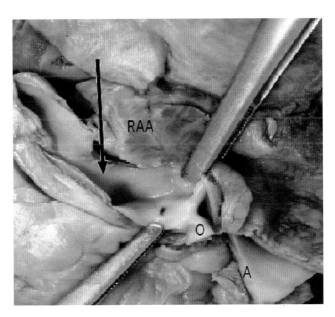

图2-11　房室沟内走行的扩张的右冠状动脉（箭头）
A. 主动脉（aorta）　O. 右冠状动脉开口（ostium of the right coronary artery）　RAA. 右心耳（right atrial appendage）
［图片来源：KREXI L，SHEPPARD M N. Anomalous origin of the left coronary artery from the pulmonary artery（ALCAPA），a forgotten congenital cause of sudden death in the adult. Cardiovascular Pathology，2013，22（4）：294-297.］

冠状动脉异常起源于肺动脉主干（anomalous origin of the coronary artery from the pulmonary artery，ALCAPA），是一种重要的冠状动脉畸形，在出生后会发生从主动脉经由冠状动脉系统到达肺动脉的"窃血"现象，从而导致严重的心肌损伤。冠状动脉起源于肺动脉的发生率极低，是一种极为罕见且极为严重的冠状动脉先天性异常，约占先天性心脏病的0.5%。其中以左冠状动脉起源于肺动脉最常见。由于从婴儿阶段起症状就较明显，因此在年轻运动员中非常容易观察到。病理特点为冠状动脉畸形使左侧心肌缺乏血液供应，为了维持左侧心肌的血供，右冠状动脉和异常的冠状动脉逐渐建立侧支循环。处于新生儿期时其肺动脉压力高，有效灌注压足以满足其心肌血供，但婴儿出生1个月后肺动脉压达到正常水平，这时冠状动脉不再由肺动脉供血，反而由于肺动脉压降低而呈现出"窃血"现象，这时若侧支循环供应不足，从而使心腔扩大（以左心室扩大为主），引起二尖瓣关闭不全、心肌缺血，甚至猝死。

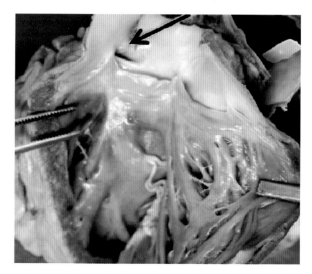

图 2-12　左冠状动脉（LCA）起源于肺动脉上方的右心室流出道（箭头）

［图片来源：KREXI L, SHEPPARD M N. Anomalous origin of the left coronary artery from the pulmonary artery（ALCA-PA）, a forgotten congenital cause of sudden death in the adult. Cardiovascular Pathology, 2013, 22（4）: 294-297.］

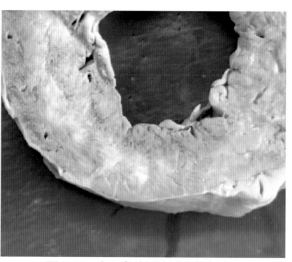

图 2-13　左心室前间壁纤维瘢痕形成

［图片来源：KREXI L, SHEPPARD M N. Anomalous origin of the left coronary artery from the pulmonary artery（ALCAPA）, a forgotten congenital cause of sudden death in the adult. Cardiovascular Pathology, 2013, 22（4）: 294-297.］

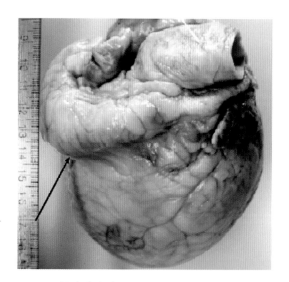

图 2-14　沿房室沟走行的扩张的右冠状动脉（箭头）

［图片来源：KREXI L, SHEPPARD M N. Anomalous origin of the left coronary artery from the pulmonary artery（ALCAPA）, a forgotten congenital cause of sudden death in the adult. Cardiovascular Pathology, 2013, 22（4）: 294-297.］

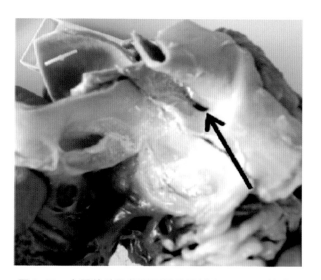

图 2-15　左冠状动脉起源于肺动脉瓣上 15mm（箭头）

［图片来源：KREXI L, SHEPPARD M N. Anomalous origin of the left coronary artery from the pulmonary artery（ALCAPA）, a forgotten congenital cause of sudden death in the adult. Cardiovascular Pathology, 2013, 22（4）: 294-297.］

　　还有一些看起来是比较微小的冠状动脉畸形，但在运动中却有生命危险。比如冠状动脉起源异常的患者，双侧冠状动脉均可起源于对侧的冠状动脉窦；或左冠状动脉起源于右冠状窦，或右冠状动脉起源于左冠状窦（图2-16），如果存在主肺动脉间走行，则危险性更高。据报道，17%的美国年轻运动员猝死与异常起源动脉间走行的冠状动脉有关。亦有研究显示，冠状动脉起源异常是导致美军新兵心脏性猝死的首要原因（约占33%）。

　　运动时，起源异常的冠状动脉可能发生的病理机制为：主动脉扩张可能压迫走行于大血管间的畸形冠状动脉，将冠状动脉推向牢固的肺动脉干。经血管超声研究证实，心脏收缩时冠状动脉管腔直径会减小30%~50%。通常，变异冠状动脉自对侧冠状窦发出后，有一较短的节段走行于主动脉壁内。机体运动时，主动脉发生扩张的同时，也会导致变异冠状动脉被拉伸、压扁，并且心脏舒张期主动脉瓣关闭，畸形冠状动脉同样也会被冠状动脉内连接处压迫。有人假设，畸形冠状动脉痉挛可能会周期性发作，减少分布区心肌的血液供应。虽然双侧冠状动脉均起源于主动脉，但是起源异常的冠状动脉自主动脉发出的夹角呈锐角（一般冠状动脉开口和主动脉管腔之间夹角<45°），会导致裂隙样开口及开口瓣状脊（开口狭窄的一种类型，主动脉组织突至冠状动脉开口内）。畸形冠状动脉的循环流量无法满足运动时血液增加的需求。剧烈运动中，心肌发生反复缺血性损伤，再灌注损伤后纤维的修复，构成了发生室性心律失常甚至心室颤动的病理基础。但常规体检中的基础心电图以及二阶梯运动试验检查常呈正常表现，在运动中出现心绞痛、晕厥或心悸等症状时，积极行二维超声检查、磁共振或者CT扫描主动脉根部可能对冠状动脉畸形的检出有一定帮助。禁止剧烈运动是有保护生命意义的。除了猝死，冠状动脉起源异常还可产生呼吸困难、心绞痛、头晕、心悸和晕厥等症状。

　　另外，还有一些良性的冠状动脉畸形，在运动中很少致死，包括左冠状动脉回旋支起源于右冠状动脉半月窦或者右冠状动脉、冠状动脉左前室间支肌桥（经常与肥厚型心肌病相关）等。

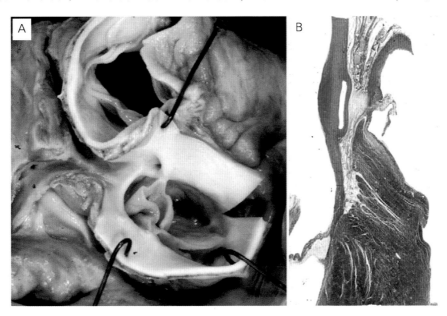

图2-16　某猝死患者右冠状动脉起源变异于左冠状窦

A. 从主动脉根部观察，右冠状窦未见冠状动脉开口，左冠状窦可见2个冠状动脉开口。变异的右冠状动脉呈锐角跳出
B. 介于主动脉和肺动脉之间的壁内右冠状动脉近端（Azan染色；放大倍数，3×）
［图片来源：CORRADO D，THIENE G，COCCO P，et al. Non-atherosclerotic coronary artery disease and sudden death in the young. Br Heart J，1992，68（6）：601-607.］

第三节　心肌疾病

一、致心律失常性右心室心肌病

致心律失常性右心室心肌病（arrhythmogenic right ventricular cardiomyopathy/dysplasia，ARVC/D）近年来被认为是引起年轻人猝死的第二大病因，同时亦是运动员死亡的首要原因，男性发病率高于女性，猝死通常为其首发症状。其特征为右心室心肌被进行性纤维脂肪组织所替代，室壁变薄（游离壁），以致形成右心室室壁瘤，临床常表现为右心室扩大、心律失常和猝死（图2-17～图2-21）。ARVC/D被认为是一种常染色性显性遗传性疾病。因其外显变异和不完全表达，使得致病基因的识别与判定非常困难。已知的家族性致病基因主要有可导致ARVC中一种常见类型Naxos病（以掌跖角化病及羊毛状毛发为特征）的盘状球蛋白基因（plakoglobin，JUP）以及可导致Carvajal综合征的桥粒斑蛋白基因（desmoplakin，DSP）（Carvajal综合征的病理表现见图2-22）。近年还发现ryanodinic心脏受体2（RyR-2）和转化生长因子（TGF）-β$_3$等。对盘状球蛋白基因缺失小鼠的实验研究证实，运动可加速其右心室功能

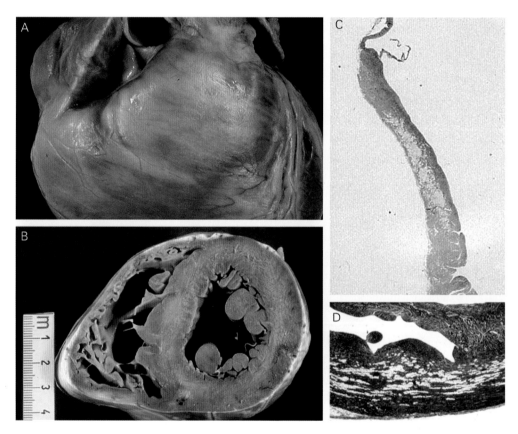

图2-17　致心律失常右心室心肌病（节段型），一名26岁运动员发生猝死

A. 从右心室流出道前面看，可以发现轻微扩张　B. 心脏横断面未发现右心室游离壁室壁瘤，右心室游离壁后壁的点状受累　C. 右心室流出道组织学检查，发现局部心肌缺失，被纤维脂肪组织替代　D. 右心室游离壁后壁组织学检查，发现纤维脂肪组织替代部分心肌组织，无室壁变薄

[图片来源：BASSO C, CARTURAN E, PILICHOU K, et al. Sudden arrhythmic death and the cardiomyopathies：Molecular genetics and pathology. Diagnostic Histopathology，2010，16（1）：31-42.]

障碍和室性心律失常的发展进程。但是，在许多散发 ARVC/D 患者中，并没有发现家族遗传的确切证据。近来研究证实，一些不同类型的病毒在该疾病的发生发展中起了重要作用，病毒可以被考虑为该过程中重要的环境因素，会影响疾病的进程，或者影响该疾病的临床预后。

猝死往往是该疾病的首发症状，主要源于室性心动过速发展成为心室颤动。半数以上的患者并发左心室受累，但很少有室间隔受累。运动会导致心电学的不稳定性，大部分原因是心室负荷过重和交感神经功能紊乱后心肌拉伸。

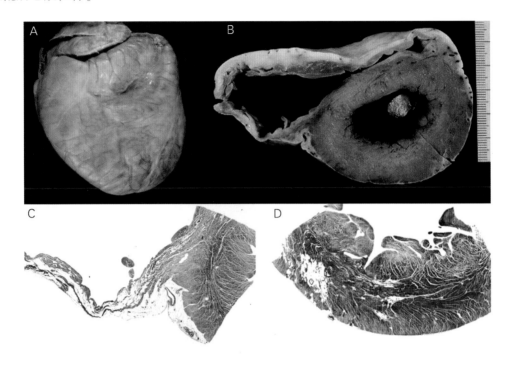

图 2-18 致心律失常性右心室心肌病（弥漫型，14 岁男孩，在踢足球过程中发生猝死）

A. 从心脏前面看，心脏表面呈现黄色，右心室流出道室壁瘤 B. 心脏横断面观察，显示心脏的前壁和后壁均有室壁瘤形成，左心室游离壁、后侧壁均有片状室壁瘤形成 C. 下后壁室壁瘤的组织学检查，显示正常心肌缺失，被纤维脂肪组织替代 D. 组织学检查，发现被纤维脂肪组织替代的左心室游离壁

[图片来源：BASSO C, CARTURAN E, PILICHOU K, et al. Sudden arrhythmic death and the cardiomyopathies：Molecular genetics and pathology. Diagnostic Histopathology，2010，16（1）：31-42.]

ARVC/D 发病过程可以概括为 3 个阶段：①症状潜伏期，没有明显症状，心电学出现较小的紊乱，但有潜在的猝死风险；②症状明显期，出现心悸或晕厥，伴随有明显的心律失常、室性心动过速；③进展期，正常心肌组织损失到严重程度，双心室都被累及而出现充血性心力衰竭，心脏扩大，类似于扩张性心肌病。可以应用抗心律失常药物来纠正心电学的不稳定性，通过植入心脏复律除颤器预防心室颤动导致的心脏性猝死。但此病导致的心力衰竭在后期非常严重，心脏移植或为唯一治疗手段。

心悸或晕厥发作时，可发现呈左束支传导阻滞图形的室性心动过速或室颤（起源于右心室的致死性心室颤动）。二维超声和心脏磁共振检查除了可以发现右心室扩大以外，还可以发现心肌收缩力下降，流入道、心尖部、右心室游离壁流出道（三角形的发育不良）以及非冠心病引起的室壁运动异常或减弱。

ARVC/D 的病理学分型通常有两种：纤维脂肪浸润型和单纯脂肪浸润型，其中单纯脂肪浸润型患者发生猝死的比例较高，纤维脂肪浸润型患者通常发生心力衰竭。因此，ARVC/D 的主要特征性病变为心肌结构异常和重构，这些变化导致右心室心肌壁变薄、右心室扩大以及右心室室壁瘤的形成，由此病变引起一系列临床症状和体征。镜下病理学变化主要为右心室肌渐进性地被纤维脂肪组织和脂肪组织浸润

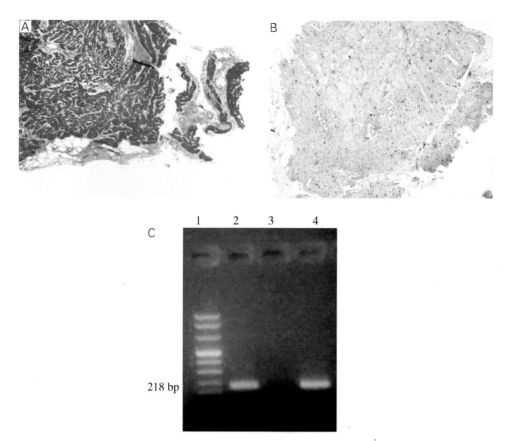

图 2-19　心内膜心肌活检（Endomyocardial biopsy，EMB，22 岁 ARVC/D 患者）

A. 右心室心肌被纤维脂肪组织替代（Heidenhain trichrome 三染色，60×）　B. 免疫组化可以看到许多散布的 T 淋巴细胞（CD45RO，60×）　C. 细小病毒 B19 的 PCR 凝胶电泳：第一道 DNA 标记物；第二道，细小病毒 B19-阳性对照；第三道，阴性对照（水）；第四道，ARVC/D 患者心内膜心肌活检标本

[图片来源：CALABRESE F，BASSO C，CARTURAN E，et al. Arrhythmogenic right ventricular cardiomyopathy/dysplasia：Is there a role for viruses? Cardiovascular Pathology，2006，15（1）：11-17.]

或替代，病变可以呈局部灶性或者大范围弥漫性，主要发生在右心室的前壁漏斗部流出道、心尖部和右心室后下壁的流出道，我们称之为"发育不良三角"。有时病变也可波及室间隔和左心室心肌组织。纤维脂肪组织和脂肪组织穿插在正常的心肌之中，干扰心脏传导系统运作，使电生理信号传导延迟，导致e 波的出现及左、右束支传导阻滞，这极可能是患者发生室性心律失常并最终发生 SCD 的机制之一。然而仅仅有纤维脂肪组织和脂肪组织浸润并不能成为诊断 ARVC/D 患者的标准，因为年龄的增加和肥胖等因素都可能导致心肌存在一定的脂肪浸润，只有替代性的组织浸润和心肌细胞退行性变同时存在时，才可以看作诊断 ARVC/D 患者的一个主要指标。

在对患者进行活体组织检查过程中，已经确认该病有细胞凋亡的出现。组织学检查揭示患者右心室心肌发生严重萎缩并被纤维脂肪组织所取代，有学者认为这是心肌细胞死亡后进行愈合的一个炎症反应过程。纤维组织的存在是愈合过程的一个重要的部分，通常会导致心室电生理冲动信号传导延迟，这是危及生命的心律失常的发病基础，而致命性心律失常通常是 SCD 患者共有的特征。而在对不明原因心源性死亡患者进行尸检后发现，有 75% 的患者有心肌炎性浸润的症状，极有可能是致命性室性心律失常的发生机制，并最终导致 SCD 的发生。

目前对发生炎症反应的机制没有明确的解释，通常认为是愈合后改变或者心肌感染病毒导致的结果，有学者认为 ARVC/D 患者的心肌细胞变性为病毒感染提供了有利的环境，进而导致炎症反应的发生。目前已检测到的心肌炎相关 RNA 或 DNA 病毒包括腺病毒、巨细胞病毒、丙型肝炎病毒及细小病毒

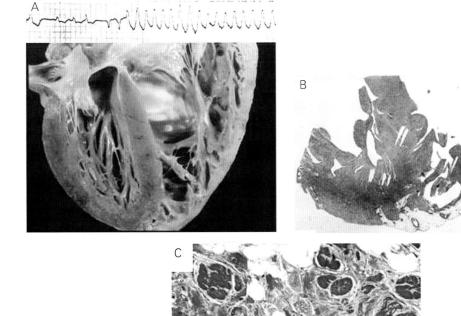

图2-20　致心律失常右心室心肌病引发的猝死

A. 猝死发生前的临终心电图，心室颤动；心脏四腔心切面显示正常的左心室及室间隔，右心室游离壁心肌组织被纤维脂肪组织替代，肺动脉漏斗部呈半透明状　B、C. 全景、高分辨率组织学检查显示右心室呈透壁性心肌萎缩（Azan 染色，放大倍数分别为 3×，120×）

［图片来源：THIENE G, CARTURAN E, CORRADO D, et al. Prevention of sudden cardiac death in the young and in athletes：Dream or reality? Cardiovascular Pathology，2010，19（4）：207-217. ］

B19 等。根据营养学理论，渐进性的心肌组织缺失是继发于某些基因缺陷导致的心肌细胞死亡。

二、肥厚型心肌病

肥厚型心肌病（Hypertrophic cardiomyopathy，HCM）是一组表现型和基因型异质性突出、遗传基础最为明确的心血管疾病，通过超声心动图检出的人群发病率为 1：500，是临床较常见的原发性心肌病。各年龄均可发生本病，但心肌肥厚在 40 岁以下者比 40 岁以上者严重。此种肥厚与年龄的关系原因未明。流行病学调查显示，我国 HCM 患病率居世界前列，可能是 HCM 患者最多的国家，其致死、致残效应可发生在患者生命周期的任何阶段，同时既是青少年运动员猝死的主要原因，又是各年龄段心功能不全的重要原发病变。因此，HCM 患者不应参加剧烈的竞技运动，不论其年龄、性别和种族如何、是否存在左心室流出道、过去是否做过间隔减容治疗、是否植入了心脏复律-除颤器等。

高达 60% 的青少年和成人 HCM 患者是由心脏肌球蛋白基因突变引起的常染色体显性遗传。迄今已发现 30 多个基因的 1 400 多个突变与 HCM 相关，肌球蛋白重链是肌小节的主要收缩蛋白，其编码 β 肌球蛋白重链基因缺陷是导致 HCM 最主要的原因，30%～50% 的家族性 HCM 是 MYH7 基因突变所致。

5%～10% 的成人 HCM 由其他遗传疾病所致，包括代谢和神经肌肉遗传病、染色体异常和遗传综合征。还有一些患者的病因是类似于遗传疾病的非遗传疾病，如老年淀粉样变性。

此外，还有两个与心肌代谢有关的基因突变，引起年长的儿童或成人原发性心脏糖原储积型心肌

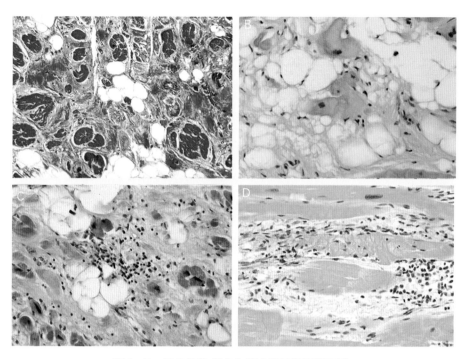

图 2-21 致心律失常右心室心肌病组织学图片

A. 残留的心肌细胞被纤维脂肪组织包绕　B. 心肌损伤区域脂肪组织形成　C. 在纤维脂肪组织内部炎症浸润　D. 心肌细胞收缩带坏死

［图片来源：BASSO C，CARTURAN E，PILICHOU K，et al. Sudden arrhythmic death and the cardio-myopathies：Molecular genetics and pathology. Diagnostic Histopathology，2010，16（1）：31-42. ］

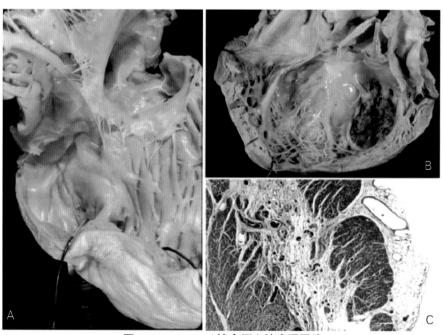

图 2-22 Carvajal 综合征心脏病理图片

A. 右心室室壁瘤　B. 左心室扩张伴血栓形成　C. 心肌中层纤维化

［图片来源：THIENE G. Arrhythmogenic cardiomyopathy：From autopsy to genes and transgenic mice（SCVP Achievement Award Lecture，San Antonio，TX，February 27，2011）. Cardiovascular Pathol-ogy，2012，21（4）：229-239. ］

病，临床表现类似于肥厚型心肌病。主要是编码一磷酸腺苷活化蛋白激酶的 γ－2－调节亚单位（PRKAG2）的基因突变，导致出现不同程度的心肌肥厚和心室预激综合征。另一类是编码溶酶体膜蛋白-2（LAMP-2）的基因突变主要是 LAMP2b 异构体缺乏所致，为罕见的 X 连锁隐性遗传病，Danon 病是左心室向心性肥厚的主要病因。临床表现大多局限在心脏，显示重度的心肌肥厚和心室预激。该病一般幼年起病，20 岁以前发病，以男性患者较为多见。在临床上表现为"心肌肥厚-预激综合征-骨骼肌受累和智力发育迟滞"三联症。心肌肥厚为 Danon 病的临床标志，常伴 WPW 综合征。Danon 病缺乏特异性治疗，心脏移植为重要的治疗选择。对肥厚型心肌病而言，它起源于肌节-蛋白突变，预后通常较好，可以预计患者能长期生存；而因为 PRKAG2 基因突变引起的糖原储积型心肌病常见心律失常，需要植入起搏器。遗憾的是，Danon 病则在青年期往往迅速进展为心力衰竭，通常导致死亡。这些疾病以前归于浸润性心肌病的范围。

很显然，很多基因突变引起心肌肥厚是通过干扰心肌肌节收缩体系相关蛋白及心肌代谢实现的，其他基因有待进一步确定。线粒体肌病是由于编码线粒体 DNA（包括 Kearns-Sayre 综合征）或线粒体蛋白质基因突变引起，伴随 ATP 电子传递链酶的缺陷，使得线粒体的形态发生改变，这种疾病主要累及心脏则属于原发性心肌病。此外，代谢性心肌病也是以 ATP 的生成和利用障碍为特征，包括脂肪酸氧化的异常及肉碱缺乏病，表现与浸润性心肌病相同，如糖原储积病 Ⅱ 型、Hunter 病、胡尔勒综合征（Hurler's syndrome）。胰岛素依赖性糖尿病母亲的婴儿可以表现为暂时和非家族性的心肌病，作为全身多器官肥大的一部分。很多老年系统性疾病伴随肥厚型心肌病，包括弗里德赖希共济失调、嗜铬细胞瘤、多发性神经纤维瘤、着色斑病和结节性硬化症。这些疾病通常累及多器官，属于继发性心肌病的范围。

HCM 病理形态学主要以不能以其他原因解释的心室壁肥厚为特征（心脏超声提示左心室厚度≥15mm），心脏重量增加，常伴有心室腔缩小。在儿童 HCM 患者中，在左心室厚度增加定义为左心室厚度超过同年龄、性别或身体指数儿童左心室厚度平均值 2 倍以上的标准差。临床常用二维超声心动图明确诊断。对左心室肥大和疑及 HCM 以外的诊断，包括心脏淀粉样变、法布里病和遗传性表型如 LAMP-2 心肌病，当超声心动图诊断不确定时，可以行心脏磁共振成像（CMR）进一步明确诊断。

临床上需与 HCM 相鉴别的疾病主要是高血压性心脏病及和体育训练相关的生理性重构（即"运动员型心脏"）。HCM 以特征性肌纤维节突变或显著左心室壁增厚（≥15mm）和（或）左心室流出道（LVOT）梗阻为特点，同时合并二尖瓣瓣叶收缩期前向漂移（SAM 征）。而运动员心脏常有左心室、右心室和左心房腔的扩大、室间隔增厚甚至主动脉扩张、舒张功能正常且左心室肥厚形式不同。

室间隔是最常见的受累部位，也可见于游离壁，极少发生在心尖部，为非左心室压力负荷增加所引起。二维超声可以发现室间隔心肌厚度与左心室后壁心肌厚度的比值>1.3，少数可达 3，称之为不对称性肥厚（asymmetry hypertrophy，ASH），以左心室为常见，右心室少见。有一种变异型肥厚型心肌病，以心尖区的心肌肥厚较显著。此型心包下冠状动脉正常，但心室壁内冠状动脉数增多而管腔狭窄。

室间隔高度肥厚向左心室腔内突出，收缩时引起左心室流出道梗阻者，称为"肥厚型梗阻性心肌病"，致主动脉瓣下狭窄，旧称"特发性肥厚型主动脉瓣下狭窄"。室间隔肥厚程度较轻，收缩期未引起左心室流出道明显梗阻者，称为"肥厚型非梗阻性心肌病"。前乳头肌也可肥厚，常常移位而影响正常的瓣膜功能。心肌高度肥厚时，左心室腔减小。

HCM 病理组织学特征是心肌细胞肥大、排列紊乱及心肌间质纤维化，是心肌传导系统功能障碍的基质。显微镜下见心肌细胞排列紊乱，细胞核畸形，细胞分支多，线粒体增多，心肌细胞极度肥大，细胞内糖原含量增多，此外尚有间质纤维增生。电镜下见肌原纤维排列也紊乱。2/3 患者二尖瓣叶增大增长，与二尖瓣前叶相对处的左心室内膜壁上有一纤维斑块是二尖瓣与室间隔碰击所致。随病程发展，心肌纤维化增多，心室壁肥厚减少，心腔狭小程度也减轻，呈晚期表现。而 Danon 病组织病理学电镜检查可发现空泡内有糖原颗粒、层状物质及溶酶体的破裂（图 2-23~图 2-29）。

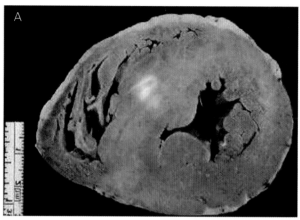
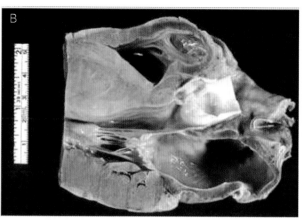
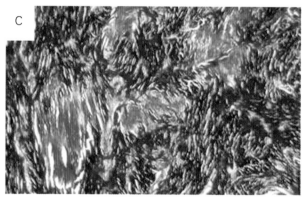

图2-23 肥厚型心肌病导致猝死1例

A. 短轴切面呈非对称性室间隔肥厚，内有大的瘢痕形成　B. 长轴切面显示，心室腔之间的非对称性室间隔肥厚

C. 心肌纤维化，排列紊乱（Azan染色；放大倍数，48×）

[图片来源：THIENE G，CARTURAN E，CORRADO D，et al. Prevention of sudden cardiac death in the young and in athletes：Dream or reality? Cardiovascular Pathology，2010，19（4）：207-217.]

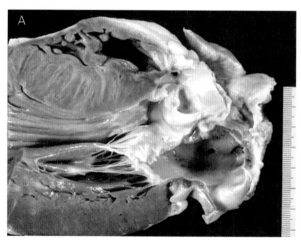
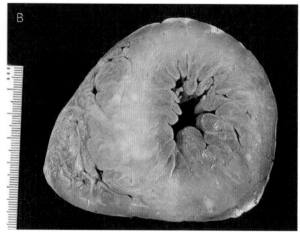

图2-24 肥厚型心肌病病例1（患者男性，23岁，猝死）

A. 长轴切面观察左心室流出道，发现室间隔肥厚膨胀，面向二尖瓣前叶的室间隔心内膜叠加纤维斑块，共同作用加重了主动脉瓣下狭窄　B. 从心尖进行横断面观察心脏，发现非对称性室间隔肥厚，左心室腔缩小，室间隔出现白色瘢痕

[图片来源：BASSO C，CARTURAN E，PILICHOU K，et al. Sudden arrhythmic death and the cardiomyopathies：Molecular genetics and pathology. Diagnostic Histopathology，2010，16（1）：31-42.]

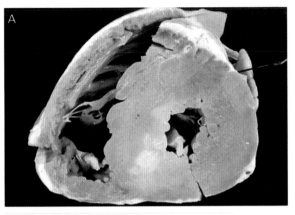
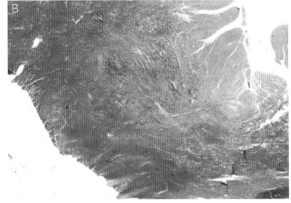

图 2-25　肥厚型心肌病病例 2（男性患者，14 岁，运动后出现猝死）

A. 心脏横切面观察显示左心室后间隔部的心肌呈现大面积纤维化，冠状动脉左前室间支部分走行于心肌内

B. 室间隔病理组织学观察大部分心肌组织被纤维组织替代，主要源于既往心肌缺血性损伤

［图片来源：BASSO C，CARTURAN E，PILICHOU K，et al. Sudden arrhythmic death and the cardiomyopathies：Molecular genetics and pathology. Diagnostic Histopathology，2010，16（1）：31-42.］

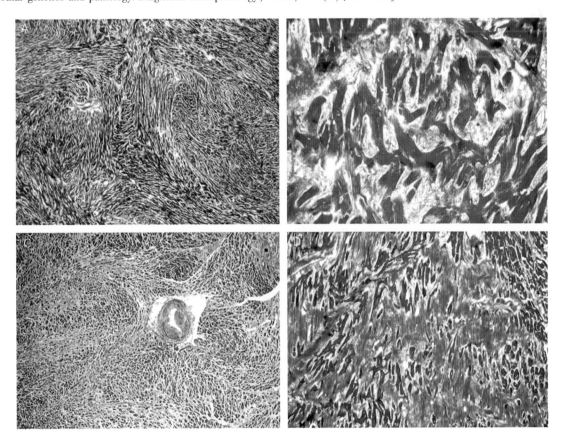

图 2-26　典型肥厚型心肌病病理组织学观察

A. 心肌组织排列紊乱，成束状　　B. 排列紊乱的心肌细胞　　C. 壁内小血管疾病，心内膜异常增生

D. 替代的纤维组织形成

［图片来源：BASSO C，CARTURAN E，PILICHOU K，et al. Sudden arrhythmic death and the cardiomyopathies：Molecular genetics and pathology. Diagnostic Histopathology，2010，16（1）：31-42.］

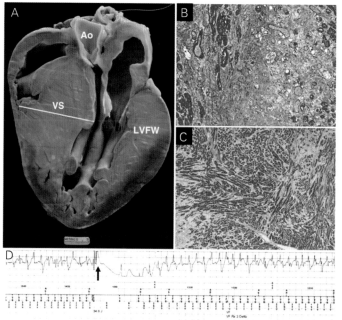

图2-27 溶酶体相关膜-2基因突变引起的心肌病（LAMP2心肌病）病例

A. 患者男性，14岁，猝死，室间隔厚度65mm（心脏重量，1 425g）　B. 肌浆呈空泡状的心肌细胞簇嵌入瘢痕内部　C. 心肌细胞排列紊乱，为典型的肌节型肥厚型心肌病　D. 心腔内心电图，植入的ICD除颤5次仍未终止心室颤动发作（280次/min）

［来源：MARON B J，ROBERTS W C，ARAD M，et al. Clinical outcome and phenotypic expression in LAMP2 cardiomyopathy. JAMA，2009，1（12）：1 253-1 259. ］

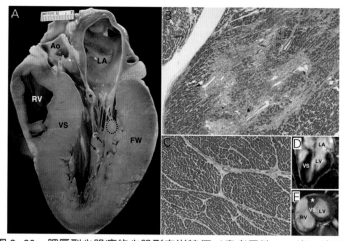

图2-28 肥厚型心肌病的心肌形态学特征（患者男性，15岁，猝死）

A. 纵向大体观察标本可以看到室间隔和左心室游离壁增厚，心室腔缩小，但左心室壁未见明显的心肌瘢痕。心肌部的后内乳头肌头端可见一明显的瘢痕形成（虚线圆）。室壁心肌的后内乳头肌的另一头有2处心内膜心肌纤维化形成（箭头），可能与心室收缩期远端心室腔闭塞有关。室间隔壁内心内膜斑块相同位置可见二尖瓣前叶远端增厚（＊）。　B. 心尖部前外侧乳头肌低放大倍数的照片显示广泛的替代性瘢痕形成（蓝色区域，Mason三染色，×40）　C. 室间隔组织切片微观照相显示心肌排列紊乱，替代性心肌纤维化形成（Masson三染色，×40）　D. 心脏磁共振成像（CMR），钆对比剂增强对比，10mm长轴连续断层显像［与横切面观察心脏标本一致（A）］，未显示延迟增强　E. 心脏磁共振（CMR），从基底部10mm短轴连续断层显像显示局限性左心室壁增厚（＊）

［来源：MARON B J. Can sudden cardiac death be prevented? Cardiovascular Pathology，2010，19（6）：329-335. ］

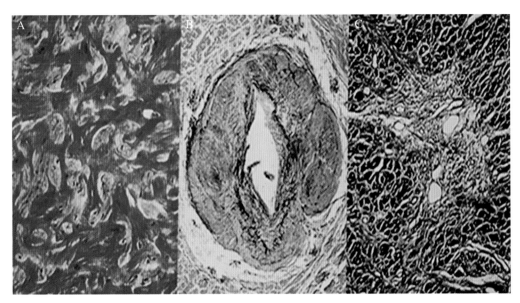

图 2-29　伴随心律失常的肥厚型心肌病心肌病理学特征

A. 左心室心肌细胞及结构紊乱　B. 小血管病变，心肌内部小冠状动脉结构重塑，中层增厚，管腔变窄　C. 修复性纤维化：无症状心肌缺血、心肌细胞死亡后，替代性的纤维化形成

［来源：MARON B J. Can sudden cardiac death be prevented? Cardiovascular Pathology，2010，19（6）：329-335.］

第四节　心肌炎

心肌炎是一种具有传染性的感染性心肌病，是由各种病因引起的心肌肌层的局限性或弥漫性炎性病变，可累及心肌、间质、血管、心包或心内膜，在年轻人猝死的病因中占 10% 左右。病因包括各种感染、自身免疫反应及理化因素。病程可以是急性（3 个月以内）、亚急性（3~6 个月）和慢性（半年以上）。在我国病毒性心肌炎多见，以柯萨奇病毒 B、埃可病毒及流行性感冒病毒 A 和 B 多见。DNA 或 RNA 病毒，比如肠病毒或腺病毒，在胃肠道或呼吸道感染的情况下就可以侵犯心肌。即便是泵功能未受影响的心肌局部感染，往往因为触发室性心律失常而致命。病因学诊断主要通过心内膜心肌活检以及尸检（图 2-30），通过分子生物学技术来完成。在导致恶性心律失常的因素中，劳累是最主要的一种触发因素，尤其是在发热的过程中更是应该避免劳累，因为在任何病因引起的感冒时，心肌是机体中最容易受到侵犯的。

根据病理学，心肌炎可以分为以心肌变性为主的实质性心肌炎和以间质损害占优势的间质性心肌炎。根据病变范围的大小，又可将心肌炎分为弥漫性和局灶性。大体标本检查显示，心肌炎病变比较广泛者，心肌非常松弛，呈灰色或黄色，心腔扩张。如合并心包炎或心内膜炎，可同时见到心包肿胀，并有心包渗液、心内膜或心瓣膜赘生物形成，或溃疡性变化，或有附壁血栓形成。心肌炎病变比较局限者在大体标本上不易发现，仅在显微镜下能发现局灶性变化。因此，心肌炎的病理学检查需要心脏多个部位的心肌进行切片。镜检见心肌纤维之间与血管四周的结缔组织中可有吞噬细胞及淋巴、嗜酸性或中性粒细胞浸润和间质水肿，心肌纤维可有脂性、颗粒性或玻璃样变性，也可有心肌溶解或坏死。心肌炎的病变可累及心脏的起搏传导系统，如窦房结、房室结、房室束、束支和浦肯野纤维，成为临床上心律失常的发病基础。

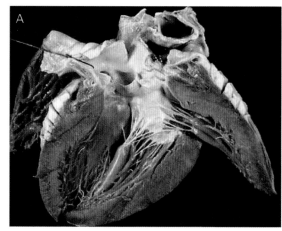
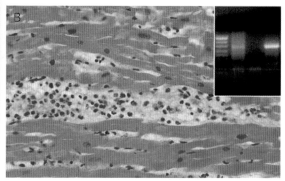

图 2-30 病毒性心肌炎导致猝死病例

A. 心脏大体结构正常　B. 病理组织学显示心肌组织炎症浸润（苏木精和伊红染色，放大倍数 120×）

B 图右上角为心肌分子生物学检测结果（第一道 maker；第二道，突发猝死患者心肌；第三道，肠病毒，阴性对照；第四道，肠病毒阳性对照）

［来源：BASSO C，CALABRESE F，CORRADO D，et al. Postmortem diagnosis in sudden cardiac death victims：Macroscopic，microscopic and molecular findings. Cardiovasc Res，2001，50（2）：290-300.］

第五节　心脏瓣膜病

主动脉瓣及其上、下邻近结构的先天性发育异常有较多类型，但在成年人中以二叶主动脉瓣（congenital bicuspid aortic valve）最为常见。二叶主动脉瓣是成人先天性心脏瓣膜病中最常见的类型之一，由于超声心动图检查技术的发展，其检出率有所增加。单纯的二叶主动脉瓣出生时瓣膜功能正常，患者无任何症状体征（图 2-31～图 2-34）。主动脉缩窄是本病常见的并发畸形。由于二叶主动脉瓣在出生时瓣膜功能一般均与正常三叶瓣无差别，因而可无任何症状体征，可健康存活至成年。随着年龄的增长，二叶瓣常有渐进性钙化增厚而导致主动脉瓣狭窄，另一方面，二叶瓣也可由于瓣叶和瓣环发育不匹配而出现主动脉瓣关闭不全。二叶主动脉瓣畸形与主动脉根部病变——中层囊性坏死有着内在的联系，可合并存在。后者可表现为主动脉根部动脉瘤，或突发主动脉夹层。前者多见于老年人，后者常发生于较年轻的患者。先天性二叶式主动脉瓣畸形，并发心包填塞或者大量出血时就会发生主动脉破裂引起猝死。

瓣膜存在部分病理改变时，如主动脉瓣狭窄和二尖瓣脱垂，即便没有心力衰竭的发生，往往也会导致心律失常引起的心脏性猝死的发生。源于二尖瓣或者三尖瓣的先天性主动脉瓣狭窄，引起收缩期压力负荷增加，左心室肥厚引起心律失常，导致心内膜下心肌缺血、损伤和坏死，在超负荷工作状态下病变就会加重。听诊可以听到收缩期杂音，二维超声心动图检查可以进行筛查，这部分患者不适宜进行运动锻炼。

二尖瓣脱垂主要影响女性患者，往往并发多形性室性心律失常，在不伴瓣膜功能不全时可以没有症状。心律失常的基质主要包括替代性心肌纤维化和二尖瓣瓣叶本身增加的细胞外基质。显而易见，运动可以增加致死性心律失常的发生风险（图 2-35～图 2-38）。

Ebstein 畸形又称三尖瓣下移畸形，是指三尖瓣隔瓣和（或）后瓣偶尔连同前瓣下移附着于近心尖的右心室壁上，占先天性心脏病 0.5%～1.0%（图 2-39）。本病是一种少见疾病，1866 年由 Ebstein 首次报道。Ebstein 畸形发病可早可晚，症状可轻可重，体征可多种多样。严重畸形者，出生后即可有明

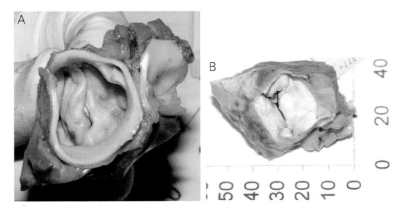

图 2-31 二叶主动脉瓣病例

A. 二叶主动脉瓣头端增厚，裂口样改变（从主动脉方向观察） B. 从心室方向观察主动脉瓣（计量单位：mm）

［来源：FEELEY C，RASBRIDGE S. Cardiomyopathy with a unique finding of bicuspid aortic valve in Becker's muscular dystrophy. Cardiovascular Pathology，2006，15（6）：347-351. ］

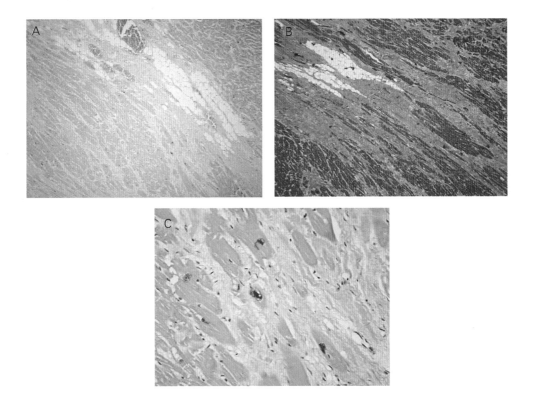

图 2-32 二叶主动脉瓣患者心肌组织切片

A. 心肌纤维组织和脂肪（HE 染色，10×） B. 左心室心肌纤维化的程度（蓝色，Masson 三染色，10×） C. 心肌细胞肥大，细胞核增大（HE 染色，20×）

［来源：FEELEY C，RASBRIDGE S. Cardiomyopathy with a unique finding of bicuspid aortic valve in Becker's muscular dystrophy. Cardiovascular Pathology，2006，15（6）：347-351. ］

显发绀和充血性心力衰竭；畸形较轻者，直至成年也不一定出现明显症状。Ebstein 畸形可以合并心力衰竭、心律失常、脑栓塞和脑脓肿等并发症。Ebstein 畸形的主要病理解剖特点为三尖瓣下移畸形、右心室心房化和功能性右心室腔缩小。由于三尖瓣下移，致使部分右心室壁变薄而心房化，右心房腔因之

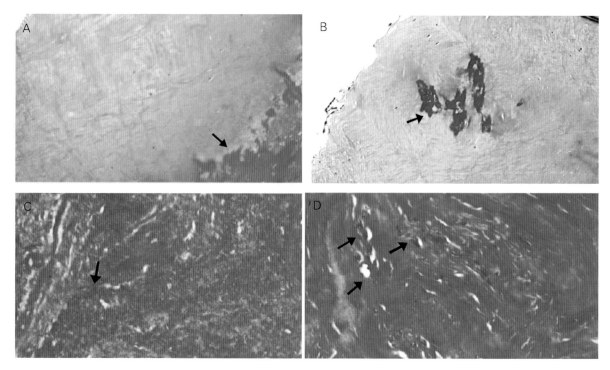

图2-33　二叶主动脉瓣患者主动脉瓣膜组织切片

A. 主动脉瓣组织切片显示纤维化以及透明样变性（箭头，HE 染色，10×）　B. 呈红色的透明变性组织（箭头，Masson 三染色，10×）　C. 瓣膜的弹力板（箭头）被纤维组织分开（Elastic van Gieson 染色，20×）　D. 瓣膜纤维组织内呈碎片状的弹力纤维（箭头）（Elastic van Gieson 染色，40×）.

［来源：FEELEY C，RASBRIDGE S. Cardiomyopathy with a unique finding of bicuspid aortic valve in Becker's muscular dystrophy. Cardiovascular Pathology, 2006, 15 (6): 347-351.］

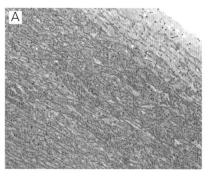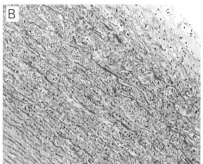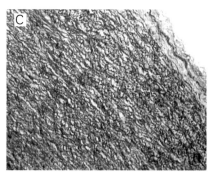

图2-34　二叶主动脉瓣引起主动脉狭窄

A. 主动脉根部正常排列的基质（HE 染色，10×）

B. 主动脉基质内胶原呈正常分布，染色为红色（Masson 三染色，10×）

C. 主动脉基质内完整的弹力板，染色为黑色（Elastic van Gieson 染色，10×）

［来源：FEELEY C，RASBRIDGE S. Cardiomyopathy with a unique finding of bicuspid aortic valve in Becker's muscular dystrophy. Cardiovascular Pathology, 2006, 15 (6): 347-351.］

明显扩大。心房化的右心室在功能上属于右心房，但在电活动方面却保留右心室肌的特点。心房化的右心室部分越大，功能性右心室腔越小。心房化的右心室不能参与右心室排空，相反，它如同一个心室壁瘤样，当心室收缩时呈矛盾性地扩张，因此干扰了右心室射血。治疗以手术为主，辅以有关的对症性的药物治疗。

　　Ebstein 畸形往往有心房间交通存在（见于80%的病例），这种心房间交通可以是未闭卵圆孔，也可

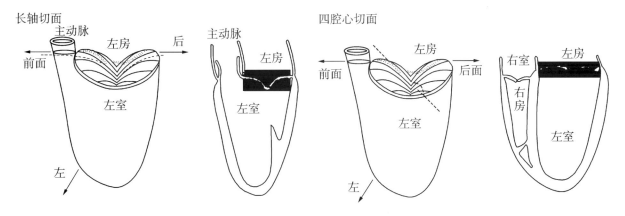

图 2-35　二叶主动脉瓣心脏长轴四腔心切面显示马鞍环及相应的超声图像

［来源：HAYEK E，GRING C N，et al. Mitral valve prolapse. The Lancet，2005，365（9 458）：507-518.］

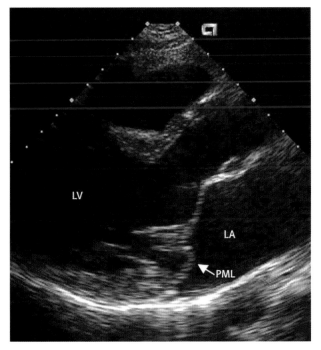

图 2-36　经胸超声心动图（胸骨旁长轴切面，显示心脏收缩期二尖瓣后叶向后弯曲并垂向左心房）

［来源：HAYEK E，GRING C N，et al. Mitral valve prolapse. The Lancet，2005，365（9 458）：507-518.］

以是房间隔缺损。此外，少数病例尚可合并其他先天性畸形，如主动脉缩窄、室间隔缺损、肺动脉瓣狭窄或闭锁、动脉导管未闭或矫正型大血管转位等。右大血管转位的情况下，解剖学上的右心室在功能上是体循环的左心室，临床上可有二尖瓣关闭不全的表现，因而称为左侧 Ebstein 畸形。这种畸形的病理生理改变取决于肺动脉狭窄的有无、功能性右心室容量的大小和三尖瓣反流的程度。如果并存有肺动脉瓣狭窄、功能性右心室腔明显缩小，三尖瓣反流严重，那么右心室收缩时排血量势必减少，临床上将表现为发病早、症状重、预后差。反之，血流动力学改变轻，临床上将表现为发病晚、症状轻、预后较佳。

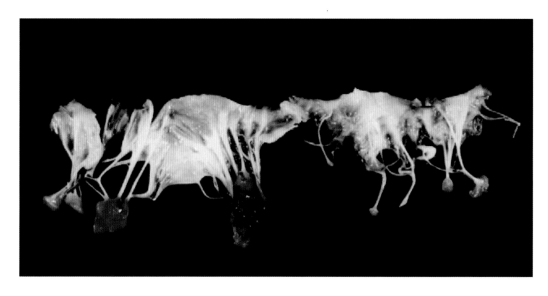

图2-37　近期心肌梗死患者发生乳头肌坏死，进而引起突发的二尖瓣功能不全。瓣膜未见明显变化

［来源：CHEUNSUCHON P，CHUANGSUWANICH T，SAMANTHAI N，et al. Surgical pathology and etiology of 278 surgically removed mitral valves with pure regurgitation in Thailand. Cardiovascular Pathology，2007，16（2）：104-110.］

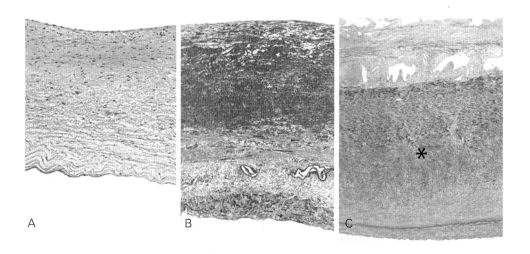

图2-38　正常状态下的二尖瓣瓣膜与病理状态下的二尖瓣瓣膜组织学对比

A. 正常心肌（HE 染色）　　B. 马方综合征（Masson 三染色）：马方综合征患者二尖瓣瓣膜的正常三层结构消失，局部蛋白聚糖聚集在松质，弹力层消失　C. 二尖瓣脱垂（Alcian 蓝染色）：伴有黏液瘤的瓣膜增厚，松质处（*）有蛋白聚糖聚集（Alcian 蓝染色着色，放大倍数 ×100，比例尺＝100μm）

［来源：PRUNOTTO M，CAIMMI P P，BONGIOVANNI M. Cellular pathology of mitral valve prolapse. Cardiovascular Pathology，2010，19（4）：e113-e117.］

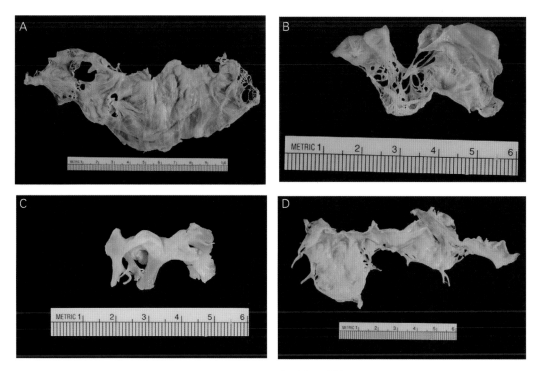

图 2-39　Ebstein 畸形病理学检查

A. 巨大的前瓣叶（右心房切面）以及大的开窗（左侧），患者为 42 岁男性　B. 复杂的网状畸形，局部杯状结构形成（右心室切面），患者为 16 岁男性　C. 心肌顺向插入瓣叶组织，未侵犯腱索（右心室切面），患者为 10 岁女性　D. 弥漫性瓣叶和腱索增厚，可能缘于慢性三尖瓣反流（右心室切面），患者为 26 岁男性

［来源：DAVID W B，WILLIAM D E，HEIDI M C，et al. Surgical pathology of 104 tricuspid valves（2000-2005）with classic right-sided Ebstein's malformation. Cardiovascular Pathology，2008，17（3）：166-171.］

第六节　心脏传导系统疾病

先天性或后天获得性心脏传导系统异常都可以成为猝死的病理基础。室性预激疾病中，预激综合征（Wolff-Parkinson White，WPW）为经典的表现形式，在正常的房室结传导途径之外，沿房室环周围还存在附加的房室传导束（旁路）（图 2-40），这些旁路由心房肌样肌束组成，几乎可存在于环绕房室环的任何部位。多数情况下，通过附加旁路的传导比正常传导通路的速度要快，就会预先激动心室。此外，还有一种异常的通道，即房室结旁道束，即 James 纤维，连接心房与房室结下部或希室束，Lown-Ganong-Levine 综合征即属于此类，也是高危。预激综合征患者房室间存在两条传导通路，容易发生折返和折返性心动过速。心动过速发作时大多经旁路逆传而沿正常通道下传，因而心动过速的 QRS 波群形态正常；偶见冲动经旁路下传而沿正常通道逆传，造成心动过速时 QRS 波群呈预激状。预激患者也可有心房颤动或心房扑动发作，这种发作大多由冲动逆传、在心房易损期抵达心房所致。心房扑动和心房颤动时，冲动在交接处组织内的隐匿传导，促使冲动大部或全部经旁路传至心室。心室率极快、QRS 波群畸形的心房扑动或心房颤动，有时可发展为心室颤动。

另外，还有其他系统疾病引起的心脏传导系统疾病，比如子宫颈癌转移累及右束支的节制索、三尖瓣的前乳头肌以及右心室游离壁等区域（图 2-41），癌症组织破坏了右束支节制索内部的浦肯野纤维网导致了新发右束支传导阻滞。

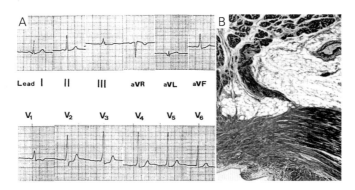

图 2-40　WPW 综合征引发猝死的病例

A. 心电图发现短 PQ 间期以及 Δ 波　　B. 附属于后侧壁工作心肌的"Kent"束连接了左心房和左心室（Azan 染色，放大倍数 18×）

[来源：BASSO C，CORRADO D，ROSSI L，et al. Ventricular preexcitation in children and young adults：Atrial myocarditis as a possible trigger of sudden death. Circulation，2001，103（2）：269-275.]

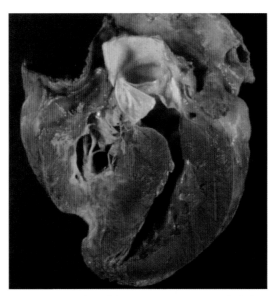

图 2-41　子宫颈癌转移导致心脏传导系统疾病

子宫颈癌转移累及右束支的节制索、三尖瓣的前乳头肌以及右心室游离壁等区域，导致了新发右束支传导阻滞

[图片来源：SAFFITZ J E. The pathology of sudden cardiac death in patients with ischemic heart disease-arrhythmology for anatomic pathologists. Cardiovascular Pathology，2005，14（4）：195-203.]

　　Lenegre 病是一种心脏特殊传导系统的遗传性疾病，其束支阻滞的发病年龄较低，呈进行性加重，逐渐进展为双束支阻滞及完全性房室传导阻滞。Lenegre 病的发病率很难精确统计，原因是已经发病的患者虽然出现了双束支阻滞及心电图改变，但因无任何症状常不就医，而发展为高度及Ⅲ度房室传导阻滞并出现明显症状的只是部分患者。当传导阻滞严重时，患者发生晕厥或猝死的概率较高，束支传导阻滞患者死亡的 70% 为猝死。而一旦出现明显的心悸、黑蒙、晕厥或阿-斯综合征时，都提示患者的病情已发展到高度或Ⅲ度房室传导阻滞。室性早搏或短暂阵发性室性心动过速常是猝死的先兆，永久起搏器的植入不能完全预防猝死。双束支传导阻滞患者的猝死率高，多数与缓慢心律失常和继发性恶性室性心律失常有关。因此，及时对患者希浦系统的功能储备进行评估十分重要，包括记录希氏束电图、心房调搏和药物激发试验等。

　　Lenegre 病由法国学者 Jean Lenegre 于 1964 年首先报告，其报告的 11 例无器质性心脏病患者均有双束支传导阻滞，逐渐又发展为高度或Ⅲ度房室传导阻滞，其中 10 人有晕厥病史。经病理学检查证实，除双束支纤维化外，该组患者心脏传导系统都存在弥漫性纤维化。

本疾病发病有 3 个危险阶段：新生儿期、青春期、中年期。发病越早的患者传导功能障碍也出现得越早，新生儿就已发病者可引起新生儿猝死，Lenegre 病患者中男性多于女性，多数单独存在，少数可伴其他的先天性心脏病，以先天性房间隔缺损多见，少数可伴有扩张性心肌病等。同时伴发的其他心电疾病主要是 Brugada 综合征。

Lenegre 病有独特的临床及心电图特征，并结合发病的家族聚集性，临床做出及时的诊断并不困难，重要的是临床及心电图医生要有该病的诊断意识，特别需要与 Lev 病相鉴别。近年来已确定 SCN5A 基因突变是 Lenegre 病的病因，其能与 Brugada 综合征、长 QT 综合征、特发性室颤等构成等位基因性心律失常，以及心脏钠离子通道重叠综合征等，这些也应当引起临床及心电图医生的高度重视。

Lenegre 病的特点是最早、最多累及右束支，其次是左前分支。而右束支传导阻滞是最常见的单束支传导阻滞的类型，其与左前分支传导阻滞的组合，又是最常见的双束支传导阻滞。年轻健康人中单纯右束支传导阻滞者男性发病率为 1.31%，女性为 0.64%。流行病学的研究结果提示，单纯的右束支传导阻滞很多属于家族性心脏传导障碍，而老年人新发生的右束支传导阻滞常因冠心病心肌缺血、慢性支气管炎等后天因素引起。多数右束支传导阻滞为孤立性病变，不伴有基础心脏病。一般情况下，右束支传导阻滞比较稳定，较少发生传导障碍的进一步发展，但有家族遗传因素存在时，比例较高的患者将发展为双束支传导阻滞和完全性房室传导阻滞。

Lenegre 病是一种原发性心脏传导系统疾病。其本质是传导系统发生组织纤维变性，使单位区域中特殊传导纤维的数量下降，胶原纤维逐渐取代正常的传导纤维，出现传导系统远端的进行性纤维化（图 2-42），病理特点如下：

（1）传导系统的病理改变：广泛 Lenegre 病常累及传导系统的多个部位，其中希氏束-浦肯野纤维最早受累，传导系统的其他部位也可受累。其病理学的基本改变为纤维变性，还包括钙化，萎缩变性等改变。偶尔累及窦房结时，窦房结的 P 细胞病理学改变可引起病态窦房结综合征的临床表现，出现窦性心动过缓及窦房传导阻滞等。对于少数病例，病变还可累及房室结引发双结病变。

（2）传导系统的病理损害：弥漫 Lenegre 病最早的病理损害常是右束支及左束支的中段和远端，并可累及更远端的浦肯野纤维网，引起浦肯野纤维的萎缩、变性，弥漫性受累的传导系统逐渐被纤维组织替代。应当指出，这种弥漫性病理改变多数只限定在特殊传导系统内，邻近的心肌组织仍然正常而无纤维化。换言之，Lenegre 病的患者可能伴有其他先天心脏病，可能存在左心室肥厚或局灶性瘢痕，但心肌基本不受累，因此晚期患者也不以心力衰竭为特征。

（3）传导系统的病理损害进行性加重：Lenegre 病的上述病理改变常呈缓慢的、进行性加重，最后当房室传导系统全部或绝大部分被纤维组织代替时，则会发生高度和Ⅲ度房室传导阻滞。但与 Lev 病相比，Lenegre 病的进展速度相对更快，某些患者在新生儿及儿童期则可发病，到青春期就可能进展为Ⅲ度房室传导阻滞，发生晕厥或猝死，这种病例近年有增多趋势。但不同患者该病的发展速度仍有明显不同，Lenegre 病的这些病理特征与临床表现十分一致。

Lev 病是与 Lenegre 病临床表现、心电图改变、病理改变都比较相似的疾病，但这两个病具有几方面主要差异。①发病年龄不同：Lenegre 病的发病年龄低，提示遗传因素在疾病发病中作用较大，因而在新生儿期、青春期就可能出现单束支或双束支传导阻滞。同样，其发展为高度及Ⅲ度房室传导阻滞的年龄同样偏低。相反，Lev 病的发病年龄高，绝大多数发生在中老年患者，是一种老年性退行性病变，属于加剧的老年性改变（exaggerated aging change），常与其他的老年退行性改变共存，如老年退行性瓣膜病、老年钙化综合征等。由于发病年龄偏高，Lev 病常被误诊为冠心病。②病变初始部位不同：Lenegre 病最初发病部位常在右束支及左束支分支或更远端，甚至周围的浦肯野纤维网。而 Lev 病累及传导系统的范围相对局限，主要累及左束支的近端，以及邻近的希氏束。③病理改变的特征不同：尽管两病的病理改变都是心脏传导系统逐渐被纤维组织取代，但 Lev 病的病理改变具有"近端"及"局灶"

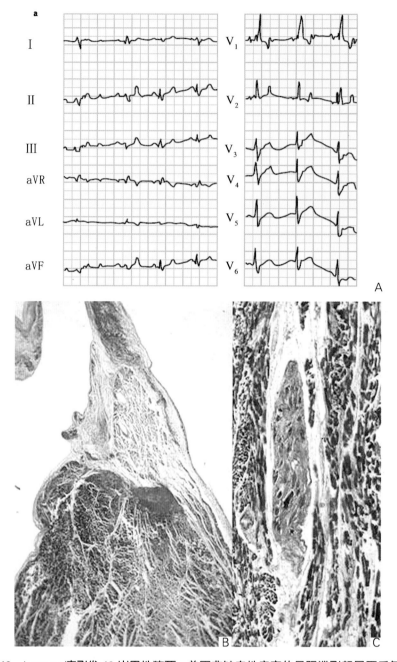

图 2-42　Lenegre 病引发 48 岁男性猝死，曾因非缺血性房室传导阻滞引起晕厥反复发作

A. 12 导联心电图间断出现完全房室传导阻滞，合并有房室分离　B. 心脏传导系统连续切片病理学检查发现希氏束和左束支之间的连续性中断　C. 心肌内走行的右束支被纤维组织破坏，而周围的工作心肌正常

[图片来源：BASSO C，CARTURAN E，PILICHOU K，et al. Sudden arrhythmic death and the cardiomyopathies：Molecular genetics and pathology. Diagnostic Histopathology，2010，16（1）：31-42.]

两个特点，表现为局灶受累的传导组织消失，留下似乎为"空无一物"的空间，1974 年 Lev 和 Bharahi 称这种病理改变为鬼影结构（ghost structure）。而邻近受累的希氏束纤维，虽然数量减少，但很少会完全消失。与之不同，Lenegre 病的病理学特征为"弥漫性"，不但传导组织受累广泛，而且病变可能延伸到浦肯野纤维网，而受累的浦肯野纤维网邻近的心肌仍属正常，无纤维化。④家族聚集性不同：Lenegre 病的遗传倾向明显大于 Lev 病，因此患者有明显的家族聚集性。

第七节　先天性弥漫性心脏横纹肌肉瘤

弥漫性心脏横纹肌肉瘤（diffuse cardiac rhabdomyosarcoma）是自心肌组织发生除血管肉瘤外最多发的心脏恶性肿瘤。多数发生在成人，肿瘤常自多处心肌发生，遍布各部位心壁，无明显好发的部位。约半数病例的肿瘤可浸润生长至心包膜包括脏层和壁层，生长旺盛时可蔓延至纵隔和胸膜腔。瘤组织在心肌中生长呈结节状，因生长快的中心部常可见坏死区，多数瘤结节均可突入心腔侵犯心内膜乃至心瓣膜，影响各瓣膜口的血流运行，当瘤组织坏死脱落时可随血流至全身各脏器引起栓塞现象（图 2-43、图 2-44）。临床表现主要根据肿瘤的部位和心脏内梗阻的情况不同。

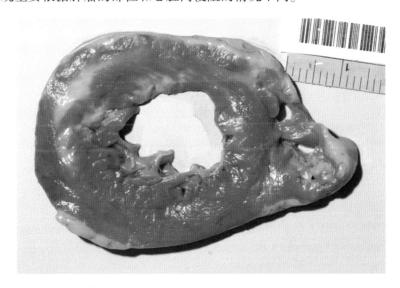

图 2-43　患者女性，15 岁，猝死，弥漫性心脏横纹肌肉瘤
心脏病理大体观显示心脏左心室弥漫性瘢痕形成

［来源：FULLER M，WOLF D A，BUJA L M. Sudden death in a 15-year-old with diffuse cardiac rhabdomyomatosis：An autopsy case report. Cardiovascular Pathology，2014，23（6）：351-353.］

早期患者均常出现发热、厌食、全身不适、体重减轻等恶性病症的症状，当肿瘤发展到一定程度时，则可相继引发心脏杂音、胸痛、胸腔积液，呼吸困难及全身各脏器的栓塞，其中以心肺栓塞和脑栓塞最多见。

当肿瘤影响心输出量时，则出现相应的症状如气短、胸痛、充血性心力衰竭，典型的表现为进行性的不能解释的充血性心力衰竭，尤其是右心衰竭、心包积液、晕厥、心律失常、腔静脉阻塞症和猝死等，常伴有心包积液和胸腔积液。由于发生于右心房横纹肌肉瘤较多见，其症状和体征常易与右心房黏液瘤混淆，主要临床表现为右心衰竭，系外周血回流受阻所致腔静脉受压、阻塞，可出现上下肢水肿及肝脾肿大。由于肉瘤生长迅速并向心肌浸润，阻塞心脏血流或远处转移而引起死亡，从出现症状到死亡为数周至 2 年。部分病例的心脏肉瘤有远处转移，常见转移的部位为肺、胸部淋巴结、纵隔和直肠，其次是肝、肾、肾上腺、骨骼等。

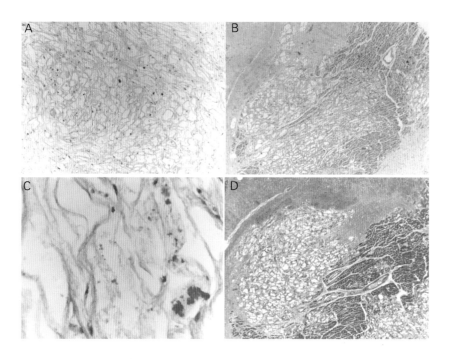

图 2-44　患者女性，15 岁，猝死，弥漫性心脏横纹肌肉瘤

A. 中度放大观察标本，可见到横纹肌瘤样细胞，胞质透明（苏木精-伊红染色，100×）　　B. 低度放大观察标本，可见到横纹肌瘤样细胞，指突状纤维化和正常心肌组织（苏木精-伊红染色，40×）　　C. 高度放大观察标本，胞内染色可见到横纹肌瘤样细胞（无淀粉酶 PAS 染色，400×）　　D. 低度放大观察标本，可见到心肌纤维化，伴有横纹肌瘤样细胞（三色染色，40×）

［图片来源：FULLER M Y, WOLF D A, BUJA L M. Sudden death in a 15-year-old with diffuse cardiac rhabdomyomatosis：an autopsy case report. Cardiovascular Pathology, 2014, 23（6）：351-353.］

第八节　先天性心脏病术后病理学

　　先天性心脏病包括分流性、阻塞性、瓣膜反流性及复合病因性。手术包括完全或部分修复、一次性或多次阶段性姑息手术，以及心脏移植等。近 20 年来，非外科的导管手术开始应用于治疗特定的先天性心脏畸形，比如房间隔缺损、室间隔缺损、动脉导管未闭、瓣膜狭窄或主动脉缩窄等。先天性心脏病患者的病理组织主要来源于尸体解剖或外科活组织检查。有些先天性心脏畸形始终没有明显症状，直到成年才被发现，比如房间隔缺损、二叶式主动脉瓣、主动脉缩窄、肺动脉瓣狭窄、Ebstein 畸形及部分肺静脉回流异常等，因此病理资料很难获得。先天性心脏病在经过手术治疗以后发生的并发症虽然比较少见，但有生命危险。例如，房间隔缺损封堵术后的并发症并不常见，主要包括右心房来源的心律失常、附壁血栓（图 2-45A）伴有栓塞现象、肺动脉高压、永久性右心室扩张（图 2-45B）等，这些并发症的死亡率<1%，老年人发生死亡者往往是合并了获得性心脏疾病，包括缺血性心脏病、瓣膜性心脏病或者高血压性心脏病，术后发生死亡往往由于心力衰竭、心律失常或者脑卒中等。曾有患者为单独的室间隔缺损，封堵术后在三尖瓣附近残余分流（图 2-45C），从而影响房室传导系统引起心律失常、三尖瓣反流，或者主动脉瓣反流（图 2-45D）。早期术后死亡主要是缘于急性左心室衰竭，晚期术后死亡经常是突发的，主要是缘于心律失常或进展性肺动脉高压。当室间隔缺损是更加复杂的先天性心脏畸形的其中一部分时，比如永存动脉干，手术的风险就要明显高于单独的缺损封堵术，发生并发症和死亡的

风险也主要与其他并存的解剖畸形有关。永存动脉干（persistent truncal artery）是一种罕见的先天性心脏病，心脏发出单根动脉干，骑跨室间隔之上，给体循环、肺循环及冠状动脉循环供应血液，若外科手术不干预，80%的患者在1年内死亡，且多发于婴儿早期。

　　非紧急的主动脉瓣狭窄外科手术的围手术期死亡率约为15%。死亡原因主要是急性左心室衰竭，合并左心室发育不良时患者死亡的可能性更大。主动脉瓣球囊扩张成形术后的手术相关死亡率为15%左右，主要与严重的急性主动脉瓣反流相关，尤其是并存主动脉瓣发育不全，而由于技术原因导致的致命性冠状动脉或者开口损伤则非常少见（图2-46）。瓣膜反流性疾病中应用修补术的最常见的先天性心脏病是三尖瓣Ebstein畸形。严重的反流通常与右心房和右心室显著扩张有关。术后并发症包括人工瓣膜功能不全、人工瓣膜置换术后心内膜炎以及永久的右心室扩张、纤维化伴功能不全（图2-47）。术后死亡最常见的原因是心力衰竭和心律失常，在心脏扩大的时候尤其明显。

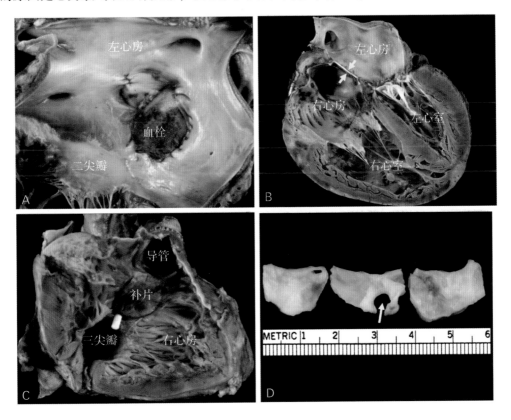

图2-45　分流性先天性心脏病闭合术后并发症

A. 沿房间隔缺损补片形成的附壁血栓（开放的左心房），4岁女孩　B. 房间隔缺损封堵（箭头）术后，永久的术后右心室肥厚扩张（四腔心切面），57岁男性　C. 室间隔缺损封堵术后残余缺损（白色探针），开放的右心室，4个月大的女孩，伴永存动脉干　D. 室间隔缺损封堵术后，由补片的缝合线引起的尖头状损伤导致主动脉瓣反流

［图2-45~图2-47来源：EDWARDS W D. Postoperative pathology of congenital heart disease［J］. Cardiovascular Pathology，2010，19（5）：275-280. ］

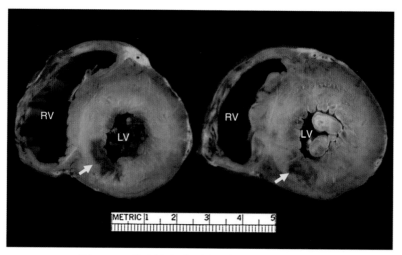

图 2-46　先天性主动脉瓣狭窄修复术后并发症

由于主动脉切开术压迫了右冠状动脉的近端，导致急性下间壁心肌梗死（箭头），女孩，8 个月

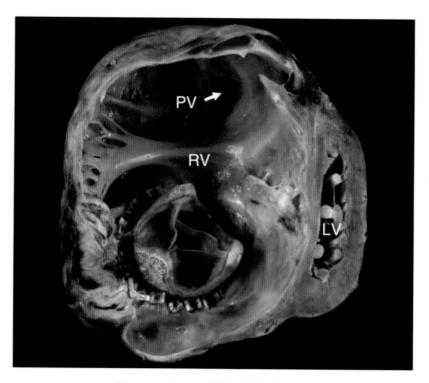

图 2-47　Ebstein 畸形三尖瓣置换术后

应用的是来源于猪的生物瓣（短轴切面），4 岁男孩，术后由于心脏显著扩大，右心室重度扩张，室间隔被矫正，左心室腔被压缩

RV：右心室（right ventricular）；LV：左心室（left ventricular）；PV：肺动脉瓣（pulmonary valve）

第三章　运动性心律失常与猝死病理生理学

第一节　运动的整合生物学

运动是对人体内环境的一种挑战，激惹和扰动众多细胞、组织、器官常态，以应对骨骼肌收缩代谢的活动。为了适应这种挑战，机体会调动多种整合的甚至是储备的反应，以便弱化来自运动诱导的肌肉能量、氧耗对内环境的威胁。通过分子生物学技术在运动生物学上的应用，可以了解到运动应答中细胞网络的多样性和复杂性。近期研究也发现，运动时肌肉与其他器官"交流"机制与运动对健康和行为的有益作用密切相关。

良好运动能力一度被视为人类生存的基本技能，也是人类进化和繁衍的原因。体力活动是人类躲避食肉动物攻击和自身获取食物所必需的，进化理论描述它为自然选择机制的结果，如最适者生存。现代人类跑得更快、跳得更高，比任何时代都更强壮。然而，运动训练是全身多个组织、器官在细胞以及全身水平协调、整合的激活过程，尤其是极限训练时。因此，还原论的手段是将人类肢解成各部分进行研究，这虽然有利于阐明许多基础的生化过程，但对运动生理学家来说，这种手段具有明显局限性，因为运动的整合生物学是极其复杂，从研究不同实体的各个部件角度是不能解释和预测的。

运动意味着对整体内环境的重大挑战。为了迎接这个挑战，大量紧急的、适应性反应在细胞和全身水平发生了，可以最大程度缓解运动对广泛的内环境改变，比如能量需求和氧供。既往研究已经涉及运动的代谢反应和支持骨骼肌适应体育训练的细胞机制，这里我们重点讨论自动、动态、整体运动激发的广泛细胞、组织和器官的改变，这种改变是代谢活动和骨骼肌收缩所需要的。从肌肉中心说的角度看运动，包括心血管、呼吸、神经和内分泌系统等被视作为骨骼肌收缩供能和供氧提供服务，以维持给定水平的运动。这个基础前提是万能标尺和储备能力必须同时启动适应挑战。分子生物学技术提供一个深入认识运动时复杂细胞通道的平台。最近研究从新的角度了解骨骼肌维持内环境的角色，在于它能与其他器官如脂肪组织、肝、胰、骨、大脑进行"对话"。

一、为什么要研究运动

这就有几个宽泛的理由，第一个理由是，近 20 年比较生理学家和人类学家猜想，优良的耐力和适应气温能力的组合性状让东非高原的古人类成功狩猎获得高蛋白食物，这些高蛋白食物是发达大脑和复杂合作行为出现的基础。人类骨骼肌、上肢和呼吸支持，以及心血管、代谢系统都适合直立行动；双足行走的便利性使人类快速移动距离远超过其他灵长类。这时候，生活方式和能量利用不可避免出现周期性饥饿、饱餐，也导致特定基因进化为调节高效存储和内源能量库利用，这就是所谓"节俭基因"。由奈尔最初概念的扩展可知，经历集中狩猎期间饱-饥循环的生存群体，同时也是伴随那些支持体力运动基因和特征的自然选择结果。在这样的条件下，多数基因进化到当前的人类基因组。现代社会，这些为能量储存和运动而进化的等位基因和特征暴露在不爱活动而且高能量饮食的生活方式下，便增加了慢性病的风险。因此，第一个研究运动的理由便是为了了解当代许多与体力活动不足相关疾病的病理过程。

第二个理由是，非传染性疾病是现代工业社会的头号杀手。运动在预防这些疾病上具有什么价值是我们关注的第二个理由。静坐式生活方式如此普遍，所以人们求助有益健康的运动训练。缺乏运动是不正常并具有健康风险的，少活动至少增加 17 个与慢性病有关的不健康因素。然而，低运动能力是全死因和发病率的独立预测因子。无论是生物学研究还是作为首要预防治疗，运动都曾被科学和医学界低估和未被充分重视。

第三个理由是，研究特定运动干预对疾病预防有关的确切分子机制。尽管近十年在阐明运动方面的细胞、分子和生化途径方面有重大进步，但为什么这些机制可以促进健康尚未知。如此背景下，流行病学证据提示，运动在减弱传统风险因素如降压、降脂方面只有一半的保护效应。

第四个理由是，研究哺乳动物种群在极端环境下的能力，以及试验关于那种环境下生理调节的各种设想。其他哺乳动物与人类相比，具有更快速度、更有力、更具有忍耐力。论及速度，猎豹无疑是速度最快的地球居民了，最高速度接近 113km/h，这使得跑得最快的地球人（最高纪录 48km/h）相比之下如同徒步。当然其他动物（如狗等动物）也有卓越的爆发速度。关于运动极限的研究，可以提供一个观察人类极限表现的不同组织器官角色的新视野。诺贝尔奖获得者希尔在 1925 年发表运动纪录的生理基础研究论文，第一次描述最大摄氧量（V_{O_2max}）概念，并将其作为满足运动耗氧的最大能量需求指标。希尔认为个体的最大摄氧量就是心肺功能的最好指标，是一个用来衡量在生理运动或不运动时许多器官系统适应能力的定量指标。希尔认为可以作为评价运动员潜能的 V_{O_2max}，如今被更多用于预测心血管疾病的死亡率，因为它明显优于其他风险标志物。

二、随意运动：不止于肌肉收缩

运动是娱乐性、职业性、训练性的骨骼肌随意激活过程，严格区分随意的全身运动反应与其他试验模型激发的反应很重要。比如，通过离体电刺激单块骨骼肌肉而诱发动作电位、收缩、触发细胞途径，来推测训练适应性。然而全身的随意运动可以引起一系列额外的生理反应，而对骨骼肌表现极其重要。许多在动物或单个系统观察的生理效应经常不同于在人体内的，所以在从一个设定实验模型或一组实验条件获得结果准备延伸他处时必须慎重。

随意运动远不止是单块肌肉收缩。大脑皮质活动驱动脊髓补给运动单位，产生特定的运动模式。神经和肌肉是并行的，源自肌肉收缩的强力神经反馈信号给心血管系统、呼吸系统、代谢与内分泌系统，使得代谢需求被满足，内环境破坏得到限制。

大量研究内容是关于速度、力量、耐力、肌肉收缩强度、参加运动的全部肌肉数量方面，这些参数对完整认识运动生理反应非常重要。高强度短期的等长收缩的肌肉运动会压缩血管、限制血流和氧输送，并同时升高血压。相反地，持续性节律性运动像单车或跑步，收缩时间短，几乎不影响血流，仅轻度干扰血压。参与运动的肌肉决定了绝对的氧流量和全部能量需求。对于有氧运动如跑步和单车，在一个 70kg 运动员身上大约激活 15kg 肌肉，而对划船、乡村滑雪这些运动就需要更多肌肉参与。运动持续 5min 以上，强度可以按个体的 V_{O_2max} 百分法分为轻度（<45%）、中度（45%~75%）、高强度（>75%）。

三、骨骼肌能量代谢

肌肉收缩的细胞进程需要 ATP 供能。这包括肌浆 Na^+，K^+-ATP 酶激活、肌浆网钙重摄取（Ca^{2+} ATP 酶）、通过肌动蛋白-肌球蛋白-横桥（肌球 ATP 酶）周期循环产生力量。肌肉 ATP 在一定程度上维持运动强度和耐力。在某种训练或某种环境条件时 ATP 会下降，但要是估计激活肌肉全部 ATP 转化时，这些改变数量却是很少。短跑时肌肉 ATP 转化可以达到静息状态的 100 倍，宽区间的代谢活性超过其他组织，这也是肌肉组织的一大能量挑战。如果肌肉 ATP 数量相当少，代谢途径供给 ATP 是快速激活。短时间（30~60s）大量运动时，能量来源于磷酸肌酸分解并通过底物磷酸化合成 ATP，而这期间肌糖原分解葡萄糖单位最终产生乳酸。肌肉外底物活化在长时间运动也是维持肌肉能量的重要物质。因此，肝糖原释放进入循环，它最初来源于糖原分解，后期来自于糖异生。脂肪细胞内甘油三酯水解释放增加，并释放长链非酯化脂肪酸。

糖类和脂肪氧化代谢产生相对贡献量主要决定于运动强度，这也受先前食物、训练状态、性别和环境条件影响。运动强度增加时，糖氧化代谢量增加，伴随脂肪代谢相对减少。反之，在长时间固定水平中等强度运动时，糖类氧化代谢速率下降，而脂肪氧化代谢加速。热量活化和利用调节因素包括局部因素如肌浆 Ca^{2+}、肌肉 ATP 分解产物（ADP、AMP、IMP、Pi）、肌肉温度、肌肉底物利用度，全身因素如血浆重要激素水平（肾上腺素、胰岛素、胰高血糖素）和循环代谢产物。这些因素不仅能参与调整对运动的急性反应，也能激活许多重要信号通道从而慢性适应定期训练。最近有一些研究关注运动时各种细胞和分子在骨骼肌糖类和脂肪代谢中作用以及彼此相互间作用。

四、氧传输系统

一个健康年轻成年人休息时氧耗量约 3.5mL/（kg·min），其中 20%～25% 被静息状态肌肉利用。因此，对 70kg 成年人来说，休息时氧耗量约 250mL/min，其中 50mL/min 被骨骼肌摄取利用。在偏瘦的没有锻炼的健康成人，最大摄氧量是 10～15 倍于平时静息状态。在优秀的耐力训练的运动员，最大摄氧量能超过 85mL/（kg·min）。尽管人类氧流量高了，但明显逊色于具有最大摄氧量 110L/min 的良种赛马，相当于 220mL/（kg·min）。

最大摄氧量是由中枢神经传递运动单位、心肺系统输送氧气给骨骼肌以及肌肉利用氧进行氧化代谢的能力。人类最大运动量时氧需求大幅增加，心输出量和通气量相应达到峰值，分别为 40L/min、200L/min，与平时静息状态相比较，达到 8 倍和 20 倍。而且流向运动骨骼肌的血量约为平时 100 倍，占全身血流量 80%～90%。有意思的是，平均动脉血压（MAP）只有中度升高约 20%，然而动脉血气 PO_2、PCO_2、pH 值保持与休息时基本相同，除非达到最大运动强度了。

心血管系统运动调节需要一个完整的自主神经系统，它被以下 3 个信号驱动：①中枢指令运动输出的前馈，这将激活脑干心血管中枢特定区域来增加心率、血压、通气。②肌肉上的有髓和无髓Ⅲ型、Ⅳ型传入神经回馈将增强交感激活。③颈动脉窦和主动脉弓上压力感受器提供脑干心血管中枢的血压反馈作用。运动的心率反射主要通过中枢指令调节迷走神经抑制、交感神经激活。这两者都可以增加心脏射血分数，心脏的所谓肌肉泵功能可确保运动肌肉脉管系统的静脉回流维持舒张期充盈和射血分数。无论是多高强度的运动如何去改变内环境，中枢运动神经驱动和中枢指令都会接受反馈信号，通过监测底物水平、MAP、血气、pH、血流状态、体温进行细调（图 3-1）。

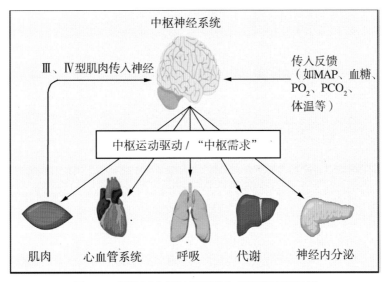

图 3-1　运动时中枢神经系统与各脏器交互关系

运动时骨骼肌血管舒张充血，尤其是小动脉。机械的、神经的、体液因素，包括那些收缩骨骼肌释放物质都作用在这里。由于肌肉血流量增加与能量代谢率几近匹配，收缩骨骼肌释放的舒血管信号也大致与氧供成比例。备选的舒张物质和机制包括内向整流 K^+ 通道、腺苷、各种来源的 ATP、骨骼肌代谢产物、活性氧。然而，没有单一物质能完全解释肌肉血流量的增加，有很多的分子特性尚未知晓。

运动时增加交感神经活性，促进血流发生重新分配，肾、肝等其他内脏器官和不活动肌肉血管床发生血管收缩作用，使得更多血流输向活跃骨骼肌肉，并部分抵消骨骼肌血管舒张引起的外周阻力降低。脑血流量保持不变或轻微增加，冠状动脉血流量增加。

汗液蒸发是运动时发散热量的主要方式，尤其是在高温环境下，运动使皮肤血流量增加、汗液蒸发引起体液丢失。随着运动强度增大，代谢性产热增加，骨骼肌血流量进一步增加，皮肤也会发生血管收缩。这是为了维持平均动脉压，骨骼肌血供优先于皮肤。当运动达到最大摄氧量时，有限的心脏泵功能将使得活跃肌肉也被迫发生血管收缩。在延长的剧烈运动时，随环境压力加剧，高热和脱水联合作用下，将进一步挑战心血管系统功能。

呼吸系统的重要作用在于维持动脉血氧和促进氧化代谢过程产生的二氧化碳的排出。除非在重度运动时，一般来说，呼吸系统通过与运动强度成比例的通气增加，都能维持动脉 PO_2 和 PCO_2 在静息状态水平。引起通气明显增加的因素有与骨骼肌运动皮质兴奋并行的中枢指令，并能刺激脑干呼吸中枢，并接受 Ⅲ、Ⅳ 型传入神经的反馈刺激。在海平面上运动的绝大多数健康人，动脉血氧饱和度（SaO_2）可以维持得很好。然而在一些高强度耐力训练的运动员，将导致 SaO_2 下降，减少 O_2 输送至收缩肌肉，影响运动能力。在高强度运动时威胁运动肌肉 O_2 输送和作用的另一个因素则是肢体骨骼肌血管的反射性交感神经缩血管，它继发于呼吸肌上 Ⅲ、Ⅳ 型传入神经激活。高强度运动时，呼吸肌工作疲劳产生代谢物聚集并激活那些传入神经。这种反射将会使更大比例的有限血流引向呼吸肌，运动骨骼肌和运动能力有所损失。

心血管系统在动力性和等长运动的快速适应能力方面产生长期的重构和适应模式，主要表现为增加 V_{O_2max} 和最小化整体内环境的改变。前面所述的自主神经和感觉神经反馈系统可以慢性复位，使得动态运动时，或多或少地降低血压可以耐受，允许骨骼肌血流量增加多些。这是脑干心血管中枢细胞改变，发生迷走兴奋、交感抑制。这些变化能部分解释为什么次极量功率的运动训练后容易出现心率慢、血压低。运动的慢性血压降低现象也归因于此。阻力训练适应的特点还不太清楚。然而，在最大举重训练时，血压可以达到 480/350mmHg，根据上述理论就是压缩骨骼肌血管，诱发克服"低灌注"反应而升高血压。

动力性运动时血管系统发生重构，尤其是接受训练的骨骼肌，大传导血管如股动脉内径增大，以适应腿部运动。训练肌肉上的小动脉密度和毛细血管密度也增加。这种结构性重构是由于一系列复杂繁冗的事件过程，如 NO、前列腺素类、血管内皮生长因子信号转导路径引导的。重构的时间过程因血管大小而异。运动训练早期，在大的传导血管上一氧化氮合酶（NOS）表达明显增加，以适应增加的剪切力。然而，随训练进展，血管口径增加，剪切力正常化，而 NOS 表达则回到基础值。尽管许多适应受限于工作肌肉的血管床，但改善的内皮功能是作为运动训练的一种全身反应。

动力性训练可以增大心腔大小，但不是室壁厚度，这可以增加训练模式时的每搏射血量（SV）。耐力训练可以促进心脏体积肥大，但抗阻力训练不会显著改变心肌厚度。动力性训练刺激心脏体积肥大，是通过增加外周静脉回心血量拉伸心室所致。这种心室拉伸容易通过增加血容量和儿茶酚胺浓度达到。运动时心脏肥大的细胞机制是由一些信号通道，包括胰岛素样生长因子 1（IGF-1）-磷脂酰肌醇 3-激酶（PI3K）-Akt/蛋白激酶 B 轴，尤其是 PI3K（p110a）。在运动诱导的心肌细胞肥大和增殖时，Akt 下游区 C/EBPβ 表达减少，伴随 CITED4 表达增加。心脏肥大机制也包括通过激活循环和组织特异性心脏祖细胞，从而重新生成心肌细胞。

在比较活跃的健康年轻人，V_{O_2max} 不受限于肌肉线粒体氧化能力。更准确地说，氧气输送到骨骼肌受速率限制，尽管这是由对流和弥散决定的，但中枢心血管功能和骨骼肌血流增加能力也很重要。然而，肌肉线粒体能力是耐力运动表现的重要决定因素。因此，亚极量运动强度时平板跑步时间可以作用于生理学相关指标，反映转基因干预对肌肉氧化能力的影响。

五、骨骼肌物质基础：骨骼肌纤维类型和可塑性适应

在 20 世纪 60 年代，外科技术应用在运动生物化学领域，能获取少量（100~150mg）人类骨骼肌样本用于组织学和生化研究，鉴定特定形态学、收缩和代谢特点。用这些方法，不同纤维类型、收缩特点可以被识别。这些与运动时骨骼肌功能和代谢特性有关。肌肉代谢能力已经用所决定的不同底物和酶活性进行估测。组织学上，骨骼肌看上去均匀一致，但是包含着大小、代谢、收缩功能各异的肌纤维。以特定的肌球蛋白重链亚型表达为基础，肌纤维可分类为Ⅰ、Ⅱa、Ⅱx、Ⅱb 等类型。Ⅰ、Ⅱa 呈现强的氧化能力和毛细血管供给，Ⅱx、Ⅱb 主要是利用糖酵解。Ⅰ型肌纤维是经典的慢收缩纤维，因为它们能发挥慢收缩到峰值张力，这归功于与Ⅰ型肌纤维有关 ATP 酶活性。而Ⅱ型肌纤维被命名为快收缩肌纤维，有很快的收缩时间，但疲劳也很快。随着耐力训练，Ⅱx 和Ⅱb 纤维氧化能力得到显著增强，这个氧化能力将远超过未训练个体的Ⅰ型纤维的需氧能力。事实上，人类所有纤维类型的氧化和糖酵解酶活性的绝对水平是足够大的，可以适应一系列需氧和无氧的代谢。耐力性运动或抗阻力性的基础训练能否最终导致纤维类型的重排仍需要进一步讨论。当然，耐力训练会诱导骨骼肌代谢性质的改变，使训练肌肉的氧化能力提升。这个效应有可能涉及转录因子和信号级联过多的放大作用，至少包括有钙信号通道如钙神经素、钙-钙调节蛋白依赖性激酶、转录辅酶——过氧化物酶体增生物激活受体 γ 辅激活物 1α（PGC-1α）和过氧化物酶体增殖物激活受体（PPARδ）。然而，特定转录因子直接参与控制肌肉表型和纤维特异性收缩特性是非常具有特征性的。

人类的骨骼肌纤维具有惊人的可塑性，可以随着收缩活性习惯水平、普通底物利用和环境条件引起的细胞内环境破坏而调整蛋白类型和数量。尽管这种适应的可塑性存在于所有脊椎动物，但不同人类个体之间具有的适应能力变异度却很大。这可以部分解释不同个体之间标准训练反应和成绩差异之大。这种适应可塑性的功能结果是针对某种模式的运动，被收缩刺激频率、强度、大小影响，也与特定运动诱导蛋白的半衰期有关。延长耐力基础运动训练引起受训肌纤维的线粒体蛋白含量增加和呼吸能力增强。这种适应为亚极量运动时，氧化模式从糖类转向以脂肪为基础燃料提供基础支持，可以减少亚极量功率或速度时体内乳酸产量。相反地，力量和抗阻力基础训练刺激肌纤维蛋白、肌肉肥大，最终增加最大收缩力量，而没有能量利用的实质改变。各种运动模式诱导不同的功能改变，产生适应的基因和分子机制也是各不相同。

六、运动训练适应：重复训练的累积效应

肌肉收缩产生各种化学、电、机械信号转换成促进生理反应和后续适应性的分子活动，这包括一系列激活或抑制特定信号通道的激活和表达，调整运动诱导基因表达、蛋白合成或降解。收缩期间潜在信号通道不只限于增加肌浆网 Ca^{2+}，还增加 AMP 和（或）增加 ADP/ATP 比例、降低磷酸肌酸和糖原水平，增加脂肪酸和 ROS 水平、酸中毒，改变氧化还原状态，包括 NAD/NADH、高热。机体代偿的调节是生物系统的重要特性，能针对一系列"威胁"细胞稳态起保护性的生理学应答和适应。实际上，有些基因缺失或突变对代谢影响轻微，这一点对利用转基因或基因敲除动物模型来研究肌肉适应机制时应特别注意。

关键信号通道包括有依赖 Ca^{2+}/钙调蛋白的蛋白激酶（CaMK）、钙黏素、AMP 激活蛋白酶（AMPK），丝裂原激活蛋白激酶类（ERK1/2，p38 MAPK）、雷帕霉素的哺乳动物靶子（mTOR）等。这些信号通道目标包括转录因子、辅激活蛋白、阻遏物。运动增加 CaMKⅡ、AMPK、MAPKs 的激活。如上所述，收缩诱导细胞内 Ca^{2+} 改变与基因表达的独特程序有关，它形成骨骼肌纤维内表型的多样性。此外，运动诱导的肌肉能量状态变化是通过激活骨骼肌 AMPK、增加基因表达。每次连续训练刺激之后所产生的 mRNA 转录、编码各种蛋白的累积效应和瞬间增加则形成了运动训练适应性。这些重复性刺激

mRNA 表达是细胞适应运动训练的重要机制。针对不同类型收缩活性，个体 mRNA 反应性和时间性也是不同的，但诱导"代谢"和"肌源性"基因的峰值时间是 4~8h，并随着在 24h 内 mRNA 回落到训练前水平。另一种运动时调节 mRNA 和蛋白含量的途径是 DNA 甲基化状态、组蛋白修饰、微小 RNA 表达。而且，某种肌肉细胞改变表型和蛋白含量的能力是一种半衰减功能。那些周转快速、高速合成的蛋白比周转慢的蛋白更容易达到新的稳态，有利于适应收缩和其他刺激（图 3-2）。

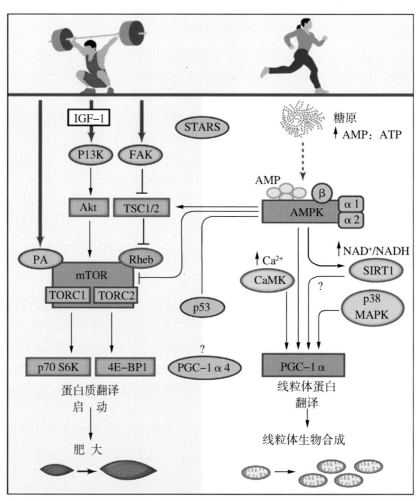

图 3-2　控制骨骼肌肥大和线粒体生成的重要信号通道

七、线粒体生源论和耐力训练适应

线粒体生源论需要多个细胞活动协调，包括转录两个基因组、脂类和蛋白、化学当量配比的多亚基蛋白合成物组成的功能性呼吸链。任何一个环节出错都将导致电子传递障碍，不能生成 ATP 产物，也不能维持能量稳态。1967 年 Holloszy 发现经跑台训练的大鼠比未训练者呈现高水平线粒体蛋白质，这是当时对肌肉细胞分子活动的重大突破，线粒体生源论由此产生了。一些管理核基因编码线粒体蛋白的转录因子陆续被发现，包括核呼吸因子 1 和 2（NRF-1，NRF-2），能结合启动子、活化转录基因并编码呼吸链蛋白。NRF-1 也能激活编码线粒体转录因子 A（TFAM）的核基因，TFAM 能进入线粒体并调节线粒体 DNA 的转录。因为不是所有转录线粒体蛋白基因的启动子上都有 NRF-1 位点，其他转录因子涉及收缩调节线粒体生源论，有雌激素相关受体 α 和 δ，过氧化物酶体增生物激活受体辅激活蛋白（PPARs），它调节线粒体脂肪酸氧化酶。

另一个重大突破是发现了一种可诱导的辅激活蛋白 PGC-1α，能调节线粒体基因组和细胞核编码的线粒体蛋白基因的协调表达，阐明了促进线粒体生成的细胞性活动。PGC-1 辅激活蛋白的重要特点是具有多种功能，能和许多不同转录因子相互作用去激活不同组织的特定生物学程序。PGC-1α 是骨骼肌上线粒体生成的重要调节剂，能应对神经肌肉输入和主导性的收缩活动。一场耐力训练能诱导骨骼肌上快速和持续的 PGC-1α 基因和蛋白表达，由于肌肉特异性 PGC-1α 过表达可以产生大量功能线粒体，可以提高整体的 V_{O_2max}，亚极量运动时能量需求由糖类向脂肪燃料转变，从而改善耐力表现。功能获得研究揭示 PGC-1α 在接近生理水平表达时能激活慢收缩肌肉纤维基因程序表达，那些转基因小鼠可对抗收缩诱导的疲劳。功能缺失研究质疑 PGC-1α 在训练诱导肌肉线粒体生成、血管生成、纤维类型改变方面的绝对需要性。作为平衡，当前观察将 PGC-1α 作为协调许多训练氧化适应的重要角色。

AMPK 和 p38MAPK 是两个重要信号级联放大，集中 PGC-1α 调节和之后线粒体生成的调节。AMPK 诱导线粒体生成，部分是通过直接磷酸化和激活 PGC-1α，也有磷酸化转录阻遏物 HDAC5 而释放转录因子肌细胞增强因子 MEF2，MEF2 已知是 PGC-1α 的调节因子。众所周知，MEF2 激活能增加肌肉氧化能力和长跑耐力。p38MAPK 磷酸化和激活 PGC-1α，也能通过磷酸化转录因子 ATF-2 增加 PGC-1α，ATF-2 可以结合到 PGC-1α 启动子上 CREB 位点而激活基因并增加 PGC-1α 蛋白含量。肿瘤抑制蛋白 p53 可能被 AMPK 和（或）p38MAPK 磷酸化调控，被认为是另一种运动诱导骨骼肌线粒体生成的转录因子。p53 敲除小鼠比野生型耐力训练适应能力明显减弱，同时肌浆下和肌纤维内线粒体数量和 PGC-1α 表达减少。p53 可以与线粒体上 TFAM 相互作用来调节运动诱导线粒体生成，整合线粒体基因组表达。

八、肌肉肥大和肌肉生成途径

力量训练增加肌肉纤维容量（肥大）和产生最大张力输出。这种适应是通过肌肉蛋白正平衡和先前存在于纤维的卫星细胞达到的。当肌肉新蛋白合成速度超过自身破坏时，正向肌蛋白平衡就产生。尽管抗阻力训练和餐后高氨基酸都能刺激肌蛋白合成，这是通过这些刺激的协同效应产生的——肌蛋白净增加和肌纤维肥大产生。

mTOR 的激活作用对收缩诱导肌蛋白合成增加非常重要。一旦激活，mTOR 变成两个不同的复合物，mTOR 复合物 1（TORC1）和 mTOR 复合物 2（TORC2）。TORC1 被认为是 mTOR 调节相关蛋白，然而 TORC2 结合 mTOR 雷帕霉素敏感伴侣（RICTOR）。这两种蛋白复合物感知不同信号，产生许多反应，包括 mRNA 翻译、核糖体生物合成、营养代谢。IGF-1 长期以来被认为是重要的 mTOR 上游调节子。IGF 激活信号正向调节骨骼肌质量是通过诱导下游蛋白激酶 B/Akt 和 mTOR 通路而产生蛋白合成。IGF-1 由 PI3K/Akt 通路传输信号，同时激活 mTOR 通道，产生多种反应包括 mRNA 翻译、核糖体生成、营养代谢。不依赖生长因子 mTOR 的机械敏感激活作用也促进肌蛋白合成。

mTOR 信号最明确定义的效应物是翻译控制中的蛋白：核糖体 S6 激酶（p70S6K）和真核起始因子 4E 结合蛋白（4E-BP1）。事实上，Akt 激活后，TORC1 是通过 p70S6 激酶磷酸化控制蛋白合成，而4E-BP1 和 TORC2 多蛋白复合物能促使 Akt 激活延长。p70S6K 磷酸化和核糖体蛋白 S6 相继激活增强 mRNA 翻译，编码延伸因子和核糖体蛋白，因此增加翻译功能。p70S6K 在骨骼肌肥大中扮演重要角色。人类单次阻力训练即可增加 p70S6K 磷酸化，它可以在慢性抗阻力训练过程时不断增加肌肉质量和力量。因此，训练的急性反应，包括肌肉蛋白转换的动态改变和信号蛋白的早激活，当作肌肉质量和力量的长期表型改变之前的替代。

PGC-1α4 是 PGC-1α 基因的转录物，在骨骼肌上表达丰富，对运动适应尤其是抗阻力训练至关重要。这蛋白不调节 PGC-1α 诱导的同一套氧化基因，但是在抑制筒箭毒碱（一种肌细胞分化和生长的抑制物）通道时激活 IGF-1 表达。在耐力训练或抗阻力训练后，或是两者联合训练，PGC-1α4 表达量只在抗阻力训练或联合训练组出现增高，而在耐力训练组没有改变。尽管这结果很有意义，但抗阻力训练诱导骨骼肌肥大是通过 PGC-1α4 调节的理论仍值得商榷。

力量训练和耐力训练的骨骼肌呈现不同的适应状态。因此，与单独某种训练相比，同时训练力量和耐力可以出现一个折中的适应，这种现象叫"干扰现象"。三十多年前观察者提出适应耐力和抗阻力训练的遗传和分子机制可能是不一样的，每种模式训练激活或抑制特定组的基因和细胞信号通道。初步证据显示，在啮齿类骨骼肌对低频（模拟耐力训练）和高频（模拟抗阻力训练）体外电刺激，选择性激活和（或）下调 AMPK-PGC-1α 或 Akt-mTOR 信号通道。然而，良好训练的人类没有 AMPK-Akt "主开关"存在的证据。利用有耐力训练或力量训练经历的高度训练的运动员从事一场本专业快速训练和另一场不熟悉的训练，高水平的"适应可塑性"保持在耐力-肥大适应连续介质的相反端。假如最初表型选择进化来支持不同生理活动模式是为了人类生存，那么在许多现代运动拼搏的成功不仅需要一个高耐力能力，也要有卓越爆发力。故保存多重信号网络可以满足完全不同的生理学需要，令进化和生物器官显得更合理。

九、传播信息：骨骼肌对话

20 世纪 60 年代戈尔茨坦提出骨骼肌细胞具有一种"激素"因子，能维持运动时糖稳定。过去的十年，骨骼肌已经被认为是内分泌器官。肌纤维表达、制造、释放细胞因子、多肽类等，这些能够自分泌、旁分泌并产生内分泌效应的物质被称为肌肉因子。目前发现，肌肉能与脂肪组织、肝、胰、骨、大脑等其他器官对话，这为理解运动如何间接使全身受益奠定了基础。尽管有些肌因子能以内分泌形式作用于其他器官，但许多因子还是作用于肌肉本身，提供反馈调节它的自身生长和再生以适应运动训练。第一个被发现的肌肉收缩反应后释放入血的细胞因子是白细胞介素 6（IL-6）。在运动中，人类骨骼肌独特之处在于它能不依赖肿瘤坏死因子而制造 IL-6，提示肌肉源的 IL-6 不是炎症角色，而是代谢角色。IL-6 增加肌肉和全身脂肪氧化速率（可能通过 AMPK 激活），也能促进肝糖原合成。

收缩肌肉产生许多循环因子。当前已知的可能因子至少包括有 IL-8、IL-15、核心蛋白多糖、卵泡抑素类似物 1、成纤维细胞生长因子-21（FGF-21）、鸢尾素、角化细胞源细胞因子 CXCL-1、镍纹蛋白类似物等。小分子肌肉因子 β 氨基异丁酸已知能作用在脂肪组织和肝。最近发现，运动诱导的犬尿氨酸代谢改变是通过骨骼肌 PGC-1α 表达增加调节，增强小鼠压力诱导的弹性恢复能力。尽管肌肉源性分子对治疗肥胖和其他少动相关疾病可能有治疗益处，但目前还没有临床证据。

十、"运动模拟"能否代替运动

许多骨骼肌对训练的适应反应至少在动物水平上可以被基因或药物模拟。因此，既然运动对全身健康有众多益处，基因鉴定或口服活性剂可以模拟或实现耐力训练效果，这是长期却需要弄清的医学目标。在当前社会不运动人口数量增加背景下，认识到运动对健康的确切益处，着手去发现能模拟或实现运动训练效果的口服活性剂很有价值，就是所谓的"运动模拟"。尽管"不实际消耗能量、吃一片药就达到运动益处"的理念对大多数静坐方式的人们很有吸引力，但这很难实现。运动训练刺激、扰动大量细胞、组织、器官交换，提升多种健康益处。这些适应和反应具有复杂性和多样性，不是任何单个药物手段所能模拟出的。虽然含几种作用在选择性运动诱导靶点的激动剂在内的多药物疗法是比较可行的，但也有可能偏离目标或毒副作用大。更行之有效的目标是识别组织特异靶向，可以通过对运动适应所激活的分子通道更深入研究，确保运动训练有限的某些方面能被药物模拟。虽然这种药物也许在某些时候是有用的佐剂，但运动本身就是改善健康状态的相当于"多种药物"疗效的最好疗法。对个人和全社会而言，想办法激励人们从事多体力活动的生活方式比寻找潜在药物治疗更有意义。

十一、超越终点线：下一个 40 年

在过去的 40 年里，分子生物学技术在运动生物学上应用，多种复杂的分子通道参与骨骼肌和其他组织的许多重要急性或慢性的运动适应已经被阐明。尽管运动在激活众多细胞、分子、生化途径方面出现有目共睹的重大突破，但还没有直接证据阐明这些效应与特定健康益处的联系和这些效应如何让不同人群获益，这将是未来研究的挑战。过去 20 年的长期猜想理论：收缩肌肉通过释放物质而与其他器官对话得到确认。然而许多案例发现，在一个或多个重要信号途径缺失、药物封闭或减弱时，对急性或慢

性运动训练的正常反应和适应仍存在。这种生物学冗余表明运动强制性反应也许是稳态自身的防御。运动生物学家下一个 40 年的巨大挑战将是连接不同信号通道来界定运动后骨骼肌的代谢反应和特定基因表达变化特点。这将变得非常复杂，因为这些途径许多不是线性的，而是构成具有高度对话、反馈调节、瞬间激活的复杂网络。用各种"组学"技术和计算机应用、系统生物学技术手段来处理这些运动生物学问题，可以不断取得进展。

未来运动生物学领域研究需要更加高级的手段，去认识能量稳态的关键节点和不活动相关疾病是如何破坏这些信号通道的。许多种系的小鼠被用于观察研究运动生物学问题。利用蠕虫、果蝇、斑马鱼等低等后生生物的独特属性在代谢疾病研究方面很有价值，包括运动和肌肉收缩效应。调整低等生物的已知信号途径具体特点，可以帮助识别或定义新的候选基因，以供对人类疾病如肥胖、2 型糖尿病做研究。这些基因功能更容易在低等生物出现新的特征。在应用这些生物作为靶目标研究时，应该认识到每一种系统模型都存在局限性，最终转化到人类时，利用应用高级和机械性研究表明这类手段，在未来十年可以产生创新性研究成果。

综上所述，生物体表型是整体与外部世界相互作用并适应而产生的。在生理学背景下，运动生物学的研究揭示整合基因、分子、细胞是十分必要的。

第二节　运动与心脏功能

一、运动的血流动力学变化

运动时出现多种生理变化，如中等程度的运动可以增加心率、交感兴奋、心输出量、每搏输出量、脉压、平均动脉压、氧摄取量、心脏血流量、肌肉血流量、皮肤血流量和脑血流量，降低副交感活性及其他内脏血流量。长时间运动导致疲劳的因素有肌肉糖原减少、体温高、脱水、低血糖、肌肉损害、电解质紊乱、中枢/神经肌肉连接和肌电化学异常。运动时导致肌肉疲劳的因素有酸中毒、中枢神经系统因素、NH_3 增加、电化学改变、细胞磷酸化电位、ATP 减少、ADP 增加、无机磷酸盐增加。总体上，心输出量（CO）增加主因是心率增加，也有很小部分每搏输出量增加。运动过程中 CO 可以增加到最大值 35L/min（基线 5L/min）。绝大部分 CO 增加是通过扩张血管，供给运动肌肉和皮肤、心脏实现的。而因继发交感激活，流向胃肠道和肾脏血流减少。

由于骨骼肌、皮肤、心肌小动脉扩张，故总外周阻力是降低的。此外，因肌肉收缩活跃，静脉回流增加而增加心输出量。控制心血管和肌肉变化的因素至少有下列四方面：大脑运动中枢、肌肉局部化学变化、肌肉上机械及化学感受器、动脉压力感受器。

有人认为，运动性心律失常或猝死发生的可能机制是：锻炼后即刻动脉扩张、血压下降，冠状动脉灌注量下降，心肌缺血，导致心肌细胞除极或复极改变，心肌传导速度改变，从而心电不稳定，出现各种室性心律失常甚至猝死。锻炼后突然终止运动时也有危险性，会导致静脉回流下降，心输出量下降，血压下降，心肌供血不足，同样有上述恶性心律失常危险。另外，急性锻炼压力时，会出现交感神经兴奋性增高，迷走兴奋性减低，Na^+ 或 K^+ 失衡，儿茶酚胺分泌升高，收缩压和心率增加，每分摄氧量增高，心肌缺血，心肌兴奋性增高，出现各种心律失常。但对经常运动者，体内交感兴奋性和儿茶酚胺分泌只是轻度地增加，可能有助于减少各种心律失常的发生。

二、运动与右心室功能

过去十年的研究认为，人类左、右心室对运动的急性和长期反应不一样。这些研究显示运动时右心室扩张，增加室壁张力，左心室肥大。右心室壁张力运动时增加 170%，左心室壁张力增加则是 23%。

耐力性赛跑后右心室容量增加，右心室功能指标下降。当比较右、左心室射血分数时，前者降低，后者不变。耐力赛跑1周后，仍能观察到右心室急性功能失调，而左心室没有。除了已知的右心室高于左心室的室壁张力，与非运动员相比，运动员能达到显著高的肺动脉压。这些更高的压力增加运动时右心室负荷和射血工作。研究结果明确提示运动时右心室承受更多急性改变，如果不能得到合理休息时，这可能有害。有一项针对 ARVC 人群的前瞻性随访，观察 87 名突变携带者，发现耐力运动员最早出现ARVC 表现，耐力运动员更容易满足 ARVC 诊断标准，心衰症状也是耐力运动员特有的。已经诊断ARVC 患者从事最大量运动更容易出现室性心动过速、心室颤动。

目前越来越多证据支持没有桥粒突变而有运动诱导的 ARVC。从优秀运动员的观察研究发现"运动诱导心肌病"猜想，由于桥粒突变或增加的机械张力而心肌细胞连接发生变化。单个或联合两个因素，都将增加患者右心室心肌容易发生凋亡、纤维化和 ARVC。有一项观察 46 个高水平耐力运动员，有心悸、头晕症状的心律失常，起源于右心室。发现其中仅 1 人具有 ARVC 家庭史。另一项 47 名运动员的研究发现，24 人有明确的 ARVC 诊断，17 人有疑似诊断，分子多态性只在 6 个运动员中得到确认。没有突变的 20 人从事超过一般水平的运动，最后也被诊断为 ARVC。6 个桥粒突变者每周从事明显较轻的运动。证明了运动加速 ARVC 疾病表现，桥粒突变者仅较轻运动就可以表现出症状。作者提出理论认为，ARVC 疾病谱有家族遗传获得和运动诱导的 ARVC。由两组观察到相同表型却不一样运动耐力可知运动诱导的 ARVC 可能有一种遗传组分。另一种潜在可能机制是激烈运动触发心律失常，使原有疾病显现出来。无症状个人不参加激烈活动故不显现。此外，由于右心运动时心室壁张力高、负荷重，急性功能失调，可能出现微损伤。对一些耐力运动员而言，反复出现的微损伤最终导致慢性右心室结构和功能改变。右心室发生功能失调，然而左心室功能保持不变，这是因为双心室对体育活动不同反应性。当然，如果本就存在桥粒连接异常的患者再去长期运动，更可能出现运动对右心室功能的负面作用。

三、性别、年龄与运动能力

已有研究表明，心血管系统的性别差异与身体成分、代谢、肌肉形态学、内分泌有关。女性较男性而言，肺容积和肺毛细血管床偏小，导致最大肺通气量偏低。女性的心脏小，充盈量少，最大射血量和心输出量都低。女性血红蛋白含量低，血细胞压积少，总血量少。因此，女性在运动时氧到骨骼肌转运相对不具优势。因此，当心血管参数按体表面积和质量来评价时，性别参数变得不为人们所注意了。女性体脂比例高，并更多在臀部和大腿，男性则在腰、腹部。男性瘦体重（又称无脂肪体重，LBM）更大，身高更高。女性汗腺少，慢收缩运动单位少，血容量少，卵巢分泌孕激素和雌激素；男性睾丸分泌雄激素。

对男、女跑步运动员研究表明，女性腓肠肌的慢收缩纤维含量少。男性瘦体重大，是肌肉力量的决定因素。男性最大氧耗量高于女性，但如果用瘦体重来平均，则男女之间没有明显差异。最后，男女之间有明确的内分泌或激素差异。女性接受激烈、重度运动训练时，月经周期的黄体期缩短，甚至没有月经周期，发生运动员闭经。

老化是不可避免的生理学过程，也定义为生理功能不断衰退并趋向死亡。衰老时表现为胸壁结构和肺泡弹性改变，最大摄氧量、最大心率、心输出量、HDL、最大通气量、呼吸肌力量、肺活量、呼气流速、肌肉力量、耐力、柔韧性、肺弥散功能、肺泡表面积、肺血量、瘦体重、基础代谢率、睡眠以及认知功能降低，而血压、血管阻力、总胆固醇、甘油三酯、LDL、脂肪组织比例增高。最常见外观表现是身高变矮、头发灰白、皮肤皱纹等。许多有趣理论试图去解释衰老过程，然而，个人寿命长短取决于多个因素如遗传、环境、个人对健康的态度、医疗服务获得等。

四、合理运动、呵护心脏健康

有规则的运动训练是呵护心脏健康、延长寿命、增强生活质量的最重要方法之一。然而不少的科学证据指出，运动训练对人类健康影响因高强度、大量耐力训练项目而不同。这些运动可以发展最大心脏功能和优良心、肺适合度。从低到中度再到高度，不断增强心肺适合度会成比例改善心脏病预后和总体预期寿命。然而，更高水平的代谢当量（MET），超过 10 时，并不能再延长寿命和获益。有人甚至称之为"心脏过度利用的损伤"，如同长期训练的关节损伤。心脏有很强的适应长期运动的能力，但随着运动进展，心脏变得更强和更具功能性，这则是通过心肌组织的破坏和重建模式而来适应的。高强度有氧训练可更好增加心肺适合度，效果依赖于一些心血管病危险因素如腹部肥胖、糖代谢、HDL 改善。一些遗传背景特殊的运动员容易出现心脏过度利用损伤，发生心脏病或心血管危险因素。不良生活方式也是影响因素之一，如过度饮酒、精神压力、休息不足、饮食欠佳、使用增加成绩表现的类固醇或苯丙胺类药物。尤其重要的是，如同关节损伤，增长的年龄因素更易于诱发心脏过度利用的损伤。因此，对超过45 或 50 岁年龄的人群，采用中等强度运动而不是过激的耐力运动，这是非常重要的忠告（图 3-37）。

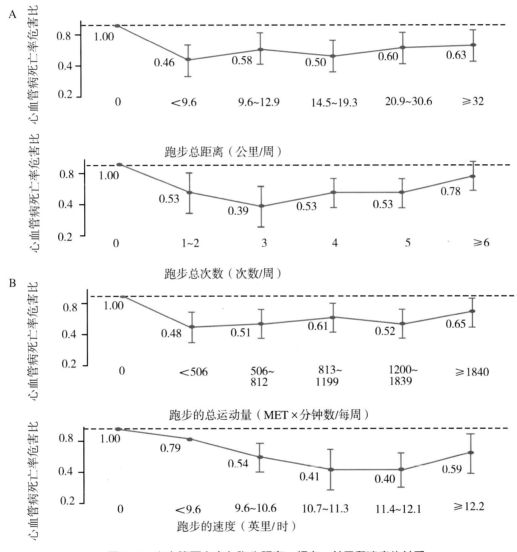

图 3-3　心血管死亡率与跑步距离、频率、总量和速度的关系

每周数日的 30min 中高强度体育运动可以改善健康和生活质量，然而进一步增加数小时的大强度运动并不能再扩大健康的益处。事实上，许多证据表明，过度运动将触发一过性的心肌功能失调，伴随心脏肌钙蛋白和 BNP 的病理性升高。有些研究认为，长期马拉松训练会增加冠状动脉斑块进展，而不是减少。长期高强度耐力运动是心房颤动的危险因素之一，然而中等度的运动却是保护因素，可以较久坐人群更不容易发生心房颤动。因此运动强度对心脏健康是一个 J 曲线模式（图 3-4）。

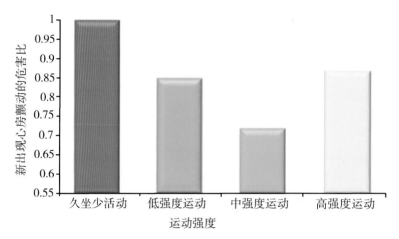

图3-4　5 446名老年运动员（年龄>65岁）运动强度与新出现心房颤动危害比

第三节　耐力训练对生理性心肌重构的影响

许多年来，心脏病学家提倡大多数缺血性心脏病患者要延长休息。然而，近30年来这种思想有根本性变化，认为中强度运动不仅可以预防缺血性心脏病，也是不同心脏病治疗的重要方式之一。运动不仅能减少心血管危险因素，也可以独立于心血管危险因素之外而降低死亡率。耐力运动有需氧和持续长时间的无氧之分，"长"时间的定义根据运动类型不同区分。长的定义可以是数分钟高强度无氧运动或数小时低强度有氧运动。下面我们重点探讨在耐力运动训练时心肌细胞和分子重构。心脏对体育运动的适应性整合时，成人心脏有再生能力，这是由内源性心脏干细胞和祖细胞池所构成的。当然也有与运动有关的心肌microRNA生物学角色。

一、心血管生理的细胞适应性：细胞生长

细胞生长（肥大、死亡和更新）通常被认为是生理性或是病理性的。运动诱导心肌肥大是生理性心脏生长的典型，广泛定义为向心性或偏心性，维持正常心脏结构或改善心脏功能。病理性心肌肥大与心肌细胞凋亡和坏死有关，发生纤维性替代，造成心脏功能失调，增加心力衰竭和猝死危险。运动训练所致的心脏结构改变是一种心脏质量的平衡增加，包括心肌细胞肥大和新生血管生成，如运动员心脏。事实上，每周5d，连续8周的2h/d的高强度跑台训练（80%~90%最大氧耗量）可以促使男性心肌细胞尺寸增加20%~32%，女性增加17%~23%。总的来说，耐力运动训练的运动员如长跑和游泳者都表现为明显增加的左心室腔扩大（主要为偏心性）和左心室壁增厚。力量训练运动员如举重和摔跤手则表现轻中度的左心室腔扩大（主要为向心性）和左心室壁增厚。既有力量也有耐力训练的运动员如划艇、自行车赛手，表现为更大程度的左心室扩张和左心室壁增厚。

尽管规律运动可以减少心血管病风险，但最近文献报道，一些表面健康的运动员在完成多场次训练后，出现与心肌损害有关的肌钙蛋白升高，具体机制尚不清楚。观察性和流行病学研究越来越关注长期高水平耐力训练与心脏心律失常风险甚至猝死的关系。Benito等研究4周大鼠在持续16周、每天60min、每周5d的累进强耐力平板跑步训练项目后，发现组织学上和生化上都有心肌纤维化增加，舒张功能减低，心房扩张，易诱发心律失常。该研究评估大鼠的运动量等同人类10年每天最大预测心率的90%左右，像长跑运动员的训练表现。

此外，实验数据一直认为，规律中度耐力训练只有最小限度的心肌细胞死亡。事实上，大鼠采用每

周5d、每天60min的平板跑步训练，在第4、第10和第13周时观察显示心功能有改善，没有心肌凋亡证据，而且在第12周观察到在左心室与年龄相关的细胞凋亡和Bax/Bcl-2比值明显改善。而且Siu等发现大鼠每周5d共8周中强度平板跑步训练，增加心室Bcl-2表达，不改变Bax转录和翻译，伴随HSP70表达增加。HSP70抑制凋亡，HSP70过表达的心脏在缺血再灌注损伤时，可以减少心肌凋亡。

过去几十年来，人们一直都认为心脏是有丝分裂后的器官，没有任何再生能力。从这种观点看，心肌稳态停滞不动，心肌细胞更新是不存在的，心肌细胞和本人一样年龄。这个统治近50年的观念，与临床观察新生儿、青春期前儿童和哺乳动物是不符合的。这些年轻的心脏有非常强的生长和更新能力，这是由心肌细胞复制、成形、肥大和微血管系统增生支撑的。因此，新生儿增加心脏后负荷大约1周后，可能有2倍大的左心室质量。更有趣的是，像冠状动脉动脉异常起源肺动脉引起年轻人心肌大面积梗死，如果手术矫正后，则会再生正常心肌，几乎不遗留或仅残留一点瘢痕。因此，当讨论人类心脏再生理论是否存在时，不必再从蝾螈和斑马鱼作为模型来模仿。

目前，在成人期心肌细胞补给概念已经有了重要证据。首先，成人心脏里停靠着一群定植的内源性心脏干细胞和祖细胞（eCSC）。这些小的原始细胞，干细胞因子受体阳性，造血细胞谱系标志物阴性，如CD45，表现为干细胞性质，表达多能性标志，体内外都能形成无性系的、自我更新和多能。当心脏工作负荷增加时，人类的eCSC激活和分化心肌细胞谱系。而且，心肌细胞的死亡和再生是心脏正常稳态的一部分。除了心肌增大，新的心肌细胞比细胞死亡有优势，并促使心脏正常发育为成人型。这在大鼠、小鼠、人类中正常或病理性心脏检测到小的新成形周期性心肌细胞。而且，利用^{14}C监测，Bergmann等发现，常人的一生中有一半心肌细胞发生交换。最近，耐力运动如游泳小鼠可以诱导心肌肥大和更新，这是依靠转录因子C/EBPb减少，富含ED羧端区4（CITED4）上的反式作用因子CBP/p300表达增加。有意思的是，Kwak等人也发现，运动训练对心肌细胞磨耗提供重要保护作用，反应性心肌细胞肥大，增加老年鼠的左心室结缔组织。新心肌细胞形成是在成年哺乳动物心脏的eCSC池。通过游泳形式和强度控制的平板跑步耐力训练以达到生理超负荷，可以发现增加的心肌细胞增殖、数目和eCSC心源性分化（图3-5）。

与运动决定心肌细胞更新一样，规律耐力训练诱导冠状动脉血管适应，包括增加心肌氧供、冠状动脉血流和运输能力，增加血管内径和数量，改善内皮功能。血管大小和数量增加则需要内皮和血管平滑肌增殖。触发这些过程的信号有组织缺血，生长因子（VEGF、FGF-2），生理和稳态压力如血流、压力、伸展和压迫等。运动训练调整骨髓来源和循环来源内皮祖细胞数目和特性，这些细胞能促进新生血管的形成（图3-6）。

最后，运动训练也能直接调整心肌细胞收缩/舒张机制。事实上，在很长时间的有氧运动训练可以通过改变细胞内Ca^{2+}处理改善去负荷心肌的收缩力。

二、基因表达的分子调整：心脏细胞运动适应的潜在信号通道

心脏肥大的定义在生理学和病理学上存在争议。实际上，有些细胞和分子特点在这两者之间存在有部分交叉。除此之外，目前多数证据支持的主导观点认为不同刺激和信号通道促进病理和生理肥大。经典理论认为，病理学肥大是胎儿基因程序激活/上调，包括ANP、BNP、α-骨骼肌动蛋白、心房MLC-1和β-MHC等，另一方面通常成人比胎儿高表达的α-MHC和肌浆网Ca^{2+}ATP酶（SERCA2a）等基因下调。胎儿基因的复活和打开通常不发生在生理性肥大模型，比如运动诱导的心脏增长。复杂的转录因子网络包括GATA-4、GATA-6、Csx/Nkx2.5、MEF2、c-jun、c-foc、c-myc、NFκB、NFAT等协调激活心脏基因，作为肥厚性刺激的适应。众所周知，GATA-4是涉及许多与病理性肥大有关的一组基因调节，但也可能在生理性增长有重要作用。

IGF-1-磷酸肌醇3激酶（PI3K）-Akt途径是主要参与调节生理性心脏增长，Gαq信号（下游区G蛋白偶联受体）是病理性肥大的基础。IGF-1主要在肝脏制造，心肌里也有。增加心肌IGF-1表达和激活PI3K通道与耐力运动增加心肌肥大有关系。几种转基因小鼠研究证明IGF-1功能获得可致使心脏增

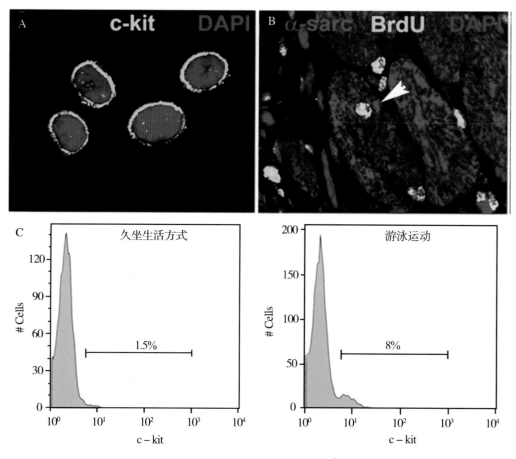

图3-5 内源性心脏干细胞和新的心肌细胞形成

A. 免疫荧光染色 c-kit（绿色）阳性心脏干细胞，分离自成年大鼠心脏 B. 小的新生的 BrdU 阳性（绿色；箭头），心肌细胞（红色，α-肌节肌动蛋白），DAPI 蓝染细胞核 C. 流式细胞仪分析提示游泳训练动物与久坐者相比，能增加心脏 c-kit 阳性心脏干细胞

［引用自 ELLISON G M，WARING C D，VICINANZA C，et al. Physiological cardiac remodelling in response to endurance exercise training：Cellular and molecular mechanisms. Heart，2012，98（1）：5-10.］

长，维护或改善心功能。有趣的是，心肌局限的 IGF 受体（IGF-1R）表达决定心脏增长，表现为增加心肌细胞大小，没有肌细胞死亡或排列紊乱，增加收缩功能。设想 IGF-1 诱导生理性心肌肥大是通过 PI3K-Akt 信号级联，PI3K 和相续 Akt 磷酸化在 IGF-1R 转基因小鼠心脏都有明显表达。另一方面，缺乏 PI3K 的 p85 亚单位小鼠则可以减弱运动诱导心脏肥大作用，在心脏去除 IGF-1R 基因的小鼠游泳训练所致的心脏肥大反应也被减弱了。值得注意的是，心肌 IGF-1 过表达增加生存率和 eCSC 数量，预防心肌细胞老化耗损，这是 PI3K-Akt 途径主导的。最新发现，心肌过表达 IGF-1 的心肌梗死后小鼠能改善心肌修复和功能，部分归功于新形成的心肌细胞数量增加。这些新细胞来源何处尚且不知，但是它可能是 eCSC 心肌源性分化的产物。

PI3K 是一种异二聚体蛋白，包含单独调节（p85）和催化剂（p110α、β、δ）亚单位。Ⅰ类 PI3K、p110α、110γ 都在心脏上强表达。将 α-MHC 启动子表达 PI3K 心脏特异性激活形式或显性负效应形式（dn）的转基因小鼠作为研究工具，去了解 PI3K 在心脏肥大中的角色。PI3K 是心脏对运动生理性诱导心脏增大的关键角色，但不是病理性肥大。常用的压力负荷模型包括有主动脉缩窄等模型。事实上，与非转基因小鼠相比，dnPI3K 小鼠在压力负荷下显著肥大，但是对游泳训练的心脏肥大效应则是减弱。此外，转入双基因 IGF-1R 和 dnPI3K 过表达的小鼠与单转 dnPI3K 小鼠相比较，心脏体积没有显著差别。后者支持生理性心脏增长依赖 IGF-1RPI3K 信号通道。

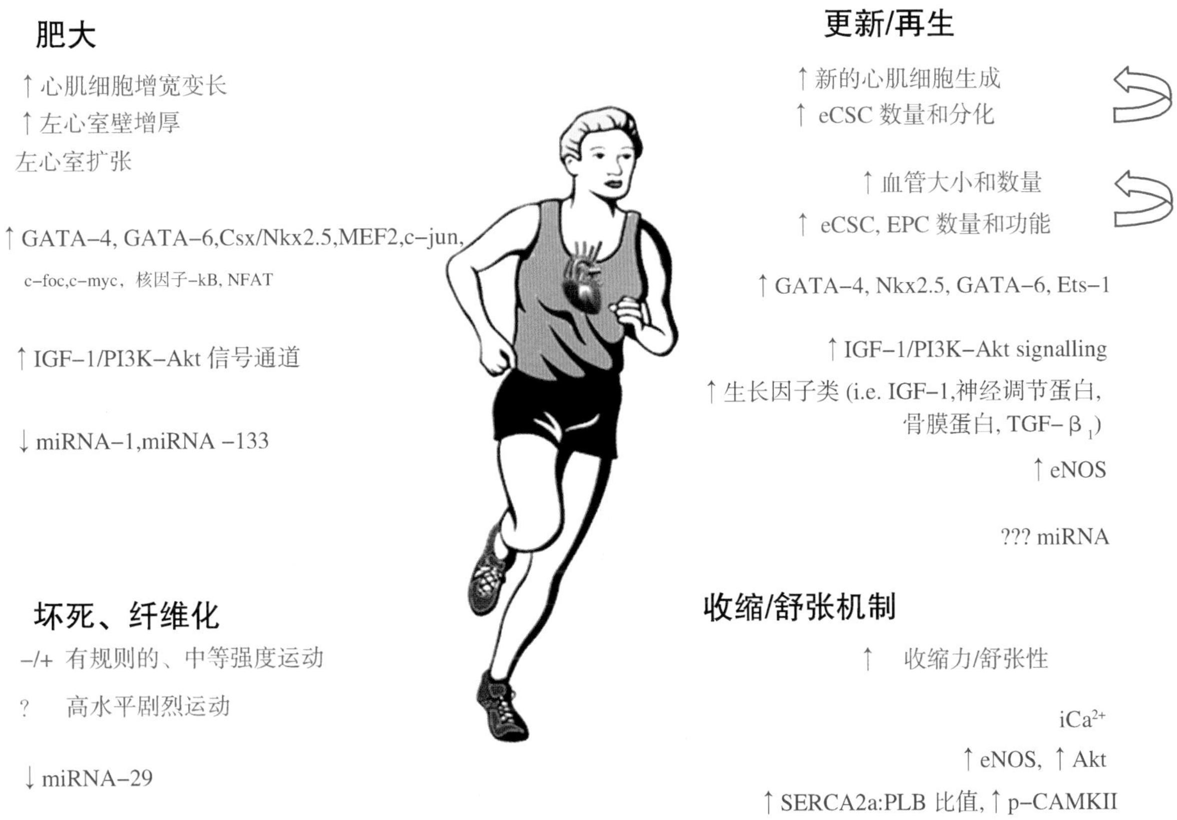

肥大

↑心肌细胞增宽变长
↑左心室壁增厚
左心室扩张

↑GATA-4, GATA-6,Csx/Nkx2.5,MEF2,c-jun,

c-foc,c-myc，核因子-kB, NFAT

↑IGF-1/PI3K-Akt 信号通道

↓miRNA-1,miRNA -133

更新/再生

↑新的心肌细胞生成
↑eCSC 数量和分化

↑血管大小和数量
↑eCSC, EPC 数量和功能

↑GATA-4, Nkx2.5, GATA-6, Ets-1

↑IGF-1/PI3K-Akt signalling
↑生长因子类 (i.e. IGF-1,神经调节蛋白,
骨膜蛋白, TGF-β_1)
↑eNOS

??? miRNA

坏死、纤维化

-/+ 有规则的、中等强度运动

? 高水平剧烈运动

↓miRNA-29

收缩/舒张机制

↑ 收缩力/舒张性

iCa^{2+}

↑eNOS, ↑Akt

↑SERCA2a:PLB 比值,↑p-CAMKII

图 3-6　心脏细胞与分子重构示意

［来源：ELLISON G M，WARING C D，VICINANZA C，et al. Physiological cardiac remodelling in response to endurance exercise training: cellular and molecular mechanisms. Heart，2012；98（1）：5-10.］

　　Akt，丝氨酸-苏氨酸激酶（蛋白激酶 B），被认为是 PI3K 激活的目标。Akt 有三种亚型：Akt1，Akt2，Akt3。为什么 Akt1 和 Akt2 在心脏表达丰富？最初描述心脏型 Akt 转基因小鼠时人们很困惑。表型多样化是由于三种不同程度的 Akt 激活和它的亚细胞定位决定的，限制 Akt 激活固有目标。最新研究发现，Akt 敲除小鼠研究表明 Akt1 是生理性心脏增大需要，而不是病理性需要。实际上，Akt1 敲除小鼠（在基础条件下显示正常心脏表型）出现一个削弱的游泳训练所致的肥大反应，而不是压力负荷。另一方面，核定向 Akt 过表达转基因小鼠不能直接诱导心脏肥大，却对心脏缺血再灌注有保护作用。有趣的是，心脏特异性表达核定向 Akt 在转基因小鼠，可以延长出生后心肌细胞周期变化和提升 c-kit-Nkx2.5 阳性的心肌祖细胞数量。然而，心肌祖细胞由于被基因修饰为过表达核定向 Akt 呈现增殖增强，但有严重的心肌细胞谱系能力损害。

　　人们早已知道，心脏能产生 NO 而影响心功能，在冠状动脉内皮一氧化氮合酶Ⅲ型（eNOS）激活释放 NO，能对心肌细胞产生有益旁分泌效应。运动对心脏生理重构和改善 Ca^{2+} 转运的有益效应都是被 eNOS 功能调控的，尤其心肌 eNOS 表达调控心脏收缩力量的长度依赖增长。并且，eNOS 是 Akt 激活的目标。eNOS 调控新的心血管重构的重要方面，比如协调心脏和血管祖细胞动员、募集、迁移和分化等。因此，我们发现，游泳训练至少部分通过 eNOS 调控机制诱导 c-kit 阳性 eCSC 激活和血管/内皮分化相继发生，如同循环骨髓源祖细胞和它们分化进入血管谱系。

　　最后，运动训练增加心肌细胞 SERCA2a mRNA 和蛋白表达水平，但不受磷蛋白表达水平影响，故增加 SERCA2a 活性。同样的，运动训练也能增加磷酸化状态并缓慢激活心肌细胞钙-钙调素依赖性蛋白激酶 2 型（CaMKⅡ），这紧接着将在受磷蛋白苏氨酸 17 位残基部位长期高磷酸化。这些效应可以解释运动训练后更快速的 Ca^{2+} 瞬间衰减率。Akt 也能调控 L 型 Ca^{2+} 通道（LTCC）稳定性，这能影响心肌细胞 Ca^{2+} 进入、转运和收缩。Akt 依赖磷酸化 $Cav\beta2$、LTCC 伴侣蛋白 $Cav\alpha1$ 等增加 LTCC 密度，调节 Ca^{2+} 通道功能。总之，Akt 生理性激活转移到肌浆网，磷酸化受磷蛋白 17 位苏氨酸，解除 SERCA2a 抑制状态，增加肌浆网 Ca^{2+} 循环，最终增强心肌收缩。

三、心脏 miRNA 生物学与运动

基因表达研究的一个重要突破是发现了 miRNA。miRNA 是大约 22 个核苷酸序列调控的 mRNA，与 mRNA3'非翻译区通过未完成的碱基配对结合，影响 mRNA 稳定性和抑制翻译过程。人类基因组估计编码有 1 000 个以上 miRNA。单个 miRNA 能以不同效率作用于几十个甚至几百个不同的 mRNA。单个 mRNA 能成为多个 miRNA 靶目标，为基因表达程序的调控复杂性提供丰富的层次。更多的证据表明 miRNA 调节重要的心血管生物学的基因程序，在心脏发育、内皮和血管肌肉功能、脂质代谢、心室肥厚和心肌梗死后心律失常起重要作用。然而，miRNA 在生理性心脏肥大的生物学意义却缺乏关注。miRNA-1 和 miRNA-133 在两种生理性心脏肥大模型（运动训练的大鼠和心脏特异 Akt 转基因小鼠）上是减少的。然而，这些 miRNA 也在病理性肥大和心脏病患者上减少。最近，Lin 等研究 miRNA 在调节生理性肥大、心脏保护与心脏压力相关病理性增大过程所起的不同作用。在有氧运动训练时，大鼠 miRNA-29c 表达明显增加、下调 miR-29 可以诱导胶原和心脏纤维化，然而过表达 miR-29 有相反作用。这些研究填补心脏运动适应的 miRNA 生物学意义方面的空白。

运动对心脏健康有多方面作用，也被推荐为心血管病患者的二级预防。因此，准确定义运动训练的心血管有益机制，可以有利于设计合理治疗方案。而且，搞清楚向心和偏心肥大的分子机制差异，搞清楚有益（如运动调节的）和"不适合"的偏心心脏增长，这将引导未来潜在治疗方向。选择性提升分子和细胞运动适应，理论上对心血管病尤其是心衰方面会产生有益影响。运动增加生长因子分泌和产生，如 IGF-1、HGF、VEGF、TGFβ1 和 PDGF 等。几乎没有其他细胞因子或生长因子可以像 IGF-1、骨膜蛋白和神经调节蛋白一样，能促进心肌细胞更新、实验性心肌缺血损伤后心肌再生。在猪冠状动脉内注射 IGF、HGF 可能会激活 eCSC，再生约 20% 心肌细胞和心肌梗死后丢失的血管系统，猪心脏大小和解剖与人类非常相似。心肌再生伴随心肌细胞存活和纤维化减少，心脏腔室接近正常化，心功能参数康复。

miRNA 模拟物和体内 miRNA 沉默技术是当前强有力手段，可以代表新的心血管病的治疗策略。应识别在运动训练生理性心脏肥大时那些 miRNA 上调或下调特征，特别是与病理性肥大有相反表现的。这可能提供 miRNA 模拟物或使用 miRNA 沉默技术作为心血管病的一种特殊治疗。

第四章 运动性心律失常与猝死细胞电生理

运动时为了给骨骼肌提供更多的氧化血液，心脏需要大幅度增加心输出量以适应机体的需求。为了实现这一目的，自主神经系统会通过兴奋交感神经，由控制心脏的交感神经链的节后神经末梢释放去甲肾上腺素，从而刺激心肌组织和窦房结、房室结组织的肾上腺素受体，以达到心率的增快、心肌收缩力的增加，最终实现心输出量的提升。上述生理过程的核心环节实为心肌细胞内 Ca^{2+} 的增加，其有利的一面即增加心输出量，满足机体运动的需求；但是，一旦心肌细胞处理大量涌入 Ca^{2+} 的机制失衡，无论是收缩期或是舒张期，均会造成细胞内钙超载所致的心电不稳定，最终将导致严重的恶性室性心律失常，甚至猝死。本章将对运动诱发心律失常、猝死的细胞电生理机制做一简要综述。

第一节 心脏基础电生理

为了更好理解运动相关心律失常、猝死的机制，下面我们首先简要回顾一下生理状态的心脏电生理（图4-1）。

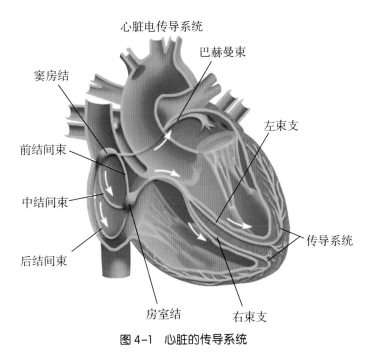

心脏电传导系统

窦房结

巴赫曼束

左束支

前结间束

中结间束

后结间束

传导系统

房室结

右束支

图4-1 心脏的传导系统

一、心脏电生理相关解剖

（一）窦房结

作为心脏搏动的最高"司令部"，即心脏正常冲动的起源，窦房结是一个略呈长椭圆形的结构，位于右心房前壁与上腔静脉相连的界沟的心外膜下。窦房结的血液由横贯该结中心的一条窦房结动脉供应，多数人（约60%）的窦房结动脉来自右冠状动脉，其余40%则来自于左冠状动脉旋支。

窦房结的功能由交感神经和副交感神经共同调控。

窦性激动形成后，一方面通过结间束下传至位于房室隔下部右侧的房室结，另一方面同时经巴赫曼束传导至左心房。

（二）房室结

作为心脏电活动传导的重要"驿站"，房室结位于房室隔下部右侧心内膜深面。大多数人的房室结血供是由右冠状动脉的房室结支供应的。

与窦房结类似，房室结的功能亦由交感神经和副交感神经共同调控。

窦性激动下穿至房室结后，进而经由希氏束-左、右束支-浦肯野纤维网组成的"高速公路"下传至心室肌，最终引发心肌的收缩，从而实现心脏的泵血功能。

（三）希氏束-浦肯野系统

希氏束近段起源于房室隔膜部三尖瓣的心房侧，进而穿过位于主动脉根部的无冠状窦之下的中心纤维体，到达位于膜部间隔下方的室上嵴，在主动脉瓣的右冠状窦和无冠状窦之间的联合处开始分叉，分为左束支、右束支。希氏束接受左冠状动脉前室间支或右冠状动脉的室间隔支供血，右束支和左前分支的血供同样来自于前室间支，左后分支接受来自于右冠状动脉和左侧前室间支动脉的双重血供。

希氏束-浦肯野系统，即希浦系统，为绝缘的高速电传导通路，其传导速度相对稳定，同窦房结、房室结相比，其受交感神经、副交感神经的调控相对较少。

当窦性激动离开房室结，即进入特殊的高速结下传导系统：希氏束-左、右束支-浦肯野纤维网，进而由呈网状分布的浦肯野纤维网扩布传导至心室肌。由于希浦系统独特的绝缘性、快速传导性，使得分布有浦肯野纤维网的大部分心室肌几乎同时激动，有利于实现有效的心脏泵血功能。

二、心脏细胞电生理

心肌细胞的基本电生理现象表现为动作电位，其主要包含了心肌细胞兴奋（除极过程），以及恢复兴奋性（复极过程）两大部分，其实质为细胞内外离子流的跨膜运动，而这些离子流的转运是通过一系列的离子通道实现的。无论是遗传基因突变或是代谢异常等因素引起的上述离子通道的功能异常，均可能诱发致命性的恶性心律失常，而临床医生则可以应用可调控上述离子通道功能的药物来治疗心律失常。

根据不同细胞间动作电位的差异，可将心肌细胞分为慢反应细胞（如窦房结、房室结）和快反应细胞（浦肯野纤维和心室肌细胞）。此外，随着研究的深入，现已证实心室肌细胞本身的动作电位也存在很大差异，如心内膜、中层和心外膜3层的心肌细胞动作电位亦不相同。

（一）慢反应细胞动作电位

慢反应细胞（窦房结和房室结）的动作电位除极是由Ca^{2+}内流完成的，其上升支缓慢，随即进入钾离子外流介导的复极期，在复极期膜电位下降到$-60 \sim -50mV$，激活I_f电流然后又缓慢自动再次除极（图4-2）。这种自动"起搏"的I_f电流为非选择性内向电流，允许Na^+、Ca^{2+}进入细胞内。

（二）快反应细胞的动作电位

快反应细胞（心房肌、希氏束、分支/束支、浦肯野纤维网和心室肌）的动作电位依赖于快钠通道，其动作电位分为0相除极期、1相快速复极期、2相平台期、3相复极期、4相静息期5部分（图4-3）。

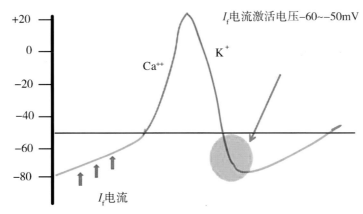

图 4-2　慢反应细胞的钙依赖性动作电位

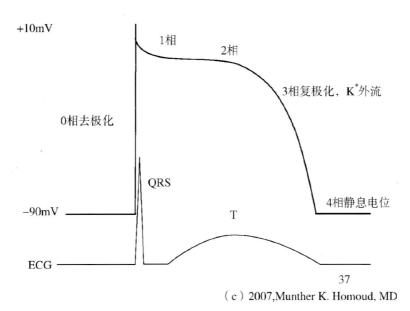

（c）2007,Munther K. Homoud, MD

图 4-3　快反应细胞的钠依赖性动作电位

0 相：动作电位的上升支，由快速内向钠电流产生。

1 相：动作电位上升支的结束和复极早期开始，其机制是钠通道的失活和瞬时外向钾电流的开放。

2 相：动作电位的平台期，其机制为内向钙电流和外向复极钾电流间达到平衡。

3 相：由外向钾电流产生。

4 相：静息电位，由内向整流钾电流维持。

心电图：QRS 波对应心肌细胞的除极过程，QT 间期对应复极过程

三、心电图与细胞电生理的关系

（一）除极和 QRS 波时限

QRS 波群代表心室肌细胞的整体除极过程。当束支传导阻滞或心室肌细胞间传导延缓时，QRS 波时限延长。此外，应用钠通道阻滞剂可以延长心室肌细胞的除极过程，心电图同样表现为 QRS 波时限延长。

（二）复极和 QT 间期

QT 间期代表心室肌细胞的复极过程。复极是由内向电流（钙电流和钠电流）和外向电流（钾电流）之间的平衡决定的。因此，凡是能增强内向电流或减弱外向电流的因素都会延长 QT 间期，QT 间

期的延长，将增大心室肌细胞复极的异质性，从而引发恶性室性心律失常。临床上的获得性长 QT 间期综合征（药物、电解质异常等）、遗传性长 QT 间期综合征（编码离子通道的基因突变），其本质为上述各种因素所致的内向电流（增强）和外向电流（减弱）失衡所致。

第二节　运动性心律失常与猝死细胞电生理改变

规律运动对身体健康的长期获益已经得到证实，但运动对身体和心血管系统造成的副作用——应激反应，及其对健康的危害也是显而易见的。Albert 等研究结果证实，即使对于规律运动的个体，运动中或运动后即刻发生猝死的风险也明显增加（约 11 倍）。虽然，运动相关的猝死多发生于中年，且大多数病因为隐匿型的冠状动脉疾病；但是，一些少见的致死性心律失常所致猝死病例可发生于年轻患者，尤其是年轻的运动员。

近年来，高中生、大学生或马拉松参赛者的猝死屡见报端，但由于很多国家都没有强制要求猝死病例的上报，因此尚无法对运动相关对猝死的发生率做出精确的估计。晚近，法国学者 Marijon 等的研究结果表明，尽管在一般人群中，休闲运动相关 SCD 的发生为小概率事件，但要高于之前的报道，约为 4.6/10 万（人·年）；同样，来自美国国家大学生体育联盟最新的数据表明：由于竞技体育的强度较大，联盟运动员 SCD 猝死的发生率约为 1/43 770（人·年），高于此前的预测，尤其是联盟中的篮球运动员，其 SCD 的风险 10 倍于其他运动员，约为 1/3 100（人·年）。

为了更好地理解运动相关的 SCD 风险，下面我们将回顾运动对心脏电生理系统的影响，以及在何种情况下，上述影响将导致 SCD 风险的增加。

一、运动对心血管的影响

剧烈运动对心脏有着显著的影响。运动时，自主神经系统通过短期内增强交感张力、减弱副交感张力，来调控心血管系统的血流动力学（图 4-4）。交感神经张力增强，将增加支配心脏的交感神经节后纤维释放去甲肾上腺素，以及增加肾上腺分泌肾上腺素。上述两种神经递质的增加，加之副交感神经的减弱，将显著提高每搏输出量及射血分数，改善左心室功能。

二、运动对心肌细胞的影响

心肌细胞是心脏机械活动的最小单元，而在运动中心脏功能的调节主要取决于交感神经节后纤维释放的去甲肾上腺素与心肌细胞表面的肾上腺素受体之间的相互作用。刺激肾上腺素受体将激活蛋白激酶 A（PKA），进而磷酸化一系列的钙调蛋白，尤其是心肌细胞膜上的 I_{CaL}，从而允许在动作电位平台期有更多的 Ca^{2+} 进入心肌细胞（图 4-4），胞内 Ca^{2+} 的增加将导致肌浆网释放出大量的 Ca^{2+}，即所谓的钙诱发的钙释放，这一过程会使细胞内 Ca^{2+} 浓度增高 50 多倍，进而通过肌钙蛋白 C 与 Ca^{2+} 的相互作用启动心肌收缩的关键步骤——兴奋收缩耦联。此外，刺激肾上腺素受体，还将通过加速肌浆网再摄取 Ca^{2+}，以及促进细胞膜表面钠钙交换体排出 Ca^{2+}，加速心肌的舒张。窦房结的自主除极频率，也是通过肌浆网的钙释放耦联钠钙交换体对 Ca^{2+} 的调控来实现的，类似于工作心肌的兴奋收缩耦联。此外，心脏的电传导系统——房室结相关组织细胞的除极，同样由磷酸化的 I_{CaL} 通道进行调节。而上述过程均受交感神经和副交感神经的调控。

因此，运动时，交感张力增加引起一系列钙调蛋白的磷酸化，导致大量 Ca^{2+} 涌入心肌细胞内，从而实现对心脏的正性变时、变力、变传导效应。但无论存在何种病因，一旦出现心肌细胞无法及时、有效地应对大量涌入的 Ca^{2+}，将导致细胞内的钙超载，而钙超载本身存在致心律失常性，可能引发严重的恶性心律失常。而受副交感神经支配的毒蕈碱受体受到刺激时，将减弱上述交感神经的作用。

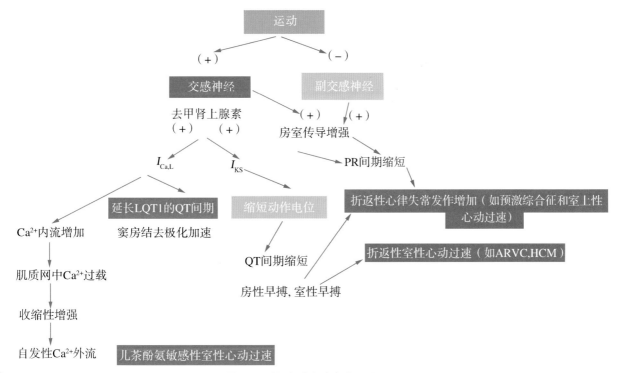

图 4-4　运动对心脏电生理的影响

LQT1 为长 QT 综合征 1 型；ARVC 为致心律失常性右心室心肌病；HCM 为肥厚型心肌病

正常生理情况下，为了避免运动时交感兴奋所致细胞内 Ca^{2+} 增加的副效应——钙超载、心电不稳定，机体通过稳态的维持机制，如 I_{CaL}、肌浆网 Ca^{2+} 释放通道的负反馈作用，副交感神经抑制 PKA 的活性，以及外向平衡电流的激活等，阻止钙超载诱发恶性心律失常。

儿茶酚胺敏感性多形性室性心动过速（CPVT）是一种遗传性心律失常，其引发心律失常的原因为肌浆网的 Ca^{2+} 调控机制出现异常。CPVT 患者运动时，由于 Ca^{2+} 的调控机制失灵，交感神经兴奋介导的肌浆网持续性释放 Ca^{2+}，使细胞胞浆内的 Ca^{2+} 异常增加，导致钙超载，诱发延迟后除极，引发心律失常。

刺激 β 肾上腺素可通过环磷酸腺苷（cAMP）激活 PKA，进而磷酸化依赖 PKA 的 I_{CaL} 通道，从而引发 Ca^{2+} 内流，倾向于造成动作电位时程的延长。为了维持机体的稳态，PKA 磷酸化 I_{CaL}，同时也会磷酸化缓慢型延迟整流钾离子通道 I_{Ks}，该外向电流倾向于缩短动作电位及 QT 间期，平衡 Ca^{2+} 内流对动作电位时程的影响，以达到维持心电稳定的目的；健康人群运动时，交感神经兴奋一方面通过 Ca^{2+} 离子内流来增快心率、增加心肌收缩力，以达到提高心输出量的目的；另一方面通过激活 I_{Ks} 等其他一些负反馈机制，缩短 QT 间期，稳定心电内环境。如果 I_{Ks} 和 I_{CaL} 之间的平衡遭到破坏，将影响心肌细胞动作电位的稳定性，在心电图上表现为 QT 间期的异常。如一些药物（大环内酯类）、电解质紊乱（低钾血症）或先天性离子通道功能异常（LQTS）等会导致运动时 QT 间期未能进行性缩短，将造成严重的恶性心律失常。

专业运动员静息时常表现为心动过缓，这反映了其处于高副交感张力状态。因为在静息时，专业运动员可以在较慢的心率下，依然能够保证正常的心脏输出，这得益于其自身较高的每搏输出量。因此，专业运动员静息时，表现为交感神经张力减弱，副交感神经张力增强，而运动时或长期不锻炼将改变这种高副交感张力状态。此外，高副交感神经张力，可以解释专业运动员常见的一些心动过缓、房室传导异常等无症状的心律失常。

三、运动员心脏

对专业运动员而言，其心脏形态的改变是对长期的高压力和高容量状态适应的结果。动物实验证实，细胞内的游离钙慢性持续增加，将激活相应的信号传导通路最终导致心脏肥大，该结果可以解释运动员心脏的适应性改变。心脏形态改变的程度与运动类型（动态或等距），及训练的时间和频率有关，如自行车及划船运动（包含了上述两种运动类型）会导致明显的左心室容量增加和心室壁增厚的变化。通常来说，心腔一定程度的扩大是运动员心脏的常见改变，仅有约2%的优秀运动员表现出显著的心肌肥厚（>13mm）。上述心脏的改变，并不会直接导致SCD，但会引起一些常见的运动员心电图变化。总的说来，大约40%的高强度训练运动员的基线心电图异常，其中大部分为副交感神经张力增高所致。对于生理性和病理性肥厚的鉴别常需要由经验丰富的心脏超声医生来进行评估，一些特殊的病例，甚至需要停止运动一段时间后，观察心脏的改变是否能够逆转来进行判断。此外，运动员的心悸症状常见由室性早搏所致，需指出的是，对于室性早搏<2 000次/24 小时，且无非持续性室性心动过速和器质性心脏病患者，室性早搏无任何预测价值。但对于存在非持续性室性心动过速者，则需由心脏电生理专家进行评估，以区别良性心律失常或预后不良的恶性心律失常；对于存在器质性心脏病者，室性早搏大多预后不良，因其可触发致命性心律失常。

四、心脏电生理异常、心律失常及心脏性猝死

运动相关的心脏事件与心脏性猝死均起源于心律失常，而对于存在潜在疾病的运动员，运动时正常的心脏适应性反应则可能诱发恶性心律失常，而上述潜在疾病多为心脏电活动的异常，可通过标准的12 导联心电图检出。

心律失常的发生机制可分为：冲动形成异常（自律性异常及触发活动）及冲动传导异常（折返）。

触发活动并不是心律失常的常见病因，但一旦出现，则可能出现致命性心律失常。触发活动可分为早后除极（EAD）或晚后除极（DAD）。EAD是指在复极没有完成时出现的再次除极，发生于动作电位的2 相或3 相（图4-3）。动作电位时程（QT 间期）的延长易导致 EAD 的发生，如尖端扭转型室性心动过速（TdP）即是在 QT 间期延长的情况下，由 EAD 触发的恶性心律失常。尽管 TdP 常可自行终止，但如未能及时诊断、正确治疗，仍会导致反复晕厥，甚至猝死。因此，任何原因所致的12 导联心电图QT 间期的延长均会增加 EAD 及 TdP 的风险。DAD 是指发生在复极之后的除极，心电图表现为 QT 间期之后的除极活动。钙内流的增多（洋地黄中毒）或肌浆网自发性钙释放（CPVT）将导致 DAD 的发生。以遗传心电疾病 CPVT 为例，由于心动过速或交感神经兴奋（运动）可进一步增加细胞内 Ca^{2+} 的浓度，因此在运动时 CPVT 更容易发生 DAD，进而导致致命性心律失常。

折返机制所致的心律失常，常与心脏结构异常相关，如预激综合征（Wolff-Parkinson-White，WPW）、肥厚型心肌病（HCM）、致心律失常性右心室心肌病（ARVC）及浸润性心肌病（如结节病、心肌炎、肿瘤）等。折返环的形成需要存在不应期的异质性以及慢传导区的存在，即：①传导速度不同的两条路径；②一条路径单向传导阻滞；③一条路径传导缓慢。具备上述折返三要素的情况下，如果一个早搏落入一条路径的不应期（单向阻滞），经另一条路径缓慢传导，由于该路径传导缓慢，因此当激动逆向经过前述处于不应期的路径时，其已恢复兴奋性，即形成折返性心动过速。折返是最常见的室性、室上性心律失常的发生机制。不应期的异质性和慢传导路径的产生可由心肌结构异常（ARVC）或电生理异常（WPW）所致。

运动对心脏电生理有着显著作用，包括短期的和长期的。其正面效应表现为通过调控心脏的交感神经节后纤维释放去甲肾上腺素，从而激活 Ca^{2+} 通道，导致钙内流增加，而细胞内的 Ca^{2+} 增加进而激活肌浆网上的钙通道，产生所谓的"钙诱发的钙释放"，使细胞内的 Ca^{2+} 进一步增加，从而实现增加心肌收缩力、增快心率，以达到提高心输出量、满足机体的运动需要；而对于存在遗传性离子通道疾病或心肌病的人群，运动所致钙内流的增加，可能导致钙超载、心电不稳定，从而更易诱发恶性心律失常，甚至猝死。

第五章　运动性心律失常与猝死表观遗传学

第一节　表观遗传学概述

一、表观遗传学的发展过程

表观遗传学（epigenetics）是研究生物表观遗传变异（epigenetic variation）现象的一门遗传学分支学科，是研究基因的 DNA 序列不发生改变，但基因表达发生可遗传改变的一门学科。

20 世纪三四十年代，沃丁顿（Waddingtong）第一次提出表观遗传学。他在研究生物体基因型与表型之间关系时指出，基因型的遗传或传承是遗传学研究的主旨，而基因型产生表型的过程则属于表观遗传学研究的范畴。在当时，许多生物学家认为，细胞的分化是由于基因组的组成发生了变化，例如，参与生成肾细胞或肌肉细胞的那些基因中丢失了一部分非必需的基因，于是分化生成了肝细胞，也就是说细胞表型的改变是细胞基因组内基因增删的结果。而沃丁顿不同意这种说法，他认为，在产生各种类型的细胞时，细胞内的整套基因始终是保持恒定的，差别只是在于不同类型的细胞内的基因处在不同的工作状态。所以说，沃丁顿最初是用表观遗传来阐述基因表达同分化发育之间的关系的。

1987 年，霍利德（Holliday）进一步指出，可在两个层面研究高等生物的基因属性。第一个层面是基因的世代间传递规律、基因结构中遗传信息的变化，这是遗传学；第二个层面是生物从受精卵到成体的发育过程中基因活性的变化，这是表观遗传学。1994 年，霍利德又指出，基因表达活性的变化不仅发生在发育过程中，而且也发生在生物体已经分化的细胞中；基因表达的某种变化可通过细胞有丝分裂遗传下去。他还指出，基因表达的可遗传变化是可以恢复的，而这并不改变基因的 DNA 序列。霍利德认为，表观遗传学研究的是 "上代向下代传递的信息，而不是 DNA 序列本身"，这是一种 "不以 DNA 序列的差别为基础的细胞核遗传"。

1999 年，沃尔夫（Wollfe）提出了表观遗传学的定义：研究没有 DNA 序列变化的、可遗传的基因表达变化。

二、表观遗传学调控机制

表观遗传学的研究内容分为基因转录过程中的调控和基因转录后的调控两部分，主要包括 DNA 甲基化（DNA methylation）修饰、组蛋白乙酰化（histone acetylation）、组蛋白甲基化（histone methylation）、非编码 RNA（non-coding RNA）调控等。另外，组蛋白变体（histone variants）目前也被认为是表观遗传学的另一重要的调控因素。

（一）DNA 甲基化调控机制

DNA 甲基化是最早发现的表观遗传修饰方式之一，也是目前该领域研究的热点。在真核生物中，DNA 甲基化是指在甲基化转移酶的催化下，DNA 的 CG 两个核苷酸的胞嘧啶被选择性地添加甲基，形成 5-甲基胞嘧啶（5-mC），如图 5-1 所示。这是最常见的 DNA 修饰方式。

DNA 甲基化对基因表达的调节主要通过两种途径完成：一种途径是通过 CpG 二核苷酸甲基化影响 DNA 结构，同时直接阻碍转录因子与靶基因的结合；而另一种途径是甲基化 CpG 结合区域（methyl-CpG-binding domain，MBD）蛋白家族与基因中甲基化的 CpG 二核苷酸相结合，诱导染色体状态的改变，从而抑制基因的转录。相对于前者，后者影响更为普遍。DNA 的这种修饰方式并没有改变基因序列，但是却调控了基因的表达。

图 5-1　DNA 的甲基化和去甲基化

如图 5-1 所示，DNA 的甲基化修饰过程是可逆的，该位点还存在着去甲基化的过程。

（二）组蛋白乙酰化修饰调控机制

1. 组蛋白乙酰化修饰作用模式

乙酰化发生在核心组蛋白氨基末端尾部保守的赖氨酸残基上，组蛋白乙酰化作用位点比较多，具体包括：H3 上的 K9、K14、K18 和 K23，H4 上的 K5、K8、K12 和 K16，组蛋白 H2A 上的 K5、K9 和 K13，以及 H2B 上的 K5、K12、K15 和 K20 等。这些位点的乙酰化均可调控染色质的重塑和基因的表达。

随着组蛋白乙酰化在转录调控中作用的发现，它的作用机制逐渐成为人们研究的热点，许多学者对此提出了一些不同的观点。Mutskov 等人认为乙酰化作用并没有改变核小体的构型，只是改变了靶蛋白因子的生物学特性，提高了其与 DNA 之间相互作用的亲和力。另外，也有一种观点认为：组蛋白的乙酰化修饰主要是通过对赖氨酸残基上的 ε-氨基基团的乙酰化作用，中和了赖氨酸残基所带的正电荷（图 5-2），减弱了组蛋白与 DNA 间的亲和力导致染色质改构（chromatin modification）。还有许多学者认为，乙酰化修饰主要通过参与改变相邻核小体上组蛋白与组蛋白间的相互作用，使高度压缩的染色质的结构进行解压缩，达到染色质重塑的结果。组蛋白的乙酰化修饰是动态可逆的过程，组蛋白乙酰基转移酶（HAT）和组蛋白去乙酰化酶（HDAC）之间通过相互拮抗和互相平衡来调节基因的转录激活和转录抑制。HAT 能够乙酰化组蛋白，使染色质结构趋于开放，开放的染色质结构有利于 RNA 聚合酶Ⅱ和其他转录激活相关蛋白与 DNA 序列之间的结合，从而激活靶基因的转录。乙酰化的组蛋白还可以发生去乙酰化作用，在 HDAC 的作用下，组蛋白尾部的乙酰基团被除去，引起组蛋白与 DNA 之间的相互作用增强，导致染色质的结构趋于集缩，不利于基本转录元件和 RNA 聚合酶Ⅱ结合 DNA，转录受到抑制。

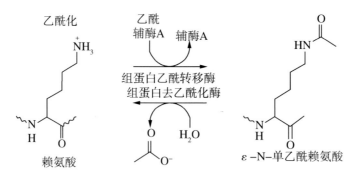

图 5-2　组蛋白尾部特异赖氨酸乙酰化的机制

〔来源：SEET B T，DIKIC I，ZHOU M M，et al. Reading protein modifications with interaction domains〔J〕. Nat Rev Mol Cell Biol，2006，7（7）：473-483）〕

2. 组蛋白乙酰转移酶分类

根据组蛋白乙酰转移酶（HAT）来源和具体功能的不同，将组蛋白乙酰转移酶（HAT）分为两类：A 类 HAT 和 B 类 HAT。A 类 HAT 位于细胞核内，这类 HAT 主要通过乙酰化调控基因的转录；而 B 类 HAT 主要存在于细胞质内，它主要通过与新生成的组蛋白 H4 相互作用，并一起被运到核内来发挥具体的生物学作用。根据结构和性质的不同，这些组蛋白乙酰转移酶可分为几个大的家族，如 MYST 家族

（MOZ，MORF，Ybf2/ Sas3，Sas2，Esa1，HBO1，MOF 和 Tip60）、GNAT 家族（Hat1，Elp3，Hpa2，PCAF）、CBP/P300 家族、核受体共激活因子（ACTR，SRC-1 和 TIF2）和 TAFII250 等。

3. 组蛋白去乙酰转移酶分类

哺乳动物基因组编码 18 种 HDACs，依据它们与酵母 HDACs 的同源性，可将其分为 4 类：第Ⅰ类（与酵母 RPD3 相似）包括 HDAC1、2、3、8，都是在各种组织和细胞内普遍表达的核蛋白，主要存在于细胞核中。第Ⅱ类与酵母 HDA1 相似，具体分为两个亚类：Ⅱa 包括 HDAC4、5、7 和 9，Ⅱb 包括 HDAC6 和 10。这类蛋白含有核定位信号序列和核输出信号序列，故具有核质穿梭的特性，其表达常具有组织和细胞系表达的特异性。Ⅱa 型与Ⅱb 型的区别在于它们与 MEF2（myocyte enhancer factor-2）和 14-3-3 蛋白的 N 端进行结合的位点不同。第Ⅲ类 HDAC（即 Sirtuins 家族）为酵母 SIR-2（silent information regulator-2）的同源物（包括 SIRT1-7 共 7 个成员），与传统的Ⅰ型和Ⅱ型 HDACs 都不相同。尽管它们也有一个去乙酰化的结构域，但是它们的酶活性需要辅助因子辅酶Ⅰ（烟酰胺腺嘌呤二核苷酸，NAD+）的激活，这一特性表明它们参与对生物代谢的调节。第Ⅳ类为新发现的 HDAC11，HDAC11 和第一类和第二类 HDACs 属性相近，鉴于整个序列的同源性太低，故归为第Ⅳ类。

4. 组蛋白去乙酰化酶抑制剂

HDAC 抑制剂（HDACi）的主要作用机制是通过抑制 HDAC，阻断由于 HDAC 聚集而导致的抑制基因表达，从而达到治疗的目的。比较理想的 HDACs 抑制剂应具备 3 个特征：①抑制 HDACs 的活性；②使 HDACs 从靶基因启动子上解离；③促进 HAT 定位于靶基因启动子。目前已有多种 HDACs 抑制剂被开发并应用于临床。

按其结构，现已发现的去乙酰化酶抑制剂可分为 4 类。第一类是短链脂肪酸，包括丁酸、苯丁酸、丙戊酸，这一类抑制剂主要针对 HDAC Ⅰ 和 HDAC Ⅱa。第二类为氧肟酸盐（异羟肟酸）类，主要包括曲古抑菌素（trichostafin A，TSA）、SAHA（suberoylanilide hydroxamic acid）等。这一类抑制剂主要针对第Ⅰ类和第Ⅱ类组蛋白去乙酰化酶。第三类是环状四肽，主要包括 trapoxin、apicidin、HC-toxin 和 FK228 等，其主要作用的靶点是Ⅰ型 HDACs。第四类是苯酸胺类，主要包括 MS-275、SNDX-275 和 MGCDO101 等，其主要作用的靶点是Ⅰ型 HDACs。

大量的 HDACi 已被研发，经临床实验评估，表现出较好的抗肿瘤活性。丁酸盐是最简单的 HDAC 抑制剂，已被广泛应用于临床治疗。1981 年，Roediger 首次报道了在患有大肠溃疡的患者的直肠上皮细胞中丁酸盐的 β-氧化作用减弱现象。进一步探讨丁酸盐的作用机制时发现，丁酸盐可以非竞争性、非特异性地抑制 HDAC 的功能，导致组蛋白 H3 和 H4 的高乙酰化状态。以往研究显示，HDACi 在肿瘤治疗中发挥重要作用。近年来，不断有证据表明 HDACi 在非肿瘤性疾病如心脏疾病中也发挥着重要作用，这将为 HDACi 应用于心脏病治疗开启新的视角。

（三）组蛋白甲基化修饰调控机制

1. 组蛋白甲基化修饰作用模式

甲基化主要发生在核心组蛋白氨基末端尾部保守的赖氨酸残基上，组蛋白赖氨酸甲基化作用位点比较多，具体包括：H3 上的 K4，K9，K36 和 K79；H4 上的 K20。除此之外，实验发现精氨酸还可以被甲基转移酶作用。目前组蛋白赖氨酸研究比较多，不同甲基化组蛋白赖氨酸修饰位点存在不同修饰状态，即便是同一个甲基化位点，也可能存在着不同的甲基化状态，因为在同一位点经特异甲基化转移酶催化可发生单甲基化、二甲基化和三甲基化。这些不同的甲基化组蛋白修饰状态，决定其对基因的表达调控具体模式。经研究发现，如 H3K4、H3K36 和 H3K79 多与基因子转录激活相关，而 H3K9、H3K27 和 H4K20 多与基因转录抑制相关。

2. 组蛋白赖氨酸甲基转移酶分类

催化赖氨酸（Lys）甲基化的酶均含有高度保守的 SET 结构域。SET 结构域是基于 3 个基因组合进行命名，即 Su（var）3-9，Enhancer of zeste［E（z）］和 Trithorax（trx）。依据它们与酵母组蛋白赖氨酸甲基转移（HKMTs）的同源性，可将 HKMTs 分为 5 个家族：SUV39 家族、SET1 家族、SET2 家族、

RIZ 家族和 DOT1 家族。不同组蛋白甲基转移酶催化特异的甲基化位点。结合以往研究发现，SUV39 家族均可以特异性地使 H3K9 甲基化。其家族成员 G9A 除了可以甲基化 H3K9，还可以甲基化 H3K27。SET1 家族催化完成 H3K4 甲基化，SET2 集中促进甲基化组蛋白 H3 发生甲基化，RIZ 家族可以催化 H3K9 发生甲基化。DOT1 家族没有 SET 结构域，促进 H3K79 发生甲基化。

（四） microRNA 修饰调控机制

MicroRNA 是真核生物中长度为 21~23 个核苷酸的单链小分子 RNA，这是一类参与基因转录后水平调控的一类非编码小分子 RNA。研究发现 MicroRNA 可以调节细胞分化、增殖、凋亡、代谢和再生等生物学过程。目前已发现 1 000 多种 MicroRNA。MicroRNA 通过与目标基因 mRNA 分子的 3′端非编码区先后互补配对而下调靶基因。具体调控机制如下：MicroRNA 的 5′端必须有 7~8 个位点和靶 mRNA 互补，如果互补程度较高，MicroRNA 很有可能通过剪切降解靶 mRNA；如果互补程度低，MicroRNA 则倾向于通过抑制翻译的途径下调靶基因。

第二节　表观遗传与心脏发育

一、心脏发育中的 DNA 甲基化重排

肌细胞增强因子 2C（myocyte enhancer factor 2C，MEF2C）和 Nk2 homeobox 5（Nkx2.5）基因（又称心脏特异性同源盒基因）在心脏发育过程中起着重要的调节作用，Islet-1（insulin gene enhancer binding protein isl-1）基因的高表达促进胎鼠的间充质干细胞向心肌细胞分化，这一过程中伴随着 MEF2C 和 Nkx2.5 基因启动子区甲基化水平降低，引起这两个基因表达增加。

二、乙酰化相关酶在心脏发育中的时空调控

（一） 组蛋白乙酰转移酶在心脏发育中的作用

乙酰转移酶 p300 是 CBP/p300 家族的重要成员，在心肌发育和心肌细胞的分化中起着重要的作用，p300 表达缺失可导致小鼠胚胎致死并伴随心脏发育异常，在妊娠的第 9 天和第 11.5 天，p300 敲除的胎鼠表现为心脏发育缺陷，心腔扩大，小梁明显减少和心包积液。此外，与野生型胎鼠相比，发育异常的实验鼠心脏 β-肌球蛋白重链基因表达明显减少。

（二） 组蛋白去乙酰转移酶在心脏发育中的作用

近年来研究显示，组蛋白去乙酰转移酶在心脏发育中起着重要的调控作用。Ⅰ型的 HDAC1、2、3、8 调控心肌细胞的生长、增殖和分化。在心肌细胞中，Nkx2.5 基因是心脏基因表达和心脏发育的关键调控因子。HDAC1 通过直接调控 NKX2.5 表达进而参与调控心脏发育过程，在胚胎发育早期，小鼠胚胎发育到第 10.5 天时 HDAC1 基因缺失可导致严重的心脏分化缺陷，导致胚胎死亡。另外，还有研究表明，HDAC2 在胚胎发育和成人心脏中调控肥厚应答。

三、组蛋白甲基转移酶在心脏发育中的时空调控

（一） 组蛋白甲基转移酶在心脏发育中的作用

SET1 家族成员 SmyD1 蛋白通过诱导 H3K4 甲基化促进心肌细胞分化，调节心脏发育。实验研究显示，当 SmyD1 蛋白表达异常时，会引起胚胎心脏发育失调，甚至胚胎死亡。PcG 蛋白（polycomb group proteins，PcG）介导的 H3K27 发生三甲基化参与调节心脏发育。PcG 蛋白与 BMI1、Ring1A、Ring1B Eed、Suz2 和 Ezh2 形成转录抑制复合物参与调控心脏发育。有研究发现，PcG 蛋白突变能够影响 H3K27 三甲基化，导致对下游心脏发育相关基因调节失控，引起心脏发育异常。

（二）组蛋白去甲基转移酶在心脏发育中的作用

在基因调控的巨大网络中，体内组蛋白去甲基转移酶与组蛋白甲基转移酶通过相互拮抗发挥调控作用，实现对细胞命运的掌控。因此，组蛋白去甲基转移酶在心脏发育中起着不可或缺的作用。研究显示，去甲基化酶 JHDM1B 通过诱导 H3K4me3 和 H3K36me2 发生去甲基化调控心脏发育。心脏发育相关转录调节因子 BCOR 发生突变时，JHDM1B 无法到下游靶基因上，导致这些基因启动子上的 H3K4 和 H3K36 甲基化水平升高，引发心脏畸形。

四、microRNA 在心脏发育中的时空调控

调节心脏发育，miR-1 通过靶向调节心脏发育相关转录因子 Hand2，参与胚胎时期心脏腔室形成。另外，miR-133 也是保证心脏正常发育的关键调控因子。研究发现，miR-133 过表达会导致心脏不能正常进行环化，影响心腔的形成。miR-143 在心室形成的过程中发挥着重要的作用。敲除 miR-143 能够抑制心肌细胞的增殖和伸长，导致心室形成受阻。此外，还发现 miR-499 能够通过调控心脏发育相关基因肌球蛋白重链（β-myosin heavy chain，β-MHC）基因和肌细胞发育增强因子 2C（MEF2C）基因的表达来调控心脏的正常发育。

第三节　运动性心律失常相关疾病与表观遗传调控异常

高晓嶙等人研究发现，运动性心脏意外猝死作为体育运动人群在运动中发生的主要事件越来越引起世人的关注，它以心律失常为普遍特征，严重威胁着人类的生命。国内外学者针对运动性心脏意外病因和病理变化展开了一系列研究。结果，大多数的运动性心脏意外猝死都是由于心血管异常所致。这些心血管疾病主要涉及心肌肥大、冠状动脉粥样硬化、缺血性心脏病、心肌炎、脑血管意外、瓣膜性心脏病、心脏传导系统异常等。

这里我们主要介绍表观遗传调控在这些疾病发生发展中的作用。

一、DNA 甲基化与运动性心律失常相关疾病

纵观国内外研究报道，运动性心律失常和猝死的主要诱因有冠状动脉粥样硬化、缺血性心脏病、心肌炎、瓣膜性心脏病、心脏传导系统异常、肥厚型心肌病、冠状动脉异常、冠心病、先天性主动脉瓣狭窄、心肌炎和原发性心肌症以及急性心功能不全等。

目前有关 DNA 甲基化在此类疾病中的研究和报道还十分有限，但这并不意味着该类疾病与 DNA 异常甲基化之间没有显著相关性，这也为我们今后的研究工作引出了新的思路和空间。下面主要针对冠心病、动脉粥样硬化与甲基化的相关性研究做一介绍。

（一）冠心病与相关基因甲基化异常有关

心律失常是冠心病的主要临床表现之一，且发生在冠心病的不同阶段。不同类型的心律失常也往往反映冠心病的轻重和预后。郭继鸿指出，在运动猝死事件中，男性运动员占绝大多数，这与男性运动员的基础人数较多有关，也与男性运动员伴发心肌病、冠心病等容易发生心脏性猝死的概率较高有关。冰岛运动员 Fionnuala Quigley 在比赛中猝死的主要病因就是冠心病。

截至 2013 年，已有超过 20 万篇关于冠心病的科研文献，这些文献涉及 3 000 多个基因。其中 DNA 甲基化的相关研究虽然逐年增多，但是关于冠心病的 DNA 甲基化研究却不超过 100 篇。可见，DNA 甲基化与心脏相关疾病的关联性还有待进一步探索。

目前已报道的与冠心病相关的 DNA 甲基化主要包括以下基因：雌激素相关基因（雌激素受体 α 和雌激素受体 β）、免疫相关基因（核转录因子 FOXP3、抗脂蛋白磷脂酶 A2 抗体、基质金属蛋白酶-9、

转录因子-KB1 和 GATA 连接蛋白 3)、脂质相关基因 (腺苷三磷酸结合盒转运蛋白 A1、Kruppel 样转录因子 2 和低密度脂蛋白受体相关蛋白 1)、氧化应激相关基因 (胞外超氧化物歧化酶、谷胱甘肽巯基转移酶 P1、Bcl2/腺病毒 E1B19KD 相互作用蛋白 3)、凝血相关基因 (血栓调节蛋白、凝固因子Ⅶ)、血管生成相关基因 (成纤维细胞生长因子 2 和人转化生长因子 β 受体 3)。

（二）动脉粥样硬化与相关基因甲基化异常有关

很多运动性猝死事件与动脉粥样硬化有关，IIKKa 通过对 808 名运动猝死者情况的调查发现：80% 的运动性猝死与冠状动脉病变有关。Burkeetal 对 14~40 岁突然死亡者做尸体解剖发现，心肌肥大和冠状动脉异常、冠状动脉粥样硬化均易导致运动性猝死。Ragaota 研究了 75 例 30 岁以上的业余运动员猝死病例，其中 71 例患有冠状动脉粥样硬化性心脏病。

1999 年，首次出现了动脉粥样硬化 DNA 甲基化异常的报道。该报道认为，高半胱氨酸抑制了甲基化供体赖以产生的叶酸和维生素 B_{12} 依赖的甲硫丁氨酸-S-腺蛋氨酸转化过程，从而影响了 DNA 的甲基化反应。DNA 低甲基化对动脉粥样硬化的恶化从而导致其能够促使血管平滑肌细胞增殖和纤维沉积。外周血的低甲基化可使参加免疫和炎性反应的细胞过度增殖从而加重动脉粥样硬化时的炎性反应。所以，高半胱氨酸，低叶酸及低维生素 B_{12} 水平均是引起主动脉及外周血淋巴细胞 DNA 低甲基化，进而导致动脉粥样硬化的诱发因素。

血管平滑肌细胞的异常迁移和增殖是动脉粥样硬化发生发展的核心事件，此过程与肿瘤细胞的发生发展机制有一定的类似性，在肿瘤细胞中往往伴随着基因组整体低甲基化的状况。那么，在动脉粥样硬化斑块平滑肌细胞中，是否也存在着这样或类似的基因组整体低甲基化呢？2002 年，Hiltunen 等在人动脉粥样硬化斑块及载脂蛋白 E 基因敲除鼠动脉粥样硬化斑块中相继发现，在动脉粥样硬化斑块平滑肌细胞 (smooth muscle cell，SMC) 增殖区，SMC 基因组胞嘧啶甲基化水平减少了 9%，提示基因组低甲基化与动脉粥样硬化的发生发展相关。

目前，动脉粥样硬化除了与基因组整体低甲基化水平相关以外，一些特定基因的异常甲基化修饰也被证实与动脉粥样硬化的发生发展有一定的联系，如雌激素受体基因 (estrogen receptor，ER)、腺苷三磷酸结合转运蛋白 A1 (ATP-binding cassette transport A1，ABCA1)、血小板源性生长因子 (platelet-derived growth factor，PDGF) 等。

雌激素受体 (estrogen receptor，ER) 为类固醇受体超家族的一员，包含两大类：经典的核受体 (雌激素受体 α、雌激素受体 β) 和膜性雌激素受体 (membrance estrogen receptor，mER)。雌激素通过与 ER 特异性结合，起到改善血管内皮功能、调节血脂水平、抑制平滑肌细胞增殖、抑制血小板聚集、白细胞黏附等作用，从而发挥抗动脉粥样硬化的作用。

20 世纪 90 年代，研究者发现在动脉粥样硬化患者的右心房、主动脉、胸廓内动脉、大隐静脉及冠状动脉旋切组织标本动脉粥样硬化斑块中，ER-α 基因甲基化水平较周围正常组织高；而在体外培养的人主动脉平滑肌细胞 (human aortic smooth muscle cells，HASMC) 中，异常细胞的 ER-α 基因甲基化水平也比正常细胞高。由此首次提出 ER-α 基因甲基化异常与动脉粥样硬化相关的论断。

随后，不同的研究者发现了 ER-α 基因甲基化水平与动脉粥样硬化的相关性。例如，Ying 等比较了来自同一个体主动脉中膜的收缩型和增殖型平滑肌细胞 ER-α 基因的甲基化水平，发现增殖型平滑肌细胞较收缩型平滑肌细胞 ER-α 基因甲基化水平更高；Huang 等报道，高同型半胱氨酸血症 (hyperhomocysteinemia，HHcy) 可促使 ER-α 基因启动子异常高甲基化，从而下调 ER-α 基因表达，促进人体平滑肌细胞增殖，引起动脉粥样硬化的发生发展。

人类腺苷三磷酸结合转运蛋白 A1 基因 (ATP-binding cassettle transporter A1，ABCA1) 定位于 9q31，编码 ABCA1 蛋白，该蛋白是一种跨膜转运蛋白，以 ATP 为能源，介导胆固醇和磷脂流出并转运至贫脂或者无脂的载脂蛋白 A-1，形成高密度脂蛋白 (HDL)，从而启动胆固醇逆向转运。因此，ABCA1 基因在胆固醇逆向转运和高密度脂蛋白生成的起始阶段发挥关键的作用，对防止动脉粥样硬化的形成有十分重要的意义。

2010 年，Talens 等最先报道在 ABCA1 基因启动子邻近第 1 外显子区域存在甲基化位点；2012 年，Guay 等在对家族性高胆固醇血症（familial hypercholesterolemia，FH）患者的研究中发现，外周血白细胞中 ABCA1 基因启动子邻近第 1 外显子区域甲基化程度与血浆中高密度脂蛋白胆固醇（high-density lipoproteins，HDL-C）水平（$R = -0.02$；$P = 0.05$）呈明显相关性、与 HDL 颗粒大小（$R = -0.38$；$P = 0.08$）呈负相关性；同时，该研究组还发现，有早期冠状动脉疾病（coronary artery disease，CAD）病史的 FH 患者较无早期冠状动脉疾病病史的 FH 患者外周血中 ABCA1 启动子区甲基化水平高（CAD 发生率为 0.402，无 CAD 发生率为 0.343；$P = 0.003$）。

血小板衍生生长因子（platelet-derived growth factor，PDGF）是储存于血小板 a 颗粒中的一种碱性蛋白质，包括 PDGF-A、PDGF-B、PDGF-C 和 PDGF-D 4 个亚型，PDGF 通过自分泌或者旁分泌的形式与 PDGF 受体特异性结合，促进细胞分裂，调节细胞分裂周期。PDGF 及其受体在血管生成，动脉粥样硬化过程中扮演着重要的角色。在动脉粥样硬化过程中，PDGF 能促进单核细胞、平滑肌细胞增殖和向内膜下的迁移，促进巨噬细胞和平滑肌细胞向泡沫细胞转变，上调 LDL 受体的表达，促进平滑肌细胞胆固醇合成及细胞外基质沉淀。2012 年，Zhang 等报道同型半胱氨酸（homocysteine，Hcy）通过 DNA 去甲基化上调 PDGF 水平，从而促进血管平滑肌细胞的增殖和迁移，在动脉粥样硬化中起到一定作用。

（三）心血管危险因素导致相关基因的甲基化异常

吸烟等心血管危险因素会导致相关基因甲基化异常，与心血管疾病的发生发展密切相关，如在 2012 年，Hermann Brenner 等报道，在 Karola 前瞻性队列研究中，招募了 1 206 名患有冠状动脉综合征、心肌梗死、冠状动脉介入治疗的住院患者，参加心血管康复项目，积极随访 8 年，发现基因 F2RL3 中 CpG 位点的甲基化程度与吸烟密切相关，该基因是吸烟有害影响的潜在调节者，并且与冠心病患者的死亡率密切相关。随后，在 2014 年的报道中，Hermann Brenner 等又通过对 3 588 例志愿者外周血白细胞中基因 F2RL3 的 CpG 位点检测发现，F2RL3 中 CpG 位点的甲基化程度与心脏疾病患者的死亡率密切相关。

（四）展望

目前，DNA 异常甲基化在运动性心律失常与猝死领域的研究还十分有限，但是越来越多的研究证实 DNA 异常甲基化与心律失常及猝死相关疾病的发生发展存在密切的联系，值得做更多更深入的研究。

DNA 甲基化在肿瘤等领域有较深入的研究，目前，DNA 甲基转移酶抑制剂阿扎胞苷（Azacitidine）已被美国食品和药物管理局（FDA）批准用于骨髓增生异常综合征（myelodysplastic syndromes，MDS）的治疗，相信随着 DNA 甲基化在运动性心律失常与猝死领域研究的不断深入，也会为该疾病的预防和治疗发挥积极的作用。

二、组蛋白乙酰化与运动性心律失常相关疾病

（一）组蛋白乙酰化修饰与肥厚型心肌病

肥厚型心肌病（HCM）是指在无明显阻力及容量负荷增加的情况下心肌发生肥厚，该病发生率为 0.04%～0.4%，肥厚型心肌病患者会出现心律失常，且出现心律失常的患者其预后较差，还存在着猝死的风险。多发群体为青壮年，是运动性猝死的原因之一。肥厚型心肌病以心肌肥厚为特征，临床表现为晕厥、胸闷、胸痛、心律失常、猝死。乙酰转移酶 p300 是 CBP/p300 家族重要的成员，在心肌发育和心肌肥厚中起重要作用。低剂量过表达 p300（1.5～3.5 倍）即可导致明显的心肌细胞肥大和心肌肥厚。p300 的一个等位基因敲除，可降低约 50%压力诱导的肥厚，p300 可与心脏发育相关转录因子相互作用，参与调节心肌肥厚发生。如 p300 可通过与转录因子 GATA-4 相互作用，促进 GATA-4 蛋白第 311 至 322 位氨基酸之间 4 个赖氨酸发生乙酰化，参与细胞外受体激动剂所致的心肌细胞肥大过程。p300 亦可通过调控心脏特异性的转录因子 MEF2D 参与应力所致的心肌肥厚。

1. 组蛋白去乙酰转移酶在心肌肥厚发生中的作用

三类 HDAC 均参与心肌肥厚的发生。HDAC2 和 HDAC3 属于第一类 HDAC 家族重要成员。HDAC2 参与心肌肥厚的调控。HDAC3 在心肌发育过程中调控心肌细胞增殖。HDAC3 缺失会导致胚胎死亡、严

重的心肌肥厚。HDAC2 和 HDAC3 在调节心肌肥厚和增殖时发挥不同的作用，HDAC2 在促进心肌肥厚时伴随着抑制增殖，而 HDAC3 抑制心肌肥厚伴随着促增殖。CaMK Ⅱ 对心肌肥厚的调控通常通过第二类 HDAC 发挥作用，由于 CaMK Ⅱ 在 HDAC4 上有 1 个重要氨基酸的停靠位点，因而 HDAC4 是 CaMK Ⅱ 的主要底物，参与肥厚的发展。CAMTAs 是胞外刺激重要效应因子，参与调节外界刺激诱导的心肌肥厚的发生。当肥厚信号刺激时，导致 HDAC5 发生磷酸化，失去对 CAMTAs2 抑制作用，导致心肌肥厚相关因子 ANP 表达增加，引起心肌肥厚发生。第三类 HDAC 家族也参与调控心肌肥厚的发生，第三类蛋白去乙酰转移酶 SIRT3 可以提高 LKB1 的去乙酰化水平，进而激活 AMPK 抑制雷帕霉素受体（mTOR）及 Akt 等下游机制抑制心肌肥厚的产生。

2. 组蛋白去乙酰转移酶抑制剂在心肌肥厚治疗中的作用

近年来研究显示，不仅快速型心律失常是肥厚型心肌病发生晕厥或猝死的主要原因，慢性心律失常也是肥厚型心肌病猝死的重要原因之一。Fananapazir 等研究发现，肥厚型心肌病心脏猝死幸存者中大约有 70% 的患者有持续性室性心律失常，23% 有室上性快速心律失常。Spirito 等研究发现，心律失常的程度与左心室肥厚的程度和范围密切相关，因此参与调节肥厚型心肌病发生相关基因如上面提到的乙酰转移酶 p300 和去乙酰转移酶 HDAC2 等很有可能在心律失常发生中起重要的调控作用，但具体是影响心肌纤维化形成，还是调节离子通道的性状尚有待实验证实。

Hopx 转基因小鼠心肌肥厚模型中，曲古抑菌素 A（TSA）在不改变血管紧张素水平的情况下可抑制心房纤维化和心律失常。主动脉结扎诱导的小鼠或左心室心肌肥厚的大鼠、肺动脉结扎诱导的右心室心肌肥厚的大鼠，经 TSA 和丙戊酸钠治疗后，心肌纤维化显著减少并能够部分逆转心肌肥厚。动物模型研究显示，HDACi 在心肌肥厚治疗中发挥重要作用。

3. 组蛋白乙酰化修饰与缺血性心肌病

缺血性心肌病（ICM）是指由于长期心肌缺血导致心肌局限性或弥漫性纤维化，从而产生心脏收缩或舒张功能受损，引起心脏扩大或僵硬、充血性心力衰竭、心律失常等一系列临床表现的综合征。ICM 患者，由于长期心肌缺血，引起心肌供氧和需氧失调，导致心肌细胞肥大、凋亡。科学研究显示，HDACs 抑制剂能抑制缺氧导致的心脏发育关键基因 GATA-4 再表达，减少供需氧失衡导致的血管和心肌损伤，从而保护缺血心肌细胞的功能。此外，还有研究发现，HDACs 抑制剂可抑制心肌细胞肥大，减少心脏的缺血性损伤及其梗死面积，减少心功能受损，延迟心衰的发作时间，在心脏重构中发挥重要调节作用。

缺血性心肌病是心脏性猝死的主要病因，而 80%~90% 的心脏性猝死是由快速性室性心律失常引起的。我们前面介绍的 HDACs 细胞核质异位引发的 K^+、Ca^{2+}、Na^+ 等阳离子通道发生变化，也可以导致心律失常。另外，还有许多致命性心律失常都以组织异质性为基础，通过传导延迟或阻滞的心肌构成折返环路形成心律失常。上文介绍的 HDACs 抑制剂可抑制心肌细胞肥大，减少对心脏的缺血性损伤，将来有望能够有效降低缺血性心肌病的病死率，减少恶性心律失常的发生。

大量研究表明，组蛋白乙酰化在 ICM 的发生、发展过程中扮演重要角色。其作用机制是 HAT/HDAC 通过调控 microRNA126，参与激活心肌细胞和促进血管生成途径对缺血缺氧心肌产生保护作用。SIRT1 属于Ⅲ类 HDACs，在缺血心肌能量代谢中参与调节内分泌信号，调节心肌细胞的能量代谢平衡，在缺血心肌细胞能量代谢中发挥重要作用。HDAC4 从细胞核向细胞质易位可能会引发突触活动；HDAC3 受视黄酸、甲状腺激素受体沉默介质（SMRT）和核受体辅阻遏（N-COR）影响，可促使 HDACs 发生核异位，激活 Hcn4 通道增强子，引起 K^+、Ca^{2+}、Na^+ 等阳离子电流变化，从而导致各种心律失常和 ICM 病变。

4. 组蛋白乙酰化修饰与心律失常

SIRT3 为第Ⅲ类 HDAC（即 sirtuins 家族）中的重要成员，在心律失常发生中起重要的调节作用。实验研究发现，SIRT3 通过调节心肌细胞代谢和清除心肌细胞内的活性氧自由基（ROS）参与维持心脏正常运转。当 SIRT3 高表达时，可以有效抑制心脏缺血或灌注性心律失常（ischemia reperfusion arrhythmias，IRA），高表达的 SIRT3 可以清除心脏缺血或灌注导致的 ROS，保证正常的心脏传导过程，有效地抑制心律失常的发生。

三、组蛋白甲基化与运动性心律失常相关疾病

扩张型心肌病（DCM）是一种非缺血性、以单心室或双心室球形扩大，并伴有进行性收缩功能衰退疾病。DCM 患者心功能丧失有多种机制，包括心肌细胞中基因异常表达、心肌细胞坏死和凋亡，其中心肌细胞数目减少并被纤维组织代替较为常见，而且这些组织细胞改变是产生各向异性传导和折返性心律失常的条件。由此可见，心律失常与扩张型心肌病发病进程密切相关，因此参与调节扩张型心肌病发病相关基因如组蛋白去甲基转移酶 JARID2 等很有可能在心律失常发生中起重要的调控作用，但是否影响心肌纤维化形成还有待于进一步实验证实。

JARID2 蛋白，作为组蛋白去甲基转移酶，不但可以催化 H3K9 发生去甲基化，还可以诱导 H3K36 发生去甲基化，从而调控心脏发育相关基因心钠素（ANF）的表达。也有研究显示，JARID2 与转录因子 Nkx2.5 和 GATA-4 相互作用参与调控心脏发育。动物学实验显示，JARID2 基因缺失小鼠因为心脏发育异常引起扩张型心肌病、室间隔缺损和右心室双出口等心脏相关疾病，导致死亡。

四、microRNA 与运动性心律失常相关疾病

（一）microRNA 与心肌肥厚相关疾病

microRNA 在心肌肥厚发生中发挥多重调节作用，有些 microRNA 抑制心肌肥厚发生，有些则促进心肌肥厚的发生。Alessandra 等通过小鼠研究发现，miR-133 随着心肌肥厚的发生表达降低。利用基因敲除技术敲除 miR-133 可以诱导心肌肥厚的发生。miR-208a 通过负调节 Thrap 和 Myostation 的表达，从而抑制心肌肥大和心脏发生纤维化。转基因动物的实验结果显示，心脏中过表达 miR-195 会促进心肌肥厚的发生，同时还伴随心力衰竭。Wang 等实验结果显示，miR-9 也参与调节心肌肥大。miR-9 通过抑制心肌素（myocardin）表达，进而抑制异丙肾上腺素和醛固酮介导的心肌肥大的发生。

（二）microRNA 与心律失常

心律失常是心肌细胞离子通道和膜蛋白控制异常所引发的心脏传导缓慢、阻滞或经异常通道传导的疾病，可引发心脏搏动的频率和（或）节律异常。近期研究发现，miR-1、miR-133 和 miR-328 异常表达与心律失常发生相关。Zhao 等人研究发现，miR-1 基因过表达可以导致心律失常的发生。机制研究发现，miR-1 通过下调钾通道蛋白 KCNJ2 和间隙连接蛋白 GJA1，影响心肌细胞间的传导，导致心律失常的发生。miR-133 也参与调控心律失常的发生，miR-133a 转染心肌细胞后，能够调节 K^+ 通道电流，引起 QT 间期延长，调节心律。另外通过人群研究发现，miR-328 在心房颤动患者中表达明显升高，机制研究发现 miR-328 通过下调 CACNA1C 和 CACNB1，进而降低 L-型 Ca^{2+} 通道电流，导致心房动作电位缩短，心律失常发生。

（三）microRNA 在心肌梗死中的作用

心肌梗死（AMI）是指冠状动脉的血流急剧减少或中断，引起心肌缺血，导致心肌大面积坏死。心律失常是急性心肌梗死最常见的并发症，发生率非常高，在 60%～100%，是急性期死亡的主要原因之一。在急性心肌梗死发生的各个阶段都伴随着心律失常的发生，其中早期室性心律失常发生频率较高。心律失常的发生，主要是由于心肌梗死所致的心肌缺血和迷走神经的兴奋，从而导致窦性心动过缓及房室传导阻滞。上文已经介绍 miR-133、miR-328 参与调节心律失常的发生，除此之外，参与调节心肌梗死发生的相关基因 microRNA 如 miR-499 和 miR-208a 也很有可能在心律失常发生中起重要的调控作用，但具体机制还有待于进一步研究。

近期研究发现，microRNA 异常表达与心肌梗死发生相关。基于动物实验模型和人群的研究发现，在心肌梗死的动物模型和患者的血浆中，miR-1、miR-133a、miR-499 和 miR-208a 的表达量均明显高于对照组。Tang 等人研究发现，miR-1 通过下调抑制凋亡因子 BCL-2 的表达促进心肌梗死的发生，其他一些 microRNA 表达降低也参与调控心肌梗死的发生。Dong 等人研究发现，miR-21 在心肌梗死发病过程中表达降低，而过表达 miR-21 可以下调凋亡因子 PDCD4 的表达，抑制心肌细胞凋亡，减小梗死的面积。

第六章　运动与遗传性心律失常

运动性心律失常是指在一定强度的运动中或运动后发生的心律失常，其临床表现不一，心悸、头晕、晕厥、心绞痛、急性心肌梗死和充血性心力衰竭，甚至心脏性猝死。运动性心律失常可见于患有动脉粥样硬化性心脏病（心肌缺血）患者，以及那些存在原发性或继发性心肌病的患者。此外，运动性心律失常还可能发生在各个年龄段，且表面上似乎健康的个体，在这组人群中，运动性心律失常可以是良性的，也可以是恶性的，甚至引发猝死。在上述貌似健康的人群中，恶性心律失常及猝死的病因可分为：①后天获得：药物诱发或电解质紊乱所致获得性长 QT 综合征；②先天遗传：基因突变造成心脏离子通道功能异常所致的遗传性心律失常，如遗传性长 QT 综合征、儿茶酚胺敏感性室性心动过速等。而遗传性心律失常目前已逐渐成为运动性猝死的重要病因之一。

由于遗传性心律失常为基因突变造成的心肌细胞离子通道功能异常，常不伴先天性或后天性心脏结构异常，因此其发病特点表现为：①发病年龄轻；②患病人群相对健康（不存在心脏结构异常、无心肌缺血病史）；③多以晕厥、猝死为首发症状；④呈家族聚集性。从其发病特点可以看出，遗传性心律失常患者，年轻、平素健康，发病前多无征兆，一旦发病常表现为晕厥、猝死，且家族中可多名成员发病，从而对患者、家庭成员乃至社会造成了巨大的压力。因此，遗传性心律失常现已成为学界关注的焦点之一，如何早期筛查、及时诊断、治疗，减少恶性心律失常事件、猝死的发生，是目前该领域的主要研究方向。

运动因其独特的生理效应——交感神经兴奋，使其成为某些遗传性心律失常的诱因。本章将根据运动诱发遗传性心律失常的表现形式，将其分为快速性和缓慢性两大类，并逐一进行介绍。

第一节　快速性心律失常

一、遗传性长 QT 综合征

遗传性长 QT 综合征（LQTS）是由于编码心脏离子通道的基因突变导致的一组综合征，表现为心脏结构正常、QT 间期延长和 T 波异常，心律失常发作时呈典型的尖端扭转型室性心动过速（torsade de pointes，TdP），易发晕厥、抽搐和猝死。

LQTS 在世界各地均有报道，对白种婴儿心电图筛查的结果表明，以 QTc 异常为诊断标准时，LQTS 患病率约为 1/2 000，这还不包括相当数量的隐匿性致病基因突变携带者。

1995 年首次发现 3 个与 LQTS 相关的基因，此后一系列的分子遗传学研究共发现 13 种先天性 LQTS 基因型，分别由钾离子通道蛋白、钠离子通道蛋白、钙离子通道相关因子及膜连接蛋白编码基因变异所致。LQT1（KCNQ1）、LQT2（KCNH2）、LQT3（SCN5A）占遗传学上确诊的所有 LQTS 患者的比例超过 92%。

（一）临床表现

1.ECG 表现　QT 间期延长是 LQTS 最基本的心电图特点（图 6-1），但其并不总是存在，约有 10%

（LQT3）和 37%（LQT1）的基因型阳性患者，静息状态下 QT 间期在正常范围。此外，基因型不同，LQTS 患者心室复极延长表现出的形态学改变也不同，即 LQTS 的心电图复极异常改变存在基因特异性。

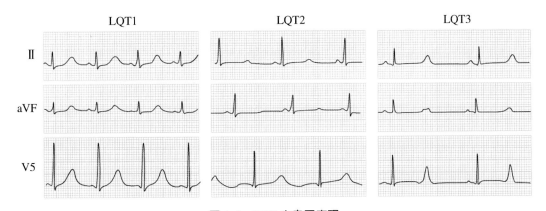

图 6-1　LQTS 心电图表现

LQT1 T 波宽大；LQT2 T 波低平或伴有切迹；LQT3 ST 段延长

2. 心律失常　LQTS 的心律失常事件通常表现为 TdP（图 6-2），持续时间长者可引发晕厥、心搏骤停或心室颤动而猝死。未经治疗的患者，自然病程表现为反复晕厥发作，最终可能引起猝死。由于部分患者的首发表现即为猝死，因此对无症状患者进行治疗非常必要。此外，LQTS 患者可伴有房性心律失常，如心房颤动。

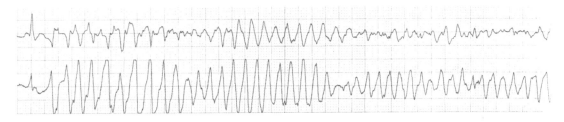

图 6-2　TdP 发作心电图

心律失常事件的诱因在很大程度上与基因型相关（图 6-3）：

（1）LQT1（KCNQ1）多发生在运动或情绪激动时，尤其是游泳时。

（2）LQT2（KCNH2）主要发生在睡眠中突然出现声音刺激或产后。

（3）LQT3（SCN5A）主要发生在休息或睡眠中。

（二）诊断

长 QT 综合征的诊断主要依靠测量 QTc（心率校正的 QT 间期）、病史（反复晕厥发作等）、基因学检查。需要注意的是：

（1）必须排除引起 QTc 延长的其他继发性原因，如药物、获得性心脏病、电解质紊乱等。

（2）鉴于部分 LQTS 患者静息状态下 QTc 正常，因而对于基因型阳性疑似患者，需进一步行激发试验。利用激发试验可发现静息时 QT 间期正常的 LQTS 患者，常用激发试验包括：从仰卧位到站立位的体位改变、运动试验以及注射肾上腺素等，如试验过程中出现 QTc 延长，提示结果为阳性。

（三）危险分层

确定极高危或低危个体相对容易，但对多数中危患者进行分层较困难，且易出现错误。基因分析和临床评估对危险分层有一定价值。

下列因素与风险高低有关：①QTc>500ms 为高危，>600ms 为极高危；②明显的 T 波改变，特别是治疗后仍有明显的 T 波改变时，提示心电不稳定，需要预防性治疗。婴幼儿期即发生过晕厥或心搏骤停者在使用 β 受体阻滞剂后心律失常事件复发的可能性仍然很高。

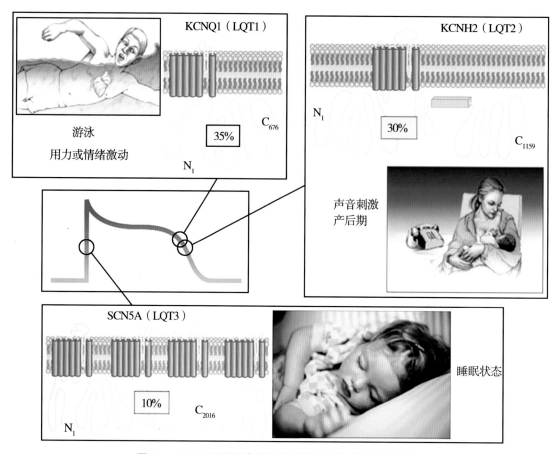

图 6-3 LQTS 心律失常事件的诱发原因与基因型相关性

低危患者的识别：隐匿性突变阳性患者发生自发性心律失常的风险低。对经基因检测确诊的无症状患者，使用具有钾通道阻滞作用类药物及低血钾是其最主要的危险因素。男性 LQT1 患者，年轻时无症状，以后发生心律失常的风险低，而女性无症状患者，特别是 LQT2 者，40 岁后仍有心律失常发生的风险。

（四）治疗

LQTS 治疗的基本原则是根据患者发生致命性心律失常的风险来决定治疗方案（表 6-1）。

表 6-1 LQTS 治疗建议及适应证级别

Ⅰ类：

（1）改变生活方式：

　　1）避免应用延长 QT 间期的药物。

　　2）纠正腹泻、呕吐、代谢性疾病及减肥导致饮食失衡，预防和治疗电解质紊乱。

（2）β受体阻滞剂：

　　1）QTc≥470ms 的无症状患者。

　　2）有晕厥或记录到室性心动过速或室颤（VT/VF）的患者。

（3）LCSD：

　　1）拒绝植入 ICD 或存在 ICD 禁忌证的患者。

　　2）β受体阻滞剂无效或不耐受。

（4）ICD：心搏骤停幸存者。

（5）对于所有想从事竞技体育的 LQTS 患者应请临床专家评估风险。

续表

Ⅱa类：

（1）QTc≤470ms 的无症状患者，可考虑应用β受体阻滞剂。

（2）β受体阻滞剂治疗期间仍有晕厥发作者，建议植入 ICD。

（3）β受体阻滞剂和（或）ICD 治疗期间仍发生心脏事件者，应考虑行 LCSD。

（4）钠通道阻滞剂：LQT3 且 QTc>500ms，如一次口服可使 QTc 缩短 40 ms 以上者，可选用。

Ⅲ类：

无症状的 LQTS 患者在未试用β受体阻滞剂前不建议使用 ICD。

（1）改变生活方式：LQT1 患者应避免剧烈运动，尤其是游泳；LQT2 患者应避免突然的声音刺激（闹钟、电话铃声等）；所有的 LQTS 患者都应避免使用可能延长 QT 间期的药物。

（2）药物：β受体阻滞剂是一线治疗药物，无活动性哮喘等禁忌证的患者均应使用，包括 QTc 间期正常而基因诊断阳性者。药物用量可根据年龄和体重，逐渐增加至最大耐受剂量，服药过程中应避免突然停药，以防增加病情恶化的风险。

（3）植入式心脏复律除颤器（ICD）：LQTS 患者 ICD 植入适应证：①发生过恶性室性心律失常致心脏停搏者；②在服用β受体阻滞剂的情况下仍发生晕厥者；③存在β受体阻滞剂禁忌证且属猝死高危风险者。

但由于传统经静脉植入 ICD（图 6-4），存在植入术中并发症（入路静脉穿刺相关、植入术中心肌穿孔、心包压塞等）、植入术后并发症（感染性心内膜炎、三尖瓣反流、除颤导线故障、不恰当放电、拔除除颤导线相关等），不建议将 ICD 作为无症状 LQTS 患者，特别是年轻患者的一线治疗手段。

近年来，随着全皮下 ICD（S-ICD）的问世（图 6-4），为年轻的、高猝死风险的、不需抗心动过速起搏的遗传性心律失常患者，提供了优于传统经静脉 ICD 的更好选择。就 LQTS 患者而言，因其心律失常发作时表现为 TdP（非折返性心律失常），抗心动过速起搏治疗无效，尤其适合 S-ICD 的植入适应证。

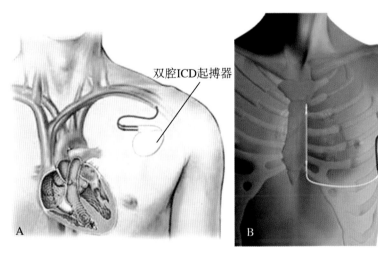

双腔ICD起搏器

A   B

图6-4 植入式心脏复律除颤器
A. 传统经静脉植入 ICD   B. 新一代全皮下 S-ICD

（4）左侧心脏交感神经切除术（LCSD）：从 LQT1（运动诱发）、LQT2（铃声刺激）的诱发方式可以看出，LQTS 的发作与交感神经兴奋相关，因此 LCSD 手术可降低高危患者心律失常事件发生的可能性，包括单用β受体阻滞剂不耐受或者无效的患者。

LCSD 常用于下列情况：高危婴幼儿患者，因体形小而不能植入 ICD 者；使用β受体阻滞剂后仍发生晕厥；伴有哮喘等禁忌证或不能耐受β受体阻滞剂者。

（5）其他疗法：对高危的 LQTS 患者，当其对 β 受体阻滞剂不敏感或在 ICD 和 LCSD 治疗下仍有心脏事件发生时，可给予美西律、氟卡尼和雷诺嗪等。钠通道阻断剂主要用于 LQT3 患者，美西律通过抑制晚钠电流对 LQT8 有效。这些药物的应用来自于临床观察，在部分患者中效果显著。尚缺乏长期随访结果。

为便于理解，现介绍临床 LQTS 病例 1 例。

男性，9 岁，发作性意识丧失 4 年来诊。

发作特点：均发生于睡眠被唤醒时，表现为突然惊叫、随即意识丧失，伴小便失禁，3~5min 后意识可自行恢复。

发作频率：2~3 次/年。

心电图：如图 6-5、图 6-6 所示。

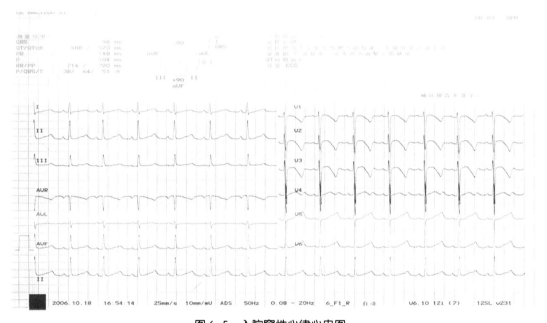

图 6-5　入院窦性心律心电图

QT_C 573ms，多个导联可见 T 波双峰、切迹，V_{1-3} T 波倒置

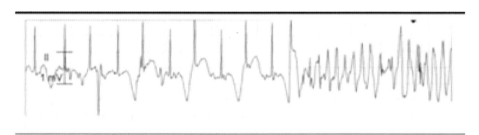

图 6-6　Holter 记录意识丧失时 II 导联心电图

可见 T 波电交替，随后由室性早搏诱发的 TdP。

诊治经过：患者临床表现（睡眠叫醒时发作）和 ECG（QT_C 573ms，T 波双峰、切迹），符合 LQTS2 型表现，后基因检查证实为 KCNH2 错义突变。予患儿口服普萘洛尔治疗，至今未再出现意识丧失发作。

二、儿茶酚胺敏感性室性心动过速

儿茶酚胺敏感性室性心动过速（CPVT）是心脏结构正常而对儿茶酚胺异常敏感的遗传性疾病，是一种少见的、严重的、原发性遗传性心律失常。以交感兴奋诱发的双向性、多形性室性心动过速为特征

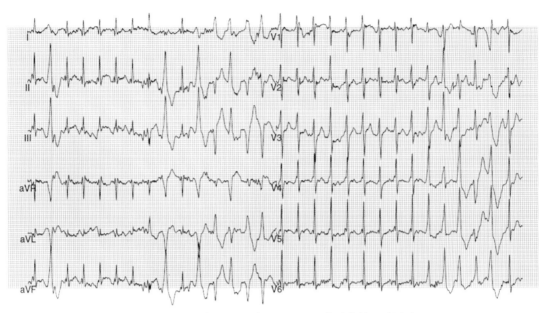

图6-7 CPVT特征性心电图表现：双向性室性心动过速

（图6-7），临床上常表现为晕厥、心脏性猝死。鉴于CPVT患者的静息心电图和心脏影像学无异常，所以较难准确估算人群中该病的发病率。目前部分国外文献报道的CPVT发病率约为1/10 000。

目前已证实的CPVT根据致病基因不同分为两类。①CPVT1：由编码Ryanodine受体的RyR2基因突变引起，属常染色体显性遗传；②CPVT2：由编码集钙蛋白Calsequestrin-2的CASQ2基因突变引起，属常染色体隐性遗传。上述突变基因编码的蛋白，均为维持细胞内钙稳态的重要成分，因此，CPVT的实质为交感神经兴奋所致的心肌细胞内钙失衡（图6-8、图6-9）。需指出的是，只有50%~60%的CPVT患者发现携带RyR2基因或CASQ2基因突变，提示另外其他基因突变也可能导致CPVT的临床表现。

KCNJ2是导致Andersen-Tawil综合征，即7型LQTS的致病基因。Ank2基因突变可导致LQT4。近期研究发现，携带KCNJ2或Ank2基因突变的患者临床可表现为交感神经兴奋引发的双向室性心动过速。目前还不清楚是这两个基因变异导致了类似CPVT的表型，还是特异的基因变异导致新的CPVT类型。

另一个新发现可能与CPVT有关的基因是TRDN基因（图6-9），编码Triadin蛋白。研究者在2个有心律失常史和心脏猝死史的家族中证实了3个以隐性方式遗传的TRDN基因突变。此外，CALM1基因编码钙调蛋白激酶，在一个家系中发现一种突变与儿茶酚胺介导的心律失常发生共分离，另外一种突变在CPVT散发病例中发现。

（一）临床表现

CPVT患者典型的临床表现为运动或情绪应激诱发的晕厥或猝死，首次发病通常在20岁以前，多出现在儿童期。CPVT患者常因晕厥时伴有抽搐、大小便失禁，易被误诊为"癫痫"，延迟了CPVT的正确诊断。国外文献报道，30%的CPVT患者有运动相关的晕厥、抽搐和猝死家族史，提示家族史有助于诊断CPVT。

（二）诊断

符合以下任意1条，可诊断：

（1）年龄<40岁，心脏结构、静息心电图正常，不能用其他原因解释的由运动或儿茶酚胺诱发的双向性室性心动过速或多形性室性早搏或多形性室性心动过速。

（2）携带致病性基因突变的患者（先证者或家庭成员）。

（3）CPVT先证者的家族成员在排除器质性心脏疾病，表现有运动诱发的室性期前收缩或双向性室性心动过速或多形性室性心动过速。

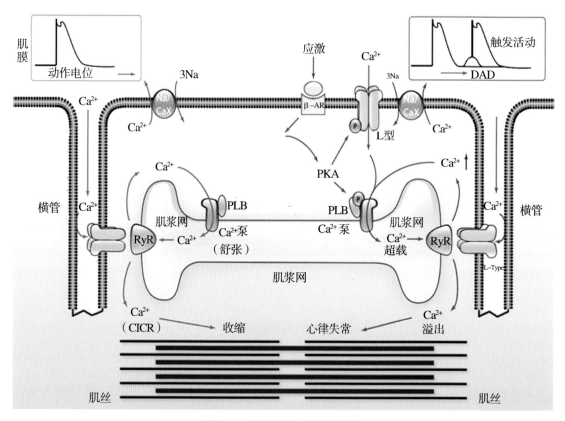

图 6-8　心肌细胞内的钙循环

左侧：静息状态下的钙循环，是实现心肌兴奋-收缩耦联的重要步骤。

右侧：应激状态下的钙循环，异常的细胞内钙超载，将诱发后除极所致的室性心律失常

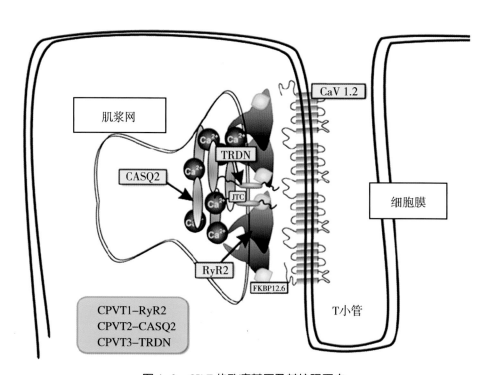

图 6-9　CPVT 的致病基因及其编码蛋白

对于年龄>40 岁，心脏结构、静息心电图正常，不能用其他原因解释的由运动或儿茶酚胺诱发的双

向性室性心动过速或多形性室性早搏、多形性室性心动过速，诊断 CPVT 时需进行其他鉴别诊断。

患者的静息心电图正常，偶尔心率低于正常范围。CPVT 的临床诊断主要依据运动激发试验、Holter 或植入式 Holter。当患者运动过程中出现室性期前收缩时，随着心率的增加心电图表现也越来越复杂：首先是出现单形性的室性期前收缩，紧接着可能出现多形性室性期前收缩和双向性室性心动过速或多形性室性心动过速（图 6-10）。Holter 监测运动负荷试验或者植入式 Holter 均可提供关键信息帮助诊断 CPVT（图 6-11）。

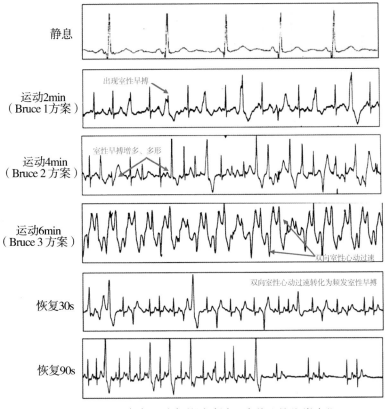

图 6-10　CPVT 患者运动负荷试验过程中的心律失常变化

程序刺激对 CPVT 的诊断和预后均无价值。

肾上腺素或异丙肾上腺素激发可以模拟 CPVT 心律失常发作，有助于不能进行运动试验检查的患者（如心肺复苏后或年龄较小的患者）的诊断。运动诱发的包括心房颤动在内的房性心律失常是 CPVT 的临床表型之一。

（三）危险分层

目前尚无 CPVT 的危险分层标准。诊断 CPVT 前，患者发生过心搏骤停提示以后发生心律失常事件的危险性增高。同样，发病年龄越小预后越差。此外，运动试验时出现持续的复杂室性心律失常者预后差。CPVT 患者的基因型-表型关系已有初步认识：位于 RyR2 C 末端的突变和 N 末端的突变相比，发生非持续性 VT 风险增加。在常染色体隐性遗传的患者中，可为携带多个 CASQ2 基因突变的杂合子或突变基因的纯合子；仅携带一个基因突变可表型正常，但最新研究表明单个 CASQ2 杂合突变也可能是室性心律失常的潜在易感因素。

（四）治疗

1. 药物治疗

（1）β 受体阻滞剂：CPVT 的首选治疗是选择无内在拟交感活性的 β 受体阻滞剂，同时限制运动。

（2）纳多洛尔：是一种长效 β 受体阻滞剂，适用于预防和治疗，并已证实临床有效。通常使用剂

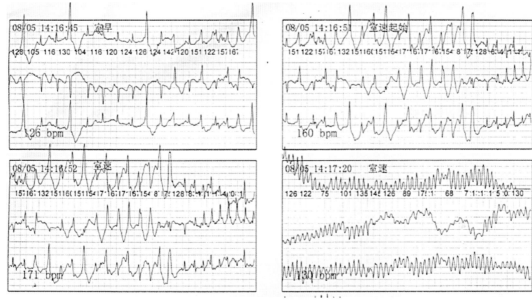

A. 可见窦性心动过速、频发室性早搏、双向性室速、多形性室性心动过速

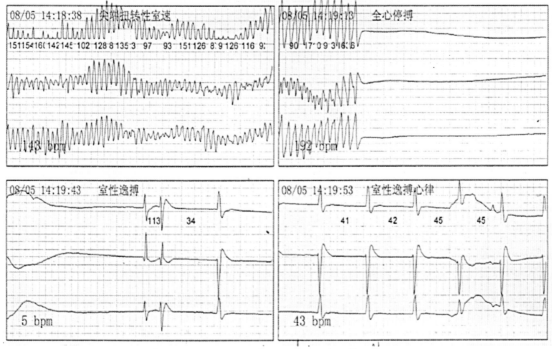

B. 多形性室性心动过速终止后，可见窦性停搏，室性逸搏

图 6-11　CPVT 患者的 Holter 报告

量较大（1~2mg/kg），要求患者按时、按量服药。国外报道，在使用 β 受体阻滞剂的情况下，心律失常每年的发生率为 3%~11%（8 年发生率为 27%）。我国市场缺乏纳多洛尔，多选择其他 β 受体阻滞剂（如普萘洛尔或美托洛尔缓释片剂）。患者在口服 β 受体阻滞剂的同时，应定期复查动态心电图和运动试验，明确发生心律失常前窦性心动过速的心率极限值，以便在日常生活中尽量避免心率增加到此值。动态心电监测和运动试验常可记录到无症状的室性早搏，完全抑制无症状室性早搏有一定难度。若在运动试验中出现成对或连发室性早搏，表明再次发生室性心律失常事件的可能性大，建议调整治疗方案或加大 β 阻滞剂剂量。

（3）维拉帕米：短期随访发现维拉帕米可以使一部分 CPVT 患者获益。在 β 受体阻滞剂治疗的基础上，维拉帕米可以降低室性心律失常的负荷，但是对维拉帕米的长期效益仍然存在争议。

（4）氟卡尼：氟卡尼在少数 CPVT 患者中可明显降低其室性心律失常负荷。虽然还没有大型研究全面阐明氟卡尼的药物效应，目前认为在不能完全控制心律失常发作的情况下，氟卡尼是联合 β 受体阻滞剂治疗的首选药物。

2. 植入 ICD

如经优化的药物治疗无效、且不宜行 LCSD，可考虑植入 ICD，但患者必须继续接受最佳的药物治疗。在开始接受治疗前已经有心搏骤停史的患者植入 ICD 的同时应开始 β 受体阻滞剂或 β 受体阻滞剂联合氟卡尼治疗。

在儿童 CPVT 患者中，植入 ICD 是一项挑战，应考虑可能产生一系列的问题，包括不恰当电击治疗、潜在的致心律失常作用、除颤导线故障或感染所致的除颤导线拔除相关风险等。此外，电击可引起肾上腺能兴奋，可能会触发心律失常风暴，导致反复放电甚至死亡。所以，CPVT 患者的 ICD 程控应适当延长诊断时间、提高诊断频率，尽可能减少不恰当电击治疗。

3. 行 LCSD

小队列研究显示，LCSD 在短期减少心律失常事件方面疗效显著，但其长期疗效仍需更多的研究来证实。LCSD 能否取代药物治疗还需进一步研究，但是一个很有前景的治疗方法。目前，由于 LCSD 对术者要求较高，尚不能大规模开展，因此在 CPVT 的治疗方案中，常用于药物治疗失败的患者。

4. 射频消融

难治性患者发生双向室性早搏时可能会诱发室颤，射频消融双向室性早搏可避免室颤的发作，理论上射频消融可成为 CPVT 患者的一个治疗选择。但其有效性、安全性还需要更多的研究来证实。

CPVT 治疗建议及适应证级别见表 6-2。

表 6-2　CPVT 治疗建议及适应证级别

Ⅰ类：
 1. 改变生活方式
  （1）限制/避免竞技类运动。
  （2）限制/避免剧烈运动。
  （3）减少处于有精神压力的环境。
 2. β 受体阻滞剂　所有有症状 CPVT 的患者均建议使用 β 受体阻滞剂。
 3. ICD　尽管接受了最佳药物治疗和（或）LCSD，仍有心搏骤停、反复晕厥或双向/多形性室性心动过速发作的 CPVT 患者，建议植入 ICD。

Ⅱa类：
 1. 氟卡胺　应用 β 受体阻滞剂后，仍有晕厥或双向/多形性室性心动过速发作的 CPVT 患者，可考虑加服氟卡胺。
 2. β 受体阻滞剂　致病基因突变携带者但无临床表现（隐匿性阳性突变患者），可考虑应用 β 受体阻滞剂

Ⅱb类：
 1. LCSD　β 受体阻滞剂存在禁忌或不能耐受，或口服 β 受体阻滞剂，仍有晕厥、双向/多形性室性心动过速发作或 ICD 不恰当放电治疗的 CPVT 患者，可考虑行 LCSD 术。

Ⅲ类：
 1. 无症状诊断的 CPVT 患者，不推荐 ICD 作为独立治疗方法。
 2. CPVT 患者，不建议进行程序电刺激。

（五）家族成员的评估

如果已有家庭成员检测到携带 CPVT 相关突变基因，应对其他家族成员（子女和父母）进行临床评估和基因检测，以发现未诊断或无症状的突变携带者，如存在发生的心律失常风险，应予相应治疗。对于基因检测阳性的家系成员，即使运动试验阴性仍需要口服 β 受体阻滞剂治疗。

为便于理解，举例说明临床诊断 CPVT 1 例。

女性，11岁，发作性晕厥4年来诊。

发作特点：晕厥发作均与运动或情绪激动相关，数分钟后意识可自行恢复。

诊治经过：曾于外院行晕厥发作后脑电图，提示广泛中度异常，诊断为癫痫，并服用相关药物治疗，疗效不佳；此次就诊我院时，心电图（图6-12）提示窦性停搏，遂行AAI起搏植入（图6-13）；术后第10天，患儿活动时自觉心悸，随即出现意识丧失、面色苍白、小便失禁。程控除外起搏器工作异常后，考虑患儿每次发作均与活动或情绪激动相关，遂行异丙肾上腺素诱发试验（图6-14），证实为CPVT。

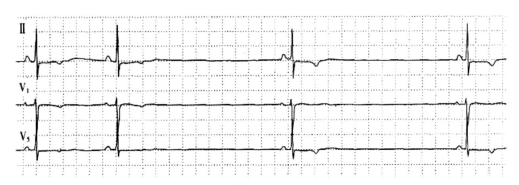

图6-12　窦性停搏（约2.64s）

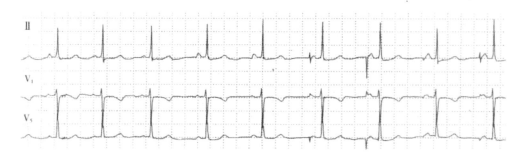

图6-13　植入AAI起搏器术后心电图（基础起搏频率70次/分）

确诊后，因患儿无条件植入ICD，遂予以口服酒石酸美托洛尔37.5mg、2次/天治疗。前期植入的AAI起搏器保持了基础心律稳定，减少了应用β受体阻滞剂对窦性心律带来的影响。随访2年余，患儿日常活动、学习正常，无晕厥发作。

病例特点及临床启示：

（1）CPVT发作时，室性心动过速使得有效心搏量显著减少，进而导致脑部供血不足，引发晕厥；晕厥发作后短时间内，因大脑广泛缺氧，可引起脑电图异常，被误诊为癫痫发作。

（2）尽管CPVT的发作均与活动、情绪激动等交感兴奋相关，但患者静息状态下可表现为窦性心动过缓、窦性停搏。因此，临床遇到窦性停搏合并晕厥的患儿，应注重鉴别CPVT。

三、运动与快速性遗传性心律失常

从上述两类运动相关的快速性遗传性心律失常的简述中，我们可以看出LQTS（尤其是LQT1）和CPVT，发作特点均为运动诱发，其核心实为交感神经兴奋。对于本身存在离子通道异常的遗传性心律失常患者，交感神经兴奋的"副作用"表现为：①LQTS：QTc延长，复极异质性增大，增加触发活动EAD、TdP的发生风险；②CPVT：钙离子调控机制失灵使得钙稳态失衡，最终导致细胞内钙超载及其引发DAD造成的恶性心律失常。

由于LQTS、CPVT的触发因素相同，均为交感神经兴奋，因此目前两者的治疗方案也基本类似：

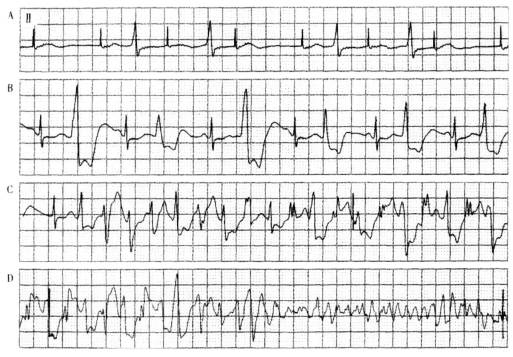

图 6-14　静脉滴注异丙肾上腺素后诱发双向室性早搏、室性心动过速、多形性室性心动过速

①避免激烈运动；②应用 β 受体阻滞剂；③LCSD 减低心脏交感张力；④ICD 植入预防猝死。上述治疗方案中，⑤ICD 植入主要是预防猝死，可谓"不得已的保命"手段。同时传统经静脉植入 ICD，治疗上述遗传性心律失常患者仍存有不足，如此类患者多为年轻患者，需长期使用 ICD，而 ICD 长期植入存在电极破损故障、因电池耗竭需多次更换、多次介入操作引发装置相关感染性心内膜炎以及上述原因所致除颤导线拔除等相关风险，尽管 S-ICD 的问世一定程度上弥补了上述不足，但其仍无法避免 ICD 不恰当放电及其诱发的电风暴；而另一方面，前 3 项均为降低交感张力治疗，不考虑尚未成熟的基因治疗情况下可谓上游治疗，应大力提倡。但生活方式改变和 β 受体阻滞剂并不能完全避免晕厥、猝死的发生，且临床上不少患者存在 β 受体阻滞剂禁忌或不能耐受，因此 LCSD 被视为治疗上述疾病的潜在希望。

尽管 CSD 临床应用已逾百年（早期用来治疗心绞痛），其抗心律失常作用已被大量动物实验、临床证据所证实，但对于多数心脏病医生、社会大众来说，CSD 仍是一种相对陌生的治疗手段，下面我们就 LCSD——运动相关（实为交感兴奋）遗传性心律失常治疗的希望，做一简要介绍。

（一）心脏交感神经与心律失常

1. 心脏交感神经分布

支配心脏的节前交感神经发自于脊髓的中胸段，穿过白交通支进入交感神经干，终止于颈胸神经节以及 $T_2 \sim T_4$ 神经节（图 6-15、图 6-16），而左、右两侧颈胸神经节常常是由 C8 和 T1 神经节融合而成，即所谓的左星状神经节（left stellate ganglion，LSG）、右星状神经节（right stellate ganglion，RSG）。因此，心脏的节前交感神经链包括 LSG、RSG 以及 $T_2 \sim T_4$ 神经节，而上述神经节的神经递质为乙酰胆碱，其通过节后神经元调控的靶器官包括心脏、食管、气管、头部、颈部。由图 6-15A、图 6-16 可以看出，LSG/RSG 支配的心脏区域并不成对称分布，LSG 主要支配心室，RSG 主要支配窦房结、房室结。

心脏交感神经链的节后神经元发出的神经纤维与迷走神经的心脏支一起组成了分布于心外膜的心脏神经丛。而心脏神经丛根据其分布情况，又分为沿冠状动脉分布于心外膜表面的浅丛，以及穿透心肌沿小血管分布的深丛，可见神经纤维主要分布于血管周围和沿心肌细胞长轴排列的细胞之间，并且其分布存在由心外膜至心内膜、心脏基底部至心尖部逐渐减少的分布梯度。

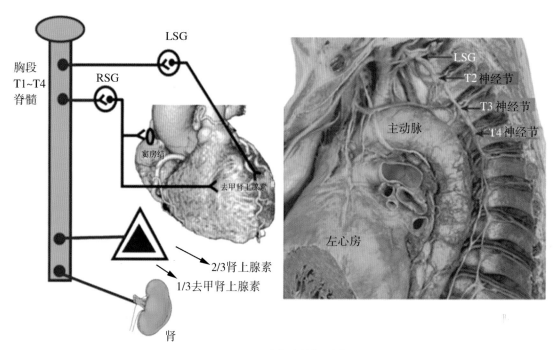

图 6-15　心脏交感神经系统

A. 调节心脏交感神经的器官包括脑、脊髓、交感神经链（LSG、T1～4）、肾上腺、肾脏神经　B. 交感神经链（包括支配心脏的 LSG、T1～T4）位于壁层胸膜后的椎旁位置　LSG：左侧星状神经节　RSG：右侧星状神经节　T1～T4：脊髓 T1～T4 水平。

2. 交感神经对心脏的影响

心脏交感神经的活动，是由脑、脑干、脊髓、神经节、肾上腺、肾交感神经多个器官在多个水平共同协调完成的，其最终环节主要是通过心脏神经丛的末梢神经释放去甲肾上腺素作用于突触后受体实现的，而心脏的受体分布为 85%β 受体（β1：β2＝5：1）、15%α 受体。因此生理状态下交感神经对心脏的作用主要表现为 β 受体样作用，具体为：①窦房结、房室结的正性变时、变传导；②心房、心室肌的收缩、舒张功能增强。

除正常的生理作用外，交感神经的"副作用"如恶化心衰、致心律失常性现也已被人熟知。大量的研究结果表明，刺激交感神经尤其是 LSG 可诱发室性心律失常的发生。其主要机制为：①增加触发活动；②降低室颤阈值；③增加不应期的离散，Opthof 等研究表明刺激 LSG 可缩短非缺血心肌的不应期，而对于缺血心肌则延长或不改变其不应期，从而增加了缺血与非缺血之间的边界心肌不应期的离散，引发心律失常的发生。

3. 交感神经调节治疗心律失常

鉴于增强交感活性可诱发心律失常，因此交感神经调节的目标是减少交感活性，以此来降低心律失常风险。如前文所述，心脏交感神经的活动，是由脑、脑干、脊髓、神经节、肾上腺、肾交感神经多个器官在多个水平共同协调完成的，因此，减少心脏交感的活性，也可以在多个水平进行干预，包括全麻镇静、硬膜外麻醉、脊髓刺激、鞘内注射可乐定、颈胸交感神经切除术、β 受体阻滞剂、肾脏交感神经去除术等（图 6-17）。

（二）心脏交感神经去除术

心脏交感神经去除术（CSD）即颈胸交感神经切除术，通过切除支配心脏的节前交感神经链来降低心脏交感活性，从而降低恶性室性心律失常的风险。

1. CSD 的发展历史

CSD 最初并不是为治疗心律失常而存在的，早在 1899 年，Francois-Frank 发现主动脉感受器受颈-

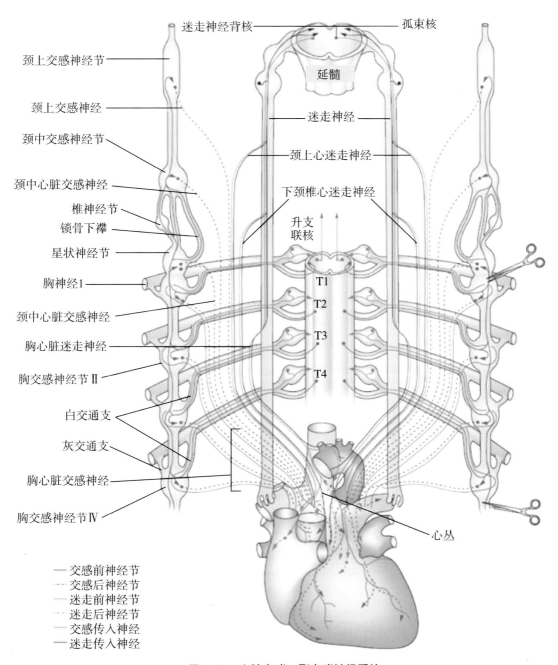

迷走神经背核 ——————— 孤束核

颈上交感神经节 ———————

延髓

颈上交感神经 ———————

颈中交感神经节 ———————

迷走神经 ——————— 迷走神经

颈中心脏交感神经 ———————

颈上心迷走神经 ———————

椎神经节 ———————

下颈椎心迷走神经 ———————

锁骨下襻 ———————

升支
联核

星状神经节 ———————

胸神经1 ———————

T1

颈中心脏交感神经 ———————

T2

胸心脏迷走神经 ———————

T3

胸交感神经节Ⅱ ———————

T4

白交通支 ———————

灰交通支 ———————

胸心脏交感神经 ———————

心丛

胸交感神经节Ⅳ ———————

—— 交感前神经节
---- 交感后神经节
—— 迷走前神经节
---- 迷走后神经节
—— 交感传入神经
—— 迷走传入神经

图 6-16　心脏交感、副交感神经系统

胸段交感神经调控，并提出去除这段神经可能减少心绞痛的发作。1916 年，Jonnesco 首次为一位伴有心律失常的频发心绞痛患者成功实施了 LSG 切除术，令人振奋的是术后心绞痛、心律失常失常均未再发作。但 CSD 的发展并非一帆风顺，同期有学者认为 CSD 治疗心绞痛只是让疼痛缓解了，并未改善冠状动脉的血供，仅为"麻醉"效应，从而丧失了心绞痛的预警作用，使得患者缺血的心脏得不到及时的休息，处于更加危险的境地之中，但上述质疑一直未被证实。直到 20 世纪 40~60 年代，欧美大量的临床研究证实左侧心脏交感神经去除术（LCSD）可明显减少心绞痛的发作，并改善患者的活动耐量，正式确立了 LCSD 治疗心绞痛的地位。

尽管 LCSD 疗效确切，但随着 β 受体阻滞剂的问世，LCSD 逐渐退出了心绞痛的治疗领域。但同期令人鼓舞的是，Estes 团队、Zipes 团队的临床研究结果表明，LCSD 可成功预防室性心律失常的发生。随后，1975 年 Malliani、Schwartz 的系列研究证实了刺激 LSG 可重复出现 QT 间期延长、T 波电交替，提

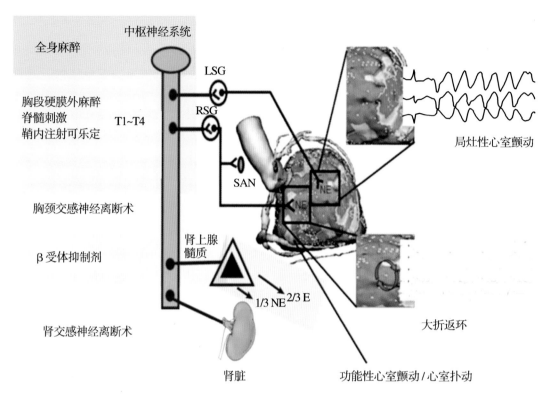

图 6-17　干预心脏交感神经的手段

出 LSG 交感活动是触发 LQTS 发作的主要原因，并且该团队成功为 1 位已服用最大耐受剂量 β 受体阻滞剂，且仍有晕厥发作的 9 岁 LQTS 患者成功实施 LCSD 术，截至目前已随访 40 年，未再出现晕厥。自此之后，Schwartz 所在的中心致力于 CSD 的研究，目前已成为研究 CSD 的权威机构。

　　2. CSD 的机制

　　（1）抗心律失常效应：Schwartz 等通过一过性的神经阻滞证实了 LCSD 的抗心律失常效应。具体实验步骤如下：首先结扎麻醉犬的前降支动脉，然后通过间断夹闭回旋支动脉（每次 90s），来观察 LSG 与心律失常发生的关系。①神经阻滞前：夹闭回旋支 90s，在回旋支血流恢复前后，可见室性心律失常的发生（图 6-18A）；②神经阻滞：应用局部冷却的方法阻滞 LSG 后，同样夹闭回旋支 90s，这时在回旋支血流恢复前后，未出现室性心律失常（图 6-18B）；③神经阻滞恢复后：通过局部加温来恢复被阻滞的 LSG，然后再次夹闭回旋支 90s，回旋支血流恢复前后，室性心律失常再次出现（图 6-18C）。研究结果表明，阻滞 LSG 可明显减少缺血性室性心律失常的发生。该团队应用同样的方法，研究了 RSG 与心律失常发生的关系。结果表明，阻滞 RSG 明显增加缺血性室性心律失常的发生，与阻滞 LSG 的结果截然相反。此外，为了进一步模拟临床，该团队应用心肌梗死后的犬，进行运动试验，观察 LCSD 与心律失常的关系，结果表明 LCSD 可明显减少缺血性室颤的发生。

　　虽然 LQTS 与缺血性的恶性室性心律失常发生机制不同，但均为室颤发作的高危人群，因此 Schwartz 等尝试应用“室颤阈值”来研究交感神经与室颤的关系。室颤阈值是一可靠、定量的，代表心脏电不稳定的指标，其与单次室性早搏诱发室颤的可能性成反比，即室颤阈值越高，单次室性早搏诱发室颤的可能性就越低，反之亦然。该团队的研究结果表明：右侧交感神经切除降低室颤阈值，而左侧切除则提高室颤阈值（图 6-19）。基于此研究结果，Schwartz 等提出，由于 LCSD 可提高室颤阈值，其受众人群可能不仅局限于缺血性室性心动过速、室颤及 LQTS，对于存在交感神经激活诱发的恶性心律失常患者，无论其基础病因如何，理论上均可通过 LCSD 获益。

　　LSG 和 RSG 不同：①刺激 LSG 可明显增加室性心律失常的发生；②阻滞 LSG 可明显减少室性心动过速的发生、提高心室颤动阈值，而阻滞 RSG 则截然相反。鉴于此 Schwartz 等提出了“交感神经失衡”

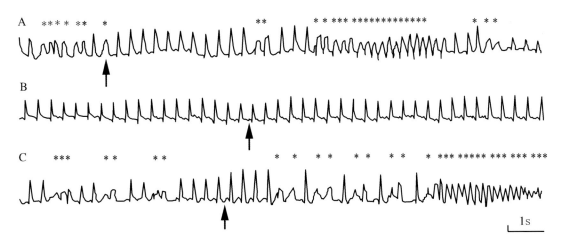

图 6-18 LSG 阻滞的抗心律效应

A. 神经阻滞前：回旋支血流恢复的前后，可见室性早搏、室性心动过速 B. 局部低温神经阻滞：回旋支血流恢复的前后，未出现室性心律失常 C. 神经阻滞恢复后：回旋支血流恢复的前后，可见室性早搏、室性心动过速、心室颤动

↑. 回旋支阻滞 90s 时 *. 室性心律失常

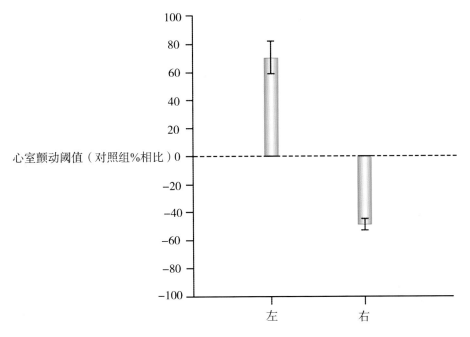

图 6-19 单侧神经切除对心室颤动阈值的影响

左侧切除升高心室颤动阈值，右侧切除降低心室颤动阈值

的理论假设。由前面交感神经的解剖分布可以看出，RSG 主要支配窦房结、房室结，调控心率是其主要功能；而 LSG 主要分布于心室，可见解剖分布是 LCSD 治疗室性心动过速的基础。当 RSG 切除时，LSG 代偿性功能增强，使得室性心律失常的发生增多、心室颤动阈值降低；而当 LSG 切除时，尽管 RSG 功能代偿性增强，但由于其并不支配心室的电活动，因此表现为室性心律心室颤动发生减少、心室颤动阈值升高。

（2）增强迷走神经活性：研究结果表明，LCSD 可增强心脏迷走传出神经的活性，考虑为 LSG 去除后，减弱了此前交感神经对迷走神经的抑制所致。而迷走神经活性的增强，理论上同样可减少室性心律失常的发生以及改善心功能。

（3）是否存在副作用：一项治疗手段是否能够应用于临床，不仅要明确其疗效，而且应对其副作用评估。LCSD 同样不能例外，前述 LCSD 的发展史可以看出，LCSD 一直是在质疑声中前行。

质疑一：是否减弱心肌收缩力，尤其是对于陈旧性心肌梗死、缺血性心肌病、心衰患者。

Schwartz 等对心肌梗死后的犬行 LCSD 进行研究，并应用左心室的 dP/d_{tmax} 定量评估左心室收缩力，结果表明即使对于心肌梗死后心功能受损的犬，LCSD 并没有减弱其心肌收缩力，考虑为右侧交感神经代偿性增强有关。

质疑二：是否存在去神经化后的超敏反应？

Cannon's 提出的去神经化定律（Law of Denervation）是指脱离神经调控后，将大大增加受体与化学递质的敏感性，出现超敏反应。理论上，LCSD 并不会出现超敏反应。因为 LCSD 切除的是节前神经，并没有耗竭心肌存储的儿茶酚胺，因此就不会出现节后神经的超敏反应。而实验结果亦证实了上述推断，通过对行 LCSD 的犬静脉注射去甲肾上腺素，并没有出现心肌收缩力增加、室性心律失常增加的超敏反应。此外，需指出的是，LCSD 及其类似的节前神经切除，神经突触一起被移走，因此不会出现再神经化；而心脏移植及其类似的节后神经切除，因其存在完整的神经节、突触，可能出现再神经化，存在去神经后的超敏反应可能。

质疑三：是否影响冠状动脉血供、心率？

研究结果表明，LCSD 增加冠状动脉反应性充血，类似于 α 受体阻滞、β 受体激动样作用；LCSD 并不减慢心率，仅在运动时心率增快幅度大于术前，考虑为 RSG 代偿性功能增强所致。

3. CSD 的临床应用

（1）手术方式：CSD 目前的临床术式包括左侧颈胸交感神经切除术（LCSD）和双侧交感神经切除术（BCSD），主要是是通过移除左侧星状神经节（LSG）或双侧星状神经节的下 1/3～1/2，以及 T2～T4 神经节，以达到心脏去神经化的目的（图 6-20）。鉴于后者目前文献相对较少，且结合前文所提及的"交感失衡"理论假设，Schwartz 等学者不建议在未证实 LCSD 无效的情况下，直接行 BCSD。本文论及的 CSD 以左侧颈胸交感神经切除术（LCSD）为主。

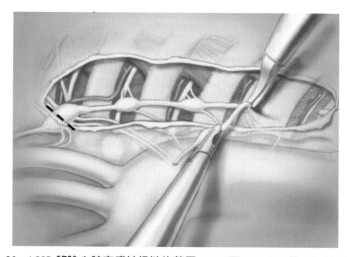

图 6-20　LCSD 移除心脏交感神经链的范围：LSG 下 1/3～1/2 及 T2～T4 神经节

CSD 的手术目前常规采用视频辅助的胸腔镜技术（video-assisted thoracoscopic surgical，VATS）完成（图 6-21），手术时间一般在 60min 以内。VATS 技术明显降低了围术期死亡率及住院时间，此外采用该技术后同侧交感神经过度损伤所致的 Horners 综合征已很少发生。

（2）临床应用：目前 CSD 的临床应用证据较充分的是：LQTS、CPVT、陈旧性心肌梗死。鉴于基础研究已证实，LCSD 可提高心室颤动阈值，减少交感激活相关的恶性心律失常的发生，近年来一些学者

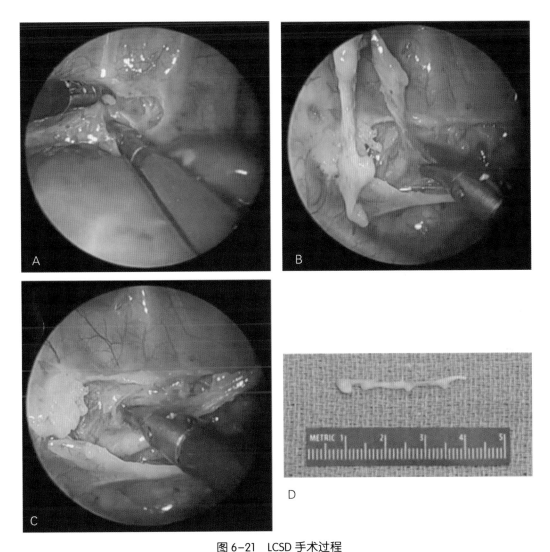

图 6-21　LCSD 手术过程

A. 分离切断 T4 端神经节　B. 分离 LSG　C. 切断 LSG　D. 切除的交感神经链

已将 LCSD 的适应证扩大至肥厚型心肌病、ARVC、左心室致密化不全的高危猝死人群，确切的疗效还需进一步大样本的研究来证实。

CSD 是一项问世近百年的技术，回顾其发展史起始备受钟爱（成功用于治疗心绞痛）、中途被放弃（β 受体阻滞剂问世）、现在重新被推崇（抗心律失常效应），再次向我们展示了科学进步的艰辛和曲折。现有确切的证据表明，LCSD 通过降低心室水平去甲肾上腺素的释放，具有强大的抗心律失常、提高室颤阈值效应。此外，LCSD 在不降低心肌收缩力、不诱发去神经化后超敏反应的同时，还具有改善冠状动脉血供、增强迷走神经张力等多种有益作用。

目前，LCSD 治疗 LQTS、CPVT 的有效性，已被确切的证据所证实，因此当临床医生面对上述疾病的高危猝死人群时，不应再忽视这项治疗手段。此外，令人振奋的是，鉴于 LCSD 可提高心室颤动阈值，意味着理论上无论基础心脏病因如何，LCSD 均可减低高危猝死人群的心室颤动发生风险，而此也正是现在及未来 LCSD 研究的热点方向。

第二节　缓慢性心律失常

运动时交感神经兴奋，在其增强心肌收缩力的同时，使得交感神经支配的窦房结自律性增高（引起窦性心动过速），房室结传导速度增快，以匹配增快的窦性心律，从而使心室率增快。心室率的增快、心肌舒缩力的增加，最终实现心输出量的提升，从而满足运动时机体时的需求。因此，运动时出现缓慢性心律失常的概率相对较小。

因为希氏束-浦肯野纤维系统受自主神经调控相对较少，仅在患者本身存在希氏束-浦肯野纤维系统传导功能障碍时，运动情况下才会出现增快的窦性心律下穿至房室结后，在希氏束-浦肯野纤维水平发生心动过速依赖性房室传导阻滞，进而导致运动诱发的缓慢性心律失常。而此现象可见于遗传性进行性心脏传导障碍性疾病（progressive cardiac conduction disease，PCCD）。

PCCD 是一种病因不明的以心房和心室内传导系统异常为特征的疾病，心电图表现为房室结及室内传导时间的延长，可致严重的心脏节律异常并危及患者生命。最常见的形式是由于心脏传导组织原发性退行性变引起的，与遗传因素有关，称为 Lenegre 病；另外一种形式病理及临床特征完全相同，但中老年发病，遗传倾向相对不明显者，称为 Lev 病；对临床鉴别困难者，可统称为 Lenegre-Lev 病。心脏传导异常可以单独存在，也可伴有先天性心脏病如室间隔缺损或心肌病，合并器质性心脏病者常诊断为器质性心脏病合并心脏传导障碍。年龄增大在发病过程中起重要作用

（一）临床表现

对本病的发病年龄和临床表现尚没有系统的认识。遗传性 PCCD 以常染色体显性遗传为主。临床并不少见，但由于已经出现双束支阻滞及其他心电图异常的患者，可以无任何症状，也常不就医，而发展为高度及 Ⅲ 度房室传导阻滞并出现明显症状的只是其中部分患者，因此本病的发病率很难精确统计。发病期有 3 个危险阶段：新生儿期、青春期和中年期。发病越早的患者传导功能障碍也越严重，新生儿就已发病者可引起新生儿猝死。本病患者中男性多于女性。

遗传学背景：常见的相关基因（指>5%的患者中出现该致病基因的突变）是钠通道 SCN5A（可合并 Brugada 综合征）、TRPM4 钙激活通道基因（有心脏结构异常的患者）和 LMNA（合并扩张型心肌病和心力衰竭）基因；Nkx2.5、TBX5 和 GATA-4 基因突变可伴随着先天性心脏疾病，如室间隔缺损等；PRKAG2 基因突变的携带者也可能出现糖原储积病和肥厚型心肌病表现，应予鉴别。

（二）诊断

诊断标准：年龄<50 岁者出现无明确原因的进行性心脏传导异常，心脏结构正常且无骨骼肌肌病，有 PCCD 家族史者有助于诊断。

主要依据病史、家族史和 12 导联心电图等临床资料进行诊断。二维超声心动图或其他影像方法如心脏 MRI 可确定先天性心脏病和（或）潜在的心肌疾病。对不伴有结构性心脏病的早发性 PCCD，尤其是有传导异常、心脏起搏器植入或猝死阳性家族史者应考虑进行 PCCD 相关的基因检测，目的基因检测应作为单纯性 PCCD 或者伴随结构性心脏病 PCCD 诊断过程的一部分，尤其对于存在 PCCD 家族史的患者。

本病诊断过程中尚需考虑以下问题。

1. 发病特征

发病年龄偏低，常在 40 岁前心电图检测出右束支阻滞，甚至在新生儿和儿童时期出现传导障碍，并随年龄增长而进行性加重。可有明显的家族史，呈家族聚集性倾向。

2. 心电图特征

最初心电图改变常为右束支阻滞，此后传导阻滞进行性加重，逐步进展为双束支阻滞和 Ⅲ 度房室传

导阻滞，或右束支阻滞的 QRS 波时限逐渐增宽，少有合并双结病变者。出现这些特征时，应尽早做出诊断。PR 间期进行性延长是心电图的另一特征。

3. 临床特征

在单束支及双束支阻滞阶段，多无临床症状。当发生高度和Ⅲ度房室传导阻滞时，可能突然出现脑缺血症状，发生黑蒙、晕厥、甚至猝死等。

4. 排除其他心血管疾病

Lev 病发病年龄偏大，可合并心脏瓣膜病变。

（三）危险分层

与双分支阻滞相关的Ⅰ度房室传导阻滞或有症状的高度房室传导阻滞猝死率有所增高；永久性或暂时性Ⅲ度房室传导阻滞及有晕厥发作的患者猝死率明显增高。对具有上述特征的确诊患者，均应考虑植入心脏起搏器，因此，对本病的起搏指征要宽于国际指南中其他病因引起的心脏传导阻滞。

目前没有基于基因型的危险分层，一些相关的基因突变也与心力衰竭和（或）心脏外的表现，如骨骼肌病有关，具有遗传病特征者就可确诊。具有 LMNA 突变的患者植入心脏起搏器之后，仍可出现恶性心律失常和猝死，需要早期 ICD 治疗。

（四）治疗

本病的初期或早期，可能仅有右束支阻滞或合并左前分支阻滞，不引起明显的血流动力学异常，无特异性的药物治疗方法，不需治疗。当患者合并其他类型心律失常，需要应用抗心律失常药物时，应注意药物对心脏传导系统的影响，宜从小剂量开始，必要时予起搏保护。血管紧张素转换酶抑制剂/血管紧张素Ⅱ受体拮抗剂、他汀类药物和醛固酮受体拮抗剂可能抑制心肌纤维化进程，但疗效不确定。病情进展迅速的患者可试用激素治疗。

PCCD 起搏器治疗的建议：

（1）对于下列情况的 PCCD 患者推荐植入永久性心脏起搏器：①间歇性或永久性Ⅲ度或高度房室传导阻滞。②有症状的Ⅱ度Ⅰ型或Ⅱ度Ⅱ型房室传导阻滞。

（2）存在双束支阻滞的患者，无论有无Ⅰ度房室传导阻滞，安装心脏起搏器可能有益。

（3）有核纤层蛋白 A/C 基因突变的有左心室功能不全患者，不论有无短阵 VT，植入 ICD 可能有益。

（五）家族成员筛查

建议对患者的家族成员进行临床和基因检测综合评估，PCCD 基因突变阳性者的家族成员应进行系统的分层筛查，首先对一级家族成员进行充分检查，而后对其亲属进行基因分型，确定哪些家族成员不可能患 PCCD。

为便于理解，在此介绍临床诊断 PCCD1 例。

患者男性，44 岁，发作性头晕 3 月。

发作特点：头晕均出现于重体力活动或性生活时，经休息数分钟后可缓解。

家族史：其父亲 45 岁猝死，余无特殊。

辅助检查：院外心脏超声、冠状动脉 CTA、心脏 PET-CT 均未见异常。

诊治经过：做心电图检查示右束支阻滞（图 6-22）。考虑患者头晕与运动相关，入院后行运动负荷试验，患者运动过程中，突然出现窦性心动过速（160 次/分）伴 2∶1 房室传导阻滞，心室率骤降至 80 次/分（图 6-23A），患者出现头晕、胸闷不适，随即终止运动试验。休息约 1 分左右，心电图重新恢复房室 1∶1 下传，心室率骤然升至 160 次/分（图 6-23B）。考虑患者为运动负荷试验过程中，出现运动相关的缓慢性心律失常，提示存在希氏束以下传导功能障碍，符合起搏器植入适应证，建议植入起搏器治疗。运动负荷试验第 2 日清晨行常规心电图时，出现一过性意识丧失，同步心电图示一过性Ⅲ度房室传导阻滞（图 6-24），后于同日行 DDD 永久性心脏起搏器植入。

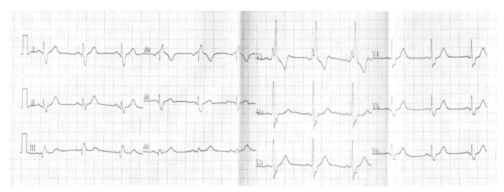

图 6-22　静息窦性心律心电图，呈右束支阻滞表现

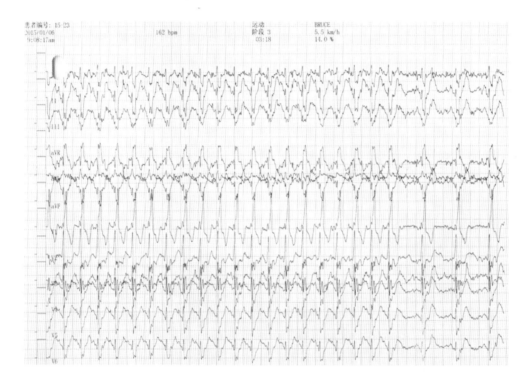

A. 运动至 3 阶段 3min 左右时，患者出现头晕、胸闷不适，心电图由 160 次/分窦性心动过速伴房室 1：1 下传，突然转变为房室 2：1 下传，心室率骤降至 80 次/分，遂嘱患者停止运动

图 6-23　运动负荷试验心电图

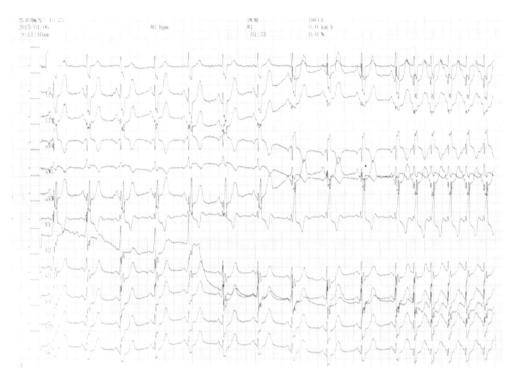

B. 运动停止，休息 1min 左右，心电图由窦性心动过速伴房室 2∶1 下传，心室率 80 次/分，重新恢复房室 1∶1 下传，心室率骤然升至 160 次/分

图 6-23　运动负荷试验心电图（续）

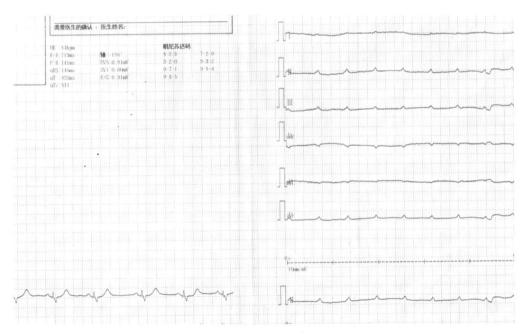

图 6-24　一过性Ⅲ度房室传导阻滞心电图

运动负荷试验第 2 天清晨行常规心电图时，出现一过性意识丧失，同步心电图示一过性Ⅲ度房室传导阻滞

第七章　心脏发育异常相关的运动性心律失常与猝死

狭义的心脏发育异常，可以等同于先天性的心脏解剖结构发育异常。而广义上的心脏发育异常，则可以包括如先天性长 QT 综合征、Brugada 综合征等在内微观层面的离子通道疾病。通常而言的心脏发育异常，则指狭义上的结构发育异常。

先天性心脏发育异常疾病种类繁多，有单纯的房间隔缺损、室间隔缺损、动脉导管未闭等，也包括较为复杂的 Ebstein 畸形、Fallot 四联症、大动脉转位等。有报道指出，在先天性心脏病患者中，高达 40%～50% 患者存在不同种类的心律失常，而且心律失常与心功能不全一起，构成了先天性心脏疾病最重要的两大直接死亡原因。先天性心脏病并发的心律失常种类繁多，包括各种缓慢型及快速型心律失常，前者包括病态窦房结综合征、房室传导阻滞等，后者则以室上性心动过速较为多见，如心房扑动、心房颤动、房性心动过速、房室折返性心动过速，也有相当比例可能发生室性心动过速。

先天性心脏病发生各种心律失常的不同类型，概括起来主要可分为两大类。①先天性心脏病自身并发的心律失常：此部分心律失常可包括与心脏结构发育异常始终相并存的心律失常，以及在先天性心脏病发展转归过程中由于心脏重构等原因继发的心律失常；②外科或介入手术相关的心律失常：包括因外科手术或导管操作损伤或手术瘢痕所致的心律失常。

第一节　先天性心脏病自身并发的心律失常

心律失常在先天性心脏病中的发生率，成年人患者较儿童患者明显增高，其原因主要是随着年龄的增长和疾病的进展，长期血流动力学的负荷造成心室压力升高、舒张末期容量增加，导致心脏扩大、心肌肥厚、心肌纤维化、低氧血症、酸碱代谢紊乱等，心室机械重构和电重构逐步加重构成心律失常的基质，易形成折返环而导致心律失常的发生。且随着年龄的增长，若不及时进行手术矫正，其心律失常的发生率将进行性升高。例如，先天性房间隔缺损患者随着年龄的增长，很容易出现各种类型的房性心律失常，如未及时矫正，甚至在外科手术或介入封堵治疗术后也不能恢复。

根据不同的先天性心脏病类型，其好发的心律失常也不尽相同。

一、简单型先天性心脏病

（一）房间隔缺损

由于心房压力负荷长期增加，房间隔缺损易发生房性心律失常，包括房性期前收缩、房性心动过速、心房扑动、心房颤动，其中以房内折返性心动过速及心房颤动较为多见。

（二）室间隔缺损

室间隔缺损尤其是对血流动力学有显著影响的中型或大型室间隔缺损，易发生室性早搏、室性心动过速，而房性心律失常较为少见。小型室间隔缺损对血流动力学影响较小，较少合并心律失常的发生。

（三）动脉导管未闭

由于长期的左向右分流，动脉导管未闭可导致双房扩大，易发房性心律失常，如房性心动过速和心房颤动。

（四）先天性主动脉狭窄

由于心室负荷长期显著增加，先天性主动脉狭窄可常见室性心律失常（室性早搏、室性心动过速），亦可见到房性心律失常（房性早搏、心房扑动、心房颤动等）及房室传导阻滞。

二、复杂型先天性心脏病

（一）法洛四联症

法洛（Fallot）四联症解剖发育异常由室间隔缺损、肺动脉下漏斗部狭窄、主动脉骑跨和右心室肥厚构成，心电图常可表现为右心室肥大、右心房扩大。法洛四联症患者中室性心律失常较为多见，房性心律失常亦可发生。其中，持续性室性心动过速的发生率为 4%~7%，通常为右心室流出道起源的心动过速，体表心电图表现为左束支阻滞图形。由于长期的血流动力学紊乱和恶化，即使行外科修补术，仍有部分患者室性心动过速难以获得改善。

法洛四联症患者晚期发生心脏性猝死的发生率据估计为 0.5%~6%，目前人们认为室性心律失常是主要原因。其中，手术年龄较大、肺动脉瓣中重度反流、持续性室性心动过速史、中-重度左心功能不全、QRS 间期 ≥180ms 等是发生心脏性猝死危险的预测因素。中-重度左心功能不全伴 QRS 间期 ≥180ms 的患者心脏性猝死的阳性预测值为 66%。有报道显示，对法洛四联症患者行 Holter 检查，有 60% 患者可检出非持续性室性心动过速。但近期的部分研究显示，这些非持续性室性心动过速的检出结果对以后持续性室性心动过速或心脏性猝死的发生并无确切预测价值。有约 1/3 的法洛四联症患者在随访中可观察到房性心律失常的发作。

（二）Ebstein 畸形

Ebstein 畸形又称三尖瓣下移畸形，表现为一个或多个三尖瓣叶附着点自房室环向心尖方向下移，使三尖瓣下移至右心室，可导致严重三尖瓣关闭不全和右心房扩大，部分心室房化，并伴功能性右心室腔缩小。本病还可合并房间隔缺损、室间隔缺损和动脉导管未闭等异常。心电图可提示右心房扩大、右束支传导阻滞。

在心律失常方面，本病常可伴有隐匿性旁路，可发生阵发性室上性心动过速；随着患者年龄的增长，亦可出现室性心律失常。Ebstein 畸形患者并发预激综合征（Wolff-Parkinson-White 综合征）的概率可达 20%，且多见到多个旁路并存，旁路常位于三尖瓣环的右侧以及后间隔区，通常是心脏传导系统在发育过程中即形成异常的传导通路。中度或重度 Ebstein 畸形患者还可并发房性心动过速、心房颤动或心房扑动、室性心动过速，以及Ⅲ度房室传导阻滞或严重心动过缓。且随着年龄的增长及随访时间的延长，上述心律失常发生率随之亦呈增加趋势。

（三）大动脉转位

大动脉转位可分为完全性大动脉转位和矫正性大动脉转位。完全性大动脉转位解剖异常包括：主动脉起源于形态学右心室、肺动脉起源于形态学左心室，右心房连接形态学右心室，左心房连接形态学左心室，主动脉通常位于肺动脉右前侧。心电图表现为：电轴右偏、右心房增大和右心室肥大。常见的心律失常为室性心律失常（如室性早搏、室性心动过速），少数亦可并发房性心律失常、房室传导阻滞。矫正性大动脉转位解剖异常指：大动脉转位伴心室转位，形态学左心室连接右心房，肺动脉起源于形态学左心室，形态学右心室连接左心房，主动脉起源于形态学右心室。心电图表现为：V_1~V_2 导联呈 QS 或 qR 型，V_5~V_6 导联呈 rS 或 RS 型。50% 的此型患者可合并Ⅰ度房室传导阻滞，3%~5% 的患者可出现完全性房室传导阻滞。还有部分患者尽管其房室传导功能正常，但是较之正常人极易受损，在外科手术以及介入导管操作中很容易发生房室传导阻滞。其他常见的心律失常类型还包括：室性期前收缩、预激综合征、室上性心动过速等。

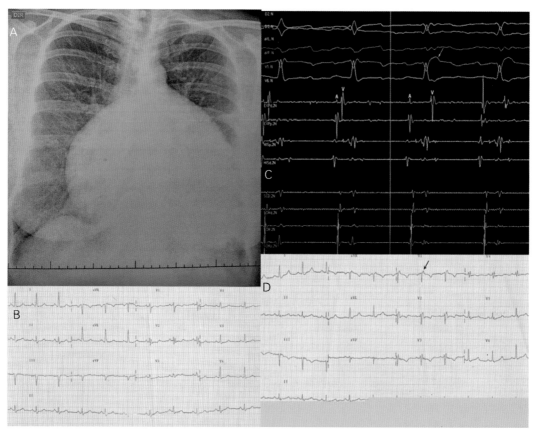

图 7-1　一例 Ebstein 畸形患者的临床资料

一例 43 岁女性 Ebstein 畸形患者，在外科手术前接受电生理检查，发现隐匿性旁路，并成功进行射频消融治疗。
A. 胸部 X 线片提示心影明显扩大　B. 术前 ECG 提示无预激的心电图证据　C. 射频消融成功终止隐匿性旁路　D.
消融术后 ECG，显示出 QRS 增宽，右束支阻滞心电图表现。

[来源：OLIVEIRA, et al. Electrophysiological study in Ebstein's anomaly with no evidence of accessory. Arq Bras Cardiol,
2014，Oct；103（4）：e48-e51.]

（四）先天性冠状动脉畸形

除了各种常见的先天性心脏病以外，另有一种需要特别提出的心脏发育异常——先天性冠状动脉畸形。先天性冠状动脉畸形多呈隐匿表现，为体检时偶然发现，但其仍具有非常重要的临床意义，因为可在剧烈运动、情绪激动等情况下导致突然的心肌缺血、心室颤动和死亡。冠状动脉起源异常目前已被公认作为年轻人群中发生猝死和（或）运动相关死亡的原因之一。

冠状动脉先天性畸形主要有以下几种类型：

1. 冠状动脉起源于肺动脉

此类冠状动脉畸形中，以左冠状动脉起源于肺动脉多见。有婴儿型和成人型两种，前者在婴儿期即出现心绞痛、心肌梗死、心室颤动和心力衰竭而死亡；后者因为右冠状动脉间侧支循环发育较好，左冠状动脉接受来自右冠状动脉的侧支循环血液供应，因此临床症状可出现较晚。

2. 冠状动脉在主动脉上的开口位置异常

对于此类冠状动脉畸形，冠状动脉左主干起源于主动脉右窦较右冠状动脉起源于主动脉左窦更为常见，这种异常多伴有起始部狭窄，在运动时位于升主动脉和肺动脉之间的冠状动脉往往受压迫。大约50% 的患者猝死前有运动诱发的晕厥。在从儿童至中年的猝死病例中，尸检结果证实 5%～35% 的病例有这种先天性异常。这种先天性异常患者心律失常和死亡的发生率较高。与此不同，起源于主动脉左窦的右冠状动脉畸形患者，相对来说风险较低，大多数可表现为良性临床过程。

3. 冠状动脉瘘畸形

冠状动脉瘘指其主干或其分支与某一心腔或血管直接沟通，形成左至右或右至左分流。

在美国军队病理研究中心的 200 例患者尸检研究中，最常见的冠状动脉异常包括：右冠状动脉与左主干共同起源于左窦、左主干与右冠状动脉共同起源于右窦、单一冠状动脉起源于主动脉、左主干或左前降支起源于肺动脉等。

第二节　外科或介入手术相关的心律失常

在先天性心脏病患者中，除了自身并发的心律失常，后天的手术或介入干预也可能会累及心脏传导系统，进而导致心律失常的发生。其常见的原因包括：手术或介入操作造成直接的心肌功能损伤；手术或介入操作导致心肌缺血或心内膜感染；心脏结构改变和血流动力学的改变；外科手术瘢痕或者介入封堵器等导致传导系统损伤。

一、外科手术或介入操作常继发的心律失常类型

（一）窦房结功能异常

心房外科手术可造成窦房结及其周围心肌组织结构和血液供应的损伤，导致正常窦性节律逐步丧失，表现为病态窦房结综合征。临床症状上可表现为与心动过缓相关的心脑供血不足症状如黑蒙、晕厥等。心电图可表现为：窦性心动过缓、窦房阻滞、窦性停搏和交界性逸搏心律，或表现为慢-快综合征（如与合并阵发性心房扑动、心房颤动）。

外科手术损伤窦房结或房室传导系统，可直接导致窦房结功能异常。外科或介入手术还可损伤窦房结动脉，导致该部位血供受损，进而发生窦房结功能异常。另外，手术部位瘢痕以及手术损伤引起的纤维化过程渐进发展也可导致窦房结功能异常，且随时间推移可逐渐加重。

（二）房性快速性心律失常

房内折返性心动过速是先天性心脏病术后最常见的心动过速，在 Mustard 术、Senning 术和 Fontan 术的患者中，其术后发生率可高达 30%~50%。其折返发生机制和典型心房扑动相似，为心房内大折返环所致，但其折返环并不一定环绕三尖瓣环，而多见环绕于手术瘢痕或补片周围。

（三）室性心动过速

室性心动过速多见于法洛四联症患者外科矫正术后，在不同病例系列报告中其发生率为 0.5%~6.0%，三维标测系统研究发现其典型的心室内折返环环绕右心室流出道瘢痕区或者补片周围。其电生理机制尚未完全阐明，可能是外科手术瘢痕与自身传导屏障（室间隔缺损的边缘、瓣膜环的边缘）之间区域形成的心室内大折返所致。研究发现，高龄、右心室负荷高、术前较严重的体-肺分流等可使室性心动过速的发生概率增加。

（四）房室传导阻滞

随着手术和介入治疗技术的进步，人们对房室结、希氏束的认识有了很大的进步，外科手术或介入操作对其的损伤已经有明显的减少趋势。但是，在室间隔缺损修补术、左心室流出道梗阻松解术、主动脉瓣膜修补术或置换术时，仍有并发房室传导阻滞的可能。

近年来，随着经导管室间隔缺损封堵术的普遍开展，封堵术相关的房室传导阻滞亦多见报道，主要原因为术中导管损伤及封堵器对心肌和传导系统的直接压迫性损伤，多于术后 1 周内发生，绝大多数在 10 日左右恢复，也有延迟发生传导阻滞的报道。术后早期发生传导阻滞的患者多为一过性，仅有不到 1/10 的术后房室传导阻滞患者最终需要安装永久性心脏起搏器。封堵术后房室传导阻滞的发生，可能与封堵器放置部位、封堵器腰部高度、封堵器放置后腰部外向张力等因素相关。

外科手术修补室间隔缺损同样也存在并发完全性房室传导阻滞的风险。大部分术后房室传导阻滞患者是暂时性的，因为其与手术中心肌牵拉、水肿等因素有关，并非对传导系统组织的机械离断。随着水肿、炎症等的消退，房室传导功能多可在7~10d恢复。

二、运动与先天性心脏病相关性心律失常

以上篇幅中，我们列举了部分先天性心脏病患者在自然病程或外科/介入术后发生的心律失常。先天性心脏病是一类异质性极强的庞杂疾病。对于简单的先天性心脏病患者，如果得到及时的治疗，其临床预后、心律失常发生率均可接近正常人。而在病变较复杂或病程较长的先天性心脏病患者中，则往往具有较高的继发或合并心律失常的比率。研究显示，在这部分患者中，运动往往是诱发心律失常或心脏性猝死的重要危险因素。其主要原因包括：①在病变较复杂或病程较长的先天性心脏病患者中，或多或少存在心功能不全的问题，交感神经系统激活并且导致心室重构。而在运动状态下，交感神经张力进一步提高，心率加快，心脏前、后负荷加重。在此情况下，心肌细胞跨膜离子流发生一系列改变，进而增加心肌电不稳定性，引发触发激动和折返激动，从而增加室性心律失常的易感性。②在病变较复杂或病程较长的先天性心脏病患者中，除了解剖学重构，心脏还存在着电学重构。手术或介入操作也可导致心脏的电学重构。在这种电学重构下，运动状态可作为诱因导致相应的心律失常发生。③对于冠状动脉发育异常的患者，自身存在慢性心肌缺血或潜在的冠状动脉血流储备低下，运动状态可通过心肌耗氧量的增加、冠状动脉血流灌注减少，导致潜在的缺血隐患变成现实，或使慢性缺血急性加重，从而在缺血基础上发生相应的心律失常或心脏性猝死。

综上所述，先天性心脏发育异常种类多样，其自然病程进展、介入或手术治疗干预，均有可能导致各种不同类型的心律失常甚至心脏性猝死。而在其中，运动可作为一种重要诱因；增加各种心律失常和心脏性猝死的发生风险。

第二篇

临床应用

第八章　冠状动脉疾病相关的运动性心律失常与猝死

众所周知，冠状动脉性心脏病是恶性心律失常和心脏性猝死的常见原因之一。1812 年，Warren 即报道了 1 例典型心绞痛症状的患者发生猝死的案例。此后随着研究的深入，人们对二者之间的病理和病理生理关系有了日益增多的了解。在大样本量的心脏性猝死患者尸检结果中，高达 90% 的患者猝死原因为冠心病，其中 75% 合并有陈旧性心肌梗死。另一方面，在冠心病患者人群中，约 1/2 患者最终死因为心脏性猝死，而有近 1/4 的患者甚至以心脏性猝死为首发症状，大多数心脏性猝死患者存在严重或多支冠状动脉血管病变。最近一项来自加拿大的流行病学和尸检的研究发现，超过 30 岁的心脏性猝死患者中，80% 患有冠心病，且接近 40% 的病例证实为三支病变。

各种不同类型的冠心病如心绞痛、急性心肌梗死、陈旧性心肌梗死，及各种再灌注治疗措施都可能引起不同类型的心律失常，尤其在急性心肌缺血时心律失常更为高发。缺血损伤电流、节段性室壁运动异常、局部儿茶酚胺浓度的增高、心肌细胞晚后除极、缺血心肌局部的 β 受体表达增加及敏感性增高等都有促进心律失常发生的作用。急性心肌梗死时室性心律失常的发生率可高达 90% 以上，包括室性期前收缩、室性心动过速以及心室颤动。冠状动脉病变部位及狭窄程度、梗死面积的大小及梗死相关动脉的灌注情况都会影响到心律失常的发生类型和严重程度。此外，急性心肌缺血、梗死伴发的电解质及酸碱平衡紊乱等也都是促进心律失常的发生重要因素。陈旧性心肌梗死形成的瘢痕组织，一方面可因为其导致心室重构、心功能恶化而引发心律失常；而更重要的一方面，瘢痕心肌与正常存活心肌交界面处的电生理特性不均一性是引发室性心律失常的最主要原因。

第一节　冠心病诱发心律失常及猝死的病理生理机制

在冠状动脉粥样硬化病变的基础上诱发心律失常及心脏性猝死，具有多方面复杂的病理生理机制，涉及血管、心肌细胞以及神经调节等多方面原因。

一、冠状动脉血管病变

动脉粥样硬化病变是导致冠状动脉病变的最常见原因，此外，其他引起冠状动脉狭窄病变的原因还常包括：原发性冠状动脉夹层、多发性大动脉炎、抗心磷脂抗体综合征、系统性红斑狼疮等，也是冠状动脉疾病继发心律失常和心脏性猝死的危险因素。除了这些因素可导致冠状动脉的固定狭窄，冠状动脉痉挛也是近年来了解愈发深入的一种病变类型。冠状动脉痉挛可发生于粥样硬化或正常的冠状动脉，冠状动脉痉挛是指冠状动脉的短暂异常收缩导致管腔部分狭窄甚至完全闭塞，可引起心肌缺血或梗死，也是导致恶性心律失常、心脏性猝死的重要原因。

先天性冠状动脉发育异常，也是冠状动脉病变导致心律失常或心脏性猝死的一种特殊类型。有报道显示，冠状动脉的异常起源，例如左主干发自右冠状窦或右冠状动脉发自左冠状窦，均会明显增加运动时猝死的发生率，尤其在运动或情绪激动时可能会导致走行于主-肺动脉根部之间的冠状动脉起始段可明显受到压迫，进而引起急性心肌缺血，诱发恶性心律失常或心脏性猝死。

二、心肌细胞电生理机制

冠心病导致的心肌病理生理改变，既与冠状动脉血管病变密不可分，同时又具有自己的特点。根据冠心病的不同类型和分期，其发生心律失常的电生理机制有所不同。

（一）急性心肌缺血或梗死

在短暂心肌缺血、心肌梗死急性期或以猝死为首发症状的冠心病患者中，其发生心律失常和心脏性猝死是由于在心肌严重缺血时，受损心肌细胞跨膜静息电位和动作电位振幅或时限均降低，再加上局部内环境（电解质、酸碱平衡）紊乱的作用，导致心肌传导减慢和电生理不稳定，缺血或梗死心肌细胞与其周围区域心肌细胞出现明显的电生理不均一性，导致折返环路的形成，进一步诱发心律失常甚至猝死。另外，由于正常心肌和缺血心肌之间的复极离散度增加，也可触发室性快速心律失常。心肌梗死还可以损伤心肌细胞之间的缝隙连接，影响心肌传导性，构成发生折返环路的基质，此时一个适时的室性早搏就可能诱发恶性心律失常或猝死。在急性心肌梗死患者中，其相关的快速性室性心律失常时间窗多发生于心肌梗死后24~48h（图8-1）。

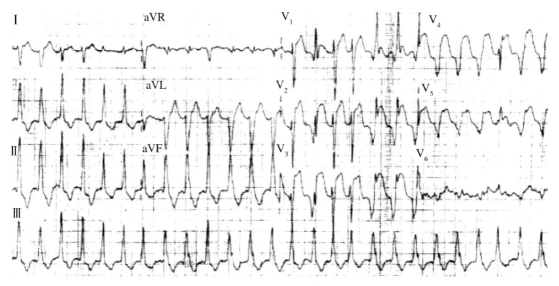

图8-1　76岁女性患者，前壁心肌梗死15h后发生持续性室性心动过速

BP 80/60mmHg。心电图表现：P波无法分辨，心室率150次/分，QRS波群宽大畸形，V_1~V_5导联可见ST段弓背向上抬高，可见室上性夺获及室性融合波。连续夺获的两个室上性QRS波群频率为176次/分，提示合并室上性快速心律失常

（二）心肌梗死慢性期

长期慢性缺血的心肌，或者心肌梗死后心室重构、瘢痕组织形成和心肌纤维化等，都成为发生室性心律失常和心脏性猝死的重要因素。尤其是在陈旧性心肌梗死患者中，梗死区域与非梗死区域的交接界面，以及瘢痕组织与正常心肌组织之间的心肌电活动不均一性，是发生折返和触发活动的重要基质。碎裂电位是提示心律失常和心脏性猝死的一种预警指标，有研究显示，在心肌梗死后瘢痕组织中存在多发碎裂电位。此外，实验发现在缺血叠加、机械刺激或是在自主神经张力的影响下，致心律失常作用会显著增加，尤其是已经存在梗死区域与非梗死区域的交界面等基质条件下。心肌梗死后瘢痕组织与正常心肌组织之间，并不一定存在明确的边界，而是在其交界面形成犬牙交错的局面。一些薄层存活心肌可能存在于梗死瘢痕区域中，并可构成互相吻合的肌束网。因此，环绕梗死区域的这些肌束网，便构成了很多室性心律失常折返环的潜在解剖学和组织学基质（图8-2）。

（三）急性心肌梗死再灌注后

再灌注心律失常是指通过各种再灌注治疗后，挽救梗死心肌的同时可诱发的各种心律失常。急性心

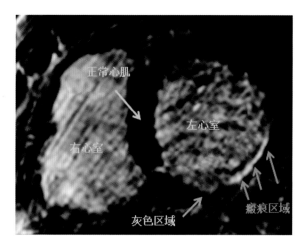

图 8-2 陈旧性心肌梗死患者心肌 MRI

延迟显像可见正常心肌（healthy myocardium）、瘢痕（scar）和"灰色区域"（gray zone）

［来源：RINGENBERG J. Effects of fibrosis morphology on reentrant ventricular tachycardia inducibility and simulation fidelity in patient-derived models. Clinical Medicine Insights Cardiol，2014，9：1-13.）］

肌梗死早期的再灌注治疗目前已是心肌梗死治疗的重要内容，其通过快速恢复梗死相关区域的血供，可明显改善患者的心血管预后，使得患者在心肌梗死早期发生恶性心律失常和猝死的风险明显降低。而与此同时，再灌注治疗可通过延长受损心肌复极时间、引起晚后除极等机制触发多种室性心律失常，如室性期前收缩、加速性室性自主心律、室性心动过速、心室颤动等。再灌注心律失常的发生机制并不完全清楚。除了触发和折返等因素，部分急性下壁心肌梗死患者在成功接受再灌注治疗时，还可发生窦性心动过缓并伴有不同程度的低血压，这种表现可能是冠状动脉血流迅速恢复而激活 Bezold-Jarish 反射刺激迷走神经引起的。

三、自主神经调节机制

冠心病诱发的心律失常和心脏性猝死，还与自主神经张力改变有明确关系，自主神经不平衡在其中起到了一定的影响。动物实验表明，刺激心脏交感神经可降低心室颤动阈值，而切除交感神经节和刺激迷走神经可以增加心室颤动阈值；交感神经过度兴奋会促进恶性心律失常的发作，兴奋迷走神经则有一定的保护作用。从离子通道角度来看，缺血心肌易感性升高，不易耐受高交感活性刺激。在此条件下，交感神经若出现亢进激活状态，可诱导细胞外钾离子向细胞内转移，造成细胞外低钾，抑制快速整流性外向钾电流（I_{Kr}）活性，使中层心肌动作电位时程延长，复极离散度加大，而跨心室壁复极离散度增加是折返机制的关键。

临床观察显示，冠心病猝死的发生与自主神经活动状态密切相关，如剧烈运动、过度劳累、情绪激动、饱餐、费力排便等均可增加心脏性猝死风险。而在静息状态下，猝死风险相对减低。使用 β 受体阻滞剂可显著降低冠心病心律失常和猝死风险，也可以由此看出自主神经活性在其中的重要作用。

第二节　冠心病相关的各种常见心律失常

由于冠心病心肌缺血或梗死可累及传导系统的各个部位，因此可出现各种类型的心律失常。由于冠心病心肌缺血主要涉及心室肌，故多出现室性心律失常，但也可出现室上性心律失常。下面详细论述冠心病相关的各种常见心律失常。

一、窦性心动过缓、窦性停搏

窦房结动脉提供窦房结血供，其中 60% 左右起源于右冠状动脉，40% 左右起源于左冠状动脉回旋支，亦有双重供应者。窦房结动脉或其近端的冠状动脉因各种原因狭窄或闭塞时，可造成窦房结缺血，导致明显的窦房结功能不全。窦性心动过缓、窦房阻滞和窦性停搏，是急性心肌梗死早期常见的心律失常，常与下列因素相关：缺血直接损伤传导系统、药物作用（如 β 受体阻滞剂、吗啡等）、迷走神经兴奋作用于左心室下后壁。这些心律失常较多见于下壁和后壁心肌梗死患者，有研究显示，下壁心肌梗死时窦房结功能不良发生率可高达 50%，而前壁心肌梗死时发生率仅 5%。慢性窦房结缺血也可造成窦房结缺血性损害，部分与病态窦房结综合征有关。窦房结神经在缺血受损时，也可能引起窦房传导阻滞、窦性停搏。

二、房室传导阻滞

房室结动脉提供房室结区的血供，房室结动脉约 90% 起自右冠状动脉，另有约 10% 起源于左冠状动脉回旋支。与窦房结受到缺血损伤类似，房室结也可因冠状动脉狭窄或闭塞造成严重缺血，并损伤房室结功能。除了缺血导致房室结直接损伤，缺血时房室结周围迷走神经兴奋、缺血引起的局部酸碱和电解质紊乱，也是发生房室传导阻滞的原因之一。

下壁心肌梗死时较容易发生房室传导阻滞，病理学研究可见房室结周围心肌急性坏死。由于房室结亦可接受其他分支血供，多数下壁心肌梗死时继发房室传导阻滞是可逆的，但若梗死累及范围较大，亦可能转变为慢性房室传导阻滞而持续存在。大面积前壁急性心肌梗死可波及整个室间隔，而累及走行其间的希氏束和左、右束支，可出现分支、束支或双束支及三分支阻滞，甚至 Ⅲ 度房室传导阻滞。

三、快速房性心律失常

冠心病继发的快速房性心律失常相对较少见，可包括：房性期前收缩、房性心动过速、心房扑动及心房颤动等。这些房性快速心律失常与心房缺血或梗死、心功能下降导致心房压力升高、心房机械性扩张、自主神经张力改变以及酸碱电解质紊乱等有关。

冠心病合并心房颤动近年来受到临床研究重视。尤其在急性心肌梗死患者中，合并心房颤动的发病率为 10%~15%，与心房梗死、心房瘢痕或纤维化相关。并且，在心房缺血梗死时，其心房组织易感性升高、颤动阈值下降，在此基础上再叠加高浓度儿茶酚胺的刺激作用，可导致心房颤动的发作。

四、房室交界性快速心律失常

冠心病继发的房室交界性快速心律失常更为少见，包括房室交界区性期前收缩、房室交界区性心动过速，可见于下壁心肌梗死者。心肌缺血可引起的局部电活动异常，可能因为折返基质的变化，导致房室交界区性折返性心动过速的发生。

五、室性心律失常

在冠心病患者继发的各种心律失常中，室性心律失常是最为常见的。可表现各种类型，如室性期前收缩、加速性室性自主心律、室性心动过速、心室扑动和心室颤动。①室性期前收缩：是前述心律失常中最常见的类型，可出现在心绞痛、急性心肌梗死和陈旧性心肌梗死的各个时期中。其中急性心肌梗死中的发生率最高，有报道显示其发生率甚至接近 100%。其发生机制考虑多与心肌缺血所致的心室肌自律性增高有关。②加速性室性自主心律、室性心动过速：也可见于冠心病的各种类型中，尤其在急性心肌梗死中最为常见，与缺血心室肌自律性增高、折返和触发机制均有一定关系。急性心肌梗死时加速性室性自主心律可能由于浦肯野纤维的自律性增加所致。③心室扑动、心室颤动：多发生于急性心肌梗死和陈旧性心肌梗死，尤其在急性心肌梗死后 48h 内最为常见。由于缺血心室肌易感性增高、儿茶酚胺大量释放等原因，心室肌细胞的电生理严重不均一，进而因折返或触发机制导致心室扑动和心室颤动的发生，酸碱平衡紊乱和电解质紊乱（低血钾、低血镁等）也是其促发因素。

由上可见，冠心病引起心脏性猝死的最主要原因是恶性心律失常。而除此以外，心脏破裂、心包填塞、心脏电-机械分离、心脏泵功能衰竭，也是可导致心脏性猝死的重要因素。

以上，我们了解了冠心病导致心律失常和心脏性猝死的多种机制，以及冠心病导致的常见心律失常类型。此外，还需注意的是，运动是一种可显著增加冠状动脉性心脏病患者发生恶性心律失常、心脏性猝死风险的独立因素。其原因主要包括如下几个方面：

（一）儿茶酚胺释放增多

在运动状态下，儿茶酚胺水平可显著增加，由此导致心率加快、血压升高，心肌耗氧量较平时明显增加。同时，心率加快导致心脏舒张期较平时缩短，冠状动脉灌注时间缩短。此二者导致心肌细胞血氧供需不平衡加剧，更易导致心肌缺血。而缺血若超过一定时间，可进一步导致缺血心肌细胞坏死。在此基础上，缺血或梗死心肌细胞与其周围区域心肌细胞出现明显的电生理特性差异，复极离散度增大，导致折返环路的形成，从而可诱发心律失常甚至猝死。

（二）自主神经张力升高

运动可导致交感神经激活，交感神经激活的状态下，细胞外钾离子向细胞内转移导致细胞外低钾，中层心肌动作电位时程延长，复极离散度加大；同时，舒张期心肌细胞内 Ca^{2+} 增加，并通过 $Na^{+}-Ca^{2+}$ 交换可触发早后除极。上述两个离子通道层面的变化，导致心室颤动阈值降低，结合心肌细胞缺血基质，更易在运动状态下诱发恶性心律失常和心脏性猝死。

（三）心肌细胞微环境

运动时的冠心病患者由于钾、钠、镁等离子浓度变化，以及酸性代谢产物的堆积等，可导致心肌细胞微环境紊乱，容易诱发各种心律失常。而运动状态下的血液高凝状态，也会增加斑块破裂、血栓形成的风险。此外，剧烈运动时血液中的一氧化氮（NO）浓度低于安静状态，导致冠状动脉收缩甚至痉挛。这些因素均会增加缺血相关的各种心律失常的风险。

运动可导致全身的神经内分泌系统发生显著变化，可通过多种水平和维度诱导冠心病相关的各种心律失常和心脏性猝死发生。在冠心病的诊断及治疗中，与运动相关的心律失常值得我们更加重视。

第九章　运动与心肌病变

第一节　运动与左心室肥厚

一、运动对左心室结构和功能的影响

运动对左心室结构的影响已经成为一个被广泛讨论的话题，早期的研究显示，在运动员中，左心室高电压提示左心室肥厚。接下来的二维超声研究证实了运动可以导致左心室肥厚与心腔扩大。意大利的运动医学家对我们理解运动员的左心室结构做出了杰出的贡献。Pelliccia 等报道了 1 309 名意大利运动员的左心室舒张末径数据。这个队列主要由 38 种不同体育项目的运动员组成，左心室舒张末径的变异性非常大，男性为 43~70mm，平均 55mm；女性为 38~66mm，平均 48mm。重要的是，45% 的运动员左心室舒张末径>54mm，14% 的运动员左心室舒张末径>60mm。显著的左心室舒张末径扩大（>60mm）的运动员为体重指数高的耐力型运动员，如自行车赛手、越野跑运动员等。

此外，Pelliccia 等报道了 947 名意大利运动员的左心室壁厚度。约 1.7% 的运动员左心室室壁厚度>13mm，并且上述运动员同时均伴有左心室心腔的扩大。Sharma 等报道了在 720 名中老年运动员中，左心室室壁厚度>12mm 的比例为 0.4%，并且再次证实了在青年运动员中，左心室室壁厚度的增加与心腔扩大有关。必须强调的是，左心室室壁厚度>13mm 在健康运动员中是很罕见的，这些情况必须考虑病理性肥厚，所以需要进行进一步的诊断评估。然而，如上述数据所反映的，很少的一部分接受高强度锻炼的人群确实室壁厚度在 13~15mm，而这一发现在高强度训练的运动员尤为常见。

Morganroth 于 1975 年提出了耐力型训练和力量型训练会导致不同的左心室结构改变的概念。他的研究表明力量型训练可以导致向心性肥厚，而耐力型训练可以导致离心性左心室扩大。这个研究导致了一个概念的提出：运动特异的左心室重构。大量的横断面研究和近期的纵向性研究都支持 Morganroth 早期的发现。Baggish 教授的经验表明，耐力型运动员离心性肥厚的程度比力量型运动员向心性肥厚明显得多。两种肥厚同时存在的情况极为罕见。

运动诱导的左心室功能的适应性调节也被广泛研究，大量的研究人员应用横断面设计资料，测量静息状态下左心室收缩功能。这些研究和一个大型的荟萃分析结果表明，在运动员中，左心室射血分数大都是正常的。然而其中一项包括 147 名自行车运动员的研究表明，约 11% 的运动员左心室射血分数≤52%。这些结果提示健康的耐力型运动员可能静息状态下左心室射血分数轻度或临界性地降低。

运动员的左心室舒张功能也被广泛评估，大多数研究都有常规的二维超声（跨二尖瓣血流）和组织多普勒超声来评价左心室的舒张功能。现在已经认识到，耐力型锻炼可以使舒张早期的左心室充盈增强，这可能可以解释做运动情况下，心率增快、左心室快速充盈是每搏输出量储备的主要机制。但在纵向的研究表明，力量型锻炼导致的向心性左心室肥厚多导致舒张功能受损或不变。

二、运动员心脏与肥厚型心肌病

运动员心脏和肥厚型心肌病之间存在灰色地带（grey zone），如图9-1所示。室壁厚度13～15mm为灰色地带。超声心动图的新技术包括组织多普勒和斑点跟踪成像可以使我们精细而准确地测量左心室的功能。组织多普勒成像可以评估心肌组织的松弛和收缩速度。大量研究表明，在运动诱导的左心室肥厚中，舒张早期的松弛速度是正常的或增加的。相反，病理性的左心室肥厚心肌重构舒张早期松弛速度和峰收缩速度均降低。组织应变和应变率也为理解运动员的左心室肥厚提供了一个有价值的视角。

肥厚型心肌病

症状或家族史
下侧壁T波倒置
Q波 ST段明显压低15 mm以上
不对称性左室肥厚
收缩期前向运动
左心室流出道梗阻
收缩功能不全
Holter记录到室性心动过速
血压下降或运动时室速
基因检测阳性
心血管磁共振提示纤维化
峰值耗氧量低

左心室壁厚13～15mm

运动员心脏

左心室肥厚电压标准

不对称性左心室/右心室肥厚

左心室/右心室收缩功能正常

舒张功能高于正常水平

超声检查提示轻度左心室肥厚

图9-1 运动员心脏与肥厚型心肌病的鉴别

由于肥厚型心肌病和运动员左心室肥厚鉴别诊断存在灰色地带，2014 年，Caselli 等针对室壁厚度为处于灰色地带的（室壁厚度13～15mm）的 28 位运动员和25 名肥厚型心肌病患者进行超声心动图测量，研究结果表明，左心室舒张末径（54mm）是区分运动员心室肥厚和肥厚型心肌病的最佳标准，灵敏性和特异性均为100%。即运动员心室舒张末径多>54mm，而肥厚型心肌病为向心性肥厚，心腔缩小，故左心室舒张末径≤54mm。同时，由于运动员心室肥厚左心室舒张功能没有受损，故左心房不大，均<40mm，而肥厚型心肌病患者心室肥厚导致舒张功能降低，故左心房>40mm，对排除肥厚型心肌病的诊断具有的灵敏性为92%，特异性为71%。该作者最终提出了对灰色地带进行鉴别诊断的流程图如图9-2所示。

心血管磁共振成像对运动员左心室肥厚的评估具有不可估量的价值，它可以精确地测量左心室室壁厚度、容积、组织成分等。重要的是，应用延迟钆成像技术可以为心肌纤维化的定位提供信息。但需要注意的是，没有哪一种影像学手段可以单独对运动员左心室肥厚和肥厚型心肌病进行鉴别。面对这种困境，我们需要整合个人史和家族史的信息及心电图和超声心电图的结果。一旦上述方法仍不能明确，可以考虑应用组织多普勒、斑点跟踪成像和心血管磁共振成像技术。图9-3～图9-5给我们展示的是一位有长期心悸病史的46 岁运动员，因最近发生晕厥进行临床评估。心电图（图9-3）显示：肢体导联除aVR 导联T 波直立外，其他肢体导联 T 波均低平或倒置，胸前导联广泛的 T 波倒置。超声心动图（图9-4）提示左心室心腔大小及功能均正常。心血管磁共振成像（图9-5）提示局灶性左心室心尖部非对称性肥厚（黄色箭头），从而确诊心尖肥厚型心肌病。

心血管磁共振延迟强化技术（late gadolinium enhancement）可以作为探测纤维组织的有力工具。该

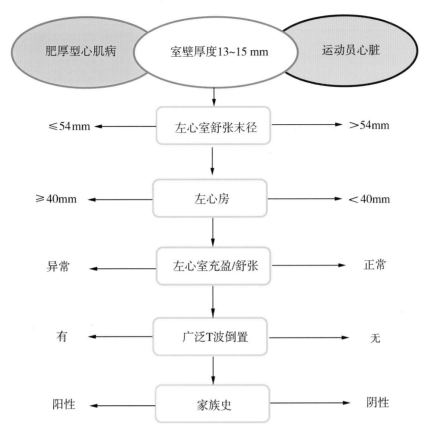

图 9-2 运动员心脏与肥厚型心肌病灰色地带的鉴别流程

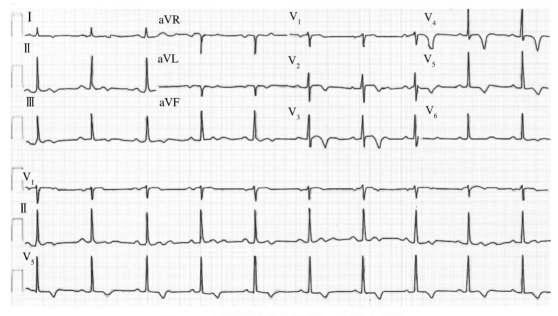

图 9-3 心尖肥厚心肌病患者的 12 导联心电图

技术在注射钆对比剂后应用反转恢复序列，可以清晰地显示瘢痕组织。由于在梗死区域中对比剂排空减慢，分布增加，梗死导致的纤维区域呈现为高信号。心肌梗死患者的替代性纤维化即是临床上常说的"瘢痕"。许多研究已经验证延迟强化中高信号的分布与组织学检查中纤维化分布有良好的一致性。由于纤维化是诸多心肌疾病共同的病理过程，延迟强化磁共振成像是区分运动员左心室肥厚和肥厚心肌病

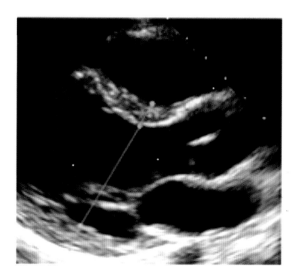

图 9-4　心尖肥厚心肌病患者的心脏彩超
（左心室长轴）

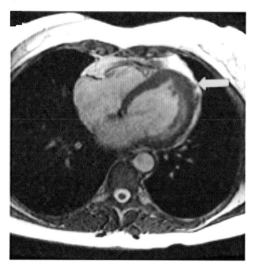

图 9-5　心尖肥厚心肌病患者的心血管核磁共振成像
黄色箭头指示左心室心尖部非对称性肥厚

的有力工具。肥厚型心肌病的延迟强化多见于右心室与室间隔的连接处和心肌肥厚的部位，而运动员左心室肥厚没有延迟强化或仅仅具有非特异性的延迟强化。

综上所述，在运动员人群中鉴别运动性心室肥厚和肥厚型心肌病有很大的难度，需要结合病史、家族史、心电图、超声，甚至是心脏磁共振成像技术手段才能将二者区别开来。

第二节　运动诱发的致心律失常性右心室心肌病

一、运动诱发的致心律失常性右心室心肌病概述

运动诱发的致心律失常性右心室心肌病（exercise-induced arrhythmogenic right ventricular cardiomyopathy，ARVC）是指在耐力型运动员中，室性心律失常多来自于右心室，而且与右心室的结构和功能改变有关。这种表型与家族性的致心律失常性右心室心肌病很相似。目前关于环境因素和遗传因素的如何相互作用进而导致 ARVC 我们仍然知之甚少，但越来越多的证据表明在具有潜在基因易感性人群中，剧烈运动可以加速疾病的进展。

室性心律失常在运动员中是罕见的，但本质上来说，却是致命的。体育运动增加约 2.5 倍的猝死风险。经典的概念是心律失常事件是由于潜在的心脏病，包括电和结构性疾病，运动作为一个触发因素启动了心律失常事件。Heidbuchel 等首次提出了运动诱发的 ARVC 的概念。他观察到在耐力型运动员中，室性心律失常多与右心室的电、结构和功能改变有关，而极少与左心室有关。他对 46 例诊断为非持续性室性心动过速（52%）、持续性室性心动过速（37%）和频发室性早搏（11%）的竞技运动员的研究表明，在没有特异性症状（如眩晕、心悸）的情况下，86% 的室性心律失常来自于右心室。这很让人诧异，因为在运动员中，遗传性心肌病、缺血性心脏病和心肌炎是最常见的与室性心律失常有关的因素。然而这些室性心律失常并非是良性的，在长达 4.7 年的随访中，18 例发生了严重心律失常事件（major arrhythmic event），其中 9 名自行车运动员全部猝死，而这 9 名运动员猝死前未植入体内转复除颤器，另外 9 名植入体内植入转复除颤器的运动员其中 6 名发生了电击事件（由于室性心动过速或心室颤动），另外 3 名运动员发生了持续性单型性室性心动过速。尽管运动员右心室心律失常多见，但与家族性

ARVC 相比，明显的结构异常却很少见。当应用 ARVC 主要标准和次要标准的诊断框架，59％ 的病例表现为 ARVC，30％ 的病例为可疑的致心律失常性右心室心肌病。然而，46 名运动员中，仅有一例有家族史。进而提出的问题是运动员右心室对极限运动的结构适应性到底能到何种程度，以至于发生右心室退化并具有了致心律失常性。

二、右心室是运动员心脏的致命弱点

在运动中，右心室对整个心脏的做功贡献增加。静息时，右心室做功很少，因为右心室的后负荷很小。然而，随着运动强度的增加，右心室的收缩压逐步增加，这转化为右心室室壁的应力的增加。右心室的冠状动脉灌注和氧摄取比左心室高得多。

静息状态下，右心室将血液泵入到低压、高顺应性的肺循环血管床。因此，静息情况下，右心室做功很少。右心室的质量和收缩压是左心室的 1/5~1/4。然而在运动情况下，右心室做功显著增加。在健康人，运动时平均肺动脉压明显升高，在训练有素的运动员，平均肺动脉压升高更为明显。有创及超声检查表明：运动时心输出量和肺动脉压成线性关系，所以当心输出量超过 20L/min 时，平均肺动脉压会超过 30mmHg。心输出量增加得越多，平均肺动脉压和右心室负荷增加得也越多。

运动时右心室负荷增加的比例高于左心室：左、右心室功能在运动时的相对贡献多少以前从未被研究过，这很让人觉得不可思议。然而，现在来自于动物和人体的研究一致表明：静息情况下，右心室的室壁应力、做功和耗氧量均少于左心室。然而在运动情况下，右心室的室壁应力、做功和耗氧量增加的比例远高于左心室下（图 9-6）。

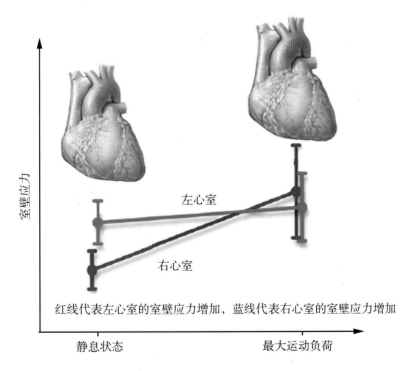

图 9-6　运动时右心室室壁应力增加比左心室更加明显
右心室室壁应力增加的比例远高于左心室，$P<0.000\ 1$

显而易见，右心室的室壁应力增加比例明显高于左心室。下面让我们来复习一下室壁应力的概念：决定室壁应力的因素包括心室室腔的大小、心室室壁的厚度和心室室内的压力；它们的关系遵循 Laplace 定律。这个定律描述了内部压力、大小，以及有一定厚度的中空的管道和球体的表面张力的关系。具体描述为下面的公式：$T=(P×R)/2h$，其中 T 指表面张力，P 指室内压力，R 指室内半径，h 指室壁厚度。运动时右心室室壁应力增加的幅度非常大，以至于接近左心室应力的水平。依据以上公式，我们可以推导出：右心室室壁应力的增加主要是因为右心室室内的压力和半径明显增加，而右心室室壁厚度变化并不明显。而且耐力型运动员右心室的室壁应力增加的程度比非耐力型运动员的高。

有足够的理由推测：持续增加的右心室壁应力、做功和耗氧量可能导致右心室疲劳或损伤。心血管磁共振显像表明：高强度运动锻炼导致右心室功能下降远比左心室为重。二维和三维超声证实，铁人三项运动后右心室明显扩张并且射血分数降低明显，而左心室没有明显改变。研究表明，右心室功能的降低与肌钙蛋白和 BNP 呈中等强度的负相关，所以我们有理由相信，右心室是运动员心脏的致命弱点，因为右心室承受了急性运动负荷的最大程度的增加和持续运动后的最大损伤。

三、运动员右心室的慢性重构

鉴于运动时右心室需氧增加，我们可能猜想增加习惯性锻炼，右心室可能重构以接近左心室的形态和功能。然而，越来越多证据表明，剧烈的运动可能对右心室和肺循环产生不相称的生理应力。超声心动图与有创研究均表明，肺动脉压力随运动强度逐渐增加。这种不相称的负荷会导致右心室的疲劳和损伤。两个最新的研究应用心血管磁共振成像技术表明，长期的竞技耐力运动可以使 13% 和 50% 的运动员出现延迟钆强化。

哪些因素使运动员倾向于发生运动诱导的致心律失常性右心室心肌病呢？

尽管运动可以增加右心室的氧需，然而，很明显不是所有的运动员在进行耐力运动后都发生右心室功能不全。相似的，尽管相同的耐力运动，耐力型运动员的右心室重构也有很大差别。运动诱导的致心律失常性右心室心肌病可能代表了运动员心脏的一小部分，这些右心室心肌细胞的应激和修复是不完善的。

如前所述，运动的血流动力学因素是影响右心室重构的主要因素。这些环境因素可以被遗传因素所修饰（遗传易感性），因为桥粒蛋白基因突变是众所周知的家族性致心律失常性右心室心肌病的遗传学基础。既往研究表明，运动促进桥粒蛋白基因突变携带者发生右心室功能不全和心律失常。La Gerche 等对 47 名运动员的队列研究表明，87% 符合致心律失常性右心室心肌病表型的确诊或疑诊标准，然而桥粒蛋白基因突变的比例却远远低于家族性致心律失常性右心室心肌病。如果右心室的致心律失常性是潜在遗传学突变的早期表现，至少应该具有与家族性致心律失常性右心室心肌病一样的患病率。

尽管其他的遗传易感因素不能排除，研究者并不认为运动诱导的致心律失常性右心室心肌病是家族性致心律失常性右心室心肌病的本来面目。遗传学发现强化了初始的假设：在桥粒蛋白基因突变的背景下，正常水平的心肌室壁应力导致细胞断裂和纤维脂肪组织修复，终止于家族性致心律失常性右心室心肌病。研究者同时认为，如果过强的室壁应力破坏了桥粒蛋白，如环境因素扮演主要角色的情况下（图 9-7），多种遗传因素（许多可能是非桥粒蛋白基因突变）与环境因素（锻炼）相互作用导致了致心律失常性右心室心肌病，对个体易感性而言，研究人员并不认为心脏单基因突变是唯一的解释。

心电图复极显著异常的运动员右心室生理性重构与 ARVC 是不同的。

规律锻炼带来的生理性重构包括：均衡性双室扩大及 T 波倒置。这可能导致与 ARVC 的鉴别诊断带来困难。Zaidi 等针对上述情况，对 45 名 T 波倒置的运动员、35 名 T 波未倒置的运动员和 35 名 ARVC 患者的研究表明：在没有相关家族史的无症状的运动员中，T 波倒置和双室扩张可能代表了锻炼所带来的良性表现。在这些运动员中，ARVC 的诊断标准是非特异性的，可能会带来错误的诊断。胸前导联低电压、不均衡的双室扩大、室壁运动异常、室性早搏负荷大及对运动试验的异常反应是病理性重构的关键标志。如图 9-8 所示：运动员右心室扩大与 ARVC 存在灰色地带。而 T 波倒置的导联分布、T 波倒置的深度、不完全性右束支传导阻滞、QRS 波终末激动时间、心电图左心房扩大或右心房扩大均位于灰色地带，不能区分是运动员右心室生理重构还是 ARVC。

四、展望

运动诱导的致心律失常性右心室心肌病的资料和假说目前仅仅来自于少数几个中心，随着对这种疾病认识的增加，将有越来越多的右心室心肌病被发现。血流动力学因素、遗传因素或者其他可能的因素合起来解释了为什么在小部分的运动员受影响，而对此疾病更好的理解将使我们更好地预防和应对它。遗憾的是，目前全球范围内尚无运动诱发的 ARVC 室性心律失常临床和心电图特点的相关研究，这也有待我们去探索。

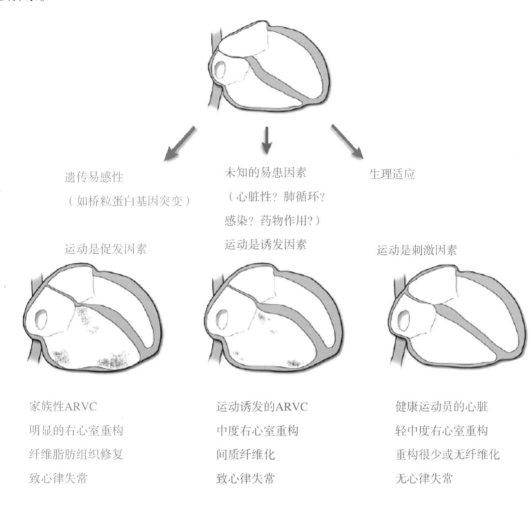

图 9-7 遗传学因素和环境因素的相互作用导致了 ARVC 样表型改变

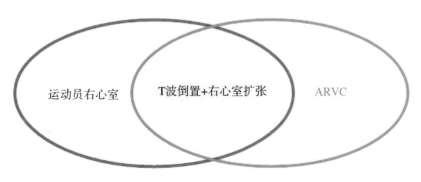

图 9-8 运动员右心室扩大与 ARVC 存在灰色地带

第十章 运动与心电图改变

第一节 运动员的 T 波倒置

运动员 12 导联静息心电图 T 波倒置是临床上遇到的最让人苦恼的运动心脏病学难题之一。这种挑战性来源于两个方面：①T 波倒置与心脏病密切相关；②许多情况下，T 波倒置可能是首发并且唯一的心肌出现病理改变之前的心电学改变。

一、如何识别病理性 T 波倒置

Pelliccia 等对 81 名广泛 T 波倒置的运动员长期随访发现，5 名（6%）运动员有肥厚型心肌病和致心律失常性右心室心肌病。这项研究不容争辩地表明了对 T 波倒置的运动员进行心脏检测的重要性。Schnell 等首次应用标准的（心电图、超声心动图、动态心电图和运动心电图）和高级的心血管检查技术（心血管磁共振成像）对 155 名运动员进行了评估，结果显示肥厚型心肌病比例最高（$n = 56$；36.1%）。值得一提的是，这里肥厚型心肌病的诊断标准遵循的是 2014 年 ESC 发表的肥厚型心肌病指南。致心律失常性右心室心肌病（$n = 4$；2.6%）和心肌炎各 4 例（$n = 4$；2.6%），左心室致密化不全 2 例（$n = 2$；1.3%），扩张型心肌病 1 例。另外两例有心律失常事件。在这 69 名运动员中，绝大部分就诊时即确定为病理改变（$n = 64$；92.8%），剩下的 5 例（7.2%）是在之后的随访中确定的。下壁和（或）侧壁导联的 T 波倒置是最常见的心电图异常表现（83.9%），尽管这其中约 43.2% 的运动员为孤立性 T 波倒置，但 T 波倒置确实与许多的心电图改变有关，如 ST 段压低、左心房肥厚及异常 Q 波等。

2015 年，Calo 等对 2 261 名高加索裔意大利运动员的研究表明，6% 的运动员（$n = 136$）发现连续两个导联的 T 波倒置，这其中 126 名运动员为前壁导联（V_{1-3}）T 波倒置，占 92.6%。前壁导联（V_{1-3}）T 波倒置的运动员中 4.8% 的运动员发现超声心动图异常。但广泛前壁导联（V_{1-4}）T 波倒置（2/136，1.5%）及下壁导联 T 波倒置（3/136，2.2%）未发现与超声心动图异常有关。下侧壁导联（$II-aVF/V_4-V_6/I-aVL$）T 波倒置（5/136，3.7%）与超声心动图异常有明显的关系（3/5，60%）。这项研究加深了我们对运动员 T 波倒置的理解：首先，研究表明前壁导联 T 波倒置最为常见，但并不反映临床相关疾病。前壁导联 T 波倒置的检出率随着年龄的增加而降低，提示这种 T 波倒置是一种"幼稚型 T 波改变"。其次，这篇文章强调了 T 波倒置分布导联的重要性，当遇到下侧壁导联 T 波倒置的运动员，由于其有器质性心脏病的可能性大，应该引起足够的警惕，进行及时综合的评估。最后，运动诱导的心脏重构与 T 波倒置的导联分布缺乏相关性，这提示 T 波倒置与运动导致的心脏结构和功能改变不相平行。

二、运动员右胸导联 T 波倒置与致心律失常性右心室心肌病的心电图鉴别

如图 10-1 所示为一名运动员心电图改变：V_{1-3} 导联 T 波倒置，值得注意的是 V_{2-3} 导联 T 波倒置同时伴有 ST 段抬高。图 10-2 为一名致心律失常性右心室心肌病运动员心电图，可以明显看到图 10-1 运

动员 V_{1-3} 导联 T 波改变与图 10-2 致心律失常性右心室心肌病运动员 V_{1-3} 导联 T 波改变差别在于前者有右胸导联的 ST 段抬高，而后者没有。

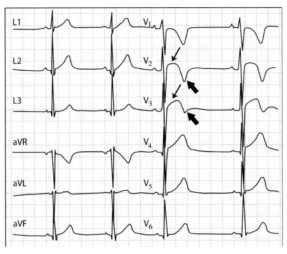

图 10-1　运动员心电图

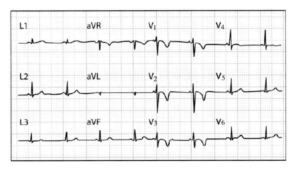

图 10-2　致心律失常性右心室心肌病运动员心电图

三、停止运动或锻炼对 T 波的影响

图 10-3 是一位高强度训练的高加索女性运动员心电图，她每周锻炼平均约 20h，没有临床症状，也没有心脏病家族史。体检时发现下壁导联和侧壁导联 T 波倒置，根据欧洲心脏病协会 2010 年的指南，侧壁和下壁导联 T 波倒置需要进一步的检查，超声心动图显示正常的心腔和室壁厚度，双心室功能正常。心血管磁共振成像和延迟钆成像均未发现异常。停止锻炼 6 周后复查心电图侧壁和下壁导联 T 波恢复正常（图 10-4）。

图 10-5A 是一位 15 岁的高加索裔足球运动员，每周训练 4 次，每次 2h。因为心电图异常而就诊。心电图显示胸前导联巨大的 T 波倒置，同时伴有下壁和胸前导联的 ST 段压低，aVR 导联 ST 段抬高，同时符合高电压的诊断标准。心脏彩超检查仅发现室壁稍增厚伴乳头肌增粗。这名男性没有临床症状也没有家族猝死史和心肌病史。停止锻炼 2 个月后心电图如图 5B 所示，T 波已经恢复正常，胸导联高电压消失。这名男性 30 岁时出现非特异性的胸部不适，行冠状动脉 CT 检查未发现异常，行心脏磁共振显像并进行延迟钆成像诊断为肥厚型心肌病合并左心室心尖部致密化不全。这个病例给我们一个提示：即使停止锻炼后心电图恢复正常，仍然不能排除有心肌病的可能性。如果随访出现临床症状，需要及时进行心脏磁共振显像检查。

总之，大量的证据表明 T 波倒置是疾病进程的一部分，这个进程经历了从正常的心脏表型到心脏发生病理改变。因为 F. Schnell 等的研究表明，运动员 T 波倒置与 45% 的心脏病理改变有关，所以在临床上，我们需要将所有 T 波倒置的患者作为病理状态来处理，直到证实没有疾病。心血管磁共振对于确定

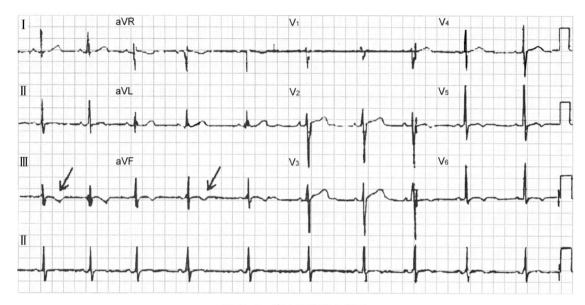

图 10-3　停止运动前心电图

下壁导联和侧壁导联 T 波倒置，如箭头所示

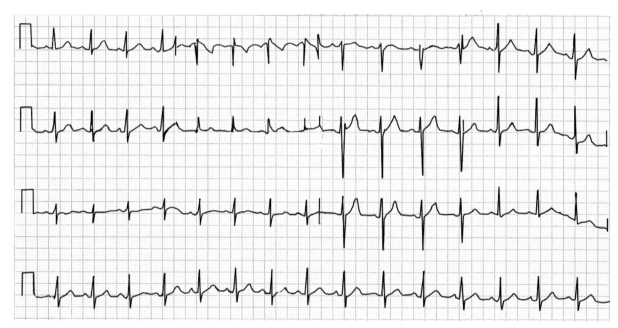

图 10-4　停止运动 6 周后心电图

下壁和侧壁导联 T 波恢复正常

心脏疾病有重要的价值，特别是对于超声心动图未检出异常的运动员更是如此。

第二节　高强度训练运动员的心电图

经常参加高强度体育锻炼会产生一系列心脏结构和功能的改变，在需要爆发力和耐力时均能够促进心排量增加和（或）血压升高。这些改变后的心脏被称为运动员心脏。这些生理改变通常在体表心电图可以发现。过去 30 年里一些基于运动员人群的大型研究已经证实心电图的一些改变为良性改变，可

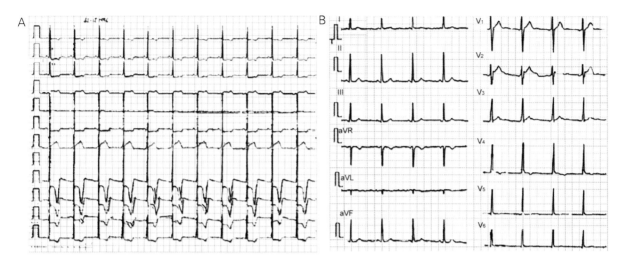

图 10-5　15 岁高加索裔男性体检时心电图（A）和停止锻炼 2 个月后心电图（B）

大致分为两类：一类反映自体性改变（迷走张力升高）；另一类反映心腔增大、室壁增厚。这些电活动的改变取决于人口学因素和运动强度。

一些情况下，迷走张力增高会引起复极化改变，这与心肌病及离子通道疾病时形态学表型轻度或不完全表达可能重叠出现。在男性耐力运动员以及非洲裔或非裔加勒比运动员观察到，显著的复极化改变可能掩盖疾病进程。良性的生理适应与运动相关心脏性猝死的疾病先兆的鉴别非常重要，因为一次误诊就可能造成十分严重的后果。

运动员不断死亡和这些引人注目的灾难事件已经引起包括国际奥林匹克委员会、欧洲足球协会联盟在内的体育部门的重视，提倡对运动员进行心脏检查。检查通常包括 12 导联心电图，因此解读心电图对于评估竞技运动员或高强度的日常休闲运动（high-level routine recreational exercise）的心电图尤为重要。

2010 年欧洲心脏病学会（ESC）发布共识指南，基于对 33 000 非选择性意大利运动员的研究，将心电图改变分为两组（表 10-1）。1 组的心电图改变在高达 80% 的运动员中出现，认为是正常生理变化。在不足 5% 的运动员中出现的改变为异常改变，认为值得进一步检查以排除心脏疾病，尤其是心肌病或离子通道异常。

ESC 指南公布以来，其他一些出版物已经提高了对运动员心电图的认识并促进了对指南的进一步修正和完善。本文采用 2010 年 ESC 指南中的运动员心电图作为目前金标准来进行评价。

一、1 组 ESC 标准

1 组改变包括窦性心动过缓、窦性心律不齐、Ⅰ度房室传导阻滞和早复极（包括 J 点升高、ST 段抬高和 T 波高尖）。1 组的很多电变化是由于迷走神经张力增高引起的。窦性心动过缓（心率在每分钟 60 次以下）常见，在 80% 以上的运动员可以观察到。不足 5% 的运动员心率在 40 次/分以下，静息脉率低于 35 次/分者十分罕见。窦性心律不齐很常见，尤其在年轻运动员。Ⅰ度房室传导阻滞见于不足 5% 的运动员，然而在一小部分运动员中可以观察到莫氏Ⅰ型房室传导阻滞、窦性停搏和交界区心律，多在休息时或睡眠中可见。这些 1 组改变在耐力型运动员中更常见，锻炼使交感张力升高超过迷走张力时这些改变即可消失。

表 10-1　ESC 2010 运动员心电图解读标准

1组	2组
窦性心动过缓	T 波倒置
Ⅰ度房室传导阻滞	ST 段压低
早复极	病理性 Q 波
左心室肥厚的 QRS 电压标准	左心房扩大
不完全性右束支阻滞	电轴左偏或左前分支阻滞
—	电轴右偏或左后分支阻滞
—	右心室肥厚
—	完全性左束支阻滞或右束支阻滞
—	QT 间期延长或缩短
—	Brugada 样早复极
—	心室预激

房性异位心律 P 波形态与窦性 P 波不同。出现 2 种以上形态的 P 波被称为心房起搏点游走，可见于运动员，是由迷走张力升高导致。相对的，莫氏 Ⅱ 型或 Ⅲ 度房室传导阻滞在运动员中十分罕见，尤其出现头晕或晕厥时提示为心传导系统疾病。

（一）复极变化

复极变化涉及 J 点、ST 段和 T 波，出现在 60% 以上的运动员中。多数导联的 J 点升高与弓背向下型 ST 抬高常见于体形瘦长的男性运动员。这种复极改变在非洲裔或非裔加勒比运动员中尤其多见。后一组中 $V_1 \sim V_4$ 导联 ST 段呈弓背向上型，并呈双相 T 波或非对称性偶尔呈深度倒置 T 波（图 10-6）。这种改变在高达 13% 的非洲裔或非裔加勒比运动员可见，包括女性和男青年。

（二）早复极改变

J 点升高总被认为是运动员的正常变化，然而必须认识到，下壁和侧壁的早复极改变与特发性室颤存在关联（图 10-7），特别是 QRS 终末部分切迹样改变（notch）或 S 波终末部顿挫（slur）往往是某些个体致命性心律失常的先兆。这些改变出现在 20% 的白种人和 40% 的非洲裔或非裔加勒比运动员。Prakash 等的经验认为可能受迷走神经调节，因为他们在运动后可以消失，常常在心率很慢的运动员中出现。与 ESC 指南一致，我们也认为之前提到的早复极改变是运动员的正常变化，无症状者不需要进一步检查。

（三）不完全性右束支阻滞

不完全性右束支阻滞特点是在 V_1 导联呈 rSR′，QRS<120ms，可见于约 1/3 的运动员，认为是正常变化。这是由右心室舒张和重塑导致传导时间延长，而非希氏束-浦肯野纤维系统疾病。对于无 T 波倒置、无症状、没有心内分流产生的心脏杂音者，无须进一步检查。

（四）左心室肥厚的电压标准

特定的左心室肥厚电压标准在运动员中很常见，可见于 70% 左右的男性运动员，是由心腔扩大和左心室质量增加造成的。左心室肥厚的电压定义很多，但最常用的是 Sokolow-Lyon 标准：$S_{V_1}+R_{V_5/V_6}$ ≥3.5mV，或 R_{aVL} ≥1.1mV。青年运动员左心室肥厚电压常见，可能

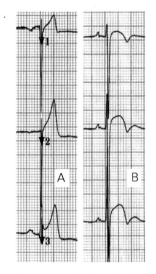

图 10-6　复极变化心电图
A. 白种人复极改变（ST 段弓背向下型抬高，T 波高尖）　B. 非洲裔或非裔加勒比运动员的复极改变（ST 段弓背向上型抬高，T 波倒置）

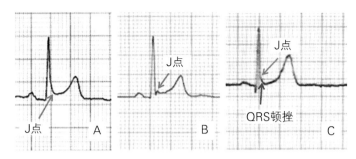

图 10-7　早复极改变

A. ST 段抬高 J 点不连续（discrete J point）；B. S 波后 J 点切迹；C. S 波终点顿挫，J 点埋藏在 S 波中

由于胸壁较薄，在非洲裔或非裔加勒比男性运动员也较常见，可能是由于左心室质量增加。孤立的 QRS 电压升高不需要进行超声心动图检查，除非患者有其他的心电图异常、相关的症状、查体的阳性发现、心血管疾病或早发心脏性猝死的阳性家族史。而除了 QRS 波电压升高外，同时出现 ST 段压低、T 波倒置和病理性 Q 波时高度提示病理性左心室肥厚。需要进行超声心动图检查，必要时需要行心血管磁共振成像。

在高强度训练的运动员可见多种心电图改变，图 10-8 为其中一例。

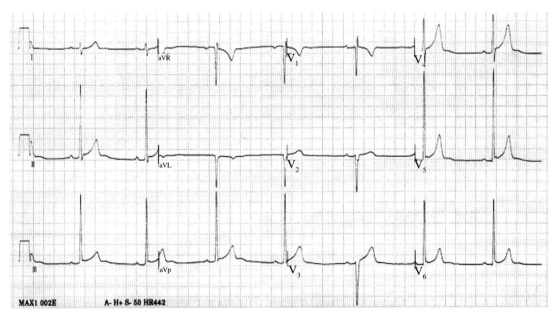

图 10-8　一位运动员的心电图改变

提示存在窦性心动过缓，心电轴右偏，左心室肥厚高电压表现，不完全性右束支阻滞和早复极

二、2 组 ESC 标准

2 组的改变中 T 波倒置和 ST 段压低最可能与心肌病等心脏结构异常相关。ST 段压低通常认为是与个体特征或症状无关的异常改变。

（一）T 波倒置

T 波倒置可见于 3%~4% 的青年和成年白种人运动员中，青年运动员的心电图改变包括 V_1~V_3 导联 T 波倒置，14 岁以下运动员中有 9% 可见这一变化。16 岁以上者很少见到有 V_2 以外导联的 T 波倒置。偶尔在耐力型运动员的 V_3 导联可见双相 T 波或 T 波倒置，在无症状的运动员存在 ST 段抬高者，这一改变并不需要做进一步检查。

侧壁导联（Ⅰ、aVL、V_5、V_6）T 波倒置与肥厚型心肌病有关，通常需要进一步查明病因（图 10-

9）。下壁导联连续出现显著的 T 波倒置暂不能确定，但我们建议进一步检查。

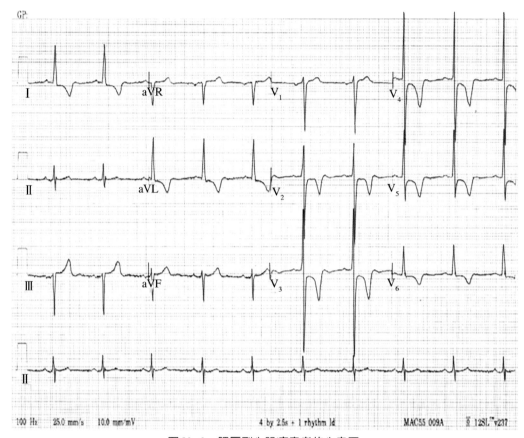

图 10-9　肥厚型心肌病患者的心电图

可见 ST 段压低，$V_2 \sim V_6$ 导联 T 波倒置，I 和 aVL 导联符合左心室肥厚电压标准

非洲裔或非裔加勒比运动员的情况有所不同，他们的 T 波倒置较为常见，约占 23%（图 10-10）。T 波倒置局限于 $V_1 \sim V_4$ 导联，伴有弓背向下型 ST 段抬高，这被认为是正常改变，无症状者不需要特别关注。1.5%~1.8% 的成年白人运动员可见下壁导联和侧壁导联出现 T 波倒置，但在非洲裔或非裔加勒比裔成年运动员则为 10%，其中 6% 为下壁导联 T 波倒置，4% 为侧壁导联 T 波倒置。

上文未提及的无明显心肌病的 T 波倒置提示需要监测病情变化，在两项研究中，T 波倒置者在随后几年中发生了心肌病。

（二）病理性 Q 波

病理性 Q 波是心肌病的特征性改变。判断是否出现病理性 Q 波需要精确的定义。我们认为在 Q/R 比值在 0.25 以上或者 Q 波时长在 40ms 以上为病理性 Q 波。完全依赖 Q 波深度的定义精确性较差，尤其在青年运动员，他们的 QRS 波群具有包括深 Q 波在内的多种变化。

（三）束支阻滞

不完全性右束支阻滞和完全性右束支阻滞分布见于 9% 和 3% 的竞技型运动员，研究表明，完全性右束支阻滞与右心室大小相关，可能是生理适应的一种正常改变。鉴于这种罕见改变，建议进行心脏超声检查以除外心内分流或右心室异常。左束支阻滞并非运动员心脏特有的改变，需要进一步检查。

（四）右心室肥厚、心房扩大、电轴偏移的诊断标准

ESC 认为右心室肥厚、心房扩大、电轴偏移的电压标准在运动员是异常的，然而 Prakash 等的研究提示：与久坐者相比，高强度训练的运动员达到右心室肥厚和心房扩大的电压标准很常见，心脏超声显示无论这些异常是孤立存在还是伴随其他改变均与器质性心脏病无关。

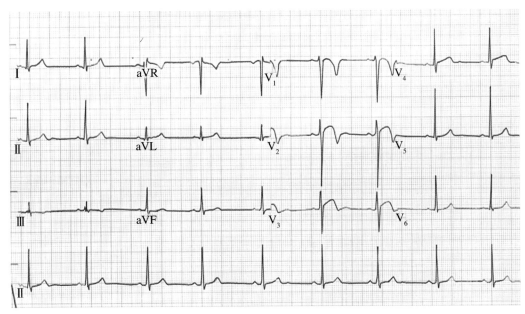

图 10-10 非洲裔或非裔加勒比运动员的心电图

ST 段弓背向下型抬高，$V_1 \sim V_4$ 导联 T 波倒置

Sokolow-Lyon 右心室肥厚标准：$R_{V_1}+S_{V_5/V_6}>1.05\mathrm{mV}$。12% 的运动员有这一改变，无症状者不需要进一步检查。

运动员心房扩大的电压标准随着年龄变化，青年比成年更为常见（分别为 14%~16%，4%~5%）。

我们认为电轴右偏是运动员的正常改变。孤立的电轴左偏诊断价值不大，无症状并且心脏检查正常者不需要进一步检查。

（五）QT 间期延长

QT 间期延长者需要怀疑有获得性长 QT 综合征，这是一种先天性离子通道疾病，有可能进展为多源性室性心动过速和心脏性猝死。与非运动员相比，运动员的 QT 间期轻度延长。

运动员测量 QT 间期可能有困难，尤其是窦性心律失常、U 波或者 T 波终止模糊者更加困难。QT 间期应当按照心率进行校正，最常用的公式是 Bazett 公式：$QTc=QT/\sqrt{RR}$ 间期。识别 QT 间期终点最准确的方法是计算 T 波降支切线的斜率（图 10-11），这在 Ⅱ 导联或 V_5 导联最显著。在窦性心律失常者应采用 RR 间期和 QT 间期进行评估。

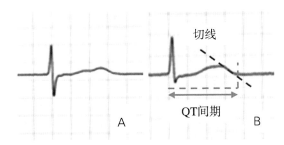

图 10-11 QT 间期延长

A. T 波切迹　B. 切线斜率法测量 QT 间期

ESC 指南中 QT 间期的推荐上限与非运动员相同，男性为 440ms，女性为 460ms。根据几项研究结果，约有 6% 的运动员 QT 间期长于此上限。美国心脏病学会建议校正的 QTc 标准：男性 470ms 以上、女性 480ms 以上。在孤立性 QT 间期延长者这些数值是阳性预测值仅为 7%。我们认为，500ms 以上的 QT 间期延长通常与长 QT 综合征的其他表型特征有关，比如运动相关的 QT 间期反常，家族中另一成员

QT 间期延长，或者表型阳性。长 QT 运动员的 T 波切迹或双峰可能提示离子通道异常。

（六）Brugada 综合征心电图改变

Brugada 综合征（BrS）是遗传性的心肌钠通道异常，与静息状态心率较低时发生的致命性室性心律失常有关。理论上讲，Brugada 在运动强度较大时不应发生，然而迷走神经紧张可能促进休息时发生心律失常。J 点抬高 2mm 以上，ST 段起点高呈下斜型，胸前导联 $V_1 \sim V_3$ T 波倒置诊断为 1 型（图 10-12）。2 型为非诊断性标准：弓背向下型 ST 段抬高 1mm 以上，J 点升高 2mm 以上，双相或正向的 T 波。V_1 及 V_2 导联上移一个或两个肋间的或使用钠通道阻滞剂如阿义马林（ajmaline）可以将这种 2 型改变转变为 1 型。

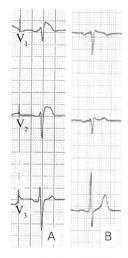

图 10-12　Brugada 综合征患者心电图改变
A. 1 型 Brugada 心电图改变
B. 2 型 Brugada 心电图改变

非洲裔或非裔加勒比运动员的 1 型改变可能和复极相似，主要不同是非洲裔或非裔加勒比运动员的 ST 段抬高多呈弓背向上型；另一个鉴别 Brugada 综合征与复极波的方法是测量 J 点 ST 段抬高和 J 点后 80ms 的 ST 段抬高。STJ/ST80 在 BrS>1，然而复极波的比值<1（图 10-13）。不完全性右束支阻滞也常与 Brugada 综合征相似，鉴别方法是 J 点抬高局限在 V_1 和 V_2 导联，而 I 和 V_6 导联不伴有 S 波。

（七）J 波改变

J 波是指 QRS 综合波结束和 ST 段起始的结合点（junction point，J 点）抬高 ≥0.1mV，时程 ≥20ms，向上圆顶样或驼峰样的偏离基线的波，是整体心室肌除级结束和复级开始的一个标志点。目前有研究表明：J 波/QRS 顿挫，即早期复极模式在运动员中非常常见，发生率为 14%~44%。在随访中，并未发生不良心脏事件，包括心脏性猝死及室性心动过速。在运动员中，早期复极同时与 QRS 波高电压、ST 段抬高和左心室重构并存。以上提示这种改变可能代表了运动员心脏生理学重构的一种良性表现形式，如图 10-14 所示。

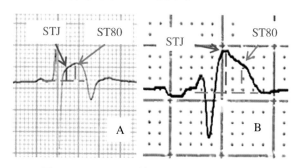

图 10-13　Brugada 综合征患者心电图鉴别
测量 J 点 ST 段抬高和 J 点后 80ms 的 ST 段抬高。　A. 运动员心电图，STJ/ST80 比值小于 1　B. Brugada 综合征，STJ/ST80 比值大于 1

（八）Wolff-Parkinson-White 心电图改变

Wolff-Parkinson-White 预激综合征是存在房室结以外的旁道，兴奋通过旁道传导使心室预先激动，因此在心电图上可见 PR 间期缩短（<120ms），QRS 升支起始部钝挫（delta 波），QRS>120ms（图 10-15）。这种表现的发生率与普通人群相似（0.1%~0.3%）。心房颤动的快速传导可以导致心室颤动其至发生心脏性猝死。

（九）标准优化

ESC2010 标准成功地打下了解读运动员心电图的坚实基础，然而随着新的证据不断出现，包括孤立

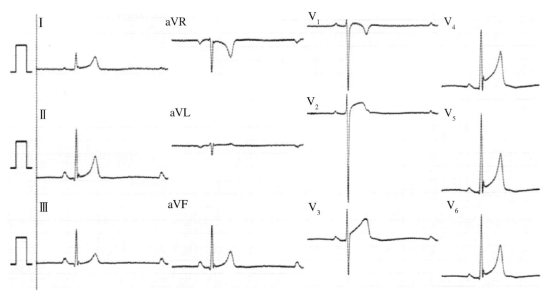

图 10-14　一名 29 岁男性游泳运动员心电图

胸前导联和下壁导联典型 J 波

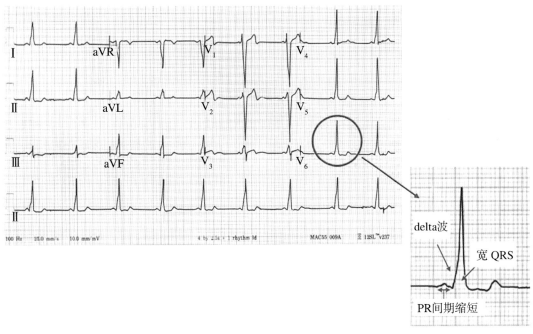

图 10-15　WPW 患者心电图

PR 间期缩短，delta 波，QRS 波群增宽

性电轴偏移、心房扩大和右心室肥厚，这些并不能够提示运动员患有心脏疾病，考虑到不同种族之间的正常变异，我们提出了优化标准以在不影响敏感性的前提下提高 ECG 的诊断特异性。我们将 ECG 表现划分为正常、临界状态以及与训练无关的变异（图 10-16）。具有临床症状、家族史、查体异常或具有 1 项以上临界改变的临界状态运动员应当进行检查以便排除心肌病或原发性离子通道异常。对 5 550 名运动员，尤其是非洲裔或非裔加勒比运动员，进行回顾性检查发现：优化标准提高了 ECG 诊断的特异性（从 40.3% 到 84.2%），而敏感性保持不变，非洲裔或非裔加勒比裔运动员敏感性为 70%，白种人为 60%。

　　运动训练导致体表心电图发生很多改变，通常为良性改变，但有时会与心肌病或离子通道疾病的心

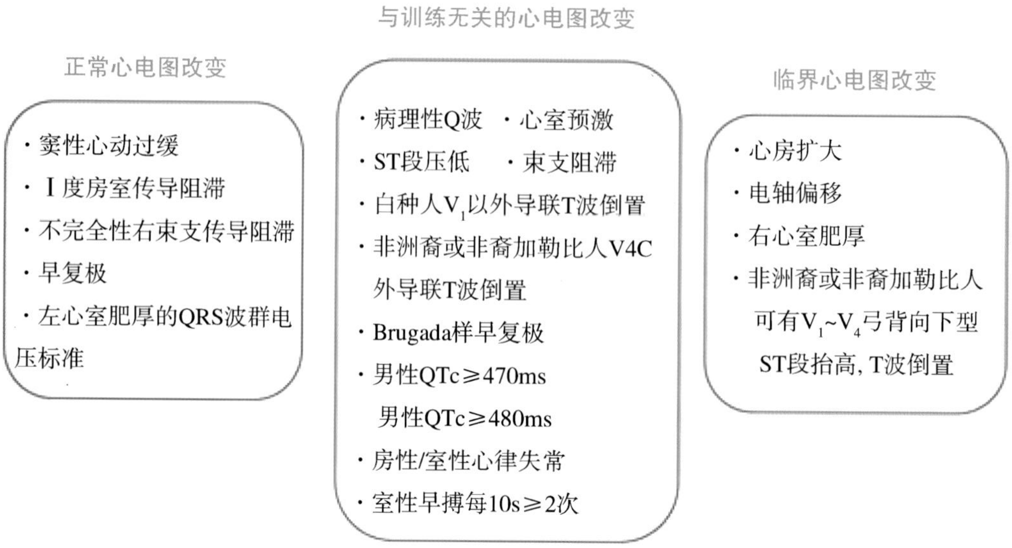

与训练无关的心电图改变
正常心电图改变
·窦性心动过缓
·Ⅰ度房室传导阻滞
·不完全性右束支传导阻滞
·早复极
·左心室肥厚的QRS波群电压标准
·病理性Q波 ·心室预激
·ST段压低 ·束支阻滞
·白种人V_1以外导联T波倒置
·非洲裔或非裔加勒比人V4C外导联T波倒置
·Brugada样早复极
·男性QTc≥470ms
男性QTc≥480ms
·房性/室性心律失常
·室性早搏每10s≥2次
临界心电图改变
·心房扩大
·电轴偏移
·右心室肥厚
·非洲裔或非裔加勒比人可有V_1~V_4弓背向下型ST段抬高，T波倒置

图 10-16　ECG 诊断的优化标准

电图表现相混淆。左心室肥厚的电压标准常见于运动员但伴有 ST 段压低、T 波倒置和病理性 Q 波者需要怀疑肥厚型心肌病。V_1 ~ V_3/V_4 的 T 波倒置在所有 16 岁以下的青年和成年非加勒比运动员中都是正常的，白种人出现 V_2 导联以外的 T 波倒置，尤其是出现 Epsilon 波时可能提示致心律失常右心室心肌病（图 10-17）。左束支阻滞、预激综合征、BrS 的波形和 QTc 在 500ms 以上的心电图改变常提示为异常改变（图 10-18）。

I
aVR
V_1
V_4
II
aVL
V_2
V_5
III
aVF
V_3
V_6
V_1
II
V_5

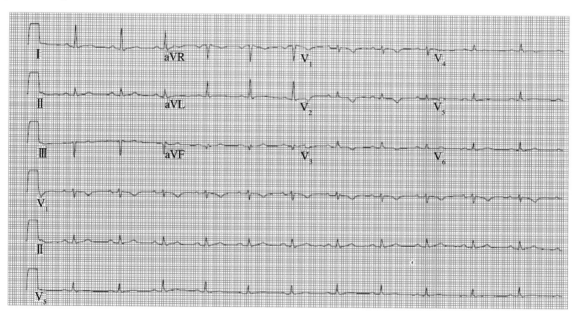

图 10-17　致心律失常性右心室心肌病患者的心电图

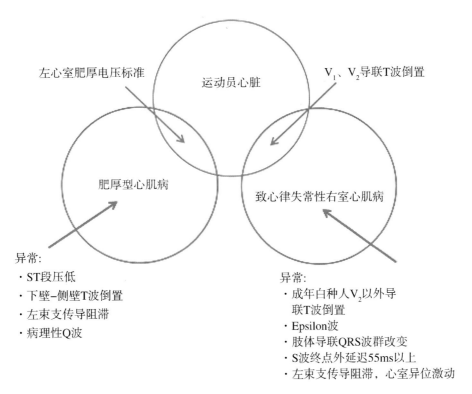

图 10-18 运动员心脏心电图表现小结及其与心肌病的共同表现

第十一章　影像医学在运动性心律失常与猝死诊断中的应用

运动性心律失常是指在一定强度的运动中或运动后发生的心律失常，轻者可能引发房性早搏、室性早搏、短阵房速或室性心动过速，患者仅伴有心悸不适，而严重者可发生致命性快速性室性或房性心律失常，出现更严重的血流动力学障碍时能诱发晕厥，甚至猝死。因患者年轻而平素健康，又发生在运动中，因此这种晕厥、猝死的威慑力强，伤害性广，社会影响大，给家庭和社会带来严重的负面情绪，如今已成为一个严重的社会问题，已经引起社会的广泛关注。因此对于运动性心律失常和心脏猝死疾病的认识和预防就显得尤为重要。影像学检查作为一种辅助检查手段在疾病的诊断中起着至关重要的作用，但是不同的影像学检查方法都有其一定的适应证及优势，因此，根据不同的疾病选择合理的检查手段不仅可以快速诊断疾病，而且可以避免不必要的浪费和射线危害。对于常见运动性心律失常引起的心脏猝死，如果患者没有明显的心脏形态学改变，常用的影像检查方法可能不会提供有价值的诊断信息，而依赖于心脏电生理检查应该可以快速明确诊断。相反，如果运动性心律失常或心脏猝死患者本身存在的疾病有心脏形态学或血流动力学方面的异常，超声心动图、多排螺旋 CT 及胸部 X 线等常见影像学技术则可以提供更多的诊断信息。本章节就常见运动性心律失常致心脏猝死相关循环系统疾病的常见影像学检查技术及常见表现特征加以阐述。

第一节　运动性心律失常与猝死相关疾病常用影像学检查技术

正常情况下，心脏位于左侧胸腔，即心房正位，心室右襻。心脏由左、右心房和左、右心室四个心腔组成。左、右心房和左、右心室之间分别有完整的房间隔、室间隔相隔。左心房和左心室之间为二尖瓣，由两个瓣叶组成。右心房和右心室之间为三尖瓣，由三个瓣叶组成。主动脉和肺动脉分别起自左心室和右心室，分别由主动脉瓣和肺动脉瓣相连接，两组瓣膜均由三个瓣叶组成，主动脉位于右后方，肺动脉位于左前方，二者内径比约为 1∶1.2。上、下腔静脉汇入右心房，通过右心室—肺动脉回流入肺进行氧和。四支肺静脉回流入左心房，通过左心室—主动脉提供全身各个组织器官的血液供应。体循环和肺循环通过四个心腔、两条大动脉、上下腔静脉及四支肺静脉加上两组房室瓣、两组半月瓣便将体循环和肺循环有机结合在一起。因此，凡是循环体系中的任何一个环节连接或回流途径异常，以及瓣膜、大血管发育异常或房室间隔出现缺损等，都会导致先天性心脏病。在先天性心脏病诊断过程中，患者一般采用左侧卧位或平卧位，按照 Van Praagh 先天性心脏病顺序节段分析法从内脏位置开始检查，通过左心室长轴切面、心尖四腔切面、大动脉短轴切面、胸骨上窝切面等多部位、多切面、多角度全面进行扫查，对心内结构、瓣膜形态、大血管连接及外周血管走行、主动脉弓位置、心腔内径等进行观察测量。常规测量肺动脉压及左心功能。同时根据需要综合运用彩色多普勒技术及频谱多普勒技术。

一、超声心动图技术

（一）超声心动图常用检查技术

超声心动图可以动态显示心腔大小、瓣膜结构、心腔及大血管的连接，显示瓣膜口血流通过及心腔内血流灌注情况，并可以测量血流速度，对于各种原因引起心脏结构的改变以及血流动力学指标的改变，通过超声心动图检查可以很好地显示。因此，超声心动图作为一种无创检查，又因其便捷、可重复操作，在临床的应用范围越来越广泛。

超声心动图包括经胸超声心动图及经食管超声心动图，常用技术包括：M型超声、二维超声、多普勒超声（频谱多普勒超声和彩色多普勒超声）、负荷超声心动图等技术。

1. M型超声

M型超声心动图主要显示心脏结构的运动曲线，具有较强的时间及空间分辨率，是最早使用的超声心动图技术之一，在早期心脏疾病的诊断中发挥了很大作用。随着二维超声心动图技术的发展，可以更加直观地观察心脏结构，因此M型超声心动图技术逐渐趋于次要地位，目前主要用于心脏功能的测量（图11-1）。

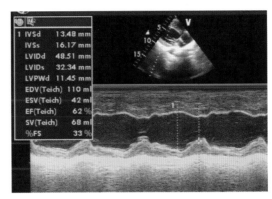

图11-1　M型超声

2. 二维超声（2D超声）

二维超声束透过心脏时，由于心脏组织结构密度不同产生明暗程度不一的界面回声，从而将心脏结构以灰阶形式显示出来，通过不同的超声切面可以直观地辨别心脏的四个心腔、四组瓣膜、房室间隔、主动脉、肺动脉以及心包等心脏内部的组织结构，非常直观（图11-2）。

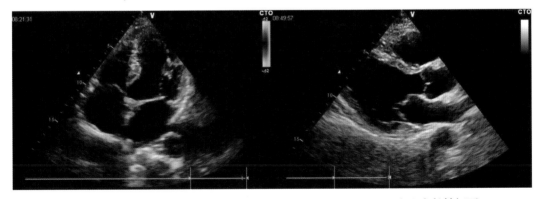

A. 四腔心切面　　　　　　　　　　　　　　B. 左心室长轴切面

图11-2　二维超声

3. 多普勒技术

多普勒技术是根据奥地利数学和物理学家Doppler提出的多普勒效应产生的，多普勒效应即振动源与接收器之间存在运动时所接收的振动频率会因运动而发生改变。多普勒技术包括频谱多普勒技术和彩色多普勒技术。

（1）频谱多普勒技术：可以分为脉冲式多普勒（pulsed wave Doppler，PW-Doppler）和连续波多普勒（continuous wave Doppler，CW-Doppler）在二维超声图像或彩色多普勒的基础上，启动频谱多普模式，频谱多普勒超声心动图可提供有关心脏血流特征的信息。PW-Doppler 测量低速血流，常用于正常瓣口流速的测定，具有距离选通能力。CW-Doppler 能够测量取样线上的高速血流速度，可以很敏感地捕捉到整个取样线上的高速血流，主要用于心腔内的异常分流、瓣口狭窄时的高速血流的测量，缺点是不能定位（图 11-3）。

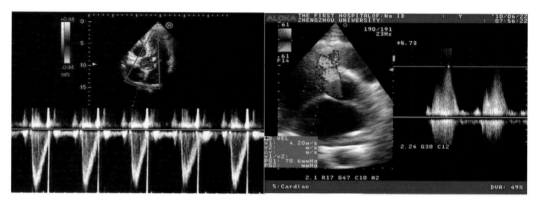

A. 脉冲多普勒　　　　　　　　　　　　　　　　　　B. 连续多普勒

图 11-3　频谱多普勒技术测量瓣口流速及心腔异常分流

（2）彩色多普勒技术：彩色多普勒技术是以脉冲多普勒技术为基础，用运动目标显示器（MTI）、自相关函数计算、数字扫描转换、彩色编码等技术，达到血流的彩色显像。

在二维超声的基础上，启动彩色多普勒模式，可以显示各个瓣口的血流通过情况。根据瓣口流速有无增快，判断瓣膜有无狭窄。根据各个瓣口有无出现反流信号，判断瓣膜有无反流，根据反流束的长度或面积估测反流程度。另外对于先心病患者来说，可以显示心腔内出现的异常分流信号，如房间隔、室间隔缺损及动脉导管未闭等。根据反流束的明暗程度及分流方向间接判断有无肺动脉高压的存在（图11-4）。

彩色多普勒技术的优点：首先，可以观察整幅切面图各处血流分布状态，直观、省时。而且可以短时间内捕捉到异常血流信号，大大提高了工作效率和诊断正确率。其次，对于心腔内分流量不大、房室腔大小无明显变化时，二维图像显示不佳的小缺损或者假性回声失落，可以通过彩色多普勒血流分流信号判断有无缺损的存在，从而弥补二维超声的缺陷。彩色多普勒技术在一定程度上已经替代有创性心导管造影技术。

缺点：彩色多普勒技术对右向左分流不敏感，不及右心声学造影技术。另外，对分流及反流只能提供半定量测量，无法准确测量分流量及反流量等参数，也不能够计算心排血量及心功能指标。

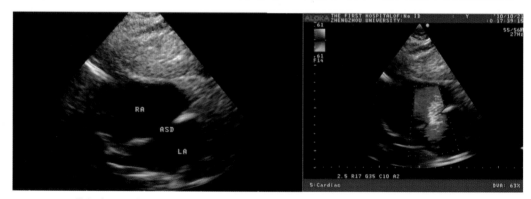

A. 二维超声可见房间隔缺损　　　　　　　　　　　　B. 示房间隔缺损处的彩色血流

图 11-4　彩色多普勒技术

（二）超声心动图常用检查切面

1. 胸骨左缘左心室长轴切面

探头位于胸骨左缘第3、4肋间，探头指示灯朝向患者右肩方向，探头与患者右肩-左腰连线平行，超声束近似垂直向后扫查，可显示左心室、右心室、左心房内径、主动脉瓣环径、主动脉窦部径、升主动脉内径及前室间隔、左心室后壁厚度及运动幅度等（图11-5）。

2. 胸骨左缘大动脉短轴切面

在胸骨左缘第3肋间，在左心室长轴切面基础上顺时针旋转探头，使探头指示灯指向患者左肩方向，探头与患者左肩-右腰连线平行，超声束向患者右上方扫查，可显示主动脉短轴、主动脉瓣、肺动脉瓣、肺动脉长轴、右心室流出道及三尖瓣等。在此基础上探头上移至第2肋间或超声束尽量向右上方倾斜，可显示肺动脉分叉及左、右肺动脉起始段，动脉导未闭时即可在此切面观察到（图11-6）。

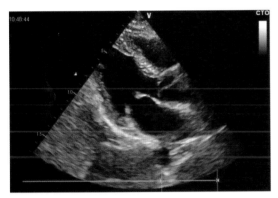

图11-5　胸骨左缘左心室长轴切面

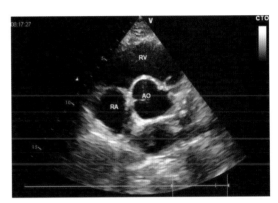

图11-6　主动脉瓣短轴切面

3. 心尖四腔心切面

在大动脉短轴切面基础上，将探头移至患者心尖部，探头指示灯依旧指向左肩方向，探头与左肩-右腰连线平行，超声束朝向右肩方向，可显示左、右心室及左、右心房大小，房间隔、室间隔连续性，以及左心室侧壁、后间隔的厚度及运动情况（图11-7）。

4. 心尖五腔心切面

在心尖四腔心切面基础上，将探头继续朝右肩方向倾斜上翘，使超声束通过主动脉瓣，除显示左、右心室，左、右心房及房间隔、室间隔等结构外，还可显示位于图像中央的主动脉瓣结构（图11-8）。

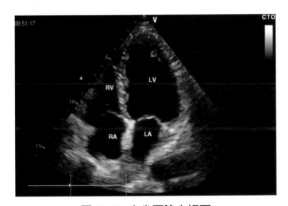

图11-7　心尖四腔心切面

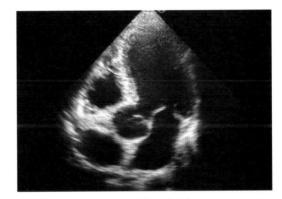

图11-8　心尖五腔心切面

5. 心尖两腔心切面

在心尖四腔心切面的基础上逆时针旋转探头，使指示灯方向朝向头侧，探头与人体长轴平行，可显示左心室、左心房大小及二尖瓣形态、回声及运动情况，另外可观察左心室前壁和下壁的厚度及运动幅度（图 11-9）。

6. 剑下两腔心切面

探头置于剑突下，指示灯朝向足侧，超声束朝向左、后、上方，图像近场的为部分肝组织，图像深方为右心房、房间隔及左心房，此切面为观察房间隔缺损最常用的切面，而且可显示上、下腔静脉（图11-10）。

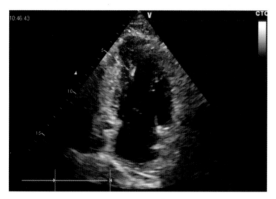

图 11-9　心尖两腔心切面

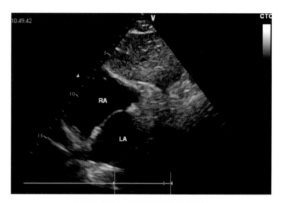

图 11-10　剑下两腔心切面

7. 胸骨上窝切面

探头置于患者胸骨上窝处，指示灯朝向 1 点钟方向，超声束向下扫查，可显示升主动脉、主动弓、降主动脉等结构，此切面为判断主动脉夹层分型、动脉导管未闭、降主动脉缩窄必不可少的切面（图11-11）。

8. 胸骨旁四腔心切面

在胸骨左缘第 3、4 肋间，指示灯朝向左肩方向，探头与左肩-右腰连线平行，超声束朝向右肩方向，可显示心脏四个心腔及房间隔、室间隔、二尖瓣、三尖瓣等结构，是心尖四腔心切面的补充检查切面（图 11-12）。

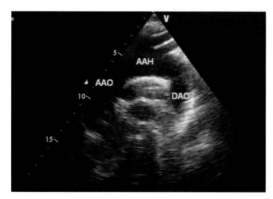

图 11-11　胸骨上窝切面

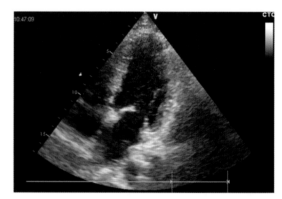

图 11-12　胸骨旁四腔心切面

（三）经食管超声心动图技术

随着心脏外科技术的快速发展和手术要求，经食管超声心动图在手术室的应用范围也越来越广泛。经食管超声心动图是二尖瓣脱垂患者行二尖瓣成形术后二尖瓣功能判断的金标准。先心病外科封堵术需要经食管超声心动图全程监测和引导，瓣膜置换术后人工瓣膜功能的评价、主动脉夹层患者主动脉瓣功能的评价、冠状动脉搭桥术合并二尖瓣成形术后二尖瓣功能的监测等都离不开经食管超声心动图检查。在现代心脏外科手术室内，经食管超声心动图是不可或缺的检查技术。

经食管超声心动图常用检查切面约有 20 个，包括食管中段 10 个切面、经胃切面 6 个、食管上段切面 4 个，可以根据需要选择使用。

食管中段切面为经食管超声心动图最常用的检查切面，其中包括食管中段四腔心切面（图11-13）、两腔心切面（图11-14）、左心室长轴切面（图11-15）、二尖瓣交界切面（图11-16）。

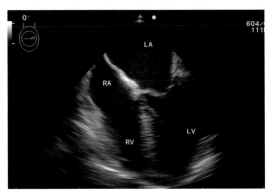

图11-13 食管中段四腔心切面
可显示四个心腔、二尖瓣、三尖瓣及房间隔、室间隔

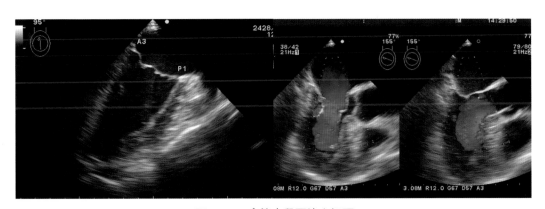

图11-14 食管中段两腔心切面
可显示左心室、左心房及二尖瓣、左心耳

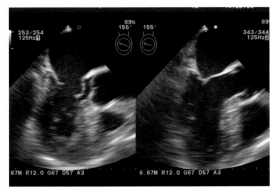

图11-15 食管中段左心室长轴切面
可显示左心房、左心室、二尖瓣及主动脉瓣

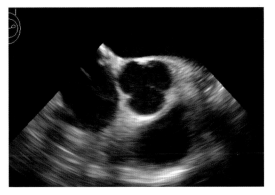

图11-16 食管中段二尖瓣交界切面
可显示主动脉瓣短轴、左心房、右心房、房间隔及右心室

（四）负荷超声心动图

负荷超声心动图（stress echocardiography）指应用超声心动图对比观察负荷状态与静息状态下超声心动图表现，以了解患者心血管系统对负荷的反应情况，达到临床诊断的目的。主要用于诊断心肌缺血、存活心肌的判定及评价患者心功能状况等。负荷超声心动图包括运动、起搏及药物负荷三部分，目前应用较为广泛的是药物负荷试验，通常采用潘生丁、腺苷、多巴酚丁胺等药物，我国多采用多巴酚丁

胺。多巴酚丁胺负荷试验用于观察心室壁有无节段性运动异常。正常心肌对于多巴酚丁胺负荷试验的反应是室壁增厚与室壁过度运动。对于冠状动脉狭窄而静息状态下冠状动脉血流正常的患者来说，多巴酚丁胺负荷试验能够通过增大心肌耗氧量而诱发局部心肌缺血，出现室壁节段性运动异常。

多巴酚丁胺负荷试验阳性（即心肌缺血）的指标如下：

（1）出现≥1个室壁节段运动异常。

（2）室壁运动无增强、室壁运动和室壁增厚率减低，或者原有运动异常加重。

（3）左心室扩大。

（4）出现新的二尖瓣关闭不全或二尖瓣关闭不全加重。

另外，小剂量多巴酚丁胺负荷试验可以检测存活心肌。方法是用输液泵以 5μg/（kg·min）的速度给患者静脉滴注多巴酚丁胺，持续 5min 后增加至 10μg/（kg·min），持续 5min 后停药；也可以继续增加药物用量，每隔 5min 增加一次药量，剂量可达到 20μg/（kg·min），持续 5min 后停药。连续观察患者的室壁运动情况及心功能测量。辨认存活心肌的标准如下：

1）至少两个相邻节段原有运动异常的室壁节段运动增加≥一个级别。

2）室壁运动计分指数>20%。

3）室壁收缩期增厚率增加>25%。

多巴酚丁胺负荷试验总体来说比较安全，但是其有一定的禁忌证，包括重度心力衰竭、肥厚性梗阻型心肌病、未控制的高血压、心房颤动、严重心律失常、电解质紊乱等。

负荷超声心动图检查方法包括从二维各个切面观察左心室壁的厚度及室壁的运动情况，记录负荷前、中、后室壁的图像，判定室壁的运动状况。

左心室壁节段与冠状动脉的分布密切相关，当冠状动脉出现病变时，相应供血区的心肌会出现缺血。因此，利用心肌缺血的部位可以推测冠状动脉的病变部位，进行初步的诊断。左心室壁收缩期增厚率也是检测指标之一，当>35%时为正常，<25%时提示心肌缺血。心肌存活性的检测也是常用方法之一，当室壁节段性运动在负荷状态下得到改善时，室壁运动指数降低>20%，且左心室壁收缩期增厚率增加>25%时，提示该部位心肌存活。

（五）床旁超声

对于患者突然出现的急性胸痛、呼吸困难或者心搏骤停等急症患者，床旁超声检查可及时了解心脏结构、大血管情况、瓣膜功能及心肌运动等方面的情况，为临床急救赢得宝贵的救治时机。

（六）超声心动图技术临床应用范围

随着超声心动图技术的不断发展和临床工作的需要，超声心动图在临床的应用范围也越来越广泛，举例如下：

（1）内科疾病：冠状动脉粥样硬化性心脏病、高血压性心脏病、各种心肌病、感染性心内膜炎、缩窄性心包炎等。

（2）外科疾病：先天性心脏病、瓣膜病、冠状动脉粥样硬化性心脏病、大血管疾病、心脏肿瘤及心包疾病等术前诊断、术后随访等。

（3）急诊科：急性胸痛患者，如心肌梗死、主动脉夹层、肺栓塞等。

（4）其他：健康检查、术前心功能评价、评估手术风险等。

二、X线检查技术

（一）X线检查方法

X线检查方法有：胸透、常规心脏摄片和记波摄影。

（1）胸部透视：方法简便，可以多体位、动态观察心脏和大血管及其搏动情况，但存在影像清晰度差、无永久记录，接受X线剂量大等缺点，不作为常规应用，只在特殊需要时作为补充检查手段。

（2）常规心脏摄片：投照要求在立位下进行，必须采取半卧位或卧位时，应考虑体位对影像表现的影响。靶片距离要求 2m。常规投照体位为后前位、左前斜位、右前斜位或（和）左侧位服钡。

（3）记波摄影：X 线记波摄影是应用等速、定向移动的多裂隙铅栅在 X 线片上记录心脏、大血管边缘机械运动的一种 X 线检查方法。常用的有两种方式：一是 X 线片移动的阶段记波；另一种是铅栅移动的连续记波。前者能记录观察心脏大血管边缘某一点的数次搏动，后者能同时观察心脏大血管的外形，应用更为普遍。X 线记波摄影患者取直立位或坐位，后前方向投照，平静呼气、吸气后屏气拍片，靶片距 1m，曝光时间必须略长于铅栅移动时间。拍斜位记波时需增加曝线量。记波片好坏的评价以肋骨无移动和心缘搏动记录清晰为佳。X 线记波常用于诊断心包积液和缩窄性心包炎，对冠心病、心肌梗死或室壁瘤、心肌炎、心肌病的诊断也有帮助，对瓣膜病、主动脉瘤、甲状腺功能亢进心脏病、肺心病、先天性心脏病及纵隔肿瘤的诊断和鉴别诊断也有参考价值。

（二）循环系统正常影像和基本病变的 X 线表现

1. 正常影像学表现

（1）心脏大血管的正常投影：心脏的四个心腔和大血管在 X 线上的投影，彼此重叠，平片上仅能显示各房室和大血管的轮廓，不能显示心内结构和分界。心表面有脏层和壁层心包膜覆盖，正常情况下心包缺乏对比，不会显影。

1）后前位（图 11-17A）：心脏、大血管有左、右两个边缘。心右缘分为两段，上段由主动脉与上腔静脉构成，下段为右心房构成。膈位置较低时，心右缘最下部可能为右心室构成，密度亦较高。心缘与膈顶交角称为心膈角。在心膈角内可见一向外下方倾斜的三角影，即下腔静脉和肝静脉，深吸气时明显。心左缘分三段，自上向下依次分为主动脉结、肺动脉段、左心室。左心室下方形成心尖。在左心室与肺动脉之间，有长约 1.0cm 的一小段由左心耳构成，正常时，与左心室不能区分。肥胖患者左心膈角常有脂肪垫充填，为密度较低的软组织影。

2）右前斜位（图 11-17B）：心前缘自上而下由主动脉弓及升主动脉、肺动脉、右心室前壁和左心室下端构成。心前缘与胸壁间有三角形透明区，称为心前间隙或胸骨后区。心后缘上段为左心房，下段为右心房，两者间无清楚分界。心后缘与脊柱之间称为心后间隙或心后区。食管通过心后间隙，钡剂充盈时显影。

3）左前斜位（图 11-17C）：此位置投照时，室间隔与中心 X 线接近平行，心室大致分为左、右两半，右前方一半为右心室，左后方一半为左心室。心前缘上段为右心房，下段为右心室，房室间分界不清。心后缘上段由左心房，下段由左心室构成。在此斜位还可显示胸主动脉和主动脉窗。通过主动脉窗可见气管分叉、主支气管和肺动脉。左主支气管下方为左心房影。

4）左侧位（图 11-17D）：心前缘下段是右心室前壁，上段则由右心室漏斗部、肺动脉主干和升主动脉构成。前方与前胸壁之间形成三角形透亮区，称为胸骨后区。心后缘上中段由左心房构成，下段由左心室构成，与膈形成锐角，下腔静脉可在此显影。心后下缘、食管与膈之间的三角形间隙，为心后间隙。

（2）心脏大血管的形态：在后前位上，正常心脏大血管形态可分为横位心、斜位心和垂位心。

1）横位心：见于短胖体形，胸廓宽短，膈位置高，心膈接触面大，心胸比率略大于 0.5，主动脉结明显，心腰部凹陷。

2）斜位心：见于适中体形，胸廓介于另两型之间，心膈接触面适中，心胸比率 0.5，心腰平直。

3）垂位心：见于瘦长体形，胸廓狭长，膈位置低，心与膈接触面小，心胸比率小于 0.5。

（3）心脏大血管大小：测量心胸比率是确定心脏有无增大最简单的方法。心胸比率是心影最大横径与胸廓最大横径之比。心影最大横径是心影左右缘最突出一点至胸廓中线垂直距离之和。胸廓最大横径是在右膈顶平面两侧胸廓肋骨内缘间连线的长度。正常成人心胸比率<0.5。正常心脏大血管影像的形态和大小受年龄、呼吸、体位等诸多因素的影响。婴幼儿心影接近球形，横径较大，左右半心大致对称。由于胸腺较大，心底部较宽，心胸比率可达 0.55，7~12 岁为 0.5。老年人胸廓较宽，膈位置较高，心脏趋于横位。平静呼吸时心影形状、大小无明显改变，深吸气时，膈下降，心影伸长，心脏趋于垂

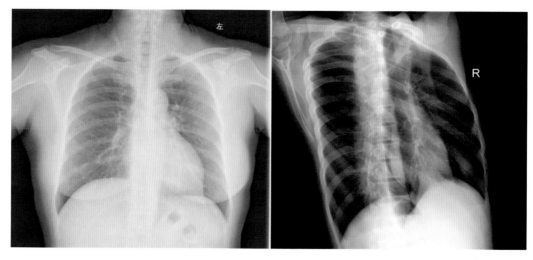

A. 后前位 　　　　　　　　　　　　　　　B. 右前斜位

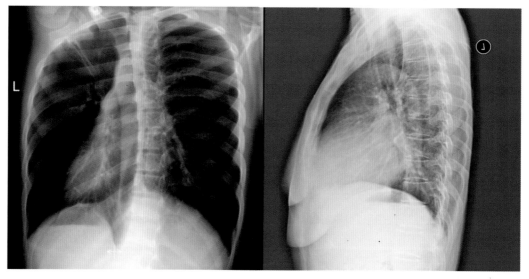

C. 左前斜位 　　　　　　　　　　　　　　D. 左侧位

图 11-17　心脏大血管的正常 X 线投影

位。深呼气时情况相反。呼吸运动还可改变胸腔内压力和各心腔血容量，如闭住声门做强迫呼气时（Valsava's 试验），心影可缩小。平卧时由于心上移、膈升高、体静脉回流增加，上腔静脉影增宽，心影增大。立位时心影伸长。右侧卧位时，心影向右偏移，右心房弧度加深；左侧卧位时，心向左偏移，右心房弧度变浅，下腔静脉可清楚显示。

2. 基本病变表现

（1）位置异常：

1）整体位置异常：心脏整体位置异常包括心脏移位和异位。①心脏移位：由于胸肺疾患或畸形使心脏偏离其正常位置。例如，大面积肺不张、广泛胸膜粘连肥厚等心脏向患侧移位；大量胸腔积液、气胸、巨大肿块等心脏向健侧移位；胸椎侧弯、胸廓畸形可使心脏向不同方向移位。轻者无循环功能异常，重者可导致程度不同的心肺功能障碍。②心脏异位：指心脏位置先天异常。它是由于心脏本身的襻曲在胚胎发育早期旋转异常所致，常与胸腹部脏器转位及心内畸形并存。结合心脏与内脏位置分析，可判断心脏异位类型，如内脏反位的右位心为镜面右位心。普通 X 线检查对心脏大血管的整体位置异常能提供确切的诊断。

2）房室相对位置异常：正常时解剖学位置右心房居右，左心房居左。如情况颠倒，为心房反位。

双侧心房可同时具有右心房结构，为不定位右心房中的右同分异构型，常合并无脾；若双侧心房同时具有左心房结构，为不定位心房中的左同分异构型，常合并多脾。正常情况下解剖学位置右心室居右，左心室居左。如情况颠倒，为心室转位。普通 X 线片常不能提供确切的征象，而要靠超声、CT、MRI 或心血管造影进行诊断。

3）房室连接关系异常：解剖学右心房与右心室相连，左心房与左心室相连，即为对应房室连接。相反时，称为不对应的房室连接。若双侧心房具有同样的解剖结构时，不论心室的相对位置关系如何，均为不定位心房-心室连接。普通 X 线片不能诊断，必须依靠超声、CT、MRI 或心血管造影才能确诊。

（2）形态和大小异常：

1）整体形态异常：由于心脏疾病各房室大小的改变并不一致，心脏失去正常形态，可分为下列三型：二尖瓣型、主动脉型和普大型。

心脏增大包括心壁肥厚和心腔扩大，或两者并存。普通 X 线检查不能区分肥厚和心腔扩大，故统称为增大。最简单的方法是测量心胸比率。临床上以 0.51～0.55 为轻度增大；0.56～0.60 为中度增大；0.60 以上为重度增大。

左心室增大常见的原因为高血压病、主动脉瓣关闭不全或狭窄、二尖瓣关闭不全、某些先心病如动脉导管未闭等。

右心室增大常见病因为二尖瓣狭窄、慢性肺源性心脏病、肺动脉高压、某些先心病如法洛四联症等。

左心房增大常见病因有二尖瓣病变、左心室衰竭及某些先心病，如动脉导管未闭。

右心房增大常见病因是右心衰竭、先心病如房间隔缺损等和心房黏液瘤等。

全心增大常见病因为心衰、心肌病、贫血性心脏病、心包炎等。

2）内部结构异常：普通 X 线检查不能提供心脏大血管内部结构异常的直接征象，但对由于内部结构异常而导致的形态和大小改变可提供间接征象。

3. 心包病变表现

心包病变包括心包炎和心包肿瘤两大类。心包炎是最常见的心包病变，而心包炎的病理改变又包括心包积液和缩窄性心包炎。

（1）心包积液：正常情况下，心包腔内有少量液体，如液体量超过 50mL，即为心包积液。X 线检查对少量的心包积液的诊断价值有限。当积液量增加时，可见心影向两侧增大，甚至呈球形，心缘搏动普遍减弱或消失；部分患者可伴有上腔静脉扩张。

（2）缩窄性心包炎：X 线检查可见心缘异常，如一侧或两侧心缘变直、各弓界限不清、局部异常膨突或成角、左心房增大、心脏搏动减弱或消失、上腔静脉增宽和肺淤血等征象，心包可见钙化。

（3）心包肿瘤：原发肿瘤较少见，主要为心包间皮瘤。原发和继发肿瘤均可表现为心包增厚、积液、心包膜上结节或肿块等。

三、CT 成像技术

（一）循环系统疾病 CT 成像特点

CT 以其高密度分辨能力和断面成像等优点大大地补充了以往常规 X 线诊断等影像技术的不足，为心脏解剖结构和病变的显示提供了前所未有的优质图像，不仅可以显示心脏和大血管及其周围结构的横断面，而且可显示心脏和大血管的钙化。但是普通胸部 CT 扫描由于时间和密度分辨力的限制，通常难以用于心血管诊断。利用对比剂和心电门控，多排螺旋 CT 增强扫描可显示胸内大血管结构、血管异常、心包疾病、心脏及心旁肿瘤。冠状动脉 CT 血管成像（CTA）可显示血管的立体形态，对冠状动脉斑块的分析、先天性心脏病的诊断和分型有较高的诊断价值。

CT 常用后处理技术：包括多平面重建（multiple planar reformation，MPR）、最大密度投影（maximum intensity projection，MIP）、曲面重建（curve planar reformation，CPR）、三维容积再现（volume rendering，

VR）和仿真内窥镜（virtual endoscope，VE）等。可根据检查的需要选择不同的后处理方式。

能谱 CT 冠状动脉追踪冻结技术（snapshot freeze，SSF）是在 64 排硬件设备提升的基础上的一种新的自然心率数据采集和重建技术，其使用相邻心动周期的图像信息来补偿冠状动脉运动造成的伪影，以改善图像质量，完成高心率患者冠状动脉成像。

（二）循环系统正常 CT 表现

1. 常用层面显示

正常心脏大血管 CT 扫描具有代表性的横轴位层面为主动脉弓层面、主-肺动脉窗层面、左心房层面、四腔心层面。CT 图示如下（图 11-18）：

（1）主动脉弓层面（aortic arch level）：可见主动脉弓自右前向左后斜行，位于气管的左前方。约 10% 的患者在此层面可见奇静脉弓。主动弓前方的前纵隔呈三角形，尖端指向前，为脂肪密度，正常成人其内有胸腺的残余。于奇静脉内侧可见气管前腔静脉后间隙，除包含脂肪和一些结缔组织外，通常还包含数个小的淋巴结。

（2）主-肺动脉窗层面（aortopulmonary window level）：其上界为主动脉弓下缘，下界为左肺动脉，前方为升主动脉，内后方为气管，其内亦包含数个淋巴结、脂肪和一些结缔组织。主肺动脉向左、向后延伸为左肺动脉，而左上肺静脉则见于左肺动脉的外后方；主肺动脉向后、向右延伸为右肺动脉，位于上腔静脉和中间段支气管之间行走，右上肺静脉则位于右肺动脉的外侧。此层面主肺动脉与两侧肺动脉呈人字形排列。正常主肺动脉直径不应超过 29mm。在此层面可同时观察到升主动脉和降主动脉。二者的比值为（2.2~1.1）∶1。奇静脉弓大多位于此层面，自后向前越过右上叶支气管上缘汇入上腔静脉。

（3）左心房层面（left atrial level）：可见左心房位于主动脉根部及右心耳后方，奇静脉、食管及降主动脉前方。于此层面常同时显示冠状动脉主干及主要分支的近段。食管奇静脉隐窝亦见于此层面。

（4）四腔心层面（four-chamer level）：可见左、右心房和左、右心室，心腔和心壁，如不注射对比剂则无法区分。

（5）心脏长轴位及短轴位层面：未经后处理的 MPR 图像，是心脏特有的成像体位。用于观察心腔大小、心肌厚度、瓣膜和乳头肌等。结合电影技术可动态观察心脏运动功能。

2. 心包显示

CT 扫描是进行心包检查较为敏感而又无创性的检查方法。通常显示的是壁层心包，正常厚度为 1~2mm。CT 平扫时几乎均能显示心包，见于不同的层面和部位。

3. 外周血管的显示

心脏扫描时，同时可显示两侧锁骨下动、静脉，颈总动脉、无名动脉及双侧头臂静脉，并可显示主动脉弓、奇静脉弓和升、降主动脉，两侧肺动、静脉及上、下腔静脉。因此对于合并外周血管畸形的复杂先心患者，CT 有很好的诊断价值。上述结构平扫即可显示，增强扫描后行 MIP、VR 等后处理则显示更清晰、直观。

4. 冠状动脉的显示

行多层螺旋 CT 血管成像（MSCT CTA）检查，可清楚显示冠状动脉主干及其主要分支。

5. 瓣膜的显示

行 MSCT CTA 检查，通过不同体位可观察瓣膜形态及房室大小，还可通过不同时相观察瓣膜开放、关闭情况。

（三）CT 在循环系统临床应用范围

CT 对于心脏结构异常的诊断主要包括：

（1）心脏内部心肌厚度、心肌密度及心肌运动的异常表现。

（2）对于心包病变，如心包缺损、心包积液、心包增厚和钙化、心包新生物等都可以很好地显示病变。

（3）随着 CT 新技术的不断发展，MSCT CTA 技术、能谱 CT 等新技术在冠状动脉疾病检查中，不仅

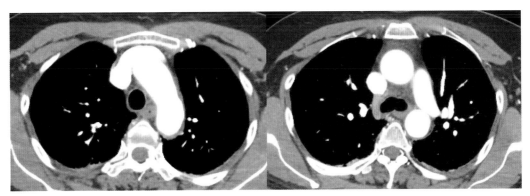

A. 主动脉弓层面　　　　　　　　　　　　　B. 主-肺动脉窗层面

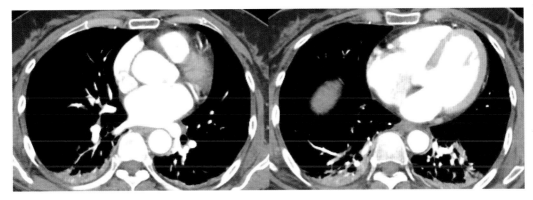

C. 左心房层面　　　　　　　　　　　　　　D. 四腔心层面

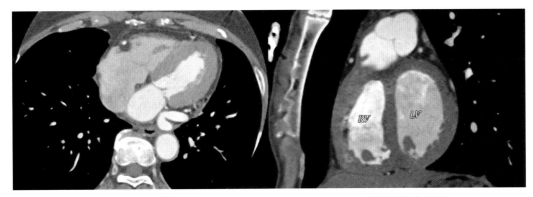

E. 心脏长轴位层面　　　　　　　　　　　　F. 心脏短轴位层面

图 11-18　心脏大血管 CT 扫描常用层面

能对斑块性质、冠状动脉狭窄程度进行准确判断，还能对冠状动脉发育畸形进行很好地显示。

（4）对于外周大血管位置及走行异常、内径异常等均有清晰显示，对于主动脉夹层患者的破口位置、真假腔都能很清晰地显示，因此对于合并外周血管畸形的复杂先心病患者及主动脉夹层患者来说，MSCT、双源 CT 及能谱 CT 等新技术的应用不仅为临床医生提供更清晰的高质量图像，而且明显降低了射线的辐射剂量。

第二节　运动性心律失常与猝死相关疾病常见影像学表现

对于常见运动性心律失常引起的心脏猝死，如果患者没有明显的心脏形态学的改变，常用的影像检查方法可能不会提供有价值的诊断信息，而依赖于心脏电生理检查快速明确诊断。相反的，如果运动性心律失常或心脏猝死患者本身存在的疾病有心脏形态学或血流动力学方面的异常，超声心动图、胸部 X 线及多排螺旋 CT 等常见影像学技术则可以提供更多的诊断信息。本节就常见运动性心律失常及心脏猝死相关循环系统疾病的常见影像学表现特征加以阐述。

一、冠状动脉疾病

冠状动脉疾病包括冠心病等心脏疾病。

冠状动脉粥样硬化性心脏病（coronary atherosclerotic heart disease CAD），简称冠心病，又称为缺血性心脏病（ischaemic heart disease），是由于冠状动脉粥样硬化斑块形成或痉挛导致冠状动脉发生狭窄、闭塞，导致供血障碍的心脏病。

冠心病发病近年来逐渐增多，而且越来越年轻化。对于老年性冠心病患者，根据其发病的症状及年龄很容易引起重视，根据相关辅助检查很容易快速诊断。对于年轻患者来说，平素身体无不良反应，仅表现为胸前区一过性疼痛时很容易被忽略，加之部分患者冠状动脉病变程度不重而心电图及超声心动图等辅助检查没有阳性提示时，很容易忽视该种疾病的存在。但是该类患者在运动状态心脏功能无法代偿的情况下，容易诱发急性心肌梗死，严重者可以导致心脏猝死，是一种潜在的危险因素。

【临床与病理】

冠状动脉粥样硬化主要侵犯冠状动脉主干及大分支，如前降支的近心段、右冠状动脉和左旋支。病变主要发生在冠状动脉的内膜，导致冠状动脉狭窄。由于血流受阻，心肌出现缺血、梗死，严重者出现室壁瘤、心肌破裂等严重并发症。因此冠心病是由冠状动脉狭窄与心肌缺血两部分组成。病变早期冠状动脉内膜下有脂质沉着，形成轻微突起的黄色斑，继而内膜结缔组织细胞增生、肿胀和纤维化，管壁增厚，并有凸向腔内的粥样硬化斑块，引起管腔狭窄和阻塞。内膜深层组织可因营养障碍而发生崩解，形成粥样瘤，它们可向表面破溃，形成粥样破溃，使内膜表面变粗糙，容易形成血栓，进而导致管腔阻塞。

管腔狭窄在 50% 以下时，休息及运动状态冠状动脉供血充足。狭窄程度在 50% 以上轻度供血障碍时，静息状态冠状动脉血流量稳定，无心肌缺血；心脏负荷增加时（如运动），狭窄冠状动脉供血区域心肌供血不足，心肌缺氧，临床表现为心绞痛。重度冠状动脉狭窄或因痉挛斑块出血、血栓形成、管腔完全梗阻。

无足够侧支循环时，发生急性心肌梗死，梗死心内膜下心肌细胞开始逐渐向中层及外膜扩展。如梗死仅限于内层肌层，称为心内膜下心肌梗死；如超过心壁厚度的一半至全层，称为透壁性心肌梗死。大面积透壁性心肌梗死伴有梗死心肌纤维化，可使局部心肌收缩功能消失，在心脏收缩期向外膨出，形成室壁瘤。严重透壁性心肌梗死还可引起乳头肌断裂、心脏破裂、室间隔穿孔，并出现急性心力衰竭或心包填塞而死亡。

室间隔穿孔多见于 60 岁以上老年人，多发于心尖区，并累及左心室壁。室间隔破裂常发生在急性心肌梗死后，易发生于以下情况：①梗死后第 1 周内；②初发透壁性梗死，无心力衰竭及较重的心绞痛史；③发病前无心脏增大；④梗死后出现持久或反复发作的剧烈胸痛；⑤年龄大于 60 岁；⑥前壁心肌梗死；⑦发病前有高血压病史。如果室间隔破裂孔小，左向右分流量不大，且梗死面积不大，则病情相对稳定。多数患者室间隔破裂后表现为心源性休克、肺水肿、右心衰竭等，病情多突然恶化，均有不同程度的左、右心功能不全。

【超声表现】

1. 二维超声表现

（1）观察室壁有无节段性运动异常：室壁节段运动异常包括室壁厚度正常，病变部位室壁运动幅度减低，多见于心绞痛患者；病变部位室壁变薄、回声增强、运动幅度减低多见于心肌梗死患者，另外还包括室壁运动不协调等情况。

美国超声心动图学会（American Society of Echocardiography，ASE）根据左心室6个壁不同冠状动脉供血部位人为地先后将左心室壁分为9节段、16节段、17节段甚至20节段等方法。人们可以根据自己的爱好习惯选择使用其中的一种或两种方法，目的是通过室壁分区更好地判断病变区域相对应的是哪支冠状动脉病变，即便如此也只是粗略地估计到冠状动脉病变部位。治疗时参照的金标准还是冠状动脉造影或者冠状动脉CTA，它们可以准确显示冠状动脉病变部位从而指导治疗。超声心动图的优势是对冠状动脉病变导致的心肌缺血或心肌梗死对心脏结构和功能改变可以做出很好的判断。因此笔者在实际工作过程中参照上述ASE诸多标准，简单将左心室6个壁即左心室前间隔、左心室后壁（左心室长轴切面）（图11-19）、左心室前壁、左心室下壁（心尖两腔心切面）（图11-20）、左心室侧壁、后间隔（心尖四腔心切面）（图11-21）分别按基底段、中间段及心尖段来划分，共计18个节段。在判断室壁节段性运动异常时，不仅可以同时观察同一个室壁3个不同节段的厚度和运动情况，而且可以和相对应的室壁间进行对照观察。此方法简便易行。

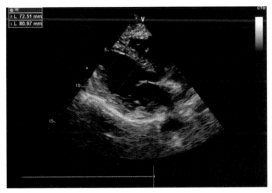

图11-19　左心室长轴切面
前室间隔及左心室后壁基底段、中间段及心尖段

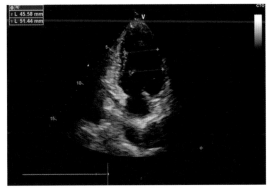

图11-20　心尖两腔心切面
左心室前壁及下壁基底段、中间段及心尖段

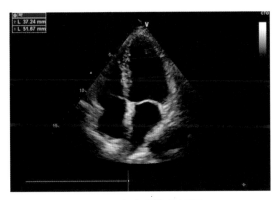

图11-21　心尖四腔心切面
左心室侧壁及后间隔基底段、中间段及心尖段

在判断室壁运动是否协调时，参照左心室短轴切面16节段分析法，可以在短轴切面的二尖瓣水平（前间隔、前壁、侧壁、后壁、下壁、后间隔基底段，图11-22）、乳头肌水平（前间隔、前壁、侧壁、

后壁、下壁、后间隔中间段，图11-23）、心尖水平（前壁、侧壁、下壁、后间隔心尖段，图11-24）等切面动态对照各个室壁收缩及舒张运动是否协调，从而判断出现节段运动异常的室壁。长轴切面和短轴切面二者联合起来可以在很短的时间内对病变做出判断。

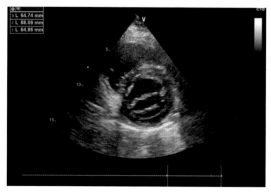

图11-22　左心室短轴二尖瓣水平
前间隔、前壁、侧壁、后壁、下壁、后间隔基底段

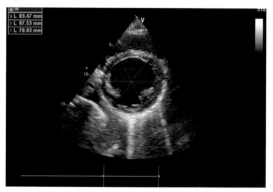

图11-23　左心室短轴乳头肌水平
前间隔、前壁、侧壁、后壁、下壁、后间隔中间段

冠心病主要包括心绞痛及心肌梗死两大类。心绞痛患者冠状动脉狭窄超过50%以上时可以出现相应缺血部位室壁的运动幅度降低，超声心动图可以敏感发现问题所在。但是对于冠状动脉狭窄率小于50%的患者或者狭窄程度较重，侧支循环良好时，静息状态下超声心动图也不会出现室壁节段性运动异常。因此静息状态下超声心动图检查未发现明显的室壁节段运动时并不代表患者的冠状动脉一定是正常的。心肌梗死患者，对应梗死部位的室壁变薄，运动明显减弱，超声心动图也可以敏感地检查出来。梗死部位的心肌回声因梗死时间的不同，最初表现为弱回声，以后回声逐渐增强（图11-25）。

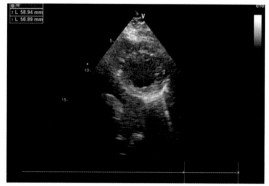

图11-24　左心室短轴心尖水平
前壁、侧壁、下壁、后间隔心尖段

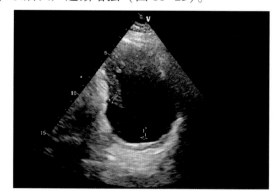

图11-25　左心室下后壁陈旧性心肌梗死
左心室下后壁基底段变薄、回声增强

（2）心肌梗死并发症的超声表现：除室壁节段性运动异常表现外，二维超声还可以对心肌梗死造成的心腔大小改变、有无室壁瘤形成、心腔内有无附壁血栓、有无室间隔穿孔以及乳头肌回声改变等并发症做出判断。

不同部位的心肌梗死以及梗死范围的大小对心脏的影响也不相同，广泛前壁心肌梗死（图11-26）时心肌重构可以造成左心室腔扩大，心腔扩大可以造成二尖瓣环扩大，导致二尖瓣功能性关闭不全。下、后壁的心肌梗死容易引起后乳头肌缺血而导致二尖瓣功能性关闭不全。

室壁瘤是心肌梗死常见并发症，一般在梗死后3个月～1年形成，梗死后的心肌由瘢痕组织替代，舒缩功能差，在心腔压力的作用下向外膨出形成局部室壁瘤（图11-27），多位于心尖部。较大的室壁瘤可以影响左心室的收缩功能，导致严重的心律失常及难治性心力衰竭。室壁瘤内的血流呈涡流，容易形成血栓，因此对于室壁瘤患者，局部有无血栓形成对临床治疗非常重要（图11-28）。

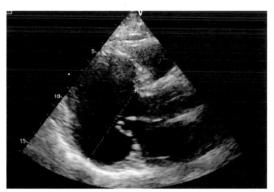

图 11-26 左心室前壁广泛心肌梗死的超声表现

左心室扩大

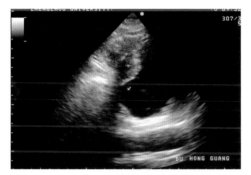

图 11-27 左心室下后壁心肌梗死并局部室
壁瘤形成的超声表现

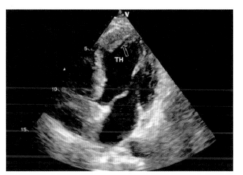

图 11-28 左心室心尖部室壁瘤并局部
血栓形成的超声表现

2. 彩色多普勒超声表现

可以对室间隔穿孔进行进一步的判断，彩色多普勒超声可显示可疑破裂穿孔部位有无室水平的左向右分流信号。而频谱多普勒可以测量局部分流速度从而明确诊断。室间隔破裂可发生于任何部位，需根据心肌梗死部位确定，多发生于室间隔近心尖部，此处为肌性室间隔，穿孔直径大小不等，也可为多孔型，直径越大者，左向右分流量越大，对患者的血流动力学影响越大，严重者可造成急性心力衰竭乃至心源性休克，预后极差（图 11-29）。

另外，对于乳头肌缺血或者左心增大造成的功能性二尖瓣关闭不全患者，通过彩色多普勒超声可以判断二尖瓣的反流程度。判断二尖瓣反流程度对于冠状动脉搭桥术患者的临床治疗方案至关重要。有报道中度以上的二尖瓣关闭不全患者选择冠状动脉搭桥术加二尖瓣成形手术可以减轻左心室容量负荷，更好地维护患者的左心功能（图 11-30）。

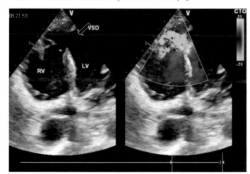

图 11-29 心肌梗死的超声表现

室间隔近心尖段穿孔

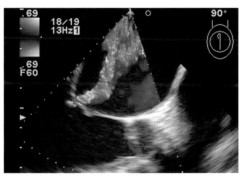

图 11-30 冠状动脉搭桥术+二尖瓣成形术患者
的经食管超声表现

经食管超声显示二尖瓣中度关闭不全

3. M 型超声心动图表现

M 型超声心动图可以通过左心室长轴切面测量患者左心功能状况，为临床治疗提供全面的诊断信息。因为右心室是个不规则的几何体，M 型超声心动图无法测量右心功能，可以采用 M 型超声心动图测量三尖瓣环位移（TAPSE）测量右心功能（图 11-31、图 11-32）。

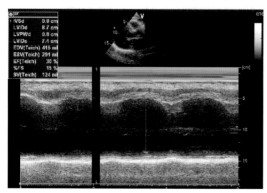

图 11-31　冠心病患者的 M 型超声表现

左心室后壁运动低平，左心功能测量减低

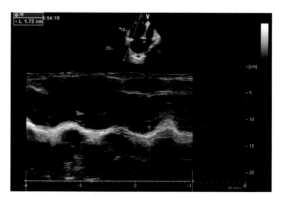

图 11-32　右心室梗死患者右心功能测量

三尖瓣环位移减低

4. 负荷超声心动图表现

一般多用多巴酚丁胺药物负荷试验，可以准确检测心肌缺血的情况，包括缺血部位、缺血范围、缺血程度及冠状动脉的血流储备情况，并可评估心肌的存活性及功能状态，有助于临床的诊断、治疗后的评估及对预后的判断。

【X 线表现】

1. 冠状动脉狭窄

平片上，冠状动脉钙化表现为二条平行的线状影，与血管外径一致，其切面呈小环状钙化影。

2. 缺血性心肌病

缺血性心肌病透视下表现为运动减弱、消失及失调，当有心室壁瘤时可见局限性膨出、运动消失或矛盾运动。当有室间隔破裂（图 11-33）主要表现为急性期的心脏扩大，心室增大以左心室增大为显著，左心功能不全，肺淤血，肺水肿，兼有左向右分流征象（肺血多，肺动脉段凸，肺门舞蹈等），两侧可见胸腔积液影。治疗后肺水肿（图 11-34）所致两肺片状影迅速消失。

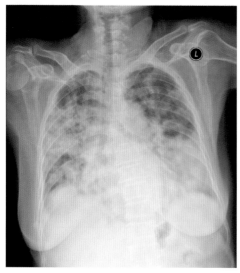

图 11-33　心肌梗死伴室间隔破裂的 X 线表现

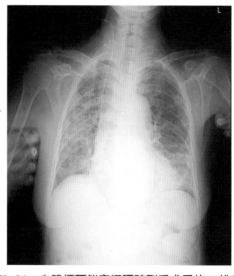

图 11-34　心肌梗死伴室间隔破裂手术后的 X 线表现

【诊断与鉴别诊断】

冠心病心肌梗死主要根据临床症状、心电图及酶学检查等做出诊断。X线平片不能做定性诊断，但X线征象有助于发现冠心病所致的心肺改变。冠状动脉造影是目前诊断冠心病及其主要机械并发症如室间隔穿孔最为准确的方法。

【CT表现】

1. 冠状动脉狭窄

随着CT技术和设备的完善，冠状动脉增强扫描法的三维重建技术及仿真血管内镜技术可良好地显示冠状动脉内腔，因此可直接测量冠状动脉钙化的定量分析来反映冠状动脉狭窄并对冠心病的发展及其程度进行预测。随着积分增高，冠心病发病的可能性随之增加。CT技术是CAG的补充，其无创、简单易行，而且能显示斑块是其优点，因而与CAG具有很好的互补性，是筛查冠心病的首选方法。能谱CT最佳单能量成像改善了图像质量，对狭窄病变程度的判断更准确。受图像空间分辨率、线束硬化伪影、部分容积效应的影响，钙化病变时对管腔的准确评估受限，很容易出现高估病变狭窄程度，但能谱去钙化图像可以生成"去钙留碘"的碘基图像及"去碘留HAP"的HAP基图像，有助于评价严重钙化性病变（图11-35）。

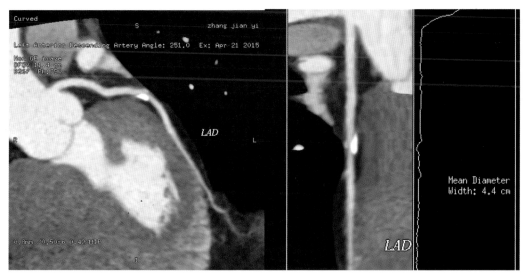

图11-35 冠状动脉狭窄的CT表现

左前降支（LAD）近段管壁钙化斑致管腔狭窄

MSCT对冠状动脉病变治疗干预及其事件随访的研究发现：干预治疗易损斑块、防止包括心脏性猝死、急性心肌梗死在内事件的发生，是冠心病Ⅰ级和Ⅱ级预防的核心内容。目前国内利用多排螺旋CT对冠状动脉斑块积分的研究越来越多，风险校正模型显示钙化积分是独立的预测死亡的危险因素。但国内外均缺乏应用多排CT评估冠状动脉易损斑块药物干预后斑块成分及大小演变的大组病例研究报道。

2. MSCT对心肌梗死和心肌缺血的诊断

通过对心室壁形态、密度、心室功能及心室血流的测定来评价心肌缺血及其程度。在急性心肌缺血的早期，往往有局部心室壁的增厚，至心肌梗死后出现心室重构而出现心室壁变薄、心室扩张和心室壁瘤形成，愈合后还可有钙化。增强扫描时缺血心肌典型表现为与正常心肌相比的低密度区，当有附壁血栓形成时，可在局部形成充盈缺损（图11-36）。

3. 能谱CT在冠状动脉病变的应用

冠状动脉运动追踪冻结技术（SSF）是一种提高心脏CT有效时间分辨率的全新采样和重建技术，是自然心率高分辨心脏成像的基础。可以对运动模糊进行矫正，消除残余的运动尾影，得到清晰的冠状动脉解剖图像。冠状动脉能谱CT的高分辨心脏成像（HD cardiac）技术是行业图像质量的金标准，可以清晰显示冠状动脉细节，支架内管腔和斑块的情况，为临床诊断提供准确信息。

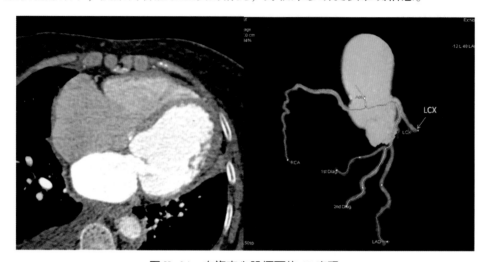

图 11-36　左旋支心肌梗死的 CT 表现
左旋支中远段管腔闭塞，对应供血区域（左心室侧壁、下壁）心肌变薄

二、冠状动脉畸形

文献报道，冠状动脉发育异常在人群中的发病率为 0.3%~1%。常见畸形包括：冠状动脉瘘、冠状动脉畸形起源、冠状动脉先天性阻塞病变（包括冠状动脉闭锁、冠状动脉狭窄、壁间冠状动脉和肌桥）等，可单独存在，也可并发其他心血管畸形。其主要影响心脏的血液供应，可出现不同程度的心肌缺血，甚至猝死。其中以冠状动脉畸形起源于肺动脉者预后最差。对冠状动脉瘘及冠状动脉畸形起源部分病例可以通过超声心动图检查出来，而对于冠状动脉先天性阻塞病变冠状动脉造影和螺旋 CT 可以提供更详细的诊断信息。

（一）冠状动脉瘘

冠状动脉瘘（coronary arterial fistulae，CAF）是指冠状动脉与心腔或其他血管之间存在异常交通，血液从冠状动脉经瘘管分流到相应心腔和血管，根据引流部位分为冠状动脉心腔瘘和冠状动静脉瘘（coronary arteriovenous fistulae）等。最早由 Krause 于 1866 年报道，占全部先心病的 0.25%~0.4%。属罕见的先天畸形，检出率为 0.1%~0.2%。

【临床与病理】

冠状动脉瘘系胎儿心血管发育过程中，心肌窦状间隙未退化持续存在而导致冠状动脉系统和心腔产生异常交通。冠状动脉瘘可发生于右冠状动脉及左冠状动脉，也可见于双侧，90%冠状动脉瘘起源于单支冠状动脉，其中起源于右冠状动脉多见（50%~60%），起源于左冠状动脉者少见（30%~40%），起源于双侧者罕见（2%~10%）。其病理分型则根据发生部位命名，如右冠状脉-右心室瘘等。

冠状动脉瘘对血流动力学的影响主要取决于瘘口的大小和引流部位，以及有无合并其他畸形。瘘管本身较细时，分流量不大，对血流动力学的影响不大；瘘管较大时，则分流量增多，可引起血流动力学改变。冠状动脉瘘分流入右心系统可增加右心及肺血流量，导致肺动脉高压；若分流入左心系统，可增加左心室容量负荷，导致左心室扩大和心力衰竭。

冠状动脉瘘的发生，可导致相关冠状动脉内血流量迅速减少，尤其是舒张期，导致冠状动脉压下降，影响局部心肌的血液供应，形成所谓"窃血"现象。短暂的心肌缺血可产生心绞痛，持续的心肌缺血将出现心肌坏死，导致心功能下降，产生各种心律失常，甚至猝死。

【超声表现】

二维超声和彩色多普勒超声是诊断本病的主要手段。二维超声可以显示左、右冠状动脉起始处内径有无增宽，以及走行等。彩色多普勒超声可显示增宽的冠状动脉内五彩镶嵌的血流信号，可以更好地辨别和追踪冠状动脉走行。另外，瘘口开口处可见五彩镶嵌的火苗样信号，容易帮助识别瘘口位置。

1. 右冠状动脉瘘

右冠状动脉一般瘘入右心房和右心室者多见，可通过左心室长轴切面观察，右冠窦部位可显示增粗的右冠状动脉向右侧走行，一般起始部内径较宽，远端内径逐渐变窄，而进入心腔后的瘘口通常较小，瘘口通常位于三尖瓣前叶根部或者房间隔的右心房面，二维超声不宜显示，需借助彩色多普勒超声明确诊断。彩色多普勒超声可显示在扩张的冠状动脉内可见五彩镶嵌的血流信号，而且可显示瘘口所在部位心腔内可见到五彩镶嵌的高速血流。四腔心切面可见增大的右心房、右心室。

引流入左心房、左心室的病例较少，该类患者的冠状动脉行程较长，从大动脉短轴切面观察，可见粗大的冠状动脉沿左侧房室沟进入左心房，开口于房间隔的左心房侧。

引流入肺动脉者更为少见，多数是右冠的细小分支形成瘘管开口于主肺动脉内。二维超声不易发现，运用彩色多普勒超声能够明确诊断。如果右心冠比较粗大，检查时可沿粗大的冠状动脉，从左心室长轴切面顺时针旋转探头至大动脉短轴切面时，可显示肺动脉内的瘘口，肺动脉内可探及火苗状的异常分流信号。

2. 左冠状动脉瘘

发病率较右冠低，一般多见于瘘入左心房、左心室。二维超声可观察到左心增大，左心室呈容量负荷过重表现，室壁运动代偿增强。从大动脉短轴切面及五腔心切面观察，扩张的冠状动脉走行于左侧房室沟内，可寻找其瘘口，开口于左心室的瘘口，通常位于二尖瓣后瓣根部；如瘘入左心房，则瘘口通常位于房间隔的左心房面，此类患者在左心房面内可探及圆形回声，为扩张的冠状动脉横断面。彩色多普勒超声可帮助诊断（图11-37）。

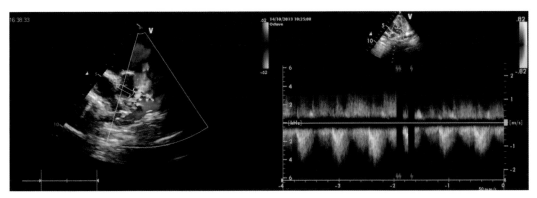

A. 彩色多普勒示冠状动脉-肺动脉瘘　　　　　　B. 频谱多普勒示瘘口处流速

图11-37　左冠状动脉-肺动脉瘘

（1）瘘入右心房、右心室：比较少见，其走行一般行程较长，冠状动脉内径增粗不明显。彩色多普勒超声可显示出多样的异常血流的走行，比如呈"S"形，其瘘口位于右心室内，血流呈五彩镶嵌色（图11-38、图11-39）。

（2）瘘入室间隔：二维超声表现为左心或全心增大。从五腔心断面看，可观察到粗大的冠状动脉从左侧下行，经左心室面进入室间隔内，使室间隔形成夹层；有的通过室间隔后再引流入左心室。由于瘘管位于室间隔，瘘口开口处局部阻力较大，冠状动脉易形成局限性瘤样扩张，彩色多普勒超声可明确冠状动脉走行及瘘口位置，帮助诊断。

对于心腔扩大的患者，尤其是左心室呈容量负荷过重的患者，心功能未见明显异常，而且心内结构未见明显异常，及没有室间隔缺损、导管、瓣膜病能解释的疾病存在时，需排除冠状动脉发育畸形所致，其中除了左冠状动脉畸形起源外，冠状动脉瘘是不能排除的重要疾病之一。除二维超声表现的特点外，彩色多普勒超声对该病所提供的信息对临床有很大帮助。此外，多排螺旋CT对冠状动脉走行及其分支可以清晰显示，是明确诊断该病的重要检查方法之一。

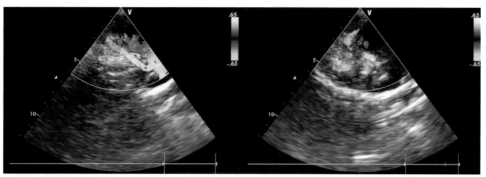

A. 彩色多普勒显示增宽的左冠状动脉前降支

B. 近场四腔切面显示前降支开口于右心室处（1）

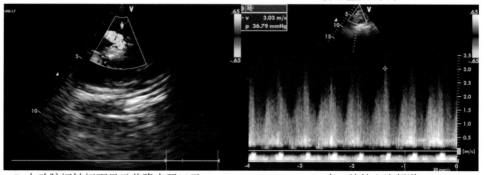

C. 大动脉短轴切面显示前降支开口于右心室处（2）

D. 瘘口处的血流频谱

图 11-38　左冠状动脉前降支-右心室瘘的超声表现

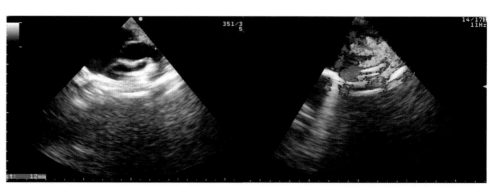

A. 二维超声示扩张的左冠状动脉回旋支

B. 彩色多普勒示回旋支内五彩镶嵌的血流信号

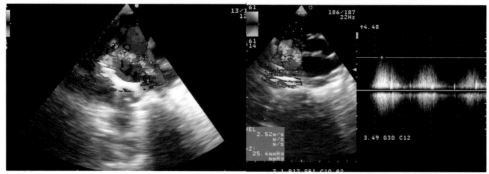

C. 彩色多普勒示左回旋支开口于右心房

D. 右心房内瘘口处的血流频谱

图 11-39　左冠状动脉回旋支-右心房瘘的超声表现

【X线表现】

胸部 X 线检查表现类似于动脉导管未闭（PDA）表现，多数患者心影大小和肺血正常，有的患者出现肺血增加、左心室扩大、心力衰竭和肺动脉高压的可出现相应表现，巨大冠状动脉瘤的可出现团块状阴影。X线平片的特征性改变（图11-40）：冠状动脉迂曲扩张所形成的心缘异常膨出，该部分示有动脉搏动；侧位片心前部异常阴影。

【CT表现】

冠状动脉CTA诊断对该疾病可明确诊断，可清晰显示左、右冠状动脉及其分支的走行，而且可以清晰显示瘘口的位置及大小（图11-41）。

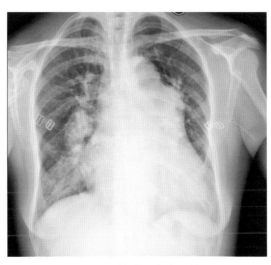

图11-40　冠状动脉瘘的X线表现

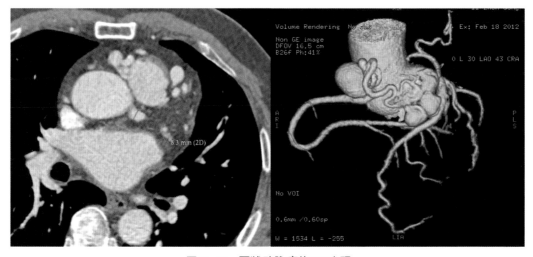

图11-41　冠状动脉瘘的CT表现

前降支近段管壁增粗，约8.3mm；前降支中段局部走行于心肌浅层，管腔轻度受压变窄。肺动脉瓣水平前方可见一迂曲走行血管，并可见其两端分别开口于前降支近段和右冠状动脉起始处，异常血管影上并可见多个大小不等的球形瘤状突起，其中最大者直径约20.0mm。该异常血管团前降支动脉开口处发出另一支血管走行于主肺动脉根部

（二）冠状动脉畸形起源

冠状动脉畸形起源是指冠状动脉起源位置的变异与偏移。冠状动脉异常起源多种多样，大都不影响供血，属良性畸形。冠状动脉起自肺动脉及大的冠状动脉窦可以致死，但一般有相应症状、体征，难以承受重体力活动。而起自对侧冠状动脉窦，走行于大动脉间的冠状动脉"恶性"起源异常，生前多无症状，不影响体力活动，常规体检无法检出，从而成为青少年运动员生命的潜在威胁。冠状动脉起自对侧冠状动脉窦（包括单冠状动脉），同时其近段走行于主动脉和肺动脉之间是诱发青少年运动员运动中

或运动后猝死的重要原因之一。

【临床与病理】

冠状动脉发生于胚胎早期，心脏疏松的心肌纤维有较大的间隙，随心搏血液自由出入，随着心肌发育，冠状间隙压缩致密，仅残留一些深的裂隙与心腔相通。自胚胎第7周，细小的冠状动脉芽起源发生异常，冠状动脉分支围绕心脏快速生成，互相衔接发育成冠状动脉。正常情况下，左、右冠状动脉分别起源于左、右冠窦；如果冠状动脉芽起源发生异常，称冠状动脉畸形起源。根据左、右冠状动脉起源位置不同，可分为以下几种类型：

1. 冠状动脉畸形起源于肺动脉

包括①左冠状动脉畸形起源于肺动脉，此型较为多见（图11-42、图11-43）；②右冠状动脉畸形起源于肺动脉左后窦或右后窦；③两支冠状动脉均起源于肺动脉。

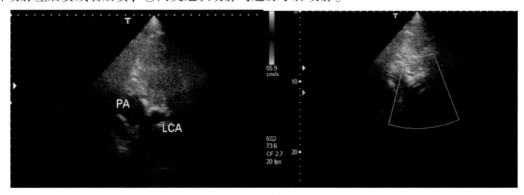

A. 二维超声示左冠状动脉开口于肺动脉主干　　B. 彩色多普勒示左冠状动脉分流入肺动脉主干

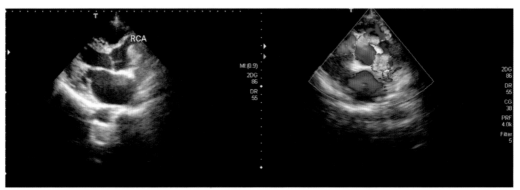

C. 示右冠状动脉增宽　　D. 彩色多普勒显示右冠状动脉与左冠状动脉间交通支丰富的血流信号

图11-42　左冠状动脉畸形起源于肺动脉的超声表现

2. 冠状动脉畸形起源于主动脉及其他部位　包括：①左冠畸形起源于右冠窦，比较少见；②右冠畸形起源于左冠状窦或无冠状窦；③单支冠状动脉畸形，此类畸形指两支冠状动脉起源于同一个冠状动脉口，多数起源于左冠窦，少数从右冠窦发出，极少数从主动脉的其他部位发出，左、右冠状动脉分支往往缺如，较为罕见，预后差，可出现心肌缺血和猝死；④冠状动脉畸形起源于主动脉窦上主动脉，从主动脉窦上主动脉干发出者，称为冠状动脉口高位发出，此型因缺乏主动脉窦对冠状动脉的保护，冠状动脉容易受到挤压、牵拉等情况，导致冠状动脉狭窄或一过性闭塞，或者发生痉挛，导致冠状动脉缺血引起心绞痛等临床症状。

根据起源部位及冠状动脉的不同，临床表现差异较大。胎儿的生长发育一般很少受影响，故出生时没有特殊表现。病情严重者，出生后迅速出现心肌缺血和充血性心力衰竭，甚至死亡。部分病例完全没有症状，可存活至成年人时才被发现。此类患者随着年龄增长，逐渐出现类似于冠心病心绞痛的症状。部分病例可出现心肌梗死，部分病例可出现突然晕厥，甚至猝死。在中老年患者往往与冠心病难以

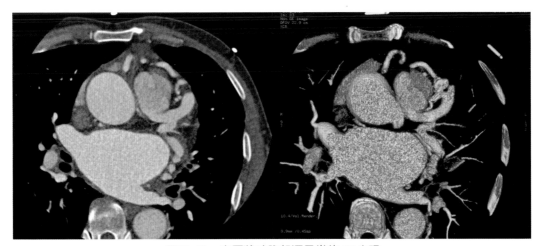

图 11-43　左冠状动脉起源异常的 CT 表现

左冠状动脉起自肺动脉主干，并两侧冠状动脉迂曲扩张

鉴别。

【超声表现】

二维超声通常可以表现为左心室增大，可以显示正常的左、右冠状动脉开口。在大动脉短轴切面：探头指示灯指向 1 点钟方位，在主动脉短轴 3~4 点可显示左冠状动脉开口，主干发出后很快分为左前降支和回旋支，稍微向头侧倾斜探头方向，在主动脉短轴 11 点位置可显示右冠状动脉开口位置，左心室长轴切面及心尖五腔心切面也可显示右冠状动脉开口位置。

冠状动脉畸形起源部位及走行方向多变，而且冠状动脉开口内径一般较小，故超声检查时如果没有左心室扩大等间接征象，往往容易漏诊。因此对本病诊断准确率的提高有赖于对本病血流动力学的正确认识。冠状动脉畸形起源往往发生于肺动脉，由于冠状动脉压力高于肺动脉压力，所以血流是由冠状动脉分流入肺动脉，而畸形起源的冠状动脉血供则由健侧冠状动脉供应，两支冠状动脉之间往往存在交通支。因此除了探查冠状动脉畸形起源的位置外，正常冠状动脉内径扩张也可以提示病变的存在。

彩色多普勒超声对于畸形起源的冠状动脉内的血流方向可能会有所帮助。该病常见左冠状动脉畸形起源于肺动脉，在大动脉短轴位置 3~4 点位置观察左冠开口，如果没有观察到左冠开口于左冠窦，但是管腔是可以显示的，因此，通过彩色多普勒在肺动脉侧壁可以找到开口部位的五彩镶嵌血流信号。另外，需要观察右冠状动脉内径有无增宽。于心尖四腔心和五腔心切面可以观察沿冠状动脉走行的心肌内有五彩镶嵌的血流信号。

笔者观察到 5 例左冠状动脉畸形患者，年龄最小的 6 个月，最大的 46 岁，均表现为左心室增大，有 2 例通过超声诊断，后经多排螺旋 CT 证实。另外 3 例为患者有不能解释的左心室扩大，做冠状动脉 CTA 时发现异常。因此，超声对本病的漏诊率还是较高的，对于血流动力学的深刻理解有助于在对于左心室增大没有合理的解释时需排除该病。

【X 线表现】

胸部 X 线多无特异性表现，仅表现为左心增大、心力衰竭和肺动脉段突出和肺动脉增宽等肺动脉高压表现。

【CT 表现】

CTA 诊断对该疾病的诊断价值很高，不但能准确显示冠状动脉起源和走行路径，还能测量狭窄径线，显示开口的形态及测量近端血管与主动脉的夹角。笔者发现的 5 例左冠状动脉畸形起源的患者最终都经冠状动脉 CTA 确诊。

随着新一代多排检测器 CT 的应用，还有可能观察畸形冠状动脉、主动脉、肺动脉、冠状动脉口的峰样膜片及走行于主动脉壁内的起始段在心动周期中的运动形态，形象地了解引起缺血的病理机制。

三、心肌病

(一) 肥厚型心肌病

【临床与病理】

肥厚型心肌病 (hypertrophic cardiomyopathy, HCM) 通常是指心室室壁异常肥厚为特征的一类疾病，病因多数不能明确，可能是以常染色体显性遗传为主的一种原发性心肌病变。异常肥厚的心肌可发生于心室室壁的任何部位，多数累及左心室，少数累及右心室，通常表现为左心室或右心室室壁非对称性肥厚，往往以室间隔为著，导致心腔狭小，增厚的心肌厚度可达 30mm 以上 (图 11-44)。根据左心室流出道内径正常或狭窄分为梗阻性和非梗阻性两大类。多数有家族性倾向，在 20~30 岁时出现临床症状，随年龄增长症状加重，主要表现为活动时出现气短、呼吸困难、胸痛、头晕、晕厥，常发生心律失常，甚至猝死 (图 11-45)。

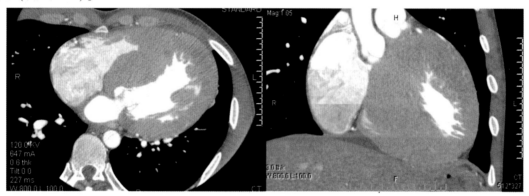

图 11-44 肥厚型梗阻型心肌病的 CT 表现

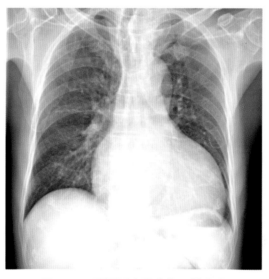

图 11-45 肥厚型心肌病的 X 线表现

心肌肥厚，心影增大

【超声表现】

二维超声心动图是诊断本病的首选方法。本病主要表现为左心室壁非对称性增厚，室间隔增厚显著，一般厚度达 19~30mm。左心室长轴切面可观察到室间隔与左心室后壁均明显增厚，以室间隔中段为著，心肌回声增粗、增强，一般室间隔厚度为左心室后壁厚度的 1.3~1.5 倍，心室腔相对减小。左心室短轴切面乳头肌水平可观察到前、后两组乳头肌增厚、位置前移。在左心室流出道梗阻患者 M 型超声可显示二尖瓣 C~D 段弓背样隆起，呈 "SAM" 现象，即收缩期前移现象 (systolic anterior motion,

SAM）。一般情况下，患者的收缩功能未见明显异常。左心室流出道狭窄时，内径小于20mm。彩色多普勒可观察到梗阻的左心室流出道内五彩镶嵌的高速血流。连续多普勒可测量到狭窄的流出道内高速血流频谱。另外参考患者的发病年龄以及有无家族史，往往不难诊断（图11-46）。

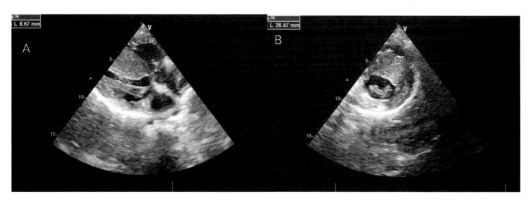

A、B. 左心室长轴及短轴切面（示左心室室壁非对称性增厚，室间隔厚约26mm）

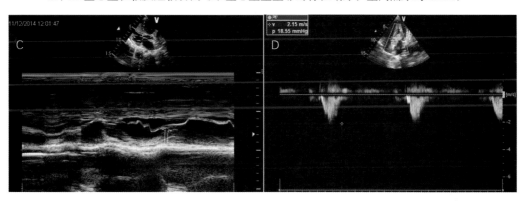

C. 二尖瓣C~D段弓背样隆起，"SAM"征阳性　　　　D. CW示左室流出道流速增快

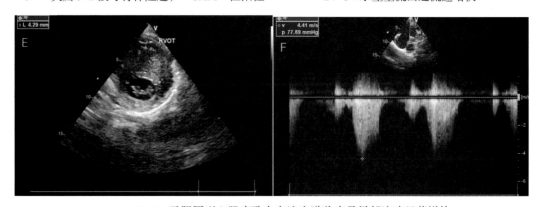

E、F.示肥厚型心肌病致右室流出道狭窄及局部流速显著增快

图11-46　肥厚型心肌病超声表现

　　本病的鉴别诊断主要与高血压性心脏病、主动脉瓣狭窄、尿毒症患者以及降主动脉缩窄患者进行鉴别诊断，上述患者均可出现室壁均匀增厚，但增厚程度不及肥厚型心肌病严重。高血压患者有明确的高血压病史，主动脉瓣狭窄患者超声可以显示明显的瓣膜病变，而且会出现升主动脉扩张，即狭窄后扩张表现。尿毒症性心肌病患者有明确的肾功能不全病史，增厚的心肌回声增粗、增强，强弱不等，内部呈点、片、条状强回声光点，心内膜回声也明显增强，呈"蛋壳征"。主要因为肾功能不全患者钙磷代谢失调，导致钙沉积到心肌及血管壁内，发生心肌内转移性钙化而导致心肌密度改变。降主动脉缩窄患者室壁增厚程度与狭窄程度有关，轻度的狭窄不会引起左心室壁的增厚，严重的狭窄引起类似高血压性心

脏病表现，但没有明确高血压病史，而且年龄趋于年轻化。通过锁骨上窝切面探查降主动脉内径，彩色多普勒及频谱多普勒超声测量降主动脉血流速度可以明确诊断。

【X 线表现】

肥厚型心肌病 X 线无特征性表现，对该病诊断价值不大。

【CT 表现】

增强 CT 可测量心肌厚度、室间隔与游离壁的比例，显示舒张末期局限性增厚的左心室肌壁、粗大的乳头肌以及狭小的心室腔，左心室流出道有梗阻时局部呈倒锥形狭窄。作为原发性肥厚型心肌病的鉴别诊断，无创性的冠状动脉 CT 检查能起到排除冠状动脉血管病变的作用。

（二）扩张型心肌病

【临床与病理】

扩张型心肌病（dilated cardiomyopathy，DCM）是一种病因不清、发病机制尚不明确的原发性心肌病。表现为心室扩张、收缩功能异常和充血性心力衰竭为特征的心肌病。心脏常呈球形扩大，四个心腔均扩大，以左心为著。心肌松弛无力，通常肌壁不厚，少数可出现心室壁增厚，但与心腔扩张不相称。由于心肌收缩无力，心腔内血流缓慢，心室腔内尤其是心尖部可形成附壁血栓。冠状动脉和心脏瓣膜一般无明显异常。组织学检查，镜下可见心肌间质及血管周围不同程度的纤维化，心肌细胞排列规则，可表现为肥大、空泡变性或萎缩，多累及左心室心内膜下。早期表现为心室舒张功能减低，继而出现心室收缩功能减低，随着心肌收缩力逐渐降低，舒张末期容量增加，舒张末期压增高，射血分数降低，出现体循环、肺循环淤血，最终导致严重的不可逆性心力衰竭。患者可出现早搏、心房纤颤、心动过速、传导阻滞等各种类型的心律失常，甚至心搏骤停。心室壁血栓脱落可造成动脉栓塞，可导致有关脏器梗死和功能障碍。

本症可发生于任何年龄，20 岁以后壮年多发，男性多于女性。临床表现为心悸、气短、胸痛、疲劳，常不能耐受运动，最突出的症状是左心衰竭、心律失常及体动脉栓塞。右心衰竭者预后差。听诊多无病理性杂音，二尖瓣关闭不全时，心脏可闻及收缩期杂音。心电图显示右心室肥大，心律失常等。

【超声表现】

（1）二维超声心动图：是诊断本病的首选方法，表现为：全心扩大，以左心增大为著，左心室呈球形增大；左心室长轴切面、四腔心切面及大动脉短轴切面是用来观察四个心腔大小以及主、肺动脉内径的常用切面，另外需注意观察左心室心尖部有无附壁血栓。美国心脏病学会提出左心室舒张末径≥60mm，左心室舒张末容积≥80mL/m²，心脏总容量≥200mL/m² 作为左心室明显扩大的标准，可作为参考。

（2）M 型超声心动图：①心室波群显示全心扩大，左心室为著；室间隔与左心室后壁的厚度相对变薄，运动幅度减低，以室间隔为著，运动平坦；左心室流出道增宽，二尖瓣开放幅度减小，呈钻石样改变，形成大心腔、薄间隔、小开口的典型表现。②主动脉波群运动幅度减低，重搏波消失，主动脉瓣口开放幅度减小。③左心室收缩功能减低，左心室射血分数（EF）常常≤30%，短轴缩短率≤15%~20%。

（3）彩色多普勒：可显示瓣口的血流情况，由于心功能低下，各个瓣口的流速普遍减低，表现为瓣口血流色彩黯淡；另外由于心腔扩大，房室瓣环增大，心室收缩功能减低，本病多合并二、三尖瓣不同程度的功能性反流。左心室舒张功能可根据二尖瓣血流频谱判断。本病不同发病时期二尖瓣血流频谱也表现各异：病变早期表现为 A 峰增高，E 峰减低，即 E/A<1，表示左心室顺应性减低，即松弛功能障碍；随着疾病进展，可以出现 E/A>1，即所谓左心室舒张功能“假性正常化”，运用 TDI 技术可帮助诊断；疾病发展到晚期严重心衰时可出现限制性舒张功能减低，即 E 峰显著增高，而 A 峰极低，E/A>2（图 11-47）。

【诊断与鉴别诊断】

本病的诊断原则是排除继发因素所致心腔扩大方可做出扩张型心肌病的诊断。本症需与下列疾病鉴别。

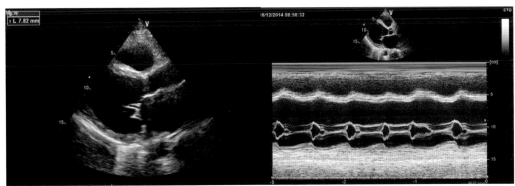

A. 左室长轴切面显示左心增大　　　　　　　B. 二尖瓣口M型曲线图显示呈大心脏、
　　　　　　　　　　　　　　　　　　　　　　小开口征象

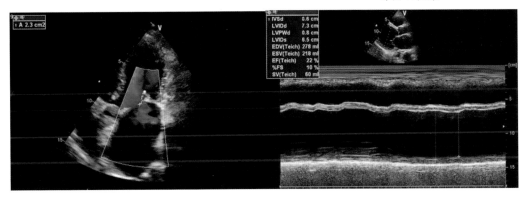

C. 二尖瓣少量反流　　　　　　　　D. 左心室M型曲线图显示左心室收缩功能降低

图 11-47　扩张型心肌病的超声表现

1. 缺血性心肌病

本病多见于中老年，有心绞痛症状，心电图检查有心肌缺血或心肌梗死改变。超声心动图可显示左心室扩大，相应冠状动脉病变供血区域出现室壁节段性运动异常，或者心肌梗死时出现室壁瘤、心室附壁血栓、室间隔穿孔等都可以作为鉴别诊断依据。

2. 瓣膜性心肌病

二尖瓣及主动脉瓣严重关闭不全，未经临床干预的患者病史较长者可导致心脏扩大、心功能失代偿时也表现为扩张型心肌病样改变。有明确的瓣膜病变可以明确诊断。另外，部分患者可以出现不同程度的肺动脉高压表现，而 DCM 则没有肺动脉高压的表现。

3. 围生期心肌病（PPCM）及酒精性心肌病（AHCM）

这两类疾病都有各自明确的发病原因及病史。PPCM 发病时间局限于妊娠最后 3 个月或产后 6 个月内，既往无心血管系统病史，除外其他心血管疾病；AHCM 均具有长期大量饮酒病史，一般每天摄取白酒 150mL 以上，持续 5 年以上；也有人认为，每天饮酒 80g 以上，超过 1 年也可导致 AHCM。而 DCM 无明确病史。

4. **左心室心肌致密化不全（NLVM）**

近年来对本病报道逐渐增多，本病发病原因在于胚胎期左心室压力负荷过重或心肌局部缺血阻止了胚胎期心肌窦状隙的退化，导致心肌正常致密化过程失败，从而使心肌内窦状隙隐窝持续存在，肌小梁发育异常粗大，相应区域致密心肌形成减少。该病尽管是先天性发育异常，但发病年龄差别很大，心力衰竭、心律失常、血栓形成是该病的三大病理生理特点。二维超声可显示心腔扩大、局部心肌蜂窝样改变、心功能减低等特点，彩色多普勒超声可探及隐窝间隙和肌小梁间隙有低速血流与心腔相通，从而对该病做出诊断。本病由于病变部位肌束不规则的分布和连接，等容收缩时室壁张力增加、局部冠状动脉低灌注引起组织损伤和激动延迟可导致室性心律失常和房室传导阻滞（图 11-48）。

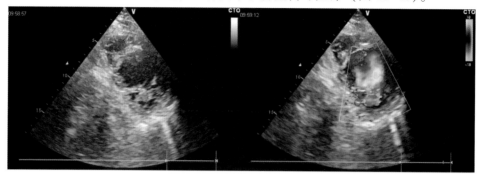

图 11-48　心肌致密化不全的超声表现

【X 线表现】

本病多数有异常表现：①心影多呈"普大"型或"主动脉"型；②各房室均有增大，以左心室增大最显著；③半数有肺淤血，间质性肺水肿，提示左心功能不全；④透视显示心脏搏动减弱，心缘左心室段搏动减弱或两心缘搏动普遍减弱（图 11-49）。

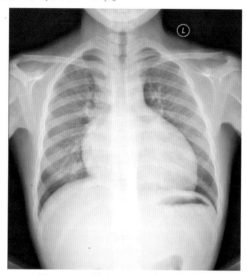

图 11-49　扩张型心肌病 X 线表现

【CT 表现】

采用心电门控电压序列，表现为：①心脏舒张末期左、右心室腔扩大，以左心室增大为著，伴有左、右心房扩大。②心室室壁厚度多正常或偏厚，部分可变薄。③心肌收缩功能普遍降低，心肌增厚率降低，射血分数降低（图 11-50）。

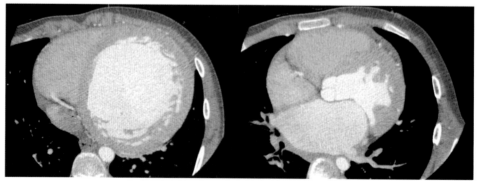

图 11-50　扩张型心肌病 CT 表现

四、心肌炎

心肌炎（myocarditis）是指心肌局限性或弥漫性的急性或慢性炎症病变，可分为感染性和非感染性两大类。感染性可由细菌、病毒螺旋体、立克次体、真菌、原虫、蠕虫等所引起。非感染性可由过敏、变态反应（如风湿热等）、药物（如磺胺等）及化学或物理因素等引起。近年来非感染性心肌炎发病率较少，而病毒性心肌炎的发病率则显著增多，尤其在儿童和青少年中的发病率有逐年上升的趋势。故此文重点描述病毒性心肌炎。

【临床与病理】

病毒性心肌炎是临床较常见的心肌疾病，可发生于任何年龄，但以青少年多见，男性多于女性，夏、秋季为高发季节。是指由病毒感染引起的心肌非特异性间质性炎症，很多病毒都可以引起心肌炎，其中以柯萨奇 B 组病毒最为常见，占 30%~50%。病毒性心肌炎的发病主要由病毒感染机体后侵犯心肌所致，使患者表现为以心肌病变为主的实质性病变和以间质为主的间质性病变，早期为病毒对心肌细胞的直接损伤，后期以免疫介导的心肌细胞损伤为主。按病程可将其分为急性期和慢性期，急性期病理改变以心肌细胞受损（包括肿胀、断裂、溶解和坏死）、间质水肿、血管周围炎症细胞浸润为特征，病变可呈局灶性、散在或弥漫性分布。慢性期的主要病理改变是炎性细胞逐渐减少，纤维细胞开始增多，形成纤维、瘢痕、组织，部分心肌可有增生、肥大，病灶内钙化以及心脏扩大、心内膜增厚及附壁血栓形成等。

该病病情的轻重程度不同，患者的表现差异也较大，可表现为完全没有症状，也可在起病后短时间内发生严重的血流动力学改变，并出现如心力衰竭、心源性休克、循环衰竭等心脏受累征象，甚至可导致全身多脏器受累，如不及时抢救，病死率高。患者约半数于发病前 1~3 周有病毒感染的前驱症状，如发热、全身倦怠感或恶心、呕吐等消化道症状，然后出现心悸、胸痛、呼吸困难、水肿甚至 Adams-Stokes 综合征。体检时可见与发热程度不符的心动过速、各种心律失常，可听到第三心音或其他杂音，并可出现颈静脉怒张、肺部啰音、肝大等心力衰竭体征，重症患者可出现心源性休克。

病毒性心肌炎的确诊相当困难，原因是其临床表现及多数辅助检查均缺乏特异性。心内膜心肌活检为诊断此病的金标准，可以提供心肌病变的证据，但其有创、取材范围局限，且存在抽样误差等特点，故阴性不能排除此病。在临床工作中，通常需结合患者的临床表现、影像学检查、心电图及一些实验室检查结果确诊此病。

【超声表现】

本病的超声心动图表现不一，可从完全正常到明显异常，常见的异常主要为：①各房、室内径的增加。②左心室壁厚度局限性增加，通常为可逆性。③心肌回声反射改变，由于心肌在组织学上的浸润或纤维化性改变，在二维超声心动图上可以观察到心肌回声反射增强和不均匀性，尤其在室间隔部位。④区域性室壁运动异常，表现为运动减弱、运动消失或矛盾运动，而其他部位的室壁运动正常。⑤明显的左心室舒张功能减退，与其收缩功能异常不成比例，表现为左心室在舒张早期快速充盈后突然停止舒张。⑥左心室收缩功能异常，可表现为左心室腔不扩大或扩大不明显而收缩功能明显减退。⑦左心室附壁血栓形成。⑧心包积液等（图 11-51）。

【X 线表现】

心影大小常正常，当合并有扩张型心肌病或心包积液时心脏可扩大，严重者可出现肺动脉段膨隆，肺门影增大，周围肺动脉成比例增粗、增多或两肺蝶形片状模糊阴影等肺充血、肺水肿表现（图 11-52）。

【CT 表现】

CT 可准确发现心腔扩大、心包积液及发生急性左心衰时出现的肺水肿、肺淤血等征象，即肺纹理增多、增粗及两肺对称分布的磨玻璃影。

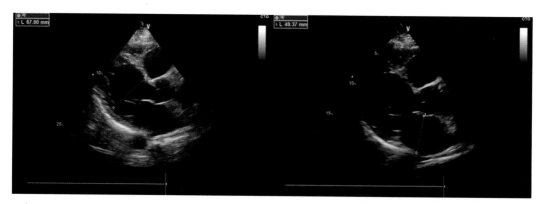

A.左心室长轴切面示左心室内径增大（1）　　B.左心室长轴切面示左心房内径增大（2）

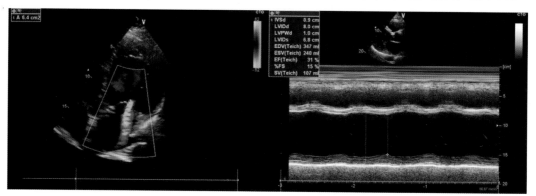

C. 二尖瓣反流　　　　　　　　D. 室间隔运动低平，左室收缩功能减低

图 11-51　心肌炎超声表现

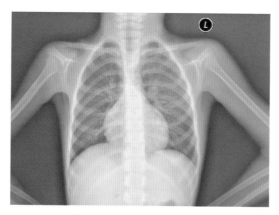

图 11-52　心肌炎 X 线表现

五、先天性心脏病

先天性心脏病如主动脉瓣狭窄、肺动脉瓣狭窄，伴艾森曼格综合征右向左分流，以及先天性心脏病术后晚期患者也会导致运动性心律失常或心脏猝死。有明确病史的患者可引起患者的重视，超声心动图可以帮助患者了解病情的严重程度。部分隐匿性心脏病患者则是运动性心律失常和心脏猝死的危险因素。

（一）主动脉瓣狭窄

主动脉瓣狭窄（aortic stenosis）是常见的瓣膜病之一，也是左心室流出道梗阻的最常见病因，除继发于心肌病的二尖瓣反流之外，主动脉瓣狭窄是最常见的致死性瓣膜病。发病原因包括先天性因素和后天获得性原因。先天性主动脉瓣畸形，如单叶瓣、二叶瓣、三叶瓣甚至四叶瓣畸形等；后天获得性疾病如风湿性心脏病、感染性心内膜炎、退行性改变等都可引起主动脉瓣狭窄。后天获得性主动脉瓣狭窄分别在风心病及感染性心内膜炎章节讲述，本节仅就先天性因素所致主动脉瓣狭窄加以阐述。

【临床与病理】

先天性主动脉瓣狭窄，多系胚胎期瓣膜发育障碍所致，可出现瓣叶数量异常，瓣叶增厚、交界粘连、瓣环发育不良等病变，瓣叶数量可由单叶瓣至四叶瓣不等，其中二叶瓣畸形最为常见，约占70%。瓣叶的数量越少，瓣口狭窄越明显。单叶瓣畸形者往往在婴幼儿期即可出现明显的临床症状而被发现。二瓣畸形或三叶瓣以上畸形出生后很长时间没有临床症状而被忽视。随着年龄的增长，长期血流动力学异常，畸形的主动脉瓣很容易出现继发性改变，导致瓣口狭窄并进行性加重。长期的主动脉瓣狭窄可造成左心室压力负荷过重和升主动脉血流异常，可出现左心室肥厚和升主动脉狭窄后扩张表现。初期左心室可以通过室壁增厚增加心室做功，表现为左心室向心性肥厚，肥厚心肌组织可出现纤维化和心肌缺血等改变，长此以往可导致左心室扩张，舒张末压升高，导致心力衰竭。多数患者在静息状态下，心脏的每搏量和心输出量可长期保持正常，活动时心排血量可相应增加，主动脉瓣跨瓣压差可增高。狭窄严重和（或）心力衰竭患者，心排出量降低，左心室舒张末压、左心房压和肺血管压力增高，同时动脉压力降低，脉压差缩小，周围血管灌注减少，活动时心排出量不能相应增加，可出现重要脏器缺血，运动时可导致晕厥，甚至猝死。

本病常合并其他心内畸形存在，如动脉导管未闭、降主动脉缩窄、冠状动脉畸形以及房、室间隔缺损等病变。

【超声表现】

（1）超声心动图：是诊断本病的首选方法。主动脉瓣狭窄主要导致左心室壁均匀增厚，室壁运动代偿增强，升主动脉表现为狭窄后扩张，晚期可表现为左心或全心增大，无论M型超声和二维超声对此都可以明确诊断。主动脉瓣狭窄根据瓣叶数量不同，超声心动图表现各异。尤其是二维超声对瓣叶数可以清晰显示（图11-53、图11-54）。

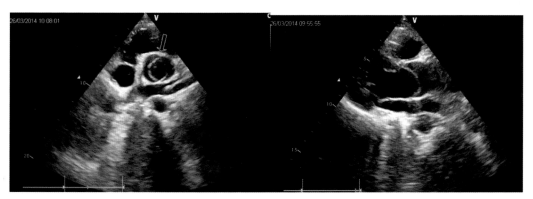

图11-53　主动脉瓣二叶瓣畸形的二维超声声像

（2）彩色多普勒超声：可以观察到狭窄瓣口五彩镶嵌的高速射流，以及帮助判断主动脉瓣有无合并关闭不全（关闭不全的判断方法见风心病一节）。

（3）连续多普勒超声：可以判断主动脉瓣的狭窄程度。主动脉瓣狭窄程度的判断是通过测量主动脉瓣收缩期的血流频谱来完成的。收缩期将连续多普勒的取样点位于心尖五腔心切面的主动脉瓣上水平，即可获得位于基线下方的高速血流频谱，选择测量菜单中的Aortic测量菜单，选择Trace法，将轨迹球沿主动脉瓣血流频谱从起始处基线开始描记至频谱结束时基线水平，机器上会自动显示主动脉瓣的最大流速（V_{max}）、最大跨瓣压差（PG）、平均压差（MPG）。根据平均压差估测主动脉瓣狭窄程度：MPG<30mmHg为轻度狭窄；MPG 31～50mmHg为中度狭窄；MPG>51mmHg为重度狭窄（图11-55）。但是，心脏功能失代偿的情况下，EF测值往往偏低，此种情况下运用上述方法往往会低估狭窄程度，

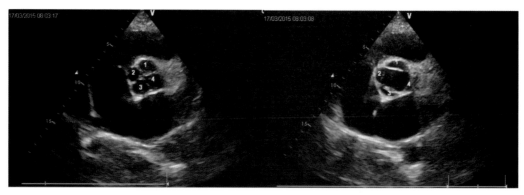

A. 主动脉瓣短轴切面四瓣畸形关闭时状态（1）　　B. 主动脉瓣短轴切面四瓣畸形开放时状态（2）

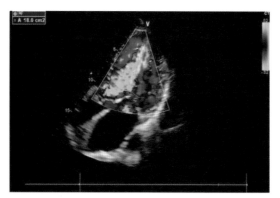

C. 彩色多普勒显示主动脉瓣大量反流

图 11-54　主动脉瓣四叶瓣畸形的二维声像

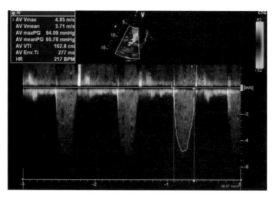

图 11-55　Trace 法测量主动脉瓣口流速、最大压差及平均压差

因此建议结合患者心腔大小、室壁厚度、瓣叶开放幅度及临床其他指标综合判断，需要在报告中提出低估瓣口狭窄程度的可能性，避免影响临床下一步的治疗。

（4）负荷超声心动图：对于瓣膜狭窄的患者，多巴酚丁胺负荷试验可以增加瓣口的流速、跨瓣压差等指标，有助于瓣膜狭窄程度的判断。尤其是当主动脉瓣口狭窄，而心功能 EF 值偏低时，会影响瓣口流速及跨瓣压差的增高程度，容易低估狭窄程度。而多巴酚丁胺负荷试验可以不受心功能影响，使跨瓣压差明显增高，能更客观地评估狭窄程度，为临床提供更加准确的诊断信息。

【X 线表现】

主动脉瓣狭窄时，心影正常或呈主动脉型，左心室不同程度增大，左心房增大但较左心室增大轻，多数患者升主动脉中段局限性扩张。升主动脉及左心室搏动有不同程度增强。伴有不同程度肺静脉高压表现（图 11-56）。

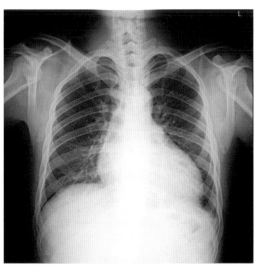

图 11-56　主动脉瓣狭窄 X 线表现

【CT 表现】

CT 表现为左心室壁增厚，升主动脉增宽，失代偿时左心或全心增大。64 排以上螺旋 CT 采用回顾性门控扫描模式可显示主动脉瓣叶数目（图 11-57）。

据国外资料报道，冠状动脉成像对主动脉瓣、二尖瓣很有价值，CT 后门控检查技术除显示冠状动脉病变之外，还可清晰显示主动脉二瓣及瓣口狭窄血流喷射，同时测量左心室功能，较全面地评估心脏及大血管受累情况。

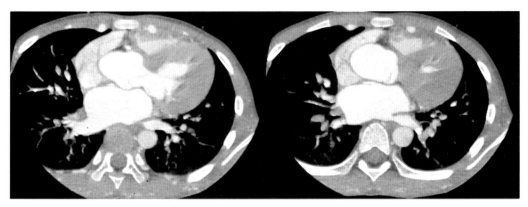

图 11-57　主动脉瓣二瓣畸形 CT 表现

（二）肺动脉狭窄（pulmonary stenosis）

【临床与病理】

肺动脉狭窄是指右心室与肺动脉间的通道因先天性畸形产生的狭窄，而室间隔完整。此为常见的先天性心血管病之一。常见狭窄类型有肺动脉瓣狭窄、漏斗部狭窄、肺动脉狭窄。其可各自单独存在，亦可同时存在。本病症状和病情发展与狭窄程度有关，轻度狭窄者可无症状，重度狭窄者症状出现早，并逐渐发展出现发绀及心功能衰竭。本病通常是复杂畸形的组成部分，如 VSD、法洛四联症、右心室双出口、大动脉转位、右心室双腔心等。手术疗效确切，治愈率高。

【超声表现】

综合性的超声心动图技术是诊断本病的主要方法，其中二维超声、连续多普勒和彩色多普勒技术更为实用。M 型超声仅对本病做出提示性诊断：心室波群表现为右心室肥大，肺动脉瓣波群表现为肺动脉瓣运动曲线 a 波加深（一般应大于 4mm）。

（1）二维超声心动图：左心室长轴切面、右心室流出道肺动脉长轴切面可以观察到右心室前壁增厚，可观察右心室流出道壁束、隔束有无增厚、有无右心室流出道狭窄。大动脉短轴切面可观察增厚的肺动脉瓣，肺动脉主干往往表现为狭窄后扩张，此切面可测量肺动脉瓣环径、肺动脉主干内径及左、右肺动脉起始段内径。肺动脉狭窄时可表现为主肺动脉主干到各级分支的狭窄，对于主肺动脉及左右分支起始段内径的狭窄二维超声可以测量其内径，但是远端分支则需要通过 CT 等检查方法明确，其间接表现为右心室壁增厚。

（2）彩色多普勒超声：可显示通过源于肺动脉瓣下右心室流出道或狭窄瓣口时五彩镶嵌的高速射流。

（3）连续多普勒超声：将取样点置于狭窄处的上方时，可以获得基线下方填充样的高速血流频谱。肺动脉狭窄程度的判定根据狭窄处的流速及跨瓣压差来计算（表 11-1，图 11-58）。

表 11-1　肺动脉瓣狭窄程度的血流动力学指标（单位：mmHg）

程度	右心室收缩压	肺动脉收缩压	压差
I	70	30	<40
II	70~100	30	40~70
III	100~150	15~30	70~135
IV	>150	<15	>135

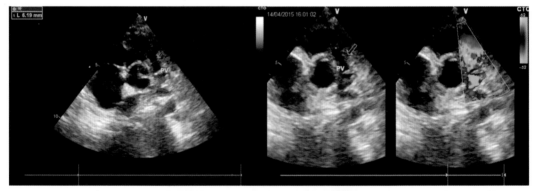

A. 肺动脉瓣下及肺动脉瓣狭窄　　　　B. 彩色多普勒示局部呈五彩镶嵌的血流信号

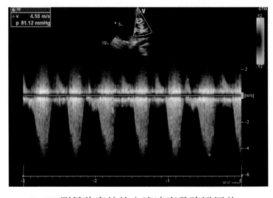

C. CW测量狭窄处的血流速度及跨瓣压差

图 11-58　肺动脉瓣及瓣下狭窄的超声表现

【X 线表现】

瓣膜型狭窄者右心室增大，右心房逐渐增大，主肺动脉也增大，肺血正常或稍少，左心不受影响。瓣膜狭窄处喷出的血液冲向肺动脉，使其明显突向上方，为狭窄后扩张。后前位：肺动脉段明显突向前上方，其下缘与左心缘间凹陷。左肺门大于右肺门，心尖上抬。左前斜位：肺动脉段隆起向前上方。侧位：胸骨后与心脏接触面延长，心后下三角存在（图5-59）。

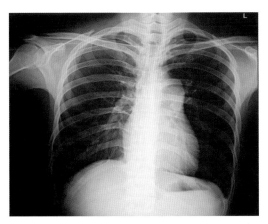

图11-59　肺动脉瓣狭窄X线表现

【CT表现】

增强CT可显示肺动脉瓣叶发育情况，如瓣叶数目、瓣叶有无钙化，以及瓣叶狭窄程度，另外可显示狭窄后肺动脉主干及左、右肺动脉扩张程度，还可显示增大的右心房及右心室（图11-60）。

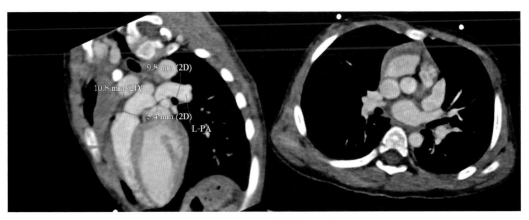

图11-60　肺动脉瓣狭窄CT表现

肺动脉瓣增厚，肺动脉主干及左、右肺动脉管径分别约为14.4mm、6.2mm、6.9mm，两肺动脉分叉处局部略细

（三）伴艾森曼格综合征的右向左分流

在先天性心脏病中除复杂型先心病如肺动脉不狭窄的右心室双出口、永存动脉干、主-肺动脉间隔缺损、单心房、单心室外，单纯缺损比较大的室间隔缺损、动脉导管未闭、房间隔缺损患者，如果不合并肺动脉狭窄，在疾病的自然发展过程中往往会发生不可逆的肺动脉高压。当右心室压力超过左心室压力时，则出现以右向左分流为主的双向分流，患者将出现发绀，即艾森曼格综合征（Eisenmenger's syndrome）。

【临床与病理】

这类患者最初表现为较大的左向右分流，可导致肺循环血流量明显增加，可加重左心房、左心室及右心室的容量负荷，导致上述心腔扩大，尤其是左心房、左心室对容量负荷不耐受，左向右分流量突然增大时可导急性左心衰竭。右心房、右心室对容量负荷比较耐受，而压力负荷耐受性差。由于长期左向右分流造成肺循环血流量增多，右心室、肺循环压力逐渐升高，初期，可导致动力性肺动脉高压；后期肺小血管出现内膜及中层增厚，管壁增厚硬化，血管内血栓形成，管腔逐渐狭窄等器质性病理变化，导致不可逆的阻力性肺动脉高压。长期的肺动脉高压，将导致右心室和右心房在容量负荷过重的基础上，后负荷增加，右心室压力增加，逐渐接近甚至超过左心室压力，出现右向左分流。在长期的压力负荷影响下，将导致右心衰竭。

艾森曼格综合征患者童年往往没有明显的临床症状，随着年龄的增加，可出现运动不耐受（呼吸困难和疲倦等），其临床症状、低氧血症和发绀的程度成比例。艾森曼格综合征患者的充血性心力衰竭通常发生在 40 岁以后，最常见的死亡方式是猝死。

【超声表现】

（1）超声心动图：是诊断该病的主要方法。按照 Van Praagh 先天性心脏病顺序节段分析法从内脏位置开始检查，通过左心室长轴切面、心尖四腔切面、大动脉短轴切面、胸骨上窝切面等多部位、多切面、多角度全面进行扫查，对心内结构、瓣膜组织、大血管连接及外周血管走行、主动脉弓位置、内径等进行观察测量。常规测量肺动脉压及左心功能。同时根据需要综合运用彩色多普勒技术及频谱多普勒技术。

（2）M 型超声心动图：可显示扩大的左、右心腔，及心室壁厚度的改变，帮助测量左心功能。

（3）二维超声心动图：可以清晰地显示左、右心腔的大小，房室间隔缺损的大小，降主动脉与肺动脉之间有无缺损存在，大动脉的连接、位置及发育情况，是对心内畸形、心脏及血管连接以及大血管发育情况的最佳显示方法。

（4）彩色多普勒超声：可以显示心腔内有无左向右、右向左、双向分流等。

（5）连续多普勒：除了测量左向右、右向左的分流速度之外，还可以测量三尖瓣口的反流速度估测肺动脉压，是诊断肺动脉压力的重要手段（图 11-61、图 11-62）。

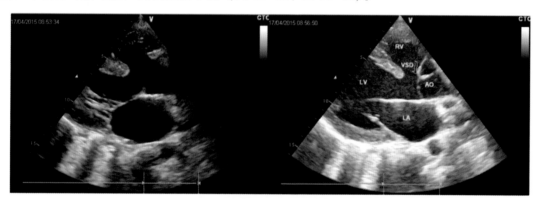

A、B.示室间隔膜周部缺损，主动脉骑跨于室间隔上

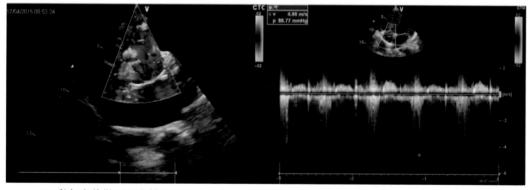

C.彩色多普勒可见室缺处双向分流信号　　　　D.三尖瓣反流估测重度肺动脉高压（91mmHg）

图 11-61　艾森曼格综合征右心室双出口，室间隔缺损（膜周部，双向分流）

【X 线表现】

本病 X 线主要表现为左心或全心增大，肺动脉段突出等肺动脉高压的间接表现（图 11-63、图 11-64）。

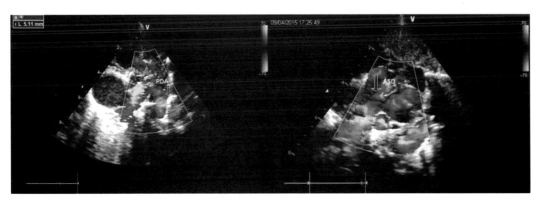

A.动脉导管未闭（PDA）　　　　　　　B.房间隔缺损（ASD，双向分流）

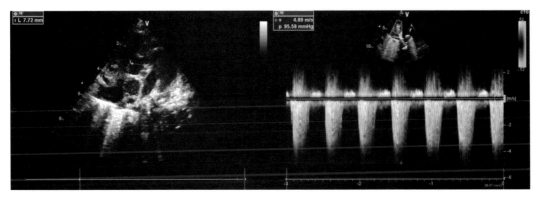

C.膜周部室间隔缺损　　　　　　D.三尖瓣反流估测肺动脉重度高压（100mmHg）

图 11-62　超声显示艾森曼格综合征
房间隔缺损、室间隔缺损、动脉导管未闭合并肺动脉高压

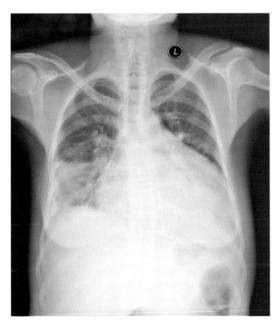

图 11-63　室间隔缺损 X 线表现

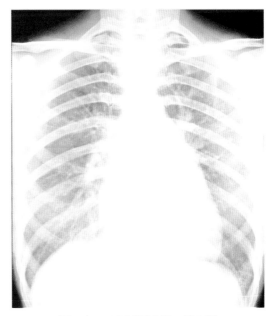

图 11-64　房间隔缺损 X 线表现

【CT 表现】

　　多排螺旋 CT 心电门控模式不仅可以显示心腔的大小，对心内畸形如房、室间隔缺损，动脉导管未闭，大血管的连接、发育以及外周血管的走行都有很好的显示，除了对心脏血流动力学指标无法测量

外，该技术对于复杂先心病的诊断来说，是对心脏超声心动图技术很好的补充诊断方法（图 11-65、图 11-66）。

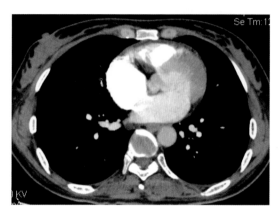

图 11-65　房间隔缺损 CT 表现

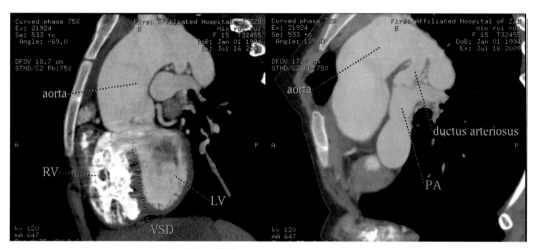

图 11-66　肺动脉闭锁并室间隔缺损、动脉导管未闭 CT 表现

（四）术后先天性心脏病晚期

青少年和年轻人中所见的大多数心律失常与以往曾接受过的先天性心脏病手术有关。随着心脏外科技术的快速发展，特别是新生儿、婴儿期手术治疗的成功，使得超过 85% 以上的先天性心脏病患儿有望进入成年期。单纯心血管畸形患者经过手术矫治可获得解剖及生理功能的纠正。但是有些复杂心脏血管畸形的患者即使经过手术其解剖畸形也很难完全纠正。尤其是复杂先天性心脏病如法洛四联症、大动脉转位、房室共同通道手术等，术后晚期严重的并发症包括潜在的致命性的心律失常、心功能不全和心脏性猝死。上述问题可以发生在术后早期，也可能发生在长期的随访过程中，严重影响着患者的生活质量和预后。虽然发生心脏猝死的危险并非想象中那么高，但是患者一旦出现有心律失常时，应引起足够的重视。

先天性心脏病矫治后合并医源性心律失常是很常见的，原因可以是手术直接损伤，也可能是手术造成的血流动力学变化。心律失常的种类包括窦房结功能异常、完全性房室传导阻滞和心房扑动及心房内折返性心动过速。

先天性心脏病术后引起心功能不全的原因包括手术后残留结构的异常，如残留缺损、瓣膜关闭不全、残留流出道梗阻等导致心脏容量及（或）压力负荷过重，有些是手术不能完全纠正的，有些是为了保持循环平衡而保留的。另外，手术时心脏保护不够充分，阻断时间延长及再灌注均可损伤心肌细胞。冠状动脉损伤或合并冠状动脉畸形也可影响心肌的灌注。手术切除心肌组织、心肌瘢痕、补片等也直接影响心肌的收缩和舒张功能。

　　心律失常通过心电图检查可以明确诊断，超声等影像学检查技术对此无能为力。对于心脏术后心腔内结构及功能的改变及测量通过常用的影像学检查技术可以提供很好的诊断。复杂先心术后的心脏血管结构的改变与其手术方式有关。有些先心病可以通过手术一期根治，有些病例只能通过姑息手术进行血流动力学的改善以延长患者的生命，部分还可以通过二期手术进行根治。因此对于疾病种类及手术方式的不同，影像学检查评估的内容和重点也有所不同。复杂先心病术后通常影响患者心功能的疾病包括法洛四联症、大动脉转位、单心室等。

　　1. 法洛四联症

【临床与病理】

　　法洛四联症（teralogy of Fallot，TOF）的预后转归：TOF 根治手术已有半个世纪，大部分病例远期效果良好。据报道初次接受过法四矫治手术，VSD 被封闭且流出道梗阻已被解除的患者，术后 25 年生存率能达到 94%。因肺动脉瓣反流或右心室流出道梗阻二次手术的患者，手术死亡率仅为 1%。但是在长期随访中常发现右心室容量增加，收缩功能减低，研究结果提示这些变化与肺动脉瓣反流有关，也与心律失常和猝死有关。针对肺动脉瓣反流进行肺动脉瓣置换可以改善右心室内径和运动耐力，也可发生猝死。室上性心动过速可源于右心室切除部位、VSD 补片缝合部位或右心室流出道。猝死高风险包括伴有右心室扩张以及心电图上 QRS>180ms 患者。中–重度左心室功能不全是猝死的另一个危险因素。报道猝死发生率占 5%，约占到随访 20 年患者晚期死亡的 1/3。建议对术后患者长期随访。复查内容包括心电图及超声等影像学常规检查。

【超声表现】

　　TOF 患者主要的血流动力学改变包括 VSD、右心室流出道梗阻、主动脉骑跨和右心室肥厚。经过矫治术后的患者应评估残余肺动脉的狭窄和反流、有无残留 VSD、左右心室大小和功能、主动脉根部大小

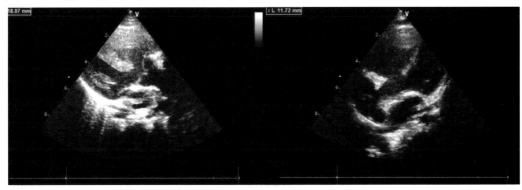

A、B. 左心室长轴切面和五腔心切面
显示主动脉骑跨于中断的室间隔上，骑跨率约50%

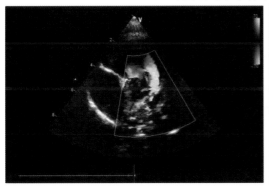

C. 肺动脉狭窄的彩色多普勒显像

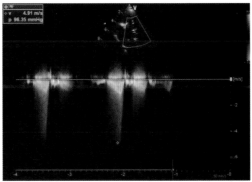

D. CW测量狭窄的肺动脉内高速血流速度
及跨瓣压差

图11-67　法洛四联症超声表现

以及主动脉瓣反流程度。

（1）二维超声心动图：从大动脉短轴切面、肺动脉长轴切面测量右心室流出道、肺动脉环、主干以及左、右肺动脉内径。

（2）彩色多普勒：重点观察右心室流出道及肺动脉瓣的血流情况，以及肺动脉瓣有无反流。室间隔补片处有无残余分流，有无主动脉瓣反流等。

（3）频谱多普勒可以精确测量矫治术后的右心室流出道及肺动脉血流速度以判断疗效。一般情况下，术后右心室流出道或肺动脉跨狭窄处的压力阶差≤30mmHg。但是术前超声通过 McGoon 指数评价左、右肺动脉发育较差患者，根据患者情况，手术时右心室流出道及肺动脉狭窄处疏通有所保留，避免术后过多增加肺血流量。

【X 线表现】

典型的法洛四联症由于右心室肥厚扩大，心尖圆凸上翘，心腰部凹陷，致使心影呈或近似靴形。肺门阴影缩小，自肺门向肺内分布的血管纹理纤细、稀疏，表现为肺血减少。主动脉升弓部多有不同程度的增宽、凸出，其程度与肺门阴影缩小和肺动脉狭窄的程度呈平行关系（图 11-68）。

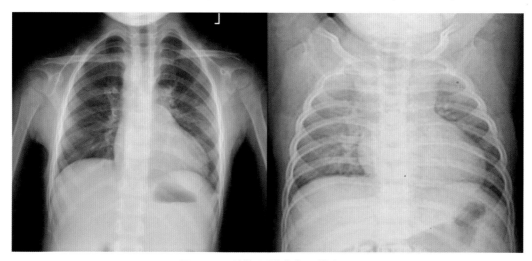

图 11-68　法洛四联症的 X 线表现

【CT 表现】

普通 CT 扫描，包括增强 CT 扫描只能提供主动脉和肺动脉管径、位置关系、肺内血管稀疏及右侧房室大小和厚度等征象。MSCT 平行于左肺或右肺动脉长轴的斜矢状层面图像可以很好地显示其狭窄，斜矢状层面图像还可以评价球囊扩张术后的血管情况。

高分辨 CT（high-definition CT，HDCT）容积螺旋穿梭技术可以追踪观察对比剂从腔静脉—右心房—右心室—肺动脉—肺静脉—左心房—左心室—主动脉的循环过程，因此该技术对法洛四联症、右心室双出口、肺动脉闭锁、单心室和（或）大动脉转位等复杂先天性心脏病的诊断和鉴别诊断很有价值（图 11-69）。

2. 大动脉转位

【临床与病理】

未经手术矫治，完全性大动脉转位婴儿在出生后第 1 年内死亡率高达 90%左右，自 20 世纪 60 年代建立心房转流术（atrial switch），如 Mustard、Senning 手术后，完全性大动脉转位预后明显改善。心房转流术从生理上矫正异常的血流循环，解剖右心室仍然作为支持体循环的心室。对于解剖右心室能否长期承受支持体循环的功能仍受到关注和质疑。但是曾经接受过心房转流术的患者心功能及其发展仍然受到人们关注。Redington 等研究证明体循环右心室功能减低与局部右心室壁运动异常有关，这在 Mustard 术前就已经存在。另外心房转流术后慢性后负荷增高也会加重右心功能的减弱。

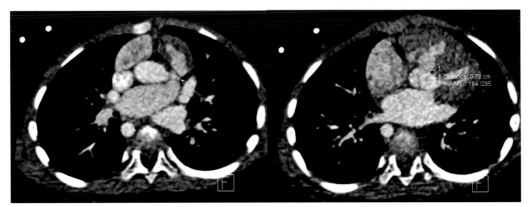

A.肺动脉瓣明显增厚、狭窄　　　　　　B.室间隔膜周部缺损，主动脉骑跨于室缺

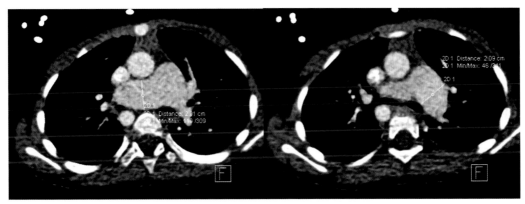

C、D. 肺动脉主干及其左右支管径增粗

图 11-69　法洛四联症 CT 表现

动脉转位术（arterial switch）已经成为完全性大动脉转位的首选方法。该手术中，动脉干被横断后与对侧大动脉根部相吻合。如存在 VSD，则予以封闭。必须将冠状动脉转移到新的主动脉。该手术最大的好处是将左心室恢复为体循环泵并有利于长期维持窦性心律。有报道动脉转位手术有利于左心室功能的维护（图 11-70）。

TGA 合并 VSD 及左心室流出道梗阻的患儿的肺血流量是减少的。针对该类畸形的后期矫治手术，是在右心室和肺动脉分支远端之间使用一心外人工导管跨过左心室流出道梗阻部位并采用心内心室挡板打通左心室到主动脉的通路。

先天性矫正型大动脉转位也是以解剖右心室作为体循环心室。解剖右心室能否长期承受体循环负荷而保持正常功能也是临床关注的问题。曾有报道，矫正型大动脉转位病例在 50~60 岁时体循环心室功能正常。Hornung 等对未进行手术治疗的矫正型大动脉转位患者研究发现静息状态下有部分右心室壁出现不同程度的心肌灌注缺损，伴室壁运动异常的占 78%，室壁增厚的占 90%，运动负荷试验后右心室心肌灌注缺损加重。因此他认为右心室心肌灌注缺损与室壁运动异常和室壁增厚有关。体循环右心室功能正常者平均年龄为 7 岁，通常在 30 岁以前会发生明显的右心室功能不全。这也提醒我们即使是经过生理矫正后血流动力学正常的矫正型大动脉转位患者其成年后右心室功能减低的风险依然存在，而且足以引起临床重视。

【超声表现】

超声心动图对于术后患者的心内结构及心功能的评价取决于患者的手术方式。作为超声心动图医生需要对大动脉转位的类型及手术方式有所了解。大动脉转位患者必须尽早手术，以保证左心室能够承担体循环功能。TGA/IVS 的左心室心肌厚度在出生时正常，随着肺血管阻力的下降而迅速减少，左心室心肌壁应力（STRESS）与心室压力成正比，与心肌厚度成反比，扩张的薄壁心肌对体循环的压力增加，易出

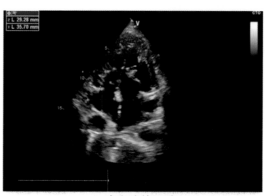

A.房室连接一致

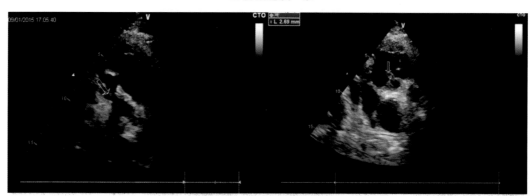

B、C.大动脉位置异常

主动脉位于前方，起自右心室，肺动脉位于后方，起自左心室，肺动脉瓣及瓣下狭窄

图 11-70 完全型大动脉转位超声表现

现急性衰竭。因此对于此类患儿出生后 10d 内行大动脉转位术，术后左心功能可正常。因此出生后 2 周，最好 1 个月内进行手术效果比较理想。同样，合并室间隔缺损的 TGA 和 Taussig-Bing 畸形，手术年龄应在 3 个月内，超过 6 个月可能出现肺血管阻塞性病变。另外，冠状动脉位置对于手术成功与否至关重要。

术后超声评价的内容除心内畸形 VSD、ASD（PFO）、PDA 有无术后残余分流，以及心室与大血管连接的顺序、大动脉的内径及走行、心功能的评价、肺动脉压力的估测外，针对不同的手术方式还需要特别地观察重点。

心房转流术患者平行的大动脉是 TGA 的标志。左心室长轴切面及大动脉短轴切面都是观察两条大动脉内径及平行走行的最佳切面；术后任何水平的右心室流出道梗阻可能需要外科或介入手术进行右心室流出道的扩张。

转位术后应注意观察新的主动脉瓣膜有无反流，新的肺动脉瓣上有无狭窄以及有无冠状动脉口狭窄从而引起左心室壁缺血导致的室壁节段性运动异常等。因冠状动脉阻塞引起的心肌缺血可能需要冠状动脉旁路移植手术。显著的主动脉瓣反流则需要瓣膜置换（图 11-71）。

接受 Rastelli 手术的患者，必须探查左心室到主动脉的通道有无梗阻以及右心室到肺动脉的导管退化。显著的右心室到肺动脉导管狭窄，PG 大于 50mmHg 时可能需要外科或导管对右心室流出道进行扩张。跨越左心室到主动脉的通道的主动脉下梗阻则需行左心室到主动脉的挡板重建，显著的 VSD 残余分流则可能需要外科封堵。

【X 线表现】

本病 X 线表现见图 11-72。

【CT 表现】

本病 CT 表现可以很好地显示大血管、心房、心室之间的关系，通过瓣膜形态判断心室及大动脉的

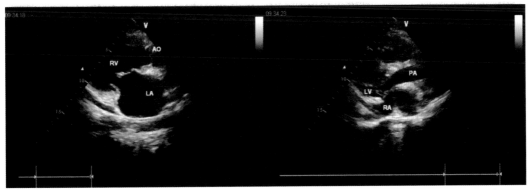

A. 房室及大动脉连接顺序为：左心房— 右心室—主动脉

B. 房室及大动脉连接顺序为：右心房— 左心室—肺动脉

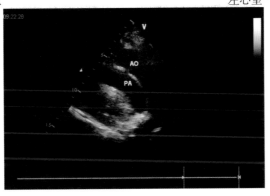

C. 主动脉位于前方，肺动脉位于后方，二者发育可呈并行关系

图 11-71　矫正型大动脉转位超声表现

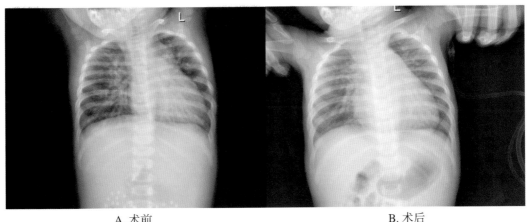

A. 术前

B. 术后

图 11-72　完全型大动脉转位手术前后 X 线表现对比

位置（图 11-73）。

3. 单心室

单心室包括一侧房室瓣闭锁及心室腔发育不良（图 11-74），大多数病例无法采用一期根治术，多采用腔静脉与肺动脉吻合（Glenn 手术）或 Fontan 手术等姑息手术，该类手术可以在一定程度上改善患者的血流动力学状况和低氧血症，减轻充血性肺炎及心力衰竭，提高患者的耐受性，为进一步根治手术赢得时间。

但是 Glenn 或 Fontan 手术不可避免地导致中心静脉压增高和心排血量减少，尤其是运动情况下更加明显。心室的舒缩功能、肺血管阻力增高、梗阻、血栓形成导致的环路效率改变以及发生心律失常，都可导致明显症状恶化。另外，吻合口处、远端肺动脉或肺静脉由于受增大的右心房挤压形成的自然梗阻

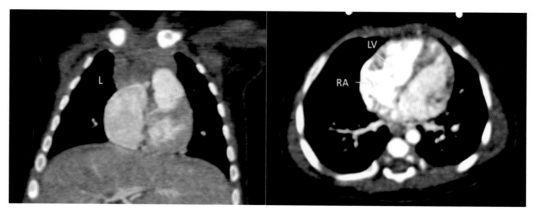

A. 升主动脉与功能左心室连接　　　　　　B. 右心房—二尖瓣—功能左心室

图 11-73　矫正型大动脉转位 CT 表现

房室连接顺序为：左心房—三尖瓣—右心室—肺动脉，右心房—二尖瓣—左心室—主动脉，左心房及右心室比例尚可

都可以降低循环效率。另外，肺小动脉阻力增高也是导致肺静脉压增高、肺静脉回流受阻的因素。有报道，术后晚期肺血管阻力增高患者吸入一氧化氮可以有效改善肺血管内皮功能。

术后常见并发症包括心律失常、血栓形成和脑卒中、右肺静脉受压或梗阻、肺血栓栓塞、Fontan 梗阻、心室功能失调和瓣膜反流、肝功能失调、失蛋白性肠病、发绀等。其中多种并发症均可导致心律失常。其中 Fontan 连接的狭窄或部分梗阻可导致运动不耐受、房性快速性心律失常以及右心衰竭。突然完全的梗阻可导致猝死。

术后患儿心功能的状况与单心室类型、患儿手术时的年龄、NYHA 心功能分级及体循环心室的 EF 值有关。

【超声表现】

超声心动图对术后患者的评估主要判断增大的右心房内有无血流淤滞及有无血栓形成、窗口是否通畅、Fontan 环路有无梗阻（图 11-75）。上下腔静脉血流频谱的双相性和肺动脉血流频谱的三相性类型提示 Fontan 环路血流无梗阻。当 Fontan 环路和肺动脉间的平均梯度≥2mmHg 时表示有梗阻。增大的右心房容易压迫右肺静脉而引起肺静脉梗阻，因此对于过度增大的右心房患者，需要测量右肺静脉与左肺静脉的内径。彩色多普勒可以判断房室瓣及大动脉瓣的反流，同样心室功能的判断也必不可少。

【X 线表现】

本病 X 线表现为心影增大，没有明显特异性。

【CT 表现】

本病的 CT 检查对于超声检查是很好的补充，能显示闭锁的瓣膜、功能单心室、房间隔缺损、肺动脉狭窄等，并能明确是否合并周围血管畸形（图 11-76）。

心功能不全的预防及早期干预是降低先天性心脏病术后病残率及提高患者生活质量的关键之一。当然术前诊断及时治疗以及术中、术后对心功能的保护，特别是术后长期随访观察及处理是非常重要的。因此对于术后患者心腔大小、血流动力学改变、肺动脉压力以及心功能评估采用影像学检查非常重要。

六、后天获得性瓣膜病

（一）风湿性心脏病

【临床与病理】

风湿性心脏病（rheumatic heart disease），简称风心病，包括急性风湿性心肌炎及慢性风湿性瓣膜病。前者是风湿热累及心肌，包括心包、心肌、心内膜，以心肌受累较重，影像学改变无特异性。后者是风湿性瓣膜炎的后遗损害，可以发生于任何瓣膜，二尖瓣损害最常见，其次为主动脉瓣。随着人们生活水平的改善，此病的发病率有下降趋势。慢性风湿性心脏病的基本病理改变为：瓣叶不同程度增厚、

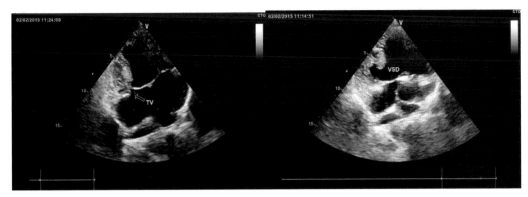

A. 三尖瓣闭锁，右室发育不良　　　　　　　　B. 室间隔缺损

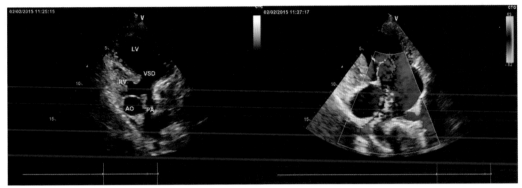

C. 主、肺动脉均起自左心室，肺动脉狭窄　　　D. 肺动脉内五彩镶嵌血流信号

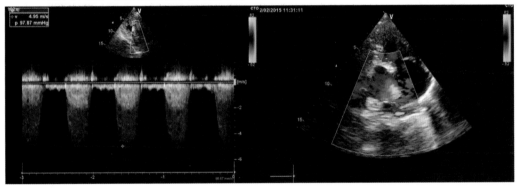

E. CW探及肺动脉内高速血流频谱　　　　　　F. 房间隔缺损，右向左分流

图 11-74　复杂先天性心脏病：三尖瓣闭锁、功能单心室、房间隔缺损、肺动脉狭窄的超声表现

卷曲，可伴钙化，瓣叶交界粘连，开放受阻，造成瓣口狭窄，瓣口变形，乳头肌和腱索缩短、粘连，使瓣膜关闭不全。本病的血流动力学改变因受累瓣膜不同和受累部位不同而异，常因多个瓣膜损害称为联合瓣膜病。本病最初多发生 2~10 岁，女性略多，瓣膜损害较轻或心功能代偿期，临床虽有相应的体征，可无明显症状，或仅活动后心悸。随着年龄的增长，病变逐渐加重，多数在中年以后因症状加重就诊时才明确诊断。二尖瓣狭窄时，表现为劳力性呼吸困难、咯血等，心尖部可闻及隆隆样舒张期杂音。二尖瓣关闭不全时，表现为心闷、气短、左心衰竭症状，心尖部闻及收缩期杂音。主动脉瓣损害时患者可有心绞痛、头晕等。如为主动脉瓣狭窄，胸骨左缘第 2 肋间闻及粗糙的收缩期杂音，并向颈部传导。如为主动脉瓣关闭不全，胸骨左缘肋间可闻及哈气样杂音，脉压差增大伴周围血管征。风心病的预后通常与病变类型、范围、病变程度、进展速度及并发症有关，多数长期无任何症状，但出现临床症状和心力衰竭症状等并发症后，预后往往较差。合并主动脉瓣病变的患者更容易引发心绞痛和晕厥，合并心力衰竭患者有时可猝死。

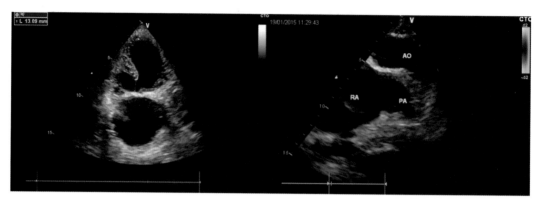

A.手术保留室间隔缺损　　　　B.主动脉位于前方，肺动脉位于后方，
　　　　　　　　　　　　　　　　与右心房连接

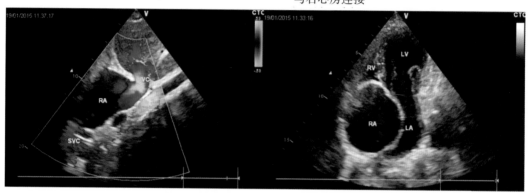

C.彩色多普勒显示上、下腔静脉回流入右心房　　　　D. 右心房增大

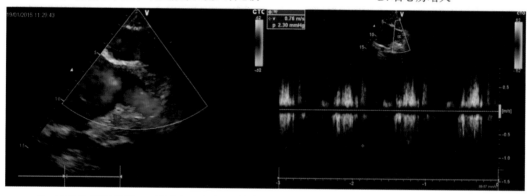

E、F.彩色多普勒及PW显示右心房与肺动脉连接处血流通畅，流速正常（0.76m/s）

图 11-75　复杂先天性心脏病 Glenn 术后
三尖瓣闭锁，高位室间隔缺损，右心室发育不良，右心房呈球形增大

【超声表现】

　　超声心动图诊断风心病有着绝对的优势，不仅能明确病变性质、病变范围、病变程度，同时对于患者的心脏大小、心脏功能、肺动脉压力以及有无血栓、三尖瓣反流等并发症做出全面评估，为临床制订治疗方案以及手术风险评估提供有价值的信息。风心病累及二尖瓣比例可达98%，其中以二尖瓣狭窄居多。累及主动脉瓣患者约为48%，累及三尖瓣患者约12%，而肺动脉瓣病变仅占6%左右。2 个瓣膜以上发生病变称为联合瓣膜病。二尖瓣病变合及主动脉瓣病变比例较高，而三尖瓣多数表现为继发性关闭不全，而非风湿病原发病变引起。由此可见，风湿性心脏病主要累及二尖瓣及主动脉瓣。在此就二尖瓣及主动脉瓣病变的超声表现做一阐述。

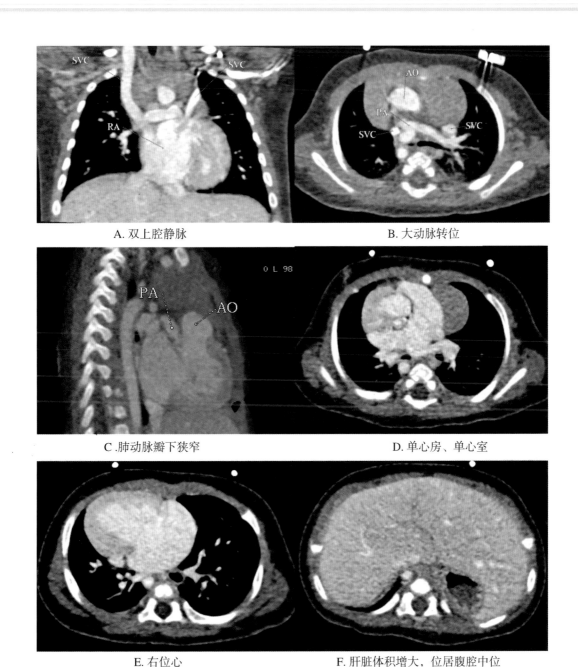

A. 双上腔静脉　　　　　　　　　　　　　B. 大动脉转位

C. 肺动脉瓣下狭窄　　　　　　　　　　　D. 单心房、单心室

E. 右位心　　　　　　　　F. 肝脏体积增大，位居腹腔中位

图 11-76　复杂型先心病 CT 表现

1. 二尖瓣狭窄和关闭不全

（1）血流动力学表现：二尖瓣狭窄时二尖瓣开口狭小造成舒张期通过二尖瓣口的血流量减少，左心室内径相对减小；左心房压力增高，左心房增大，左心房内血流淤滞很容易造成附壁血栓。左心房压增高可导致肺动脉高压，造成右心压力增高导致三尖瓣关闭不全，右心房也可以增大。

二尖瓣关闭不全时可以造成左心增大，左心房内不易形成附壁血栓，左心房压力增高同样可引起肺动脉高压继而引起三尖瓣反流，右心房增大。因此不管是二尖瓣狭窄还是关闭不全，双房都可以增大，引起心房颤动和不同程度的肺动脉高压。

（2）M 型超声表现：二尖瓣狭窄时瓣叶增厚、钙化、粘连，回声增强，开放受限。M 型曲线图表现为：舒张期二尖瓣前叶 A 峰消失，EF 斜率减低，曲线呈典型的"城墙样"改变（图 11-77）。

（3）二维超声心动图：是诊断本病的重要手段。左心室长轴切面和心尖四腔心切面和大动脉短轴是常用切面，可以测量左右心室及左右心房的内径、主动脉内径。可以观察二尖瓣前、后瓣叶钙化程度，测量二尖瓣开放幅度，观察左心房、左心耳内有无附壁血栓。在心底水平二尖瓣短轴切面可以观察二尖瓣狭窄时瓣叶开放时呈"鱼口样"改变，可以通过面积包络法估测二尖瓣口面积。同时出现二尖瓣关闭不全时，关闭时瓣口可出现缝隙，关闭不全程度较重者，可出现左心室不同程度的增大。

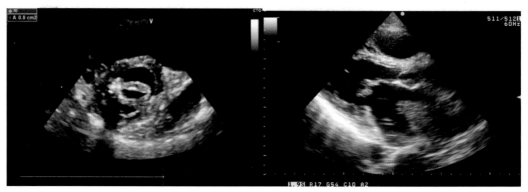

A. 二尖瓣开放时呈"鱼口样"改变，通过面积 包络法估测二尖瓣口面积

B. 二尖瓣钙化、左心房内附壁血栓

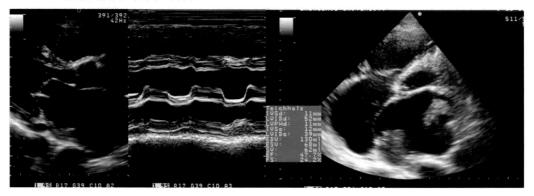

C. M型超声二尖瓣呈"城墙样"改变

D. 左心房内附壁血栓

图 11-77　二尖瓣狭窄的超声表现

（4）彩色多普勒超声：不能定量测量瓣口流速，但是可以显示二尖瓣狭窄时通过瓣口五彩镶嵌的高速射流信号；另外可探及二、三尖瓣关闭不全时左心房内的反流信号，通过测量反流面积评估二、三尖瓣关闭不全的程度（表11-2）。

表 11-2　三尖瓣反流程度的评估方法

反流程度	反流面积（cm^2）	占左（右）房面积比值	缩流颈宽度（mm）	反流束长度（cm）
轻度	1~4	<20%	<3	<1.5
中度	4~8	20%~40%	3~6.9	1.5~2.9
中—重度	/	/	/	3.0~4.4
重度	>8	>40%	>7	>4.5

（5）频谱多普勒：二尖瓣狭窄时可以运用连续多普勒（CW）定量测量瓣口的流速，另外，通过二尖瓣舒张期血流频谱运用PHT法测量瓣口的面积。

（6）PHT法（压差降半时间法）：采用的公式为 MVA = PHT/220；其中 MVA 为二尖瓣口面积，PHT 为压差减半的时间，通过二尖瓣口频谱斜率测出。超声仪器上测量菜单里设置有 PHT 测量方法，只要清晰显示二尖瓣舒张期频谱，通过描记舒张中期频谱的斜率即可完成，非常便捷。但是该公式是经验公式，仅适用于测量二尖瓣自然瓣口的面积，而且受心率及二尖瓣反流和主动脉瓣反流的影响，因此，对于心率较快、二尖瓣及主动脉瓣明显出现反流等情况时，需参考二维方法测量瓣口面积（图 11-78）。

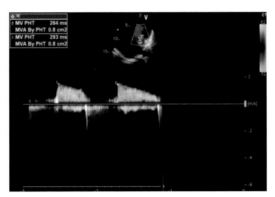

图 11-78　PHT 法估测二尖瓣口面积

　　频谱多普勒还可以用于二尖瓣狭窄和关闭不全时肺动脉压的测量；运用连续多普勒测量三尖瓣反流速度，得出右心室压和右心房压的跨瓣压差，再加上右心房压即等于右心室压。在正常情况下，即右心室流出道和肺动脉无狭窄的情况下，右心室压约等于肺动脉收缩压。此法简便易行。公式如下：

$$肺动脉收缩压 = 4v^2 + 右心房压$$

式中：v 是收缩期三尖瓣反流速度。

　　右心房压正常时按 5mmHg 计算，右心房轻度增大按 10mmHg 计算，右心房明显增大时按 15mmHg 计算。

　　如果三尖瓣反流量较少时，也可以采用肺动脉瓣的反流速度来估算肺动脉收缩压。首先运用连续多普勒测量舒张期肺动脉瓣的反流速度 (v)，$4v^2$ 即是肺动脉的舒张压，再加上肺动脉平均压 20mmHg 即可得出肺动脉收缩压，上述两种方法的相关性很好。肺动脉收缩压 = $4v^2$ + 20mmHg。

　　（7）经食管超声：二尖瓣狭窄患者行球囊扩张术前观察左心耳有无附壁血栓意义重大。采用经食管超声探头在晶片角度为 60° 左右时可清晰显示左心耳结构，较经胸超声显示更加清楚。另外，在术中运用经食管超声可以观察瓣膜修复或置换术后二尖瓣功能的情况，避免二次开胸手术，保证手术质量。

　　2. 主动脉瓣狭窄和关闭不全

　　诊断风心主动脉瓣病变时一定存在二尖瓣的病变，若单纯的主动脉瓣狭窄和关闭不全，往往需排除为主动脉瓣先天发育畸形或感染性心内膜炎所致。

　　（1）M 型超声：无特异性表现，主动脉瓣曲线图可显示收缩期开放幅度减小，瓣叶距离主动脉前、后壁较远，瓣口的运动曲线回声增强。以狭窄为主者，主动脉前后壁重搏波消失，左心室波群显示室间隔及左心室后壁增厚，运动幅度增强。以关闭不全为主者，左心室波群表现为左心室增大。

　　（2）二维超声心动图：通过左心室长轴、主动脉瓣短轴、心尖四腔心及心尖五腔心观察主动脉瓣钙化程度、启闭情况，可以观察室壁厚度以间接判断狭窄程度，测量左心室大小估测主动脉瓣反流程度，另外，主动脉瓣的狭窄可造成升主动脉扩张即狭窄后扩张表现。对于同时合并主动脉瓣狭窄和关闭不全患者，心脏的血流动力学改变上述表现都可能存在。

　　（3）彩色多普勒超声：对主动脉瓣的狭窄只能间接判断，可显示主动脉瓣口五彩镶嵌的高速射流。对于主动脉瓣关闭不全，彩色多普勒可以通过测量反流束宽度、反流束长度以及反流束面积进行半定量估测主动脉瓣关闭不全程度。连续多普勒超声可以根据平均压差判断主动脉瓣的狭窄程度。

　　【X 线表现】

　　（1）二尖瓣狭窄时，心影呈二尖瓣形，肺动脉段突出，左心房及右心室增大，伴有二尖瓣关闭不全时左心房亦有增大。肺淤血时表现间质性肺水肿，肺静脉压升高，同时有肺动脉压升高表现（图11-79）。有时二尖瓣区及左心房内出现钙化，肺野出现 1~2mm 大小颗粒状密度增高影，为含铁血黄素沉着的表现。二尖瓣关闭不全所致的反流，可出现左心房轻度增大，肺静脉高压表现；中度以上反流时，左心房、左心室明显增大。出现肺淤血、肺静脉高压表现，左心房、左心室搏动增强（图11-80）。

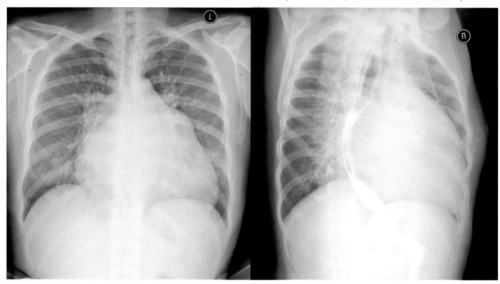

图 11-79　二尖瓣狭窄 X 线表现

（2）主动脉瓣狭窄时，心影正常或主动脉型，左心室不同程度增大，左心房增大但较左心室增大程度较轻，多数患者升主动脉中段局限性扩张，主动脉瓣区可见钙化，升主动脉及左心室搏动有不同程度增强，伴有不同程度肺静脉高压表现（图11-81）。

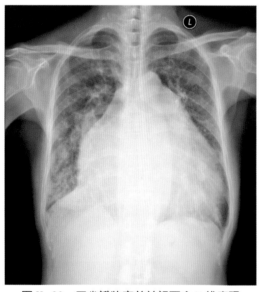

图 11-80　二尖瓣狭窄并关闭不全 X 线表现

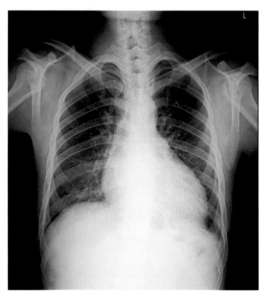

图 11-81　主动脉瓣狭窄 X 线表现

（3）主动脉瓣关闭不全，多数心影呈主动脉型，左心房为中度以上增大，左心室增大，升主动脉、主动脉弓普遍扩张。左心室、主动脉搏动增强。左心房增大及肺静脉压增高表现似主动脉瓣狭窄。联合瓣膜损伤时，心脏常高度增大，当瓣膜受累程度不同时，X 线常仅显示受累较重的瓣膜病变的征象。本症一般不需造影检查（图11-82）。

【CT 表现】
常规 CT 检查可见瓣叶的钙化及心房、心室增大，并可显示左心房后壁及左心房附壁血栓。ECT 的心电门控电影扫描，可显示瓣膜的运动受限及瓣口的狭窄，计算、评估瓣膜面积及反流量，但不能直接显示瓣膜的关闭不全（图11-83）。

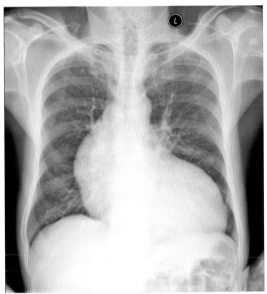

图11-82 主动脉瓣关闭不全 X 线表现

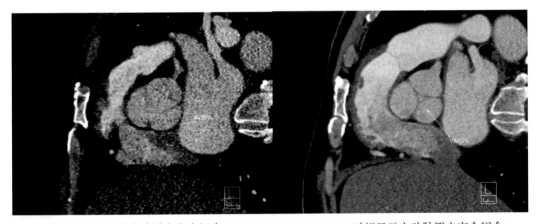

A. 25%时相显示主动脉瓣未完全闭合　　　　　B. 60%时相显示主动脉瓣未完全闭合

图11-83 主动脉瓣关闭不全 CT 表现

（二）二尖瓣脱垂

二尖瓣脱垂是二尖瓣关闭不全的常见原因之一。最早由 Galavardin 在 1913 年描述因二尖瓣脱垂造成的心前区收缩中期非喷射性喀喇音和收缩晚期反流性杂音。1963 年，Barlow 等确定上述心脏杂音与二尖瓣脱垂有关，目前通常称为二尖瓣脱垂综合征（mitral valve prolapse syndrome）。该病的预后取决于病因、病变程度及二尖瓣反流程度，多数患者经临床治疗预后良好。15%左右的患者病变程度逐渐加重，出现较明显的血流动力学障碍和临床症状，需急诊手术治疗。由腱索或乳头肌断裂等引起的急性二尖瓣关闭不全，以及合并严重心律失常、血栓栓塞或感染性心内膜炎等并发症者，对血流动力学的影响通常较为严重，预后较差，甚至可发生猝死。

【临床与病理】

二尖瓣脱垂造成二尖瓣关闭不全对血流动力学的影响，主要取决于病因、病理改变、病变进展速度、程度以及左心房、左心室的功能状态等。急性二尖瓣脱垂患者可导致患者左心容量负荷增加，可造成急性左心衰竭，心排出量明显降低，迅速致死。慢性关闭不全患者，最初左侧心腔代偿扩大，随着病程的进展，左心室增大可导致二尖瓣环扩大，加重二尖瓣反流，最终导致左心衰竭。由于二尖瓣反流程度较重，左心房压力增高，导致肺静脉压力增高，最终可导致肺动脉高压，长期肺动脉高压可使右心室肥大，导致三尖瓣关闭不全和右心衰竭。

二尖瓣脱垂患者临床症状表现不一。轻者可长期没有症状，或仅有心悸、胸痛、乏力、气短等非特异性症状。急性关闭不全患者可出现阵发性呼吸困难、端坐呼吸、咳嗽、咯粉红色泡沫痰和胸痛等急性左心衰竭症状。慢性关闭不全患者可长时间不出现临床症状，后期可出现进行性呼吸困难、乏力、头晕、心悸、咯血、胸痛以及晕厥，甚至猝死。

【超声表现】

（1）超声心动图：可以确定瓣膜脱垂的病变部位，对病变的程度、基础病因进行分析，在预测并发症上也有很大帮助，二尖瓣外科成形手术，对于二尖瓣瓣叶的精确分区更有赖于超声心动图的判断。

（2）M型超声心动图：对诊断二尖瓣脱垂有一定的价值。左心室波群显示左心室增大，室间隔与左心室后壁运动幅度增强；二尖瓣曲线可显示收缩期关闭线CD段呈多重回声及吊床样改变，如果出现腱索断裂，收缩期二尖瓣CD段可出现粗震颤；主动波群可显示左心房增大。检查时依赖于检查者的操作技巧，注意探头角度对二尖瓣瓣叶的显示，避免与正常范围的二尖瓣运动曲线相混淆。需结合二维超声心动图明确诊断。

（3）二维超声心动图：可以直观地观察二尖瓣脱垂的部位、病变分区及左心腔的大小等。二尖瓣脱垂患者的左心系统增大，通过左心室长轴切面可以测量左心室和左心房内径；另外二尖瓣前后瓣的分区对外科手术个体化手术方案的制定至关重要。笔者通常采用心尖五腔心、心尖四腔心、显示冠状静脉窦切面的心尖四腔心切面及心尖两腔心切面来观察二尖瓣前瓣（A1/A2/A3）、后瓣（P1/P2/P3）和前交界（C1）、后交界（C2）进行分区。除上述切面外，左心室长轴切面也是显示二尖瓣脱垂的常用切面。二尖瓣脱垂的定义为脱垂的瓣叶超过瓣环水平2mm以上，在上述切面上可以观察到左心房内不同的部位脱垂的瓣叶（图11-84）。

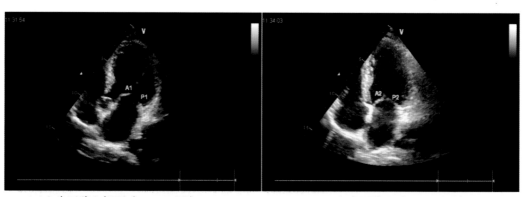

A. 心尖五腔心切面（A1、P1区）　　　　　　B. 心尖四腔心（A2、P2区）

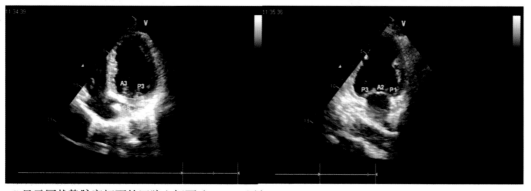

C. 显示冠状静脉窦切面的四腔心切面（A3、P3区）　　　　D. 心尖两腔心切面（P1-A2-P3区）

图11-84　二尖瓣瓣膜脱垂常用的经胸超声心动图切面

因此概念的正确理解有助于我们正确地诊断。部分病例因瓣环扩张造成瓣叶对合不佳，前后瓣对合面积的减少也会造成偏心性反流，但不能定义为脱垂，严格意义上讲，它们的手术处理方案是不同的（图 11-85）。

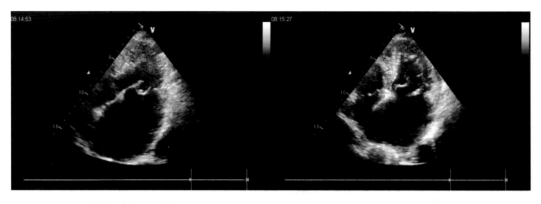

A. 二尖瓣后瓣P1区脱垂　　　　　　　　　　B. 二尖瓣后瓣P2区脱垂

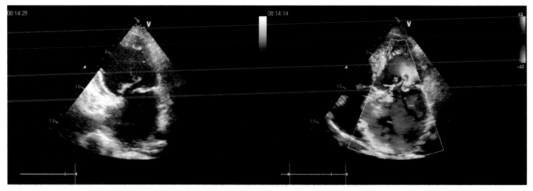

C. 二尖瓣后瓣P3区脱垂　　　　　　　　　　D. 二尖瓣大量偏心性反流

图 11-85　二尖瓣后瓣 P1-P3 脱垂并二尖瓣大量偏心性反流的超声表现

（4）彩色多谱勒：二尖瓣反流程度的判断是外科手术适应证的指征之一。彩色多普勒有助于反流程度的判断，四腔心切面和左心室长轴切面彩色多普勒可显示二尖瓣的反流程度。二尖瓣脱垂的反流往往表现为偏心性反流，彩色多普勒可以显示反流的方向和面积。反流程度判断有多种方法，对于偏心性反流，由于反流束沿心房壁走行，由于孔达效应，往往容易低估反流程度，因此除了反流面积、反流面积与左心房面积比值外，缩流颈宽度也是判断指标之一，尤其在经食管超声应用更有价值（图 11-86）。

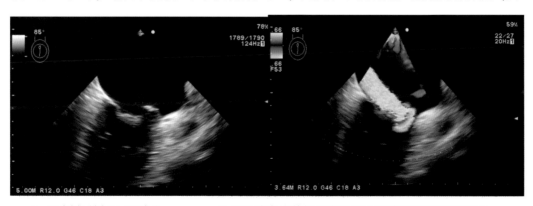

A. 二尖瓣后瓣 P1 区脱垂　　　　　　B. TEE 彩色多普勒超声测量二尖瓣口缩流颈宽度约 8mm

图 11-86　TEE 示食管中段两腔心切面

【X线表现】

本病 X 线表现为左心增大，部分病例可表现为全心增大。

【CT 表现】

本病左心增大，心力衰竭时表现为全心增大，肺循环高压时可致肺血管管径增粗，右心室肥大。

（三）感染性心内膜炎

感染性心内膜炎（infective endocarditis，IE）是指病原微生物造成瓣膜和心血管内膜等结构的炎症性改变。按病程可分为急性和亚急性，目前亚急性在临床最为常见。病变易累及血流动力学发生改变的部位，瓣膜最易受累，也可发生在间隔缺损部位、腱索或心内膜。在临床上根据其发病情况，将其分为原发性和继发性两种：原发性感染性心内膜炎指在原有心血管疾病的基础上发病；继发性感染性心内膜炎指在心血管外科手术后发病，患者常有心血管内修补、瓣膜置换等病史。近年来随着心血管有创性检查及手术的广泛开展，此病的发生率有所增加。

【临床与病理】

急性感染性心内膜炎主要累及正常心瓣膜，常由金黄色葡萄球菌引起，有发病急、病程短、进展快等特点，多数有明显的心脏瓣膜破坏和全身性表现。亚急性感染性心内膜炎主要发生于原有心血管病变的患者，病程长，且进展较缓慢，多由细菌感染引起，以草绿色链球菌最常见。患者的临床表现不一，主要取决于感染的部位、性质、程度等，感染造成的全身性反应同其他感染相似，病程较长者可伴有脾大、贫血等感染的非特异症状。赘生物形成是此病的特征性表现，它主要由血小板、纤维素、细菌及坏死组织等组成，内含有大量微生物和少量炎症细胞。常累及瓣膜，可堵塞瓣口，并可造成瓣叶脱垂、穿孔、腱索及乳头肌断裂、瓣周脓肿等，少数也可累及心房、心室内膜或者大动脉内膜。新鲜的赘生物体积较大、质松脆，易脱落，可造成局部血栓。因菌血症持续存在，发热是感染性心内膜炎最常见的症状，可持续数周或数月，若化脓性病灶随血流播散，可使周围血管和其他深部组织的动脉形成细菌性动脉瘤。除此之外，患者可出现一些周围体征，如皮肤淤点、指甲或趾甲下线状出血等。听诊时可闻及心脏杂音，它由基础性心脏病和感染导致的瓣膜病变所致。

【超声表现】

M 型超声心动图可于各瓣膜瓣叶关闭时，发现关闭线处团块状稍高回声，常导致瓣叶不能完全对拢。二维超声心动图可以从各个切面清晰显示赘生物的附着位置、大小、形态、数目、活动度以及附着位置的组织改变，如腱索及乳头肌断裂、瓣叶脱垂、穿孔、瓣周脓肿等，还可以观察到心包积液及因赘生物影响导致的心腔扩大（图 11-87、图 11-88、图 11-89）。当赘生物堵塞瓣口时，彩色多普勒可发现血流进入瓣口时流速增快，可呈偏心性、五彩镶嵌色，若发生瓣叶关闭不全、破裂时，可观察到彩色异常血流信号，并根据反流面积评价其瓣膜关闭不全的程度。频谱多普勒根据瓣口的流速评估瓣口的狭窄

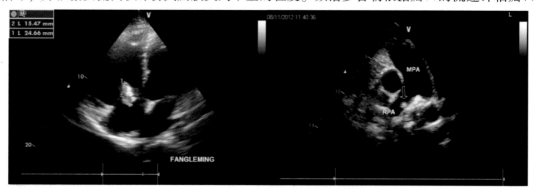

A. 心尖四腔心切面示三尖瓣隔瓣稍高回声赘生物附着

B. 大动脉短轴切面示右肺动脉起始处炎性栓子附着

图 11-87　三尖瓣赘生物超声表现

程度。另外，三尖瓣及肺动脉瓣的赘生物脱落可造成肺动脉栓塞，根据三尖瓣反流速度估测肺动脉压力。总之，综合超声心动图可以根据瓣膜病变累及程度、数量、心腔大小、心功能状况、肺动脉压力高低等指标为临床提供全面可靠的信息。

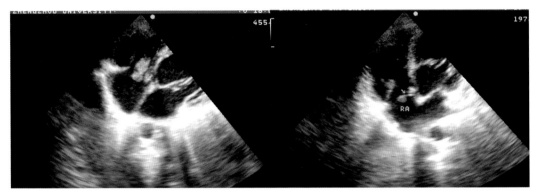

A. 治疗前　　　　　　　　　　　　　　　B. 治疗后：栓子明显变小

图 11-88　三尖瓣感染性心内膜炎超声表现

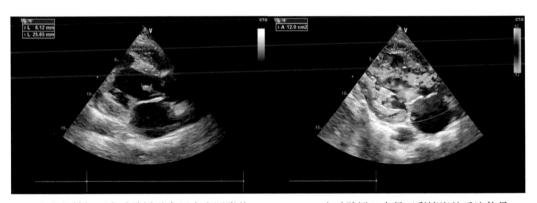

A. 左室长轴切面主动脉瓣稍高回声光团附着　　　　B. 主动脉瓣口大量五彩镶嵌的反流信号

图 11-89　主动脉瓣赘生物超声表现

【X 线表现】

本病 X 线表现为双肺纹理增多，心影增大，血源性感染导致肺炎时可见多处小片状浸润阴影。肺栓塞时表现为局部缺血，肺纹理稀疏，栓塞处血管增宽，远端变窄。血管造影可见肺动脉分支的充盈缺损或截断。左心衰竭时可出现肺淤血或肺水肿征象。发生主动脉细菌性动脉瘤时，可致主动脉增宽（图 11-90）。

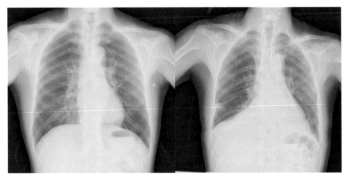

A. 术前　　　　　　B. 术后

图 11-90　主动脉瓣赘生物 X 线表现

【CT 表现】

本病 CT 平扫可发现双肺肺纹理增粗，内可见散在分布的片状浸润影，伴肺动脉栓塞时，表现为局部肺血管纹理明显变细、稀少，并可出现肺动脉主干增宽的肺动脉高压征象。心内膜赘生物的栓子脱落引起脑梗死时，表现为脑实质内不规则低密度影。CTA 扫描可直接发现肺动脉、脑动脉、肢体动脉及肠系膜动脉等其他深部血管内的栓子。另外，CT 对瓣周脓肿的诊断较为明确，并可清晰显示心包积液、胸腔积液、纵隔肿大淋巴结等异常征象（图 11-91）。

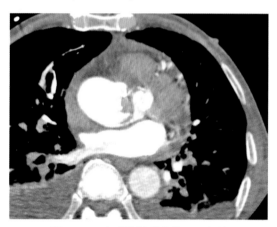

图 11-91　主动脉瓣赘生物 CT 表现

（四）人工瓣膜置换术后

随着心脏外科技术的快速发展，人工瓣膜置换术已经越来越多地应用于心脏瓣膜患者，而且技术已经非常成熟。人工瓣膜包括机械瓣和生物瓣两种，目前机械瓣多为二叶碟瓣机械瓣。生物瓣多为异种瓣膜，有牛心包瓣和猪生物瓣两种。每种瓣膜都有其特点，临床医生根据患者的具体情况选择使用。机械瓣寿命长，可终身使用，但缺点是需要终身服用抗凝药，患者容易出现出血等并发症。生物瓣的优点是患者术后服用抗凝药半年后即可停药，不需要终身服用抗凝药，不会出现出血等副作用。但是生物瓣的寿命相对较短，一般在 10 年左右，容易衰坏，因此多用于老年患者和未生育的年轻女性。人工瓣膜的广泛使用，大大延长了患者的生命，但是瓣膜置换术后容易发生一些并发症也不容忽视。

常见并发症包括：①瓣膜失灵和功能障碍；②病理性瓣膜反流和瓣周漏；③血栓形成和血栓栓塞；④感染性心内膜炎；⑤溶血。

部分并发症的发生与操作者有关，一般在瓣膜植入过程中操作不当导致瓣膜无法启闭，或一叶瓣膜不活动，或者中等量以上的反流，心脏复跳后通过经食管超声检查很容易发现，可以考虑重新进行置换。瓣周漏多发生在瓣膜置换术后半年之内，一般是由于针距过宽、缝合线割裂瓣环使瓣膜缝合处裂开或者与患者自身状况及瓣环组织结构有关。白塞病和感染性心内膜炎患者更容易出现瓣周漏。血栓形成一般发生率较低，多见于长期换瓣患者，一般机械瓣发生比例略高于生物瓣，由于抗凝不当致血栓形成。血栓形成可以影响瓣膜的活动度，导致瓣膜启闭障碍。机械瓣置换术后可以有少量红细胞破坏，一般不会引起溶血。出现瓣周漏或机械瓣有效瓣口较小时，跨瓣压差过大等情况下，可出现溶血，患者可出现血红蛋白尿、贫血、黄疸等临床症状。

【超声表现】

（1）超声心动图：是评价瓣膜置换术后患者瓣膜功能和心脏整体功能状态的最佳检查方法。

（2）M 型超声心动图：可以观察室间隔与左心室后壁有无同向运动，测量左心功能。

（3）二维超声心动图：可以测量心腔的大小，观察室壁有无节段性运动异常。还可以观察人工瓣膜的瓣架及瓣叶的启闭情况，有无血栓及赘生物附着。

（4）彩色多普勒超声：观察瓣口有无病理性反流，有无瓣周漏等。

（5）连续多普勒超声：可以测量瓣口的流速及跨瓣压差。

　　人工瓣膜置换术后尤其是主动脉瓣其峰值流速及平均压差比自然瓣膜有较明显的增高，当跨瓣压差显著增高，怀疑瓣口有狭窄时，多巴酚丁胺负荷试验对此可进行鉴别诊断，负荷试验时如峰值流速、跨瓣压差进一步升高，但每搏输出量、心输出量也增高，瓣口面积不变小，可除外瓣口狭窄。另外多巴酚丁胺负荷试验可以检测换瓣术后在人工瓣正常功能状态下，患者对体力负荷的耐受程度。人工瓣膜置换术后发生瓣周漏有些时候在静息状态下可能不显著，负荷试验后可使瓣周反流明显增加从而得到诊断，如果原本左心功能不好的患者，负荷试验可明确其左心功能不全的程度（图11-92~图11-94）。

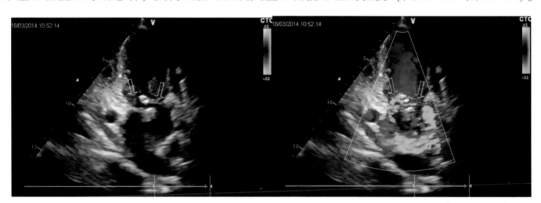

A. 二维超声二尖瓣生物瓣瓣周可见回声中断　　　　B. 彩色多普勒示局部五彩镶嵌的反流信号

图11-92　二尖瓣瓣周漏超声表现

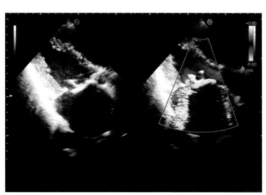

图11-93　二尖瓣瓣周漏超声表现

　　左心室长轴切面显示后瓣瓣周与后壁之间存在裂隙，彩色多普勒超声显示局部源自左心室的反流信号。

【X线表现】

　　本病 X 线可以显示相应瓣膜区金属瓣膜影像，对于人工生物瓣仅能显示金属瓣环影像（图11-95~图11-97）。

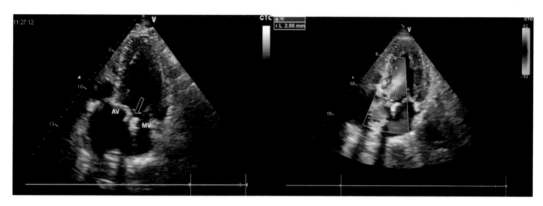

A. 五腔心切面主动脉瓣环外侧与二尖瓣
　　交界处回声中断

B. 彩色多普勒示局部可见少许反流信号

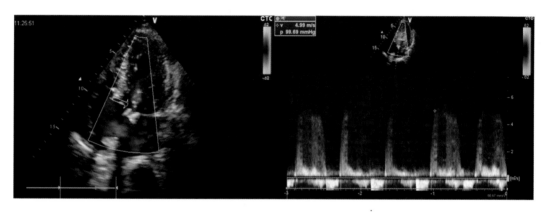

C. 彩色多普勒示局部可见少许反流信号

D. CW测量局部反流的高速频谱及跨瓣压差

图 11-94　主动脉瓣周漏超声表现

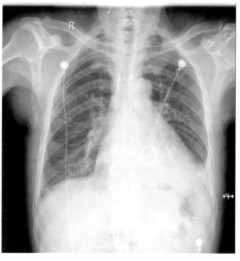

图 11-95　二尖瓣脱垂瓣膜置换术后 X 线表现

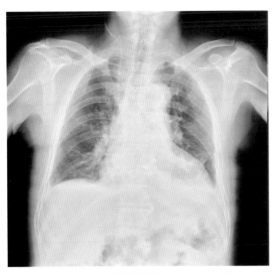

图11-96 主动脉瓣置换术后X线表现

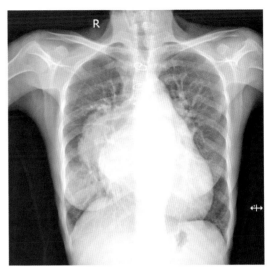

图11-97 二尖瓣置换术后X线表现

【CT 表现】

双源 CT 的双能量扫描模式有去金属伪影的功能，可单独显示人工瓣膜的形态及任何时相的瓣膜启闭情况，观察人工瓣膜有无赘生物、血栓形成等，也可通过观察周围对比剂有无漏出判断有无瓣周漏。另外，对于血流动力学改变所导致的心腔内径及大血管内径的改变可清晰显示（图 11-98、图 11-99）。

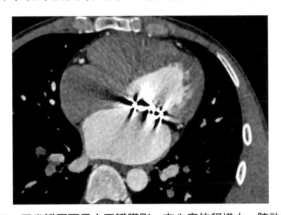

图 11-98 二尖瓣区可见人工瓣膜影，左心房体积增大，肺动脉增宽

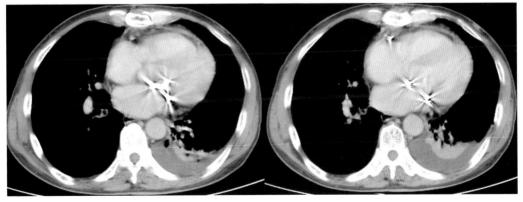

图 11-99 二尖瓣脱垂置换术后 CT 表现

七、肺动脉高压、肺栓塞

(一) 肺动脉高压

【临床与病理】

肺动脉高压 (pulmonary arterial hypertension，PAH) 的简单定义是指任何肺动脉压力超过正常值。肺动脉高压的出现可以反映一个严重的基础肺血管疾病，它可能具有进展性而且是致命的。PAH 可以是原发性，也可以是继发于其他心肺疾病，如先心病、肺栓塞及慢性支气管炎等，可分为特发性、家族性、静脉性、血栓性、呼吸或低氧血症性及肺血管结构性等类型，其中特发性肺动脉高压是指经详细体格检查及完善实验室检查均未发现引起肺动脉高压的其他系统疾病及相关线索，并且经右心导管检查发现肺毛细血管嵌压<20mmHg。特发性肺动脉高压是一极度恶性疾病，其自然病程较短，患者往往病情发展快，如无正确治疗，很快会死于难以纠正的右心衰竭，平均生存时间为 2~3 年，且国内外均呈逐年增多的趋势。

肺动脉高压病患者普遍的感受是气喘、胸痛、水肿、走路困难，走上坡路或上楼一步都难以挪动。病情较为严重的，上述病状加重，出现心包积液，导致右心衰竭，只能卧床休息。患上这种病基本丧失劳动能力，有的生活不能自理，在美国视为残疾人。

【超声表现】

(1) 超声心动图：是无创诊断肺动脉高压的首选方法之一，部分病例还可以通过超声诊断明确病因。尤其是先心病导致的肺动脉高压，超声心动图可以明确心血管畸形的类型。或者是肺栓塞患者，超声也可以根据右心腔或肺动脉主干及分叉处血栓的存在而明确诊断。对于原发性肺动脉高压，超声则需排除心血管畸形引起的肺动脉高压后再结合 CT 等检查排除肺血管疾病导致的肺动脉高压。

(2) M 型超声心动图：对肺动脉高压没有特异性表现。二维超声心动图对肺动脉高压有很高的诊断价值。肺动脉高压时主要表现为右心增大、肺动脉增宽，通过左心室长轴切面、心尖四腔心切面可显示扩大的右心室、右心房，左心房、左心室内径相对减小。由于右心室压力增大，室间隔运动低平，左心室短轴切面时左心室呈 "D" 字形。大动脉短轴切面可显示扩张的肺动脉主干和左右肺动脉分支。重度肺动脉高压时，主肺动脉可呈瘤样扩张。原发性肺动脉高压患者肺动脉扩张程度要轻于左向右分流性心血管疾病患者，右心室容量负荷相对减轻。

(3) 彩色多普勒：对肺动脉高压有间接诊断价值，彩色多普勒通过显示左向右分流信号，可以证实心腔内存在异常分流，尤其是室间隔缺损和动脉导管未闭患者，肺动脉压不高时，可以出现五彩镶嵌的左向右分流；如果出现肺动脉高压时，左向右分流速度减慢时，彩色多普勒血流信号显示黯淡；如果重度肺动脉高压时，还可以出现艾森曼格综合征，即双向分流。但缺点是不能定量测量分流速度，从而估测肺动脉压。

(4) 频谱多普勒：超声可以无创估测肺动脉压，在彩色多普勒的基础上，根据频谱多普勒测量三尖瓣及肺动脉瓣的反流速度来进行估算 (图 11-100)。其前提条件是肺动脉瓣及右心室流出道内径正常不狭窄的情况下，肺动脉压近似等同于右心室压。三尖瓣反流的跨瓣压差$=4v^2$ (v 是三尖瓣反流速度)，再加上右心房压 (正常情况下右心房压按 5mmHg 计算，右心房轻度增大时按 10mmHg 计算，右心房明显增大时按 15mmHg 计算)，等于右心室压，也即是肺动脉压。肺动脉压$=4v^2+$右心房压。如果三尖瓣反流不明显时，可以通过肺动脉瓣反流来估测。肺动脉瓣反流速度的平方乘以 4 ($4v^2$) 得出的是肺动脉舒张压，舒张压再加上肺动脉平均压 (通常按 20mmHg 计算) 即等于肺动脉压。如果三尖瓣反流和肺动脉瓣反流都不明显时，可以根据室间隔缺损或动脉导管未闭左向右的分流速度估算：

肺动脉压$=$主动脉收缩压$-4v^2$ (v 为室间隔缺损或导管左向右分流的最大流速)。

【X 线表现】

本病 X 线表现为右下肺动脉扩张，横径大于 15mm，右下肺动脉横径与气管横径比值大于 1.07，中心肺动脉 (包括肺动脉段及肺门动脉) 扩张或搏动增强，肺动脉外围分支骤然变细且有扭曲，肺动

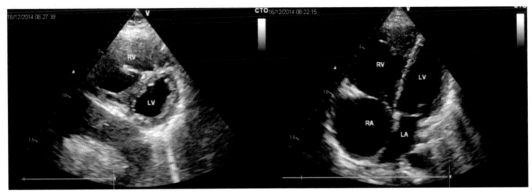

A.左心室短轴切面显示左心室呈"D"字形   B.四腔心切面右心增大，左心内径相对减小

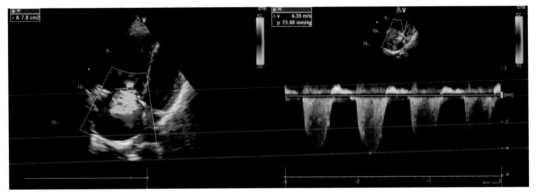

C.彩色多普勒显示三尖瓣反流   D.频谱多普勒根据三尖瓣反流速度测量右心房、
室间的跨瓣压差

图 11-100 肺动脉高压超声表现

段突出，右心室、左心房和心脏增大，严重者可伴有三尖瓣关闭不全（图 11-101）。

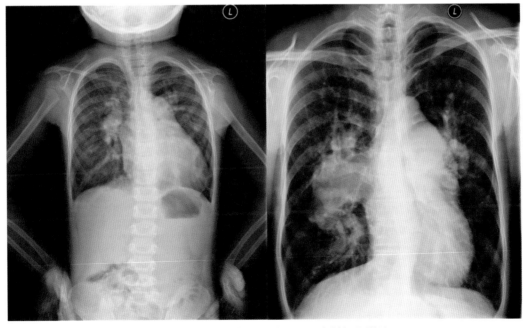

图 11-101 肺动脉高压 X 线表现：右肺门影增浓

【CT 表现】

本病 CT 表现为肺动脉增宽，CT 判断肺动脉高压标准是：右下肺动脉扩张 > 15mm 和（或）肺动脉干内径 > 30mm。但 CT 只能定性评价肺动脉高压，不能精确判断肺动脉高压的程度（图 11-102）。

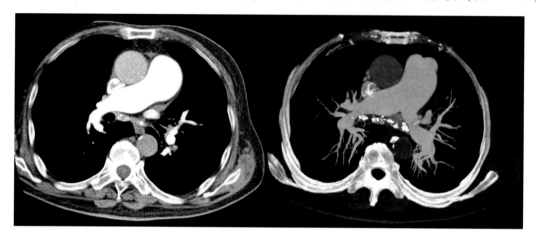

图 11-102　肺动脉高压 CT 表现：肺动脉主干及其左右支管径增粗

（二）肺栓塞

肺动脉栓塞又称肺栓塞（pulmonary embolism，PE），是内源性或外源性栓子栓塞肺动脉或其分支引起肺循环障碍的综合征。并发肺出血或坏死者称为肺梗死。在西方国家，肺栓塞是常见的心血管疾病，发病率和死亡率均高。近年来的研究证明，肺栓塞在我国绝非少见病，应引起临床医师的高度重视。

【临床与病理】

在肺栓塞的病因和诱发因素中，深静脉血栓形成是公认的首位原因。各种原因导致的卧床少动、充血性心力衰竭、肥胖、妊娠、口服避孕药、静脉曲张、慢性心肺疾病和恶性肿瘤是常见的诱因。肺栓塞的临床表现多种多样，主要决定于阻塞的肺段数。主要症状包括呼吸困难、胸痛、咯血、惊恐、咳嗽、晕厥等。常见体征有：发热、呼吸急促、心率增加、发绀等。实验室检查可发现低氧血症和低碳酸血症、胶原纤维蛋白降解产物升高等。心电图的改变多为一过性的，动态观察对肺栓塞的诊断有一定的参考意义。

【超声表现】

肺栓塞的超声诊断征象包括直接与间接征象。直接征象即检出肺动脉主干及其左右分支、右心系统内栓子，并评价其位置、阻塞程度、累及范围等。间接征象常表现为以下几点：①右心系统内径与容量的变化，包括右心房与右心室增大、三尖瓣不同程度的反流。②肺动脉内径增加，提示肺动脉高压，通常阻塞超过 50% 可导致肺动脉高压。③右心室中段室壁运动减弱，心尖段运动正常，呈现特征性的节段性室壁运动异常。④右心室收缩功能减低。⑤卵圆孔开放。当患者存在间接征象时，应注意检测下肢深静脉有无血栓形成，因为下肢静脉血栓是肺栓塞的主要基础病变，其中腘静脉至髂静脉是肺动脉栓子的主要来源，占外来栓子的 80%。二维声像图表现为血栓处血管内径明显增宽或正常，探头加压管腔不可压闭，管腔内多呈实质性均匀的低回声或呈边界清晰的中高回声。彩色多普勒示血管腔内局部血流充盈缺损、血管腔内无血流信号或偶见星点状血流信号（图 11-103）。

【X 线表现】

X 线平片属常用的无创性检查，典型病例两侧对比观察，可见两肺纹理增粗，心影增大，双肺门影增浓。并发肺梗死者，可见肺内类楔形的阴影。X 线检查只对典型病例有提示意义，其敏感性和特异性均低（图 11-104）。

【CT 表现】

MSCT 增强肺动脉血管造影可显示：①肺动脉腔内偏心性或类圆形充盈缺损，充盈缺损位于管腔中央即出现"轨道征"和管腔闭塞。②附壁性环形充盈缺损，致管腔不同程度狭窄。③间接征象包括主

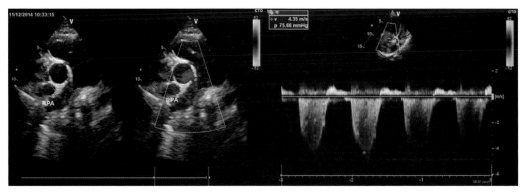

图 11-103　肺栓塞超声表现

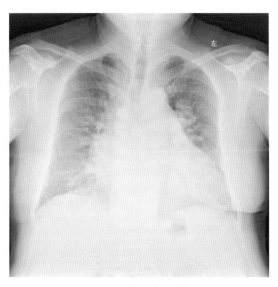

图 11-104　肺栓塞 X 线表现

两肺纹理增粗，心影增大，双肺门影增浓

肺动脉增宽、局限性肺纹理稀疏、肺梗死和胸腔积液。VR 像可以显示肺动脉的整体结构及走形，CPR像可见肺动脉栓塞的宽度、范围及与周围组织的关系（图 11-105）。

另外，能谱 CT 扫描方法能够准确地显示肺动脉栓塞的部位及栓子的大小，右心负荷状态，同时能够通过碘含量的测定间接反映肺组织血流灌注情况，观察功能上的变化。

【诊断与鉴别诊断】

肺栓塞的影像学表现较为特征，一般不难诊断，但需注意：①高度的警惕性：由于肺栓塞的临床表现和常用的辅助检查均无明显的特征性，容易将其误诊为冠心病、肺心病、心衰等疾病。有下肢深静脉血栓形成患者更须高度警惕。②影像学检查的重要性：影像学检查对明确诊断和鉴别诊断非常重要。CTA 扫描可以明确 95% 的诊断，并提供鉴别诊断的依据。

八、主动脉疾病

（一）主动脉瘤

广义的主动脉瘤包括假性主动脉瘤、主动脉夹层及真性主动脉瘤。本章所述为真性主动脉瘤，即狭义的主动脉瘤，指局部主动脉壁病变、变薄，在管腔内压力的作用下管壁呈瘤样向外膨出，扩张的主动脉内径大于临近正常管径的 1.5 倍以上者称主动脉瘤（aortic aneurysm）。其病因有很多种，常见的有主动脉粥样硬化、主动脉壁退行性变、梅毒、马方综合征以及主动脉瓣关闭不全等。主动脉瘤主要是因主

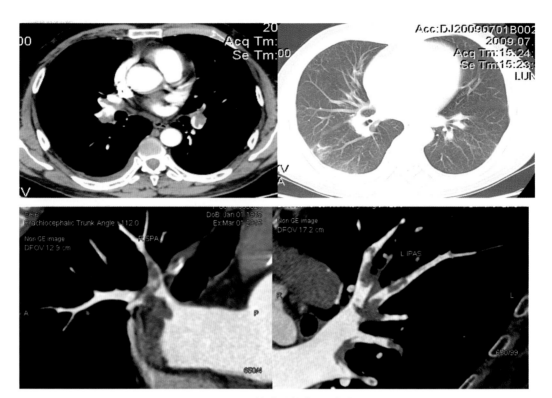

图 11-105　肺动脉栓塞 CT 表现
两侧肺动脉主干及分支可见栓子，主肺动脉增宽，提示肺动脉高压

动脉壁中层发生坏死，使主动脉壁变薄、弹性减弱，当管腔压力突然升高或突然用力时超过其承受能力，管壁会向外逐渐扩张，形成动脉瘤。当患者处于运动状态时，血流量增加，管壁侧压力增加，更易导致动脉瘤的破裂。一旦动脉瘤发生破裂，很快将引起血流动力学障碍，导致循环系统衰竭而发生猝死。

【临床与病理】

主动脉瘤主要是因主动脉壁的中层发生变性，长时间的压力可使动脉管壁逐渐向外扩张形成动脉瘤。根据其病理形态可分为梭形动脉瘤、囊状动脉瘤及混合型动脉瘤。梭形动脉瘤主要表现为主动脉壁弥漫性扩张，多呈对称性，与正常主动脉分界不清。囊状动脉瘤主要表现为主动脉壁局限性向外突出，呈囊袋装，瘤体与主动脉分界清楚，瘤腔内常有附壁血栓。混合型兼有二者特征。多数患者并无明显体征，少数患者可出现瘤体局部疼痛，当瘤体扩张较快、瘤体即将破裂或已经部分破裂时，可出现突发、持续性剧烈疼痛。当瘤体较大，压迫食管、气管、喉返神经时也可出现相应吞咽困难、呼吸困难、声音嘶哑等症状。

【超声表现】

（1）二维超声心动图：可明确诊断主动脉瘤，可显示主动脉瘤发生的部位、扩张的程度以及局部增宽的主动脉。左心室长轴切面可观察主动脉根部的动脉瘤，局部扩张的管腔还可导致主动脉瓣关闭不佳。胸骨上窝切面可观察位于主动脉弓及降主动脉的瘤体及相应管腔的形态。五腔心切面可观察增宽的窦部及升主动脉，当合并主动脉瓣关闭不全时可有左心增大的表现。

（2）M 型超声心动图：取样线位于病变部位时，可见管腔内径明显增宽，瘤壁有搏动现象。

（3）彩色多普勒超声心动图：可显示瘤体内血流呈涡流现象，朝向探头的血流呈红色信号，而背离探头的血流呈现蓝色信号，合并主动脉瓣关闭不全患者还可观察到主动脉瓣口的反流信号（图 11-106）。

（4）频谱多普勒：示瘤体内血流表现为正常主动脉缓慢的血流频谱。

经食管超声心动图可排除肥胖、肺气等因素的干扰，更加清晰地显示主动脉瘤的发生部位、扩张程度、瘤体形态等，也可显示瘤体内缓慢的血流速度及瘤体内的附壁血栓，对临床的处理具有十分重要的作用。

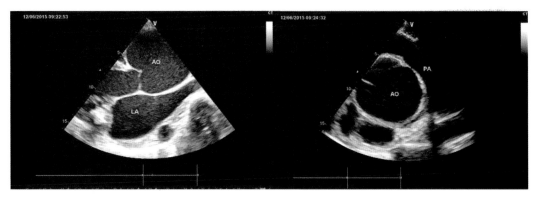

A、B. 分别为主动脉长轴、短轴切面可见增宽的主动脉根部

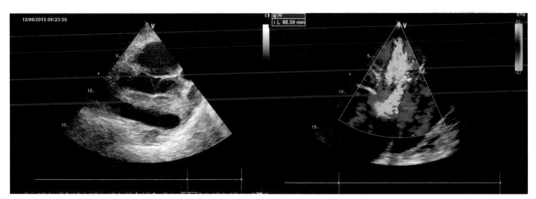

C. 主动脉根部扩张导致主动脉瓣关闭 D. 彩色多普勒显示主动脉瓣口大量反流信号
时瓣叶不能对拢

图 11-106 主动脉根部瘤并主动脉重度关闭不全超声表现

【X 线表现】

胸部 X 线可见纵隔影增宽，或显示主动脉瘤影和瘤壁的钙化影，多数局部主动脉增宽，透视下可见搏动性瘤体，压迫食管、气管时，可做相应造影检查。通常 X 线检查腹主动脉瘤的诊断意义不大。

【CT 表现】

CT 平扫检查可显示主动脉瘤的部位、大小、形状及瘤壁钙化，增强扫描能清楚显示附壁血栓、主动脉瘤渗漏等，MSCTA 重建出的三维图像还可显示主动脉瘤与分支血管的关系，对临床有重要的意义。

（二）主动脉夹层

主动脉夹层（aortic dissection）是由于主动脉管腔局部内膜撕裂，受到强有力的血液冲击，将内膜和中层剥离分开，在动脉内形成真、假两腔。主动脉夹层起病急，变化快，死亡率高，夹层患者中有52%可出现破裂大出血，属于心血管灾难性的危急病症，尤其是当在运动状态时，所需血量增大，血压升高、心搏加速，易导致主动脉夹层破裂而猝死。

【临床与病理】

主动脉管壁分内膜、中层和外层三层结构，主动脉夹层的病变主要位于主动脉壁中层。各种病因使中层胶原和弹性组织出现退化、断裂、囊性坏死等病变，血液经破裂的营养血管或撕裂的内膜进入主动脉中层形成血肿，并沿着中层向主动脉两端扩展。主动脉夹层中约70%的破口位置在升主动脉，其次是主动脉弓，少数为腹主动脉。

根据破口部位和夹层扩展范围分为 DeBakey Ⅰ、Ⅱ、Ⅲ型。DeBakey Ⅰ型指破口位于升主动脉或主动脉弓，并向远端延伸至降主动脉甚至更远；DeBakey Ⅱ型指破口位于升主动脉，且夹层局限于升主动脉及主动脉弓，不累及降主动脉；DeBakey Ⅲ型指破口位于降主动脉左锁骨下动脉开口远端，可累及胸主动脉、腹主动脉甚至髂动脉。此外还有 Standford 分型、Daily 分型、Crawford 分型等。

主动脉夹层最常见的特征性症状是突发剧烈且不能耐受的疼痛，呈撕裂样、刀割样尖锐疼痛或跳痛，镇痛剂不能缓解，一般呈持续性。疼痛的部位与夹层撕裂口的位置有关，常出现于胸骨附近、背部、咽喉部、下颌、脸、腹部等部位。多数患者发病后有苍白、大汗、皮肤湿冷、气促、脉速、脉弱等表现，而患者的血压常与休克程度不符。

【超声表现】

（1）M 型超声表现：主动脉波群表现为病变部位主动脉内径增宽。主动脉根部夹层累及主动脉瓣时，表现为主动脉瓣开放时，瓣膜运动曲线是远离主动脉前、后壁。二尖瓣波群表现为左心室增大，室壁运动增强。这些表现可提示主动脉夹层的可能性，但一般不能确诊（图 11-107）。

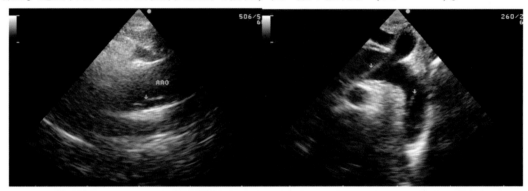

A. 升主动脉内可见漂浮内膜回声　　　　　　　B. 主动脉弓可见漂浮内膜回声

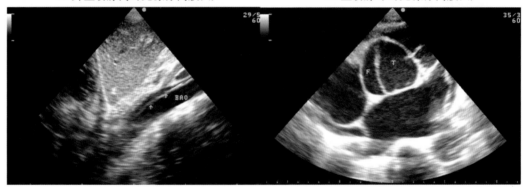

C. 降主动脉内可见漂浮内膜回声　　　　　　　D. 横切面上显示真假两腔

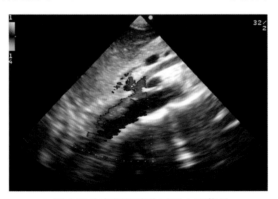

E. 腹主动脉真假两腔均可见血流信号

图 11-107　DeBakey Ⅰ型主动脉夹层的经胸超声表现

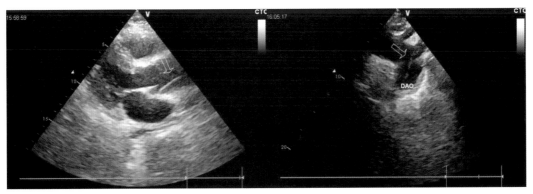

A. 升主动脉内可见漂浮内膜回声　　　　　B. 降主动脉内可见漂浮内膜回声

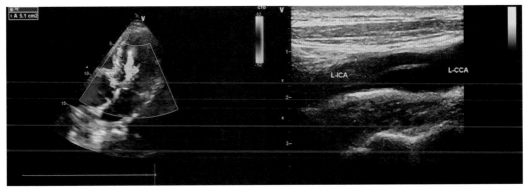

C. 主动脉瓣中等量反流　　　　　D. 累及左颈总及颈内动脉，颈内动脉假腔内
　　　　　　　　　　　　　　　　　　血栓形成

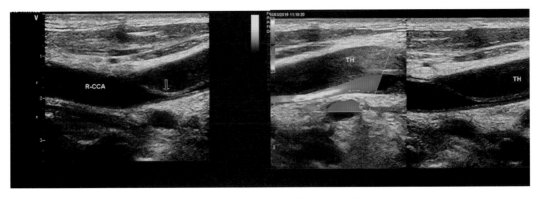

E、F. 夹层累及右侧颈总动脉并假腔内血栓形成

图 11-108　DeBakey Ⅰ型主动脉夹层累及血管的经胸超声表现

（2）二维超声心动图：在胸骨左缘左心室长轴切面、心尖五腔心可显示主动脉窦部及升主动脉，此处有病变的患者可见主动脉内径增宽，管腔内可见漂浮的撕裂内膜回声，并可显示主动脉的真腔及撕裂内膜与主动脉壁之间形成的假腔。DeBakey Ⅱ型夹层的升主动脉增宽程度比其他类型明显，窦部可呈瘤样扩张，主动脉关闭不全的程度也较重。在大动脉短轴切面，既可观察到撕裂内膜，还能显示真腔与假腔的面积大小。从胸骨上窝探查显示主动脉弓长轴断面，可显示升主动脉、主动脉弓及降主动脉，从此切面可观察各部位是否出现有漂浮感的撕裂内膜，若未探查此切面，则容易漏诊Ⅲ型主动脉夹层。部分患者还可于腹主动脉切面探查到撕裂内膜及血栓。另外 DeBakey Ⅰ、Ⅱ型主动脉夹层还可能累及颈部动脉及右侧无名动脉甚至锁骨下动脉，因此在明确主动脉夹层存在后，建议常规行颈部血管探查了解有无颈部血管受累，为临床提供更全面的信息（图 11-108）。

（3）彩色多普勒超声：运用彩色多普勒超声可观察到破口处血流通过情况。彩色多普勒对于小的

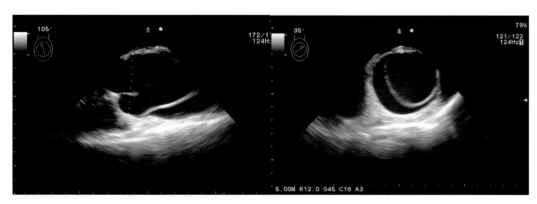

A. 食管中段升主动脉长轴可见漂浮内膜回声　　　　B. 主动脉短轴可见漂浮内膜回声

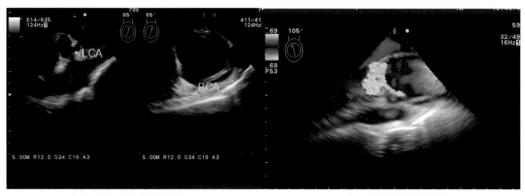

C. 主动脉瓣中等量反流　　　　　　　　　　　D. 左、右冠状动脉开口

图 11-109　DeBakey Ⅰ型主动脉夹层的经食管超声表现

破口敏感性较高，当有血流通过破口时，彩色多普勒可探及彩色血流束，当血流朝向探头时呈红五彩镶嵌，背离探头时呈蓝五彩镶嵌。一般情况下真腔血流速度快，假腔血流速度慢，故真腔的色彩亮度要高于假腔。

（4）经食管超声心动图（TEE）：探头深度一般位于 35mm 左右，角度于 0°~110°时，可显示主动脉短轴切面及主动脉弓到降主动脉的过程，还可以显示真、假腔的面积及破口大小，通过彩色多普勒还可以观察到破口的所在部位及通过破口的血流量。探头角度于 120°~135°时，可清晰显示升主动脉管腔，DeBakey Ⅰ、Ⅱ型患者可在此处显示增宽的升主动脉及撕裂内膜。通过改变探头的深度也可以显示不同水平的主动脉腔的内膜剥脱情况及破口部位及数量，有时还可见血栓形成。TEE 还可以清晰显示左、右冠状动脉开口，可以评估夹层有无累及冠状动脉。彩色多普勒超声可以显示主动脉瓣的反流程度，对经胸超声提供补充诊断（图 11-109）。另外在其他心脏手术 TEE 作为术中监测手段，可以监测出一些其他意外情况，笔者见到一例二尖瓣成形患者在心搏恢复后发现手术过程中形成的主动脉夹层病例，立即再次体外循环下行升主动脉置换术，避免了二次开胸手术，有效提高了患者的生存质量（图 11-110）。

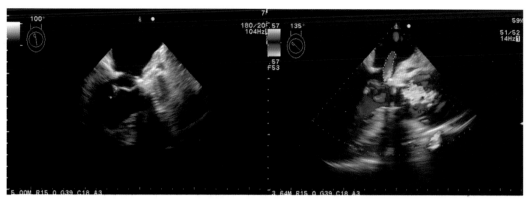

A.食管中段两腔心切面
　　示二尖瓣成形术后，二尖瓣环处可见成形环
　　回声，二尖瓣对合面高度为9mm。

B.食管中段左室长轴切面彩色多普勒
　　示二尖瓣少量反流信号，反流面积1.73cm²。

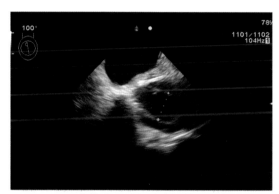

C.食管中段升主动脉长轴切面
显示升主动脉管腔内撕裂的等号样内膜回声

图11-110　二尖瓣成形术后超声检查：二尖瓣少量反流、主动脉夹层Ⅲ型

【X线表现】

急性主动脉夹层时，短期内可见纵隔或主动脉阴影明显增宽，搏动减弱或消失，边缘模糊，主动脉壁钙化内移。破入心包或有主动脉瓣关闭不全时，心影明显扩大。破入胸腔时，可见胸腔积液。慢性主动脉夹层时，上纵隔明显增宽，主动脉局限或广泛扩张，有时外缘呈波浪状，主动脉瓣关闭不全导致左心增大（图11-111）。

【CT表现】

（1）平扫CT可显示钙化内膜内移，假腔内血栓，以及主动脉夹层血液外渗、纵隔血肿、心包和胸腔积血等。

（2）增强可见主动脉双腔和内膜片；通常真腔较窄，充盈对比剂较快，而假腔较大，充盈对比剂较慢；可显示内膜破口和再破口及主要分支血管受累情况，包括冠状动脉、头臂动脉和肾动脉开口等；MSCT或ECT还可观察主动脉瓣和左心室功能。MSCT的VR像可见破口的位置及主动脉与其主要分支的受累情况，CPR像可以准确测量破口的宽度。

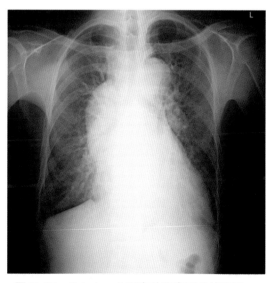

图11-111　Debakey Ⅰ型主动脉夹层X线表现

（3）MSCT除可显示夹层累及的范围、破口数量、破口位置、假腔内有无血栓形成，以及有无二尖

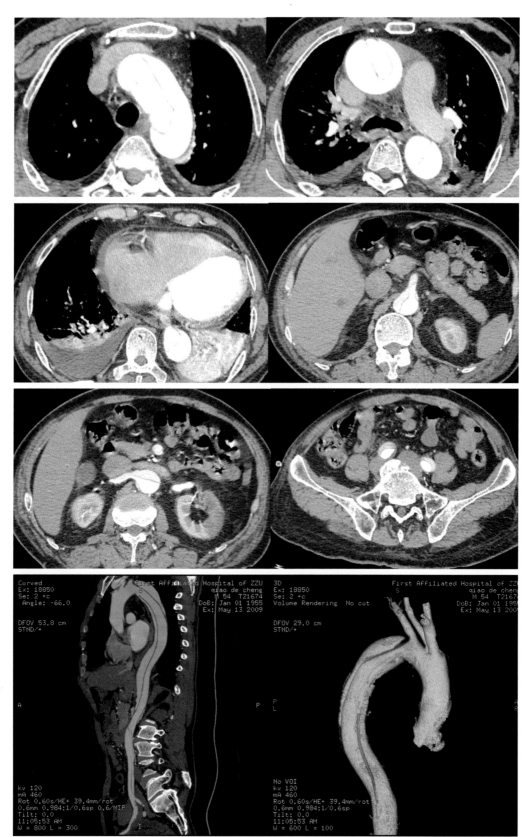

图 11-112　主动脉夹层 Debakey I 型 CT 表现

主动脉全程走行迂曲，可见血管内膜呈螺旋状撕裂，其周围可见少量血栓形成，破口范围起于
主动脉根部止于右侧髂总动脉分叉部，升主动脉段、主动脉弓及腹段假腔内见对比剂显影，见
多发小破口影，肠系膜上动脉、右肾动脉及两侧髂总动脉均被累及

瓣、主动脉瓣关闭不全造成的左心房、左心室增大外，同时还可检查冠状动脉有粥样硬化改变和其他冠状动脉畸形，如冠状动脉瘘等（图11-112）。

九、心包疾病

（一）急性心包填塞

急性心包填塞是指心包腔内液体急剧聚积或异常增多，而心包囊不能迅速伸张扩大，导致心包腔内压力明显增高，心室舒张期充盈受限，静脉血液不能充分回入右心，导致体循环静脉压升高，回心血量减少，每搏心输出量减少的一种临床综合征。急性心包填塞由于短时间内心包内压力急剧升高压迫心脏，使回心血量减少，每搏输出量减少，其严重程度取决于心包积液生成速度而非积液量。当患者处于运动状态时，需通过增快心率来达到所需血流量，当中心静脉压高于1.47kPa时，心排出量极度下降，患者可出现休克，甚至猝死。

【临床与病理】

心包位于中纵隔内，心包腔是一个密闭的腔，正常可有15~25mL浆液润滑心脏，囊壁由纤维层和浆液层构成，当心包内压力急剧增加时，由于纤维层弹性差，易产生心包填塞征。心包腔压力增高使心脏搏出量减低、舒张末期心室容积缩小、吸气时周围脉搏消失或减弱，即奇脉。

患者主要表现为静脉压高、低血压、奇脉、呼吸困难、呼吸表浅、心前区疼痛、烦躁不安、面色苍白、大汗淋漓，部分可出现气管食管受压症状，其中静脉压升高、血压骤降、心搏量下降为心脏压塞典型征象Beck三联征。

【超声表现】

（1）二维超声心动图：可见心包膜脏、壁层分离，其内有液性暗区充填。心脏舒张受限，右心室显著受压，右心室流出道变窄。左心室壁在舒张早期向后运动，左心房壁舒张晚期或收缩早期向心房腔内塌陷。吸气时，右心室内径增大，左心室内径减小，室间隔向左心室偏移；呼气时则相反。主动脉开放时间缩短，心脏每搏量减少。当心包积液的量较大时，心脏可出现"摆动"征（图11-113）。

（2）彩色多普勒超声：心包填塞时，最早出现的异常是三尖瓣的血流随呼吸频率产生波动。

三尖瓣及肺动脉瓣的流速波动幅度在吸气相时明显增加，二尖瓣及主动脉瓣的流速波动幅度在吸气相时明显减小。下腔静脉回流在舒张期缩短，主要发生于收缩期。肝静脉显示呼气时舒张期峰值显著减低。

超声是诊断心包积液最敏感可靠的检查方法，但急性心包填塞是一个临床诊断，单纯依靠超声心动图的异常并不能诊断为心包填塞，也不能作为心包穿刺的独立指征。

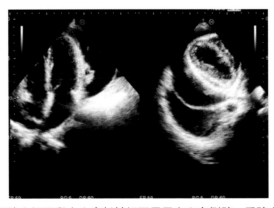

图11-113　四腔心切面和左心室长轴切面显示左心室侧壁、后壁大量心包积液

【X线表现】

急性心包填塞的X线可见心影增大，慢性心包填塞时心影可向两侧扩大，上腔静脉明显扩张，心膈角变钝。大量心包积液心影呈烧瓶样改变（图11-114）。

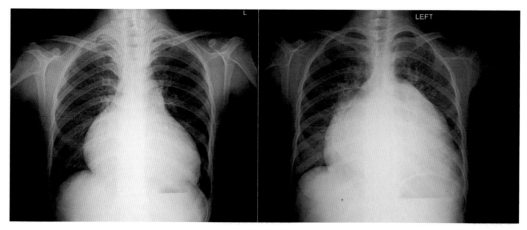

图 11-114　心包积液 X 线表现
心影增大，心膈角变钝

【CT 表现】

心包填塞时，心包厚度增加>4mm，密度随积液的性质而异，多数为水样密度，亦可为出血样的高密度。增强扫描时，积液密度无变化，但壁层心包有强化，使心包内积液显示更清楚（图 11-115）。

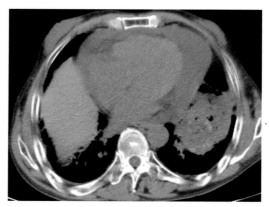

图 11-115　大量心包积液的 CT 表现

（二）缩窄性心包炎

缩窄性心包炎是指由于感染等原因引起心包慢性炎症导致心包增厚、粘连，形成致密厚实的纤维外壳或钙化心包包裹在心脏外层，限制心脏舒张功能，进而引起全身的血液循环障碍。其病因多样，在我国仍以结核最常见。

心肌萎缩和心排出量减少导致的心力衰竭是缩窄性心包炎死亡的主要原因，当机体运动时，机体对血液的需求增大，心脏通过升高腔静脉和肺静脉压力及加快心率等作用来增加心搏量。当心脏活动已达最高代偿程度或因邻近组织粘连而致回缩受限时，即可发生急性心力衰竭导致猝死。

【临床与病理】

心包增厚、粘连和心肌萎缩是缩窄性心包炎的主要病理变化。由于增厚粘连的心包限制心脏的舒张功能，使舒张期的回心血量减少，继而收缩期的搏出量减少，心率代偿性增高。心包长期缩窄会使心肌细胞发生失用性萎缩。回心血量减少可造成上、下腔静脉回流受阻，出现肝淤血、颈静脉怒张、胸水、腹水、水肿等表现。

【超声表现】

（1）二维及 M 型超声：二维超声可显示增厚的心包脏层和壁层，伴钙化时可见明显增强的带状强回声。四腔心切面可见明显增大的左、右心房，心室内径则相对变小。左心室壁运动受限，运动幅度低平，室间隔在舒张早期出现异常向后运动。M 超声表现为室间隔"弹跳征"或"跳跃征"，这是由于舒张早期心包压力迅速上升造成的。下腔静脉、肝静脉增宽，剑突下长轴切面显示下腔静脉内径增宽，与呼吸没有明显关系（图 11-116、图 11-117）。

（2）频谱多普勒超声：二、三尖瓣口及上、下腔静脉血流速度轻度增快。二尖瓣口 E/A 比值增大，吸气时峰值流速减慢。吸气时三尖瓣 E 峰较呼气时增加大于 40%。二尖瓣和三尖瓣血流 E 峰减速时间缩短，小于 160ms。

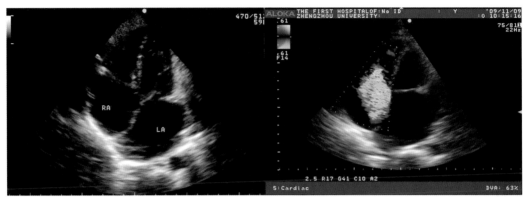

| A. 四腔心切面 | B. 三尖瓣大量反流 |
| 示双房增大，左、右心室相对变小 | |

图 11-116 缩窄性心包炎的超声表现（例 1）

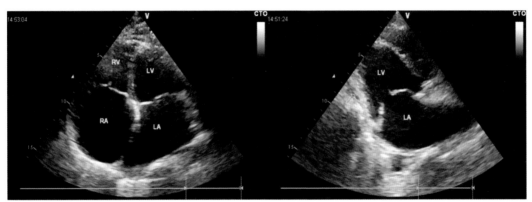

| A. 四腔心切面 | B. 左心室长轴切面 |
| 示双房增大，左、右心室相对变小 | 左心室后壁心包增厚、回声增强 |

图 11-117 缩窄性心包炎的超声表现（例 2）

【X 线表现】

（1）心影大小正常或轻度增大，亦可中度增大。心脏增大主要表现为单侧或双侧心房异常增大。

（2）由于心包增厚粘连，两侧或一侧心缘僵直，典型心影外形呈三角形或近似三角形，亦可呈三尖瓣型、主动脉型、球型或心缘局限性膨凸，成角等各种形态。

（3）心包钙化是缩窄性心包炎的特征性表现，表现为高密度影，可呈蛋壳状累及整个心缘，或包绕大部分心脏；也可累及局部呈线状、条索状或小片状。钙化的好发部位为右心室前缘和膈面，少数主要位于房室沟区。

（4）由于静脉压升高，致使上腔静脉扩张；左心房压力增高时，出现肺淤血现象。

（5）可有胸腔积液或胸膜增厚、粘连（图 11-118）。

【CT 表现】

缩窄性心包炎最主要征象是心包增厚，常在 5~20mm，呈弥漫性，但各部位增厚的程度并不均匀，

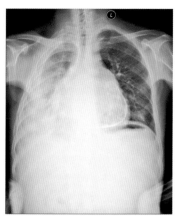

图 11-118　缩窄性心包炎 X 线表现

亦可为局限性增厚。体静脉压力升高，可见上、下腔静脉扩张，肝大及胸、腹腔积液。增强扫描可见扩张的左、右心房，而左、右心室则呈管状，室间隔变直、肥厚（图 11-119）。

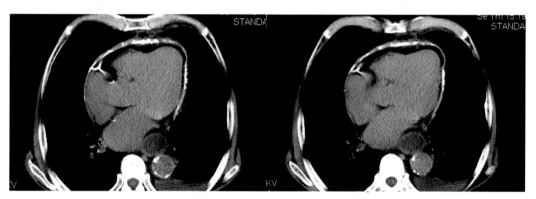

图 11-119　缩窄性心包炎 CT 表现：心包呈蛋壳样钙化

第三节　运动员心脏超声心动图表现

超声心动图作为一种无创性的心脏影像学检查方法，由于能够较为直观地反映心脏生理及病理状态的形态结构、血流动力学状况及心脏功能运动等情况，近十几年来已经被广泛应用于各级各类医学临床实践和研究当中。随着超声心动图技术的不断应用和快速发展，国内外越来越多的学者开始将超声心动图检查运用于运动界。

一、运动员心脏超声表现

诸多研究显示心室增大、室壁增厚及左心室重量增加是运动员心脏的主要特点。心脏肥大是心脏对不同形式运动负荷在不同时期产生相应的适应性改变的结果。研究认为：运动性心脏增大可发生在左、右心室和心房，以左心室肥大为主，主要与心腔前后径增大、心腔容积增加、左及右心室流出道增宽、心室壁厚度增加有关。研究表明：心脏肥大程度在一定范围内不仅与运动强度和运动持续时间呈正相关，而且与运动项目也有着密切的关系。从事耐力性运动项目运动员表现为左心室腔、主动脉、左心室壁厚度和左心室心肌重量等与没有经过专业训练者和力量型运动员相比均有明显差异。Reichek 等研究表明：耐力型运动员表现为离心性肥大，而从事力量项目和速度项目的运动员则表现为向心性肥厚。这是由于心脏后负荷是引起室壁增厚的主要原因，而前负荷增大则是导致心腔扩大的内在机制。大量研究表明，长期高强度训练也可能导致右心室（RV）的形态、功能和电重构，2003年"训练导致右心室心肌病"的研究表明：运动员中，右心室功能紊乱导致的室性心律失常很常见，并且有一定数量导致猝死。

另外，研究中还发现运动员除心脏肥大外，主动脉根部内径、左心室射血分数、射血时间、左心室输出量和左心室短轴缩短率均与普通人有显著差异。而且不同运动项目之间的运动员之间的心脏指标也会存在一定差异。超声心动图可以直观显示心脏内部结构、瓣膜功能及心脏功能测量，从而在运动员选拔、训练过程中进行监测和指导。

二、超声心动图在运动选材及运动过程中的监测应用

超声心动图可以区分健康人、运动员和心脏病患者的心脏结构，尤其是通过运动或药物负荷试验就可以筛选出无症状而患有心脏隐患的运动员。对于患有心脏结构性病变的患者，如简单先天性心脏病如房间隔缺损、室间隔缺损、动脉导管未闭等由于听诊心脏有杂音而容易引起重视，再通过超声心动图检查就很容易检测出来。但是对于先天性疾病而早期无临床症状的患者如马方综合征，由于其主动脉壁发育异常导致主动脉根部瘤样扩张，大量的负荷运动很容易造成主动脉血管破裂导致猝死。肥厚型心肌病患者早期无临床症状或偶尔会出现黑蒙等症状往往不会引起人们的足够重视，但是超声心动图可直观发现室壁异常增厚，从而避免过度运动造成的心脏猝死事件。

在长期的训练过程中，心脏为适应较大强度的负荷而表现出上述结构和功能上的一系列适应性改变。但是在长期训练中由于训练等因素可以导致心肌由生理性变化向病理性变化的可能，所以区别生理性改变和病理性改变非常重要。在鉴别诊断方面，超声起着重要的作用。Sickout通过对非对称性心肌病运动员与生理性肥厚运动员及非对称性心肌病患者应用超声心动图检查后提出了肥厚指数的概念，心肌病患者肥厚指数高达 0.58 ± 0.14，心肌病运动员为 0.53 ± 0.6，而生理性肥厚者的指数最低，为 0.36 ± 0.03。该指标可以运用超声心动图帮助鉴别生理性室壁肥厚还是病理性肥厚，避免运动员在运动过程中发生不良心脏事件。马龙和佩利恰创建了心室扩张的算法，更好地区分"生理"和"病理"肥大，最大摄氧量（V_{O_2max}）>110%、停训后肥大的减少提示生理性，而非对称肥厚、左心房增大、舒张功能异常提示病理性心肌肥厚。缺血性心脏疾病也应作为猝死的潜在原因而需要被排除。已经证实，使用超声心动图可以观察到90%~92%运动员的冠状动脉口，且对异常窦口的识别具有高度特异性。超声心动图可以准确地识别近端主动脉扩张或主动脉瓣二叶畸形，可阻止部分因主动脉夹层导致的猝死。运动员主动脉内径略有增加，主动脉根部内径男性>40mm、女性>34mm应视为异常。超声心动图对运动员进行筛查时发现可多达2.5%的运动员为主动脉瓣二瓣畸形，识别二瓣畸形对运动员是有益的，可定期随访并预防无症状左心室恶化。另外，超声心动图可以监测不同训练手段导致运动员心脏结构和功能变化的特征，从而为指导不同时期的训练安排提供科学依据。

种族的差异也是左心室重塑的独立影响因子，研究表明，南非与白种人运动员在左心室壁厚度、体积、相对室壁厚度方面不同，但心腔大小相似。通过M超测量室间隔厚度来检测HCM是否存在是常用方法之一。对于白人运动员，室间隔厚度超过12mm应视为异常，进行更进一步的检查。然而，黑人男选手中18%室间隔厚度超过12mm，女运动员类似的种族差异也有报道。

三、超声心动图在运动员运动性心脏猝死方面的监测及预防

运动性猝死是指由于非创伤性原因，在训练或比赛时发生了意外的心搏骤停，属于运动中发生的心脏性猝死。运动中猝死常常会引起社会的震惊。这些人中多数在入选运动队后能够接受系统的训练，在多年内无任何临床症状，猝死往往发生在剧烈的运动中或运动后。有研究发现，在长时期、阶段性大强度训练中有时会由于过度训练导致心肌由生理性变化向病理性变化的可能，从而出现心脏各项指标降低而导致心脏功能衰退。如果运用超声心动图进行监测可以及时终止训练，能够避免在超负荷运动状态下

导致心脏性猝死。运动性心脏猝死的诱发因素除运动量或运动强度过大外，还与运动员的心理行为密切相关，这些多与心理应激导致的恶性心律失常有关。超声对此类无明显结构改变的心脏性猝死无更多的诊断价值。心脏结构的异常很容易促发恶性心律失常及运动性猝死。尸检发现最常见的异常均与遗传有关，如肥厚型心肌病、先天性冠状动脉畸形、致心律失常性右心室心肌病、马方综合征等。此类疾病由于存在心脏结构异常，通过超声心动图检查可以发现从而避免过度运动而引发猝死。

在提倡全民健身活动中的适量有氧运动，可以增强心脏的功能，有利于改善和恢复机体功能，提高抗病能力，对身体有利。但是长期大量的大负荷运动训练或超负荷过度训练不仅不能提高人们的健康水平，反而会使人体内的一系列平衡被打破，甚至使机体向病理性发展。有研究发现，长期的大负荷运动训练超过临界点时，可以改变心脏的形态和功能，如心肌肥厚、室壁增厚、每搏出量增加等变化。有学者认为每周 4~5h 的运动频率，负荷超过 70% V_{O_2max} 的运动强度，持续半年左右，这基本是引起成年人心脏结构发生重塑变化的阈值。运动超声心动图可以评估心脏结构、功能、收缩储备，可与实时心电数据相结合，当运动员有显著病理且临床怀疑需要排除时，运动超声心动图可以提供最有效的帮助。

第十二章 磁共振技术在运动性心律失常诊断中的应用

第一节 心血管磁共振简介

心血管的影像学检查经过长期的发展，目前常用于临床的包括 X 线心脏摄影、超声心动图、冠状动脉造影或冠状动脉 CT 等检查方法。各种检查手段在心脏病变的形态功能评估、病因鉴别及风险预测方面有着重要的价值，但也存在着操作者依赖性、电离辐射性、有创性等不同的局限性。最早将磁共振技术用于人体成像的 Paul Lauterbur 曾经预言过"磁共振技术必将会成为已有心脏影像技术外更有价值性的检查方法"。在过去的 30 年，磁共振技术在心血管领域的迅速发展也很好地印证了这位因为开创磁共振成像技术而获得 2003 年诺贝尔生理学或医学奖获得者的预言。心血管磁共振（cardiovascular magnetic resonance，CMR）可以通过多平面、多参数成像同时对心室的容量、质量和射血分数等心脏功能参数进行准确测量，值得注意的是，CMR 对于心脏组织成分独特的鉴别作用，因而具备了对心脏的解剖形态、运动功能、血流灌注和组织特性达到"一站式"评估作用。

心律失常是心脏疾患时最常见的心电异常变化，同心肌组织性质的改变有密切的关系。心肌的缺血损伤、纤维化变性、瘢痕形成、异常成分在心肌的沉积等均可能引起心律失常甚至致命性的心律失常发生。心血管磁共振钆对比剂延迟强化（late gadolinium enhancement，LGE）技术可以识别心肌的急性梗死和慢性纤维化改变，从而鉴别缺血性和非缺血性心肌病变。而对于种类繁多的非缺血性心肌病，由于 LGE 可以表现出各种特征性强化方式，并且依据各种特征性强化表现可以对包括肥厚型心肌病、扩张型心肌病、心肌炎、孤立性心肌致密不全、致心律失常性右心室心肌病及心肌淀粉样变等心肌病进行诊断。更有意义的是很多的研究已经证实 LGE 对于许多心肌病的风险预测和预防性治疗的价值，这些优势已经使得 CMR 在各种最新的专家共识中逐步成为心肌病变诊断的首选方法。

第二节 心血管磁共振在导致心律失常常见心肌病中的应用

一、CMR 在常见心肌病变中的应用及表现

（一）心肌缺血

1. 心肌灌注成像显示灌注异常

CMR 评估心肌灌注的临床价值旨在识别有冠状动脉狭窄而暂时无临床症状的患者。为提高诊断的敏感性，需结合运动或药物负荷试验。在心肌灌注中，通常采用快速静脉"团注法"注射对比剂。经静脉注射后，可动态观察钆对比剂依次通过右心房、右心室、肺动脉、左心房、左心室最后到达心肌。这种水溶性细胞外对比剂（钆的螯合物），经静脉注射后可快速通过毛细血管进入细胞间质，很快经肾

脏排泄，在评估心肌灌注时应予注药后 1min 内完成扫描。需要注意的是，心肌灌注需要较高的时间分辨率，一个心动周期需采集 4~6 层 2D 图像，一般要求 1.5T 或更高场强的磁共振的软硬件来保证良好时间和空间分辨率的图像。对比剂进入心肌组织后，正常心肌和缺血心肌呈现良好的对比。在静息条件下，如果出现区域性灌注降低或缺损则提示所对应的冠状动脉存在重度狭窄，但即使心肌灌注正常，也并不能排除冠状动脉狭窄。事实上，多数患者在冠状动脉狭窄 50%~85% 时，在静息状态下并不一定出现心肌灌注异常，但在腺苷或潘生丁负荷时，则会出现心肌灌注异常，从而能够将有意义的冠状动脉狭窄鉴别出来。

磁共振心肌灌注的临床价值旨在探测心肌缺血，诊断冠心病，而不是着重评估心肌梗死。急性心肌梗死时，因心内膜下微循环阻塞，有时可见无血流再灌注现象，提示预后不良。陈旧性心肌梗死患者，其纤维瘢痕区一般也会出现轻微的灌注缺损或者灌注延迟，这是由于瘢痕组织毛细血管密度低于正常心肌所致。

2. 室壁节段性运动异常

一般情况下静息时缺血心肌收缩功能无明显异常。但在负荷试验下，冠状动脉狭窄相对应的供血区域则可出现节段性运动障碍。国外研究报道判断心肌缺血的敏感性和特异性优于负荷超声心动图。

值得提出的是，MDCT 抑或 X 线冠状动脉造影旨在进行形态学判断，而探测心肌灌注和识别存活心肌则着重于功能的评估，两者的侧重点有所区别。

（二）心肌梗死

1. 急性或亚急性心肌梗死

急性或亚急性心肌梗死区会出现灌注缺损，LGE 呈现高信号强化，后者被认为是急性心肌梗死预后的预测因子。急性心肌梗死的延迟强化，通常表现为四种形式：①是心内膜下延迟增强，通常心外膜未被累及。LGE 是目前唯一能够识别心内膜下心肌梗死的无创性检查技术。这种类型的心肌梗死临床表现为非 Q 波心肌梗死，预后良好。②是透壁性延迟强化，通常见于范围广泛的再灌注性心肌梗死，血运重建后无法改善心肌收缩力（图 12-1）。③是类似于透壁性强化但同时伴心内膜下低信号区，即通常所称的"无复流（no-reflow）"现象（图 12-2）。无复流现象是指在透壁性心肌梗死的基础上，无法全部恢复再灌注，其原因包括微循环障碍、心肌坏死或严重水肿压迫壁间血管所致。通常被认为是不良左心室重构的预测因子。急性期心肌梗死有 20%~30% 患者会出现"无复流"与"低复流"现象。延迟增强表现为无信号和低信号区（图 12-3）。对于低复流患者，当延迟大于 30min 时，受累区域仍可出现延迟强化（图 12-4），是外围强化而中央区无血流灌注呈现低信号，通常在无再灌注的阻塞性心肌梗死中可以见到，预后不良。

2. 陈旧性心肌梗死

（1）室壁区域性变薄：小面积心肌梗死或心内膜下心肌梗死时，受累节段及心脏各房室腔多无明显变化。大面积透壁性心肌梗死时，随着心肌瘢痕化逐渐形成，梗死区心肌萎缩变薄。进一步伴随着心肌重构及室壁瘤的形成，左心室腔，左心功能逐渐降低。

（2）室壁节段性运动异常：根据梗死范围与程度不同，其受累节段与冠状动脉分布区域相对应，表现为运动减弱、无运动或矛盾运动。

（3）心肌灌注异常：梗死区瘢痕组织大多数表现为灌注减低、延迟或缺损。

（4）对比剂延迟强化：LGE 时梗死区瘢痕组织表现为异常强化，即所谓的"亮的就是死的（bright is dead）"。这种显像技术将心肌梗死的大小、范围、程度等准确显示，能够更有效地指导临床治疗，也是迄今为止其他任何无创性技术都无法比拟的（图 12-4）。

简而言之，陈旧性心肌梗死延迟强化具有两个重要特点：其一从心内膜下向心外膜方向扩散，即所谓的缺血性增强；其二延迟强化与"肇事血管"供血区域相对应，且沿血管纵轴方向延伸。

（三）肥厚型心肌病

肥厚型心肌病（hypertrophic cardiomyopathy，HCM）是最常见的心肌病，多见于青少年，也是青年

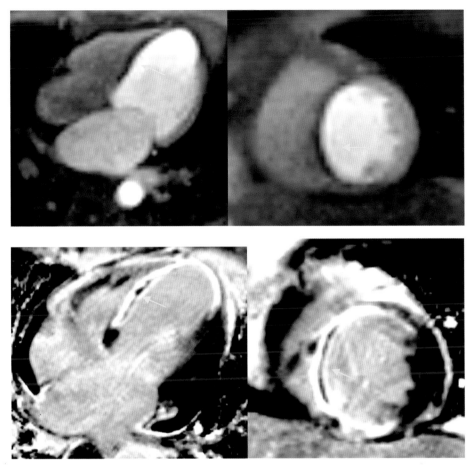

图 12-1　亚急性心肌梗死（MRI）

男，38 岁，20d 前突发心肌梗死。心脏水平长轴和短轴对比剂延迟扫描：首过法心肌
灌注扫描时受累区出现灌注缺损；对比剂延迟增强示心尖部和室间隔呈透壁性强化，
系实际梗死区。室间隔心内膜下信号缺失系低复流所致（箭头所示）。

人猝死常见的病因之一。猝死往往是由于心律失常或（和）左心室流出道梗阻所致。舒张功能失调是
该病的主要病理生理机制之一，常引起舒张性心力衰竭，晚期发生心力衰竭，心电图可出现左心室或双
室肥厚、传导阻滞、ST-T 改变和异常 Q 波等，可类似心肌梗死的图形。CMR 在 HCM 的临床应用价值
主要体现在以下方面：

1. CMR 对左心室形态和功能的评估

（1）评估肥厚和心肌质量：CMR 可以对左心室任意节段室壁厚度进行测量，对于心尖部或前侧壁
肥厚、心尖室壁瘤及附壁血栓的诊断 CMR 优于超声。成人舒张末期最大室壁厚度≥15mm 或有明确家族
史患者室壁厚度≥13mm，并排除其他能够引起室壁肥厚的心血管疾病或者全身疾患（高血压、主动脉
瓣狭窄、心肌淀粉样变性等），即可诊断 HCM。同时，CMR 能够更准确地评估左心室心肌质量，有研究
表明，左心室心肌质量是 HCM 不良预后的独立预测因子之一。

（2）CMR 评估左心室流出道梗阻：梗阻型 HCM 在 CMR 电影序列中常表现为左心室流出道变窄、
二尖瓣收缩期前向运动（systolic anterior motion，SAM）及喷射血流。通过评估喷射血流方向、二尖
瓣瓣叶长度及瓣下乳头肌病变有助于找出梗阻的其他可能机制。喷射血流方向可以提示瓣膜损伤部位，如
果出现向前或中间方向的喷射血流则很有可能是后叶病变所致，而 SAM 以二尖瓣前叶病变多见，通常
导致向后方向的喷射血流。有研究发现二尖瓣瓣叶延长和瓣下乳头肌病变导致左心室流出道压差增大的
两个重要原因，尤其是对室壁增厚不明显的梗阻型 HCM 患者。应用速度编码电影序列（2D Flow）测量

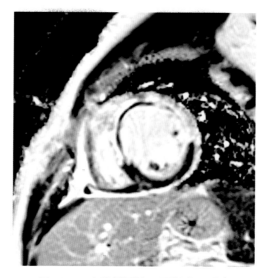

图 12-2 心肌梗死的 "无复流" 现象

心肌灌注延迟增强扫描左心室短轴切面，可见室间隔左心室面及毗邻前壁心内膜下薄层弧形无信号区，其周围包绕高信号，表面大致规则，结合临床为急性心肌梗死后无血流灌注即 "无复流" 现象

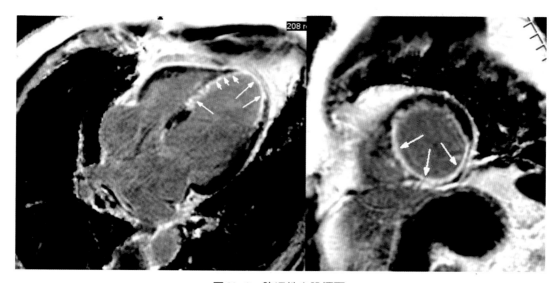

图 12-3 陈旧性心肌梗死

男，54 岁，系前降支重度狭窄伴左心室心尖部运动丧失，LVEF 28%。对比剂延迟增强扫描相对应的区域明显强化（长箭头示透壁性心肌梗死，短箭头示次全透壁性心肌梗死

左心室流出道狭窄处的最大流速，并推算出相应的压力梯度，当压差≥20mmHg 可诊断为梗阻性 HCM。

（3）CMR 评估左心室舒张及收缩功能：左心室舒张功能减低是 HCM 的一个特征性表现，CMR 是测量左心室射血分数的金标准。相位对比 CMR（phase contrast CMR，PC-CMR）可以通过测量二尖瓣和肺静脉血流流速来评估左心室舒张功能。PC-CMR 测量结果准确性和可重复性高，具有很好的应用前景，但其目前仍处于实验研究阶段。

2. 评估左心室心肌纤维化

LGE 可显示心肌纤维化的部位及程度，与病理结果高度一致，是目前临床在体评估心肌纤维化最有效和最准确的方法。约有 65% 的 HCM 患者会出现 LGE，多出现在肥厚心肌中，非肥厚心肌较少发现，除非是在疾病的进展期。根据其形态大致可分为三类：①局灶性强化，主要累及左心室壁中层，多见于

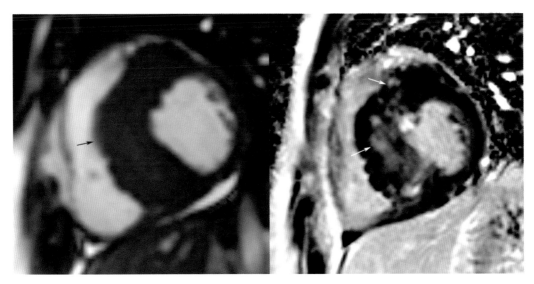

图12-4　梗阻性肥厚型心肌病

室间隔非对称性高度肥厚，呈梭形（箭头），心尖部和侧壁厚度正常；肥厚心肌内可见斑片状不均匀强化（箭头）

室间隔与右心室游离壁连接处，这种强化模式最常见也最典型；②弥漫性强化，多发散在点片状强化灶，累及左心室壁心肌不同层面，如心内膜、室壁中层或心外膜等；③透壁性强化，非常少见，类似于透壁性心肌梗死。

3. 预后评估

一项荟萃分析表明，LGE 与心源性死亡、心力衰竭死亡及全因死亡均显著相关，而与心脏性猝死无明显相关。另一项大样本研究发现，在单因素分析中 LGE 总量是心脏性猝死的一个重要预测因子，但需要进一步的研究来确认 LGE 与传统危险因子如 LVEF 之间的关系，以期明确 LGE 对心脏性猝死的预测价值。

（四）扩张型心肌病

扩张型心肌病（dilated cardiomyopathy，DCM）以左心室收缩功能障碍为主要特征，出现心室腔的扩大和心肌质量的增加。临床发展过程中会出现进展性的心力衰竭和心脏性猝死。心电图可显示 ST-T 改变、异常 Q 波、QRS 波异常以及各种心律失常等。

1. CMR 对左心室形态和功能的评估

CMR 黑血技术及电影序列测量左心室明显扩大，可同时伴有右心室的扩大，室壁普遍变薄或正常。左心室侧壁可以出现不同程度的肌小梁增粗增多征象，二尖瓣环的扩大出现继发性二尖瓣关闭不全，相位流速编码电影技术可以观测到左心室收缩末期左心房区的反流信号。电影序列能够准确定量评价心功能，包括左心室射血分数值、心输出量、心室容积、室壁运动、心肌质量等参数。DCM 的运动功能异常通常包括：①左心室收缩功能显著降低，心室特别是左心室各节段弥漫性收缩运动降低，左心室 EF 值常低于40%，严重者可达20%以下；②左心室各节段的心肌收缩增厚率梯度消失，表现为从基底段至心尖段室壁增厚率逐渐增强；③右心室舒张功能异常，采用经三尖瓣口的峰值充盈时间评价表现为时间延长，充盈曲线低平（图12-5）。

2. 心肌灌注与延迟强化

DCM 心肌首过灌注多正常。有26%～42%的患者会通过 LGE 提示心肌纤维化，可表现为肌壁间细线状、点片状或弥散状强化，其中以肌壁间强化最常见，占28%～35%。LGE 表现与左心室壁所受应力及心肌质量密切相关，提示更严重的左心室重构。

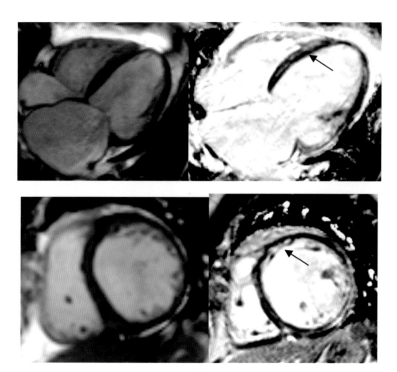

图 12-5 扩张型心肌病

左心室四腔位及短轴可见左心房和左心室扩张，左心室壁普遍变薄，室间隔壁间线状强化（箭头）

3. 临床治疗中的价值

LGE 定量分析及心肌水肿表现对于新发 DCM 的左心室逆向重构有独立预测意义，可以为临床抗心室重构治疗方案制定提供参考依据。心脏再同步化治疗（cardiac resynchronization therapy）用于药物优化治疗后难以控制的 DCM 患者时，LGE 识别的组织瘢痕在 CRT 的冠状静脉窦解剖定位时可指导电极的准确定位，并且心肌纤维化的程度与 CRT 治疗作用有明显相关性。植入型埋藏式心律转复除颤器（ICD）用于 DCM 恶性室性心律失常的二级预防，LGE 所识别的心肌纤维化和心脏不良事件的发生有明显的相关性。

4. 预后评估

LGE 出现与 DCM 病变进展过程中出现的主要心脏事件密切相关，是 DCM 不良预后最强的独立预测因子。肌壁间 LGE 能够预测 DCM 患者心脏性猝死或持续性室性心动过速的发生，无论在全因死亡率、心血管死亡率或心脏移植、心脏性猝死及严重心力衰竭入院治疗等多种心脏不良事件中，肌壁间 LGE 的出现或程度都具有独立预测价值。

（五）致心律失常性右心室型心肌病

致心律失常性右心室心肌病（arrhythmogenic right ventricular cardiomyopathy/dysplasia，ARVC/D）是以纤维脂肪进行性替代右心室心肌为特征的一种遗传性心肌病。ARVC/D 一般分四期：第一期为隐匿期，患者无明显症状，几乎无形态学改变，但可发生猝死，常于剧烈运动时发生，多见于年轻人；第二期为症状明显期，临床上以反复发作的右心室源性室性心律失常为主要特征，可见明显的右心室形态与功能异常；第三期为右心室弥漫加重期，表现为右心室整体收缩功能异常、右心功能衰竭，但无明显左心室受累表现；第四期为双室受累期，为疾病的晚期，双室受累，形态及功能呈现扩张型心肌病样改变。其临床诊断由一套复杂的诊断标准构成，在 2010 年重新修订的诊断标准中，CMR 首次被纳入，并给予具体量化指标 ARVC 的 CMR 临床应用价值主要体现在以下几个方面。

1. 评估右心室形态及功能

CMR 是无创性评估右心室形态和功能的金标准，主要应用黑血序列、参数成像序列观察右心室心腔大小、右心室流出道、瓣膜运动及室壁脂肪浸润情况。亮血电影序列用于室壁运动的定性分析及心功能的定量分析。ARVC 右心室整体异常改变包括右心室扩张和收缩功能下降，局部异常改变包括室壁无运动、运动异常或收缩不协调，疾病早期三尖瓣下区域局部收缩不协调导致典型的"手风琴征"。

2. 评估心肌纤维化和脂肪浸润

CMR 可准确评估 ARVC 患者左心室的纤维脂肪浸润，LGE 常存在于左心室下壁和侧壁，亦可存在于室间隔。右心室壁薄，脂肪和纤维化浸润识别有一定难度，随着技术的成熟和改进，CMR 组织学特性对 ARVC 的诊断将提供重要的信息（图 12-6）。

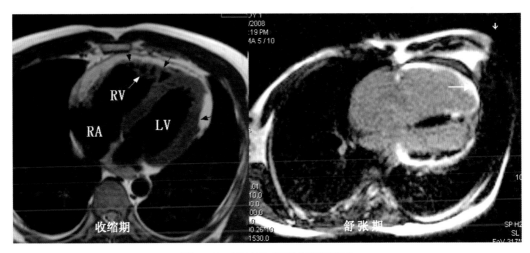

图 12-6　ARVC/D 脂肪浸润及强化

横轴位右心室游离壁和左心室侧壁近心尖部可见脂肪组织浸润（黑箭头所示），四腔位心肌灌注延迟显像上可见右心室壁明显强化并累及室间隔及左心室侧壁透壁性强化（白箭头所示）

3. CMR 临床应用和预后评价

CMR 在 ARVC 患者的危险分层中有重要的临床价值，异常的右心室结构和功能与预后不良的独立危险因素 QRS 波离散度有显著的相关性，也是心律失常事件独立的预测因子。CMR 标准对心律失常的发生有很高的阴性预测值，右心室 LGE 与组织学和电生理可诱发室性心律失常有良好的一致性。有研究表明，LGE 是 ARVC 患者发生晕厥的危险因素，而晕厥是 ARVC 不良预后的独立预测因子。LGE-CMR 能够指导电生理研究和心内膜活检，为射频消融治疗心律失常基质提供了靶点。

二、CMR 在其他病变中的应用及表现

除了在以上常见的心脏疾病，CMR 也被应用于更多的心肌病变，如左心室心肌致密化不全、心肌淀粉样变、心肌炎等。目前临床的应用价值主要利用其组织性质识别及强化模式进行早期发现或鉴别诊断，而对于其在疾病的预后判断及危险分层方面的研究尚不成熟。

第三节　心血管磁共振的局限性和新技术进展

一、CMR 的局限性

尽管 CMR 已经成为心肌病诊断鉴别的强有力技术，但目前 LGE 对纤维化的识别观察是基于病变组织和周围正常心肌之间的信号强度差别，在差别超过设定的阈值时会出现心肌的强化表现。然而在心肌弥漫性纤维化时由于缺乏正常心肌信号作为参照，可能会导致对病变的遗漏；急性心肌梗死时梗死区周

围受损程度不均的心肌与正常心肌信号强度不易区分，也会影响 LGE 对心肌受累程度的判断；心肌炎、心肌水肿或浸润性心肌病的早期纤维化改变时，LGE 的信号很难通过肉眼识别，导致观察者对于 LGE 的判断常常是基于经验甚至是武断的。此外，在一些合并肾脏功能障碍的病变，通常是心肌淀粉样变，由于考虑到钆对比剂会加重肾纤维化改变而无法接受 LGE 检查，对心脏磁共振的检查要求也提出了挑战。

二、最新技术及进展

近年来，心脏的纵向弛豫时间映射图（T1 mapping）技术作为一种补充技术被逐渐应用于临床来解决现有 LGE 的局限，并且取得了许多进展，对于 CMR 的量化评估进行了许多有意义临床研究。CMR 通过特殊的 MOLLI 序列可以测量 T1 值来鉴别心肌或血管组织，目前应用的 T1 mapping 技术主要包括无对比剂或对比剂注射前的 T1 mapping 及注射对比剂后的 T1 mapping。基于 T1 mapping 技术可以计算的另一种相对稳定的参数指标——心肌细胞外间质容积（myocardial extracellular volume fraction，ECV）。已经有研究证明，ECV 在包括冠心病、肥厚型心肌病、扩张型心肌病、心肌致密化不全及心肌浸润性病变的早期诊断及预后判断方面有积极的作用。3D SPACE（turbo spin echo imaging with variable flip angle）技术，被逐步应用于心脏的获得图像分辨率质量和准确性高的三维成像。4D 相位对比成像（4D-PC）无创，可以对心脏及大血管血流情况进行定性和定量分析，同时对三个相互垂直的维度进行编码并获得相位流速编码电影，不仅可以动态三维显示心腔和大中动脉的血流动力学特征，并能准确测量扫描范围内各个位置血流的方向、速度、剪切力等重要参数。

对于新技术的研究和应用仍然需要更大样本量、更成熟 CMR 技术、更多组织学证据及更广泛心脏疾病谱的应用验证，相关的各种临床前瞻性实验也在国内外进行。相信随着研究的广度和深度增进，这些新技术不仅丰富且提高已有成熟的 CMR 理论，也会为临床提供更为先进、准确的方法。

第十三章 运动性心律失常与猝死生物标记物实验室检测

近年来，实验技术的不断更新和基础医学的迅猛发展使得若干心血管疾病的发病机制得以揭示，不断地为心血管疾病的临床检测带来新的变革。新致病基因的发现及实验室检测技术的更新，为复杂心脏病的临床检测、诊断及药物治疗提供了重要保障。目前，基于实验室研究发现的某些心血管病相关基因已经应用于临床。研究发现，心肌肌钙蛋白（cardiac troponin，cTn）等心脏标志物已经用于包括急性心肌梗死（AMI）和不稳定心绞痛（UA）在内的急性冠状动脉综合征（ACS）、心力衰竭、心血管炎症等心脏疾病的诊断、治疗和预后评估。

在运动导致心肌损伤的早期，通常也会表达上述心肌标志物，因此心肌标志物作为运动性心律失常和运动性猝死的重要预测指标。

第一节 临床标志物的实验室检测方法与临床意义

一、心脏损伤和功能异常相关标志物实验室的检测方法及临床意义

（一）标志物及其意义

十几年的临床实践表明，有些心血管疾病标志物在临床实践中具有重要的诊断价值。根据心血管疾病标志物的病理特性和临床表征，心脏标志物目前主要分为两类。

（1）第一类为心脏损伤相关的标志物。这类标志物的代表性蛋白是心肌肌钙蛋白 I（cardiac troponin I，cTnI）、心肌肌钙蛋白 T（cTnT）和肌酸激酶-同工酶（Creatine Kinase-MB，CK-MB），其中心肌肌钙蛋白在发病 6~9h 升高，并在疾病发作的几天内维持升高状态。另外，心肌肌钙蛋白对心肌损伤有高度低温灵敏度和特异性，目前已被确定为临床心肌损伤特别是心肌梗死的"首选标准"。

近年的研究发现，竭力运动后心脏窦房结、房室结等心脏不同传导部位的心肌肌钙蛋白 T 表达明显升高，提示竭力运动可导致心肌的 cTnT 表达和分布紊乱，引起细胞骨架结构性损伤，导致心脏起搏和传导功能异常性心律失常，这为 cTnT 作为运动性心律失常标志物提供了重要的病理生理学基础。

（2）第二类为心脏功能标志物。这类标志物的代表为 B 型钠尿肽（brain natriuretic peptide，BNP）。BNP/NT-proBNP 是利钠肽（natriuretic peptide）家族的成员之一，具有调控循环系统的血容量和渗透压的功能。2008 年，欧洲心脏病协会（ESC）急性或慢性心衰诊断治疗指南指出：在心衰诊断和慢性心衰患者管理中，血浆利钠肽的浓度是有用的生物标志物。目前，BNP/NT-proBNP 已经成为国际公认的诊断心力衰竭的血浆标志物，广泛用于心力衰竭的临床诊断。

曾报道，患有因运动诱导的高血压的跑步运动员有更高的心肌酶、血管收缩因子和炎症标志物水平。比较马拉松运动员比赛前后的各项指标发现，与运动中血压增高的运动员相关联的心脏标志物有 cTnI、BNP、hs-CRP，而且这些指标独立于训练史、运动成绩、峰值氧摄入量。一项研究显示，将 cTnI 和 BNP 联合超声右心功能三项指标来评估良好训练的耐力运动员的心功能异常，其具体标准如下：cTnI > 0.04μg/L、BNP 增幅> 10ng/L 和右心射血分数（RVEF）减幅>10%。近年来的研究表明，可溶性

sST2 作为一种新的心脏标志物，和 BNP 一样，有助于扩张型心脏病心力衰竭的诊断。另外，sST2 对急性心肌梗死（AMI）患者诊治和预后质量评估等方面有十分重要的临床价值。联合检测 BNP 和 sST2，将有助于心衰的诊断及预后判断。

心房颤动是临床患者常见的心律失常现象，心房颤动的严重程度也随着相关心脏病的严重性而增加，并可能引起血栓以及心脏细胞结构的改变。研究发现，心房颤动发作期 BNP 水平明显增高，而频繁发作的心房颤动患者的 cTnI 水平也有明显的升高，其浓度改变用于诊断患者进行心房颤动射频消融术后心肌细胞的总体损伤程度。这为 BNP 和 cTnI 成为运动性心律失常标志物提供了重要的实验依据。

（二）方法

电化学发光免疫分析法（electro-chemiluminescence immunoassay，ECLIA）是将抗原抗体免疫反应与电化学相结合，在电极表面发生化学发光来检测心脏标志物的一种方法。该方法具有检测速度快、易于控制、灵敏度较高等特点，是近年来于临床广泛使用的新型标记免疫测定技术。电化学发光免疫分析法已经广泛应用于心脏标志物 cTn 和 BNP 的检测，下面以 cTnI 检测为例，具体介绍该方法。

该方法的基本原理是双抗夹心法结合电化学发光反应，即将生物素标记的 cTnI 等心脏标志物抗体和经钌标记的抗 cTnI 等心脏标志物抗体在一起孵育，形成抗体夹心复合物，再加入链霉素包被的磁珠，形成磁珠抗体复合体，通过电磁作用，将磁珠吸附到电极表面，在一定电压作用下，复合体发光，通过测定发光强度来检测 cTnI 等心脏标志物含量。

该方法的实验流程如下：

（1）将待测样本、生物素标记的抗 cTnI 等心脏标志物抗体和钌标记的 cTnI 等心脏标志物抗体，加入到反应分析杯中，形成抗体夹心免疫复合物。

（2）再加入链霉亲和素包被的磁性微球，通过链霉素和生物素之间的相互作用，形成磁性钌标记复合物。

（3）将上一步反应形成的磁性复合物加入到带有加压电极板的测量管中，通过电磁作用，磁性免疫复合物被吸附到电极板上。

（4）加入 TPA（三丙胺）供给电子，激发化学发光反应，发射出光子。

（5）光电倍增管吸收光子并放大，获得产生光子的量与样品中的 cTnI 等心脏标志物含量成正比，得出待测血清中的 cTnI 等心脏标志物浓度。

二、心律失常相关电解质紊乱的实验室检测方法及临床意义

大多数电解质与心肌收缩均有着密切的关系，某些离子的堆积或缺乏，都可以造成心肌兴奋性异常，导致心律失常，加重心力衰竭。与心律失常密切相关的电解质紊乱多见于钙和钾离子的异常。人体钾的含量约 140g，钾离子代谢失常表现为血 K^+ 过高或过低，均会引起心律失常。K^+ 过低，细胞敏感性增加，轻度的刺激也可导致心律失常。血 K^+ 过高时，心肌静息电位降低，房室传导阻滞，心率缓慢，心律不齐，严重时会出现心室颤动，最后停搏于舒张期。实验室常用的检测血液中钾离子的方法为电极法，该方法快速、准确，且操作流程简便，可直接将样品加入电极管道。当钾离子接触电极会发生迁移并产生电势，这样就可以根据所产生电势的大小来判定钾离子浓度的高低。

血液中的钙均存在于血浆中，钙离子一过性升高，可以触发心肌收缩。当肌浆中 Ca^{2+} 浓度降低，便和调节蛋白分离，收缩停止而出现肌肉舒张，因此心肌细胞内外 Ca^{2+} 浓度及比例的失调，都会直接影响心肌的正常代谢，导致心律失常。实验室常用的 Ca^{2+} 检测方法主要有邻甲酚酞络合酮比色法（OCPC）和偶氮胂Ⅲ比色法。邻甲酚酞络合酮比色法是在强碱性条件下，钙离子与邻甲酚酞络合酮形成稳定的有色复合物，在波长 575nm 处，其吸光度与样本中钙含量成正比，从而可以测出血液中钙离子的含量。而偶氮胂Ⅲ比色法则是血清钙离子在中性介质中与偶氮胂Ⅲ生成蓝色络合物，在 660nm 处测吸光度，与同样处理的标准钙溶液比较，求得血清钙的浓度。

三、血气分析的实验室检测方法及临床意义

血气分析能够直接反映机体酸碱平衡状况及氧合功能等重要指标，是临床重症患者抢救、疾病诊断和治疗必不可少的检测项目，尤其是酸中毒、低氧血症和高碳酸血症程度越高的患者，其发生心律失常的风险越高。对于心律失常等心血管疾病患者，血气分析检测具有重要的临床导向作用。

临床上血气分析主要通过血气分析仪完成，利用电极在短时间内对血液中的酸碱度（pH）、二氧化碳分压（PCO_2）和氧分压（PO_2）等相关指标进行检测。其主要原理是在管路系统的负压抽吸作用下，血液样品被吸入毛细管中，与毛细管壁上的 pH 参比电极、pH、PO_2、PCO_2 四只电极接触，电极将测量所得的各项参数转换为各自的电信号，经过放大、模数转换后传送至微机处理系统，经运算处理后显示并打印出测量结果，从而完成整个检测过程。

四、乳酸的实验室检测方法及临床意义

乳酸是葡萄糖无氧代谢的产物，血乳酸浓度是反映组织氧供和灌注情况的敏感标志物。运动时乳酸升高提示无氧代谢是肌肉收缩的主要供能方式。乳酸升高与运动性心律失常与猝死机制直接相关，需采取紧急医疗救治。

实验室常用的乳酸检测方法为酶-电极法，该方法将高度立体专一性的生物催化剂酶分子通过物理化学交联作用固定化，形成固定化酶膜，然后与电化学传感器结合构成酶电极。这种方法集酶反应与电极反应于一体，准确、专一、快速而且灵敏。

第二节　疾病相关基因的实验室检测技术与前瞻性分析

前面章节已经介绍过单核苷酸多态性、DNA 甲基化、组蛋白修饰如组蛋白乙酰化、组蛋白甲基化在心律失常相关心脏疾病发生中的重要调控作用，并且发现了一些参与运动性心律失常发生、发展的新的基因和蛋白。随着新的遗传学、分子生物学检测技术的迅猛发展和致病机制的深入研究，为将来临床检测开辟了新的视角。下面就逐一介绍一下近年来主要的经典遗传学及表观遗传学的实验室检测方法。

一、高通量测序技术

高通量测序（high-thoughput sequencing）技术，又称下一代测序或二代测序（next generation sequencing，NGS）技术，是对传统测序技术一次革命性的改变。该技术最显著的特性是每次能产生数百万个读序列（reads），比如，完成细菌或者果蝇全基因组测序分别只需要几小时或者几天而不是几个月。高通量测序可在短时间内实现基因组、转录组、外显子组等组学水平的遗传物质检测，是一种具有高灵敏度的发现基因异常的技术。

高通量测序技术最早是在 *Nature Method* 期刊 2008 年 1 月被报道，随后，几乎每天都有无数论文问世，其中，不少发表在 *Nature* 等世界一流的期刊上，充分表明这个技术已经成为当今前沿科学上的热点。

目前高通量测序原理主要是基于 DNA 分子簇的边合成边测序（sequencing by synthesis，SBS）。DNA 经超声片段化，再加上接头，然后随机附着到光学透明的小型芯片（flow cell）上，通过在固相表面的桥式 PCR 扩增，形成了数以亿计的单分子簇（Cluster）。每个 Cluster 是具有相同模板 DNA 的单分子簇，这些单分子簇被用作测序模板。在边合成边测序（sequencing by synthesis，SBS）过程中，加入 DNA 聚合酶和被不同荧光标记的 4 种 dNTP 及接头引物进行扩增，在每一个序列簇延伸互补链时，每加入一个被荧光标记的 dNTP 就能释放出相应的荧光，测序仪通过捕获荧光信号，并通过计算机软件将光信号转

化为碱基序列，从而获得待测片段的序列信息。

目前，高通量测序技术在新生儿染色体非整倍体疾病筛查及肿瘤诊断与治疗方面发展迅速。2015年7月2日，国家卫计委发布了《关于取消第三类医疗技术临床应用准入审批有关工作的通知》，该通知指出，根据《国务院关于取消非行政许可审批事项的决定》（国发〔2015〕27号），卫计委决定取消第三类医疗技术临床应用的准入审批。与此同时，2009年5月22日发布的《首批允许临床应用的第三类医疗技术目录》被废止。而高通量测序相关产品即属于第三类医疗器械范畴。因此，该通知将进一步推动基因测序产业的快速发展，随着高通量测序技术的广泛使用及运动性心律失常与猝死研究的不断深入，同时结合生物信息学的发展，以及政策的支持，研究人员有望发现新的风险标记物，用于分析药物的靶向治疗和毒副作用，并且用于临床个体化及精准医疗。

二、基因芯片检测技术

（一）基因芯片技术原理及主要技术环节

基因芯片又称DNA微阵列，其基本原理是DNA分子杂交，即将大量已知序列的DNA探针按照预定位置锚定在固相载体（芯片）上形成微点阵列。根据碱基互补配对原则，载体上的探针与标记的靶核酸分子进行分子杂交，通过激光共聚焦扫描仪和CCD芯片扫描仪检测杂交信号并将结果转化为可供分析处理的图像数据，并行地获取宏大的生物信息。

随着20世纪80年代启动的人类基因组计划的完成，人类基因组序列得以破解，大量的基因序列得以识别，但是这些基因的结构、功能、表达、分布等问题仍待解决。而此时基因芯片技术应运而生，推动了功能基因组和系统生物学研究的发展。

1. 芯片的制备

基因芯片的制备方法主要有两大类：原位合成和点样法。原位合成的DNA微点阵适合于进行基因突变的检测、多态性的分析和表达谱的检测等，需要大量探针和高杂交严谨性的实验；而微阵列点样技术则主要应用于部分没有商业化芯片的物种基因芯片制备，制备的成本相对较低。

2. 样本制备

根据基因芯片检测目的的不同，可以把样本制备方法分为用于表达谱检测的RNA样品制备和用于基因多态性（或突变）研究的DNA样品制备。两种样品的制备都需要对样品进行PCR扩增和荧光标记，获取足够量的DNA样品，提高检测灵敏度。mRNA样品的制备还需要在PCR扩增前进行逆转录反应。

3. 杂交

根据DNA碱基互补配对原则，荧光标记的样本与芯片上的探针进行杂交，产生检测信号。这一过程中，严格的杂交温度和时间控制至关重要，合适的杂交条件可以使生物分子间的反应处于最佳状态，增强其检测的灵敏度和准确度，减少错配率，提高信噪比。

4. 杂交信号检测

荧光标记的样本与芯片上的探针杂交、洗涤后，采集荧光信号。用荧光显微镜、激光共聚焦扫描仪进行荧光信号采集，由计算机处理荧光信号，并对每个点的荧光强度数字化后进行分析。

（二）基因芯片与运动性心律失常和猝死

现已证明一些等位基因的SNP位点变化与运动心律失调及猝死显著相关，通过SNP芯片检测相关易感基因及致病基因，有望做到早筛查、早预警、早治疗，保护高危人员，减少悲剧的发生。

2010年，国家体育总局科研所运动健康与恢复研究中心高晓嶙等初步建立了肥厚型心肌病、致心律失常性右心室发育不良、遗传性LQT综合征、短QT综合征、儿茶酚胺依赖性多形性室性心动过速等五种运动性心律失常的SNP标记数据库，并定制了相关的特异性的SNP基因芯片，通过芯片检测、信息分析以及数据管理，初步建立了一套运动性猝死和心律失常的早期基因芯片诊断技术。

（三）基因芯片与高通量测序技术的比较

相对于高通量测序技术，基因芯片技术的明显不足在于：基因芯片是一个封闭系统，它只能检测人们已知的序列信息，而不能发现新的信息。而高通量测序技术则是一个开放系统，它能发现和寻找新的基因信息。因此，高通量测序技术虽然发展的时间比基因芯片技术晚，但在基因组的各个研究领域都表现出了非凡的魅力。因此，在很多领域都代替了芯片技术的使用。

但同时，两者作为高通量的基因组学研究技术，可以联合使用，如在定向捕获测序中，常用芯片杂交捕获目的区域片段，再用高通量测序分析片段序列。两者结合，既可以发挥芯片在样本杂交富集方面的优势，又能够充分体现高通量测序的优势。

三、激光解吸附电离飞行时间质谱技术

激光解吸附电离飞行时间质谱（MALDI-TOF MS）技术主要用于单核苷酸多态性（single nucleotide polymorphism，SNP）、DNA 甲基化（DNA methylation）、基因拷贝数变异（copy number variations，CNV）的检测。现将 MALDI-TOF MS 技术原理介绍如下（图 13-1）。

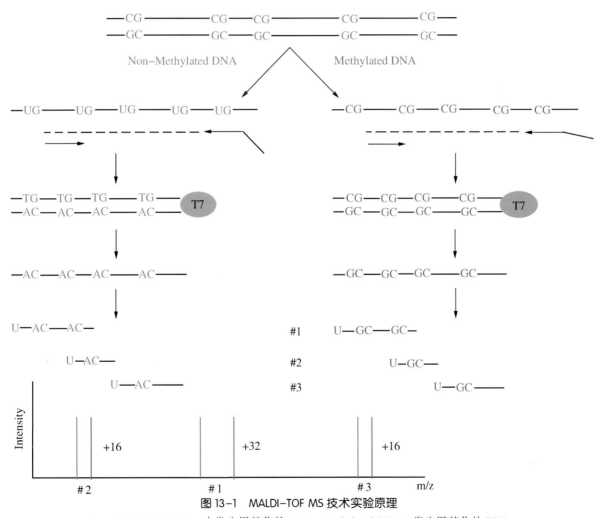

图 13-1　MALDI-TOF MS 技术实验原理

Non-Methylated DNA：未发生甲基化的 DNA；Methylated DNA：发生甲基化的 DNA

质谱是带电原子、分子或分子碎片按分子质量（质荷比）的大小顺序排列的图谱，质谱仪可通过对物质的分子质量（质荷比）进行检测，达到区分、鉴别物质的目的。

将核酸分子加入到基质溶液中，使核酸分子分散到基质中，并形成晶体。在真空环境中，用接近基质吸收光谱的强激光瞬时激发，基质吸收能量，迅速产热，使晶体升华，基质和核酸分子就会转变成气

相的离子态，离子化物质在加速电场中获得动能，随后进入漂移区。由于 MALDI 产生的多为单电荷离子，这些离子在加速电场中获得的动能相同，因而它们在漂移区的飞行速度与质量相关。离子质量越小，就越快到达检测器，从而可按照离子的质荷比加以鉴别。

目前，该检测平台在美国已经获得了 FDA 认证。

（一）单核苷酸多态性检测

1. 实验原理

首先扩增出含有 SNP 位点的一段 DNA（SNP 位点前后各 50bp 左右），然后，用 SAP 酶去除掉 PCR 体系中剩余的脱氧核糖核苷三磷酸（dNTP）和引物，然后加入一单碱基延伸引物，其 3′ 末端碱基紧挨 SNP 位点，采用四种双脱氧核糖核苷三磷酸（ddNTP）替代脱氧核糖核苷三磷酸（dNTP）。这样，探针在 SNP 位点处仅延伸一个碱基，连接上的双脱氧核糖核苷三磷酸（ddNTP）与 SNP 位点的等位基因碱基互补配对。用 MALDI-TOF MS 检测延伸产物与未延伸引物间的分子量差异，确定该点处碱基（图 13-2）。

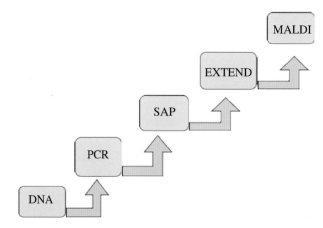

图 13-2　单核苷酸多态性检测实验原理

PCR：聚合酶链式反应；SAP：虾碱酶消化；EXTEND：单碱基延伸反应；MALDI：
基质辅助激光解吸电离飞行时间质谱检测

2. 技术优势

采用 MALDI-TOF MS 技术检测 SNP，具有以下技术优势：

（1）质谱仪检测的是分子最本质的特征之一——分子质量，不涉及荧光标记、凝胶电泳等，就能检测一个碱基的差异，准确性高。

（2）质谱仪的灵敏度非常高，检测窗口内，任何 pmol 级别的物质都能被检测出来。

（3）通量高：在一个反应孔内能同时完成二十多个位点的反应，且几秒就能完成检测。

（4）操作简单，仪器要求简单，除质谱仪外，都是常规 PCR 仪器。

（5）灵活：样本的数量和 SNP 位点可以自由选择。

（6）便宜：引物不带荧光标记，普通长度（3 条引物总长 80bp 左右），此外在一个反应孔内能同时完成二十多个位点的反应，性价比高。

（7）质谱技术是"一管式操作"，即反应体系在生化学实验过程中始终在一个试管内反应，没有多次转移，这样就减少被污染的概率。

（二）DNA 甲基化检测

MALDI-TOF MS 技术可实现 CpG 位点的相对定量检测。

1. 实验原理

实验从基因组 DNA 的亚硫酸盐处理开始。经过亚硫酸盐处理后的 DNA 中，未发生甲基化的胞嘧啶（C）转变为尿嘧啶（U），而发生甲基化的胞嘧啶则不受亚硫酸盐处理的影响，仍然是胞嘧啶。因此，在经过亚硫酸盐处理后的 DNA 模板中产生了甲基化特异性的序列变化。这是实现甲基化检测的序列基础。随后，利用 5′末端带有 T7-启动子的引物进行 PCR 扩增及转录，用 SAP 酶去除掉 PCR 体系中剩余的脱氧核糖核苷三磷酸（dNTP）和引物后用于碱基特异性的酶切反应。酶切后 DNA 片段分子量存在胞嘧啶和尿嘧啶的差异（相差 16u），配套软件 EpiTYPER 则能根据质谱峰型自动报告每个相应片段的甲基化程度（图 13-3）。

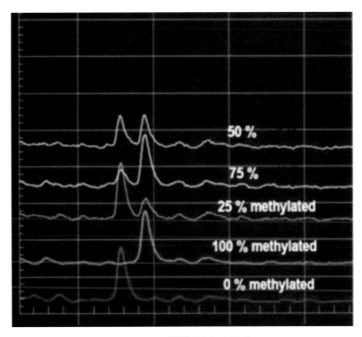

图 13-3 质谱峰型自动报告

0% methylated、100%methylated、25%methylated、75%、50%分别表示所检测的 CpG 位点未发生甲基化、100%发生甲基化、25%发生甲基化、75%发生甲基化、50%发生甲基化

2. 技术优势

采用 MALDI-TOF MS 技术检测 DNA 甲基化，具有以下技术优势：

（1）高性能：能够分析覆盖长达 500bp 内多个 CpG 位点。

（2）高精度和高准确性：准确地进行甲基化定量，达 10%～90%，标准差只有 5%，不同实验室的实验结果可比性强，重复性高。

（3）高性价比：用 384 孔板进行 PCR 反应，反应容积小，节省试剂，一个扩增产物可以进行多个 CpG 位点分析。

（4）制作简单：无需设计 CpG 位点特异性引物，无需进行 PCR 产物纯化，研究几个到几百个甲基化位点的理想手段，全自动标准化软件和数据报告形式，使不同样本的比较简便易行。

3. 基因拷贝数变异的检测

由于基因拷贝数变异（CNV）的检测对操作人员等要求较高，因此目前还没有在该平台大规模开展。

四、焦磷酸测序

焦磷酸测序可以进行多项分析，包括 SNP 分型、等位基因定量、序列分析和甲基化分析。本章节主要介绍如何利用焦磷酸测序平台进行 DNA 甲基化分析。

焦磷酸测序技术可以实现 CpG 位点的相对定量检测。

（一）实验原理及技术优势

焦磷酸测序（Pyrosequencing）技术是由 4 种酶（DNA 聚合酶（DNA polymerase）、ATP 硫酸化酶（ATP sulfurytase）、荧光素酶（luciferase）和腺苷三磷酸双磷酸酶（Apyrase））催化的同一反应体系中

的酶级联化学发光反应。

每一轮测序反应体系中只加入一种脱氧核苷酸三磷酸（dNTP）。如果该 dNTP 与模板配对，则会在 DNA 聚合酶的作用下，添加到测序引物的 3′末端，同时释放出一个分子的焦磷酸（PPi）。掺入的 dNTP 和释放的 PPi 是等量的。

ATP 硫酸化酶催化 PPi 与 5′-磷酰硫酸（APS）结合形成 ATP，然后在荧光素酶的催化作用下，生成的 ATP 和荧光素结合形成氧化荧光素，同时产生可见光。CCD 感应器检测到光信号后，通过微弱光检测装置及软件处理转化为检测峰，每个峰的高度（光信号）与掺入的核苷酸数目成正比。

Apyrase 不断降解未掺入的核苷酸和 ATP，淬灭光信号。待上一轮反应完成后，加入另一种 dNTP，使上述反应重复进行，以此得到整个结果（表 13-1）。

技术优势：

（1）自动化程度高，先进的算法设计可优化最佳的实验条件，内嵌式的质控保证数据的准确可靠，全程的软件控制减少人为的影响。

（2）灵敏度高，可检测到邻近 CpG 区域的单个甲基化水平，甚至包括测序的引物区域。

（3）周期短，通量高，1h 内可同时平行分析 96 个样本，一次运行可实现多个连续 CpG 位点定量分析。

（4）除了能够常规检测位点变化之外，还可以准确计算频数变化。

（二）主要步骤

焦硫酸测序的主要步骤如下：

（1）采用 PyroMark Assay Design Software 软件针对目标区域设计一对 PCR 引物与一条测序引物，对其中的一条 PCR 引物进行生物素标记。

（2）用生物素标记的引物扩增目标片段（100~300bp）。

（3）用链霉亲和素包被的微珠分离单链；与测序引物退火，杂交。

（4）边合成边退火；序列数据分析从紧跟测序引物后的第一个碱基开始，前后序列作为内置对照。

表 13-1　激光解吸附电离飞行时间质谱技术与焦磷酸测序技术定量检测甲基化适用范围比较

激光解吸附电离飞行时间质谱技术	焦磷酸测序
Illumina Human 450K 芯片数据验证	全基因组甲基化高通量测序数据验证
短片段内 1 个或多个 CpG 位点检测	长片段内多个 CpG 位点检测，如 CpG 岛

五、亚硫酸氢盐修饰依赖的 DNA 测序法

亚硫酸氢钠依赖的 DNA 测序法（bisulfite sequencing PCR，BSP）是一种对 DNA 样品进行亚硫酸氢钠处理和 PCR 扩增克隆及 DNA 测序结合的检测方法。该方法是检测 DNA 甲基化程度比较经典的实验技术，这项技术的优点是可靠性和精确度都很高，能够明确展现目的片段中每一个 CpG 位点的甲基化状态，为获得序列信息的金标准。但不足之处是该方法实验相对比较烦琐且检测费用相对较高。

该方法基本原理为基因组 DNA 中未发生甲基化的胞嘧啶经亚硫酸氢盐脱氨基作用后转变成尿嘧啶，而基因组中 DNA 发生甲基化的胞嘧啶保持不变。当进行聚合酶链式（PCR）反应时，由于尿嘧啶与胸腺嘧啶（T）相似，在扩增后的产物中变成胸腺嘧啶，而 5′-甲基胞嘧啶经 PCR 扩增后的产物仍为胞嘧啶，最后对 PCR 产物进行测序分析可判断 DNA 片段区域内的位点是否发生甲基化。

该实验流程包括以下实验步骤：

（1）双链 DNA 经碱变性为单链 DNA。

（2）单链的 DNA 经亚硫酸氢盐修饰后脱去氨基。

（3）通过脱盐洗涤纯化的 DNA。

（4）纯化的 DNA 在碱性环境中脱磺酸基。

（5）沉淀回收 DNA。

（6）设计引物进行 PCR 扩增；PCR 产物与 T 载体连接，转化后产生单克隆。

（7）单克隆进行测序。

（8）将该样本测序结果与原序列进行比较，可获得样本中 PCR 扩增这段区域内全部的甲基化信息。

六、染色质免疫共沉淀技术

前面已经介绍过组蛋白修饰如组蛋白乙酰化、组蛋白甲基化在心律失常相关心脏疾病发生过程中起重要的调控作用。p300、HDAC1、SIRT1 和 SIRT3 等组蛋白修饰相关蛋白会导致乙酰化或甲基化水平改变，引起心律失常。未来通过临床实践，这些蛋白因子可用于心律失常相关心脏疾病早期诊断和治疗后临床评估。虽然组蛋白修饰的种类繁多，但是，迄今为止，组蛋白修饰的研究方法比较少，目前最常用的实验方法为染色质免疫共沉淀技术（chromatin immunoprecipitation assay，ChIP）。该技术是一种能够反映蛋白（组蛋白或转录因子）与目的基因启动子区 DNA 直接相互作用的实验方法。

该方法的原理为：在生理状态下把细胞内的 DNA 与蛋白质交联，通过超声或酶处理将染色质切为一定长度范围内小片段后，利用免疫学的抗原抗体的特异性识别反应，将 DNA 与蛋白质复合物沉淀下来，特异性地富集目的蛋白相结合的 DNA 片段，再通过逆交联将目的蛋白和 DNA 分开，最终获得 DNA 片段，在此基础上结合多种下游检测技术（定量 PCR、基因芯片、测序等）来检测此富集片段的 DNA 序列。

染色质免疫共沉淀技术共包括 5 个相对比较独立的实验步骤。

（1）甲醛固定，即在活细胞状态下用甲醛固定 DNA 和蛋白质复合物。

（2）染色质破碎，用超声破碎或化学微球菌酶消化手段将染色质切成一定长度的如 200~1 000bp 的小片段。

（3）染色质免疫沉淀，即通过免疫学方法，利用抗原和抗体反应，沉淀复合体（包括 DNA 片段，目的蛋白质和识别目的蛋白的特异性抗体），最终可以获得与目的蛋白相结合的 DNA 片段。

（4）逆交联获得与目的蛋白相结合的 DNA 片段的纯化与检测，即经过热处理解交联，释放共沉淀的 DNA，再将 DNA 片段纯化。

（5）对沉淀的 DNA 样品进行检测。

应用于染色质免疫沉淀的下游检测方法目前主要包括实时定量 PCR 方法、ChIP on chip 和 ChIP-sequencing 方法，下面详细介绍这几种方法。

首先介绍实时定量 PCR（Real-time quantitative PCR）检测方法，该方法融合了 PCR 高灵敏性、DNA 杂交高特异性和光谱技术高精确定量等优点，直接监测 PCR 过程中荧光信号的变化，以获得目的区段扩增产物定量的结果，操作简便无污染。利用该方法能够比较精确检测沉淀的 DNA 片段，成本比较低，但是检测样本数量相对比较少。第二种下游检测方法为 ChIP on chip 实验技术，这是一种将 ChIP 实验和 DNA 微阵列芯片相互结合起来的检测方法，能够在基因组范围内大规模检测组蛋白修饰和目的蛋白 DNA 结合位点。ChIP-chip 技术的优点在于可以比较直接检测基因组与蛋白质相互关系的简单影像，但由于芯片体积的限制，DNA 序列只能是某些已知特定片段。第三种方法为 ChIP-Seq 方法，该方法是将 ChIP 实验与高通量测序技术结合起来，能够在全基因组范围内检测组蛋白修饰及目的蛋白结合 DNA 序列的全部信息。该技术的优点是能实现真正的全基因组分析，具有更高的敏感性，但是价格比较昂贵。

七、展望

基础医学研究和实验检测技术的不断深入和更新，为揭示运动性心律失常病因获得了更多理论依据，为临床评估和预防运动性心律失常提供更多的潜在性靶点，然而，这些新发现治疗靶点或疾病诊断相关新标志物的应用，还需要在临床人群中进一步验证。尽管这些相关基因可能处于研发阶段，还需要结合临床评估，但是与传统心脏标志物相比较，将来有望成为更为精确的新生代标志物。

第十四章　运动与心脏康复

心脏康复疗法是一种全面、全程的医学管理、服务和关爱，更符合当今倡导的生物-心理-社会医学模式，其主要内容有风险评估、最佳治疗决策选择、药物处方、运动处方、营养处方、心理处方（含睡眠指导）和生活方式指导，是各种慢性病患者改善远期预后的最佳治疗手段，适用于所有心脏病患者。其中，运动则是心脏康复的最重要疗法之一。心脏康复大致包括监护下运动训练和疾病相关自我护理咨询计划两大类，目前已被众多指南作为许多心血管疾病如冠心病、心力衰竭的二级预防。本章侧重从运动训练角度阐述心脏康复。

冠心病在世界范围内已是人类的头号杀手。临床证据揭示改变静坐生活方式是重要的可纠正的冠心病风险因素之一。一项资料显示，超过 60% 的美国成人没有规律的身体运动，25% 的成人根本不活动。除此之外，接近 70% 的成人是静坐或相对不活动，接近 50% 的年轻人缺少规律性身体活动。这些静坐方式常同时存在高热量饮食，更容易发展为 2 型糖尿病、代谢综合征，也就是冠心病的等危症。大量医学文献显示，运动不仅是健身手段，也是防病治病的措施，缺乏运动与多个不良健康预后密切相关，直接导致死亡风险增加。运动可以改善健康预后，降低心源性和全因死亡风险。运动训练通过增加心肌氧供和降低交感神经活性，稳定冠状动脉斑块，促进侧支循环建立，降低心房颤动和室性心律失常风险，降低猝死风险，提高生活质量，改善心理状态。因此，运动不仅是冠心病等心脏病的一级预防措施，也是二级预防措施。

有学者细化研究比较运动形式与心脏康复关系，发现有氧运动可以增加运动能力、降低亚极量运动时心率升高反应、改善心肌舒张功能、改善内皮功能、增加骨骼肌氧化能力、增强迷走神经张力、降低交感神经张力、减少炎症因子、降低全因死亡率和再住院率、改善生活质量；抗阻运动可以增加肌肉张力和耐力。

当然，对于运动性猝死高危或曾经发生过运动诱发的心源性晕厥患者，在制订运动康复方案时应谨慎，其运动的获益和风险取决于如下几个因素：是否有心血管疾病、心血管疾病的特征、基础体能水平、运动的性质和强度等。对于运动性猝死高危患者，如先天性心脏病或遗传性心律失常，或是结构性异常或有心律失常基质（如肥厚型心肌病、致心律失常性右心室心肌病），他们参与运动的风险均增加，需要对这些患者的运动进行一些限制。而对大多数个体，如稳定性冠心病，规律运动的整体获益远大于风险。因此，有效识别有潜在风险的个体，进行全面风险评估，为他们提供适当的运动康复建议，不仅可以降低猝死的风险，也可以改善患者的生活质量。

第一节　全面心脏风险评估

与运动性猝死相关的心血管疾病包括恶性心律失常、遗传性心律失常、先天性结构性心脏病、冠状动脉解剖异常、冠心病、心肌炎等。一般来说，35 岁之后导致运动性猝死常见的疾病为冠心病，35 岁之前导致运动性猝死常见的疾病为遗传性心律失常或先天性结构性心脏病。因此，不同人群在进行风险评估时有所侧重，但均包括生物学病史、危险因素、心血管功能和运动风险。通过评估，了解患者的整体状态、危险分层以及影响其治疗效果和预后的各种因素，从而为患者制定急性期和慢性期最优化治疗策略，实现全面、全程的医学管理。

一、生物学病史评估

（1）评估目的：了解患者疾病史和治疗，以及影响活动的各种因素。

（2）评估工具：问诊、体格检查、生化检验、量表测评。

（3）评估内容：①通过问诊，了解患者的心血管疾病病史和其他脏器病史，对35岁以下的患者要了解是否有肥厚型心肌病、遗传性心律失常、先天性结构性心脏病病史及家族史，对35岁以上的患者要了解是否有冠心病病史，是否有猝死家族史，是否有运动诱发的胸痛、晕厥或晕厥前兆症状；②对于冠心病高危患者或确诊冠心病患者，要了解其是否坚持使用指南推荐的二级预防治疗药物，通过测量患者的血压、心率以及血糖、血脂、肝功能、肾功能等生化指标，了解患者是否治疗达标及药物的副作用；③通过量表评估患者的日常生活能力和生活质量，可选用SF-36、EQ-5D、西雅图心绞痛问卷等；④通过问诊了解日常运动习惯，检查患者是否有限制运动的因素，如有无肌肉骨骼系统疾病，检测有无贫血、电解质紊乱以及血糖水平等限制运动能力的因素。

二、心血管危险因素评估

（1）评估目的：了解患者存在哪些影响预后的因素，包括肥胖、高血糖、高血压、高血脂、吸烟、不健康饮食和精神心理状态（包括睡眠），给予针对性预防和治疗。心血管危险因素评估对于冠心病高危患者或冠心病患者非常重要。

（2）评估工具：问诊、血压计、听诊器、计时器、体重计、皮尺、量表测评等。

（3）评估内容：有肥胖、血糖、血压、血脂及生活习惯等评估。

1）肥胖评估：通过测量患者的身高、体重、腹围，计算BMI，了解患者是否存在超重或肥胖，是否有腹型肥胖。BMI>24kg/m^{2}提示超重，>28kg/m^{2}提示肥胖；男性腰围>90cm、女性腰围>80cm提示为腹型肥胖。

2）高血糖评估：通过问诊了解患者是否有糖尿病，如确诊糖尿病，检测空腹血糖和糖化血红蛋白、尿微量白蛋白及24h尿蛋白、眼底情况，了解糖尿病控制效果；如没有糖尿病病史，对冠心病和高血压患者，首次就诊应考虑进行糖耐量试验，评估患者是否存在糖耐量异常或糖尿病。

3）高血压评估：血压评估包括坐位和站立位双上肢血压，血压测量的仪器可使用水银柱血压计和自动或半自动上臂式血压计，不建议使用腕式血压计。如不同日3次血压均高于140/90mmHg，可明确诊断高血压。血压波动较大的患者或者怀疑有白大衣高血压的患者，推荐进行24h动态血压监测。明确高血压病的患者，应采用24h动态血压评估血压是否达标，评估合并的危险因素和靶器官损害包括血脂、糖耐量、肾功能、全身动脉硬化、心肌肥厚、心脏功能、脑动脉、颈动脉狭窄情况等。

4）血脂评估：每位患者应每年检测空腹血脂一次，检测内容包括总胆固醇、甘油三酯、高密度脂蛋白胆固醇和低密度脂蛋白胆固醇。血脂监测用于评价患者的血脂状态和降脂治疗的效果。

5）吸烟评估：通过问诊了解患者是否吸烟、吸烟支数和年数，了解戒烟意愿，通过FTND烟草依赖度量表评价患者的烟草依赖程度，从而预测患者戒烟过程中存在的障碍和困难程度。对不吸烟者需了解是否有二手烟接触史。已经戒烟患者了解戒烟时间，是否有过复吸经历，对戒烟半年内的患者评估患者是否有戒断症状以及复吸的风险。

6）营养状态：膳食日记和膳食习惯分析是评价患者营养状态的金标准，但耗费时间，不建议常规使用。目前没有统一的营养膳食结构测评量表，可以使用食物频率问卷，也可以通过问诊，了解患者每日蔬菜、水果、肉类、蛋白、油、盐的用量，以及饮酒量、家庭饮食习惯、外出就餐次数等。

7）心理状态评估：通过问诊了解患者的一般情绪反应，如是否情绪低落、急躁、紧张、失眠等，进一步使用心理筛查自评量表，推荐采用躯体化症状自评量表、患者健康问卷9项（PHQ-9）、广泛焦虑问卷 7 项（GAD-7）、综合医院焦虑抑郁量表（HADS）等。这 4 个自评量表在心血管科经过效度和信度检测，有较好的阳性预测值，同时条目少，简单方便。自律神经测定仪和心理量表软件可以作为补充工具。评估结果提示为重度焦虑抑郁的患者，须请精神专科会诊，评估结果为轻度或中度的患者，可以给予对症治疗，包括正确的疾病认识教育和对症药物治疗。

8）睡眠状态评估：通过问诊了解患者自己对睡眠质量的评价，通过他人了解患者的睡眠状态，是否存在睡眠呼吸暂停；采用匹兹堡睡眠质量评定量表客观评价患者的睡眠质量；对高度怀疑有睡眠呼吸暂停的患者采用多导睡眠监测仪或便携式睡眠呼吸暂停测定仪了解患者夜间缺氧程度、睡眠呼吸暂停时间及次数。中和重度睡眠呼吸暂停的患者需要治疗。

三、心血管功能和运动风险评估

（1）评估目的：心血管功能和运动风险评估是心脏风险评估中的重要内容，通过评估了解患者的心血管功能和运动中心血管风险（运动中心功能、心肌缺血、恶性心律失常）、心肺运动耐力、肌力和肌肉耐力、柔韧性、平衡性。重要意义在于：掌握患者的心功能和运动中的心血管风险，控制运动治疗风险，评估患者危险分层、疾病预后和治疗效果，为制定安全有效的运动处方提供依据。

（2）心血管功能和运动风险评估贯穿于心脏康复的全程，根据评估结果调整运动康复策略，避免"一刀切"，才能保证心脏康复的有效和安全，实现心脏康复的目的。

（3）评估工具：主要采用无创手段，包括器械评定方法（超声心动图、运动负荷试验、无创心排检测）和徒手评定方法。器械评定方法精确、量化、科研价值高，但设备昂贵、操作者需要掌握一定的知识技能，主要用于评估心肺运动耐力；徒手评定方法欠精确，无需设备，花费低，容易操作和推广，可作为器械评定的必要补充，主要用于评估肌力和肌肉耐力评估以及柔韧性、平衡性、协调性评估。本文重点介绍运动负荷试验和徒手心肺运动耐力评估。

（一）运动负荷试验

1. 运动负荷试验的价值

运动负荷试验（exercising test，ET）是心脏运动康复计划开始和结束时进行临床评估最重要的部分，可为临床提供以下数据：心肺功能状态、运动时血流动力学的变化、有无心肌缺血、运动是否诱发或加重心律失常，以及有氧运动时目标心率（target heart rate，THR）的计算。对于无症状但有多种心血管危险因素的个体，包括高胆固醇血症、高血压、糖尿病、吸烟、肥胖、一级亲属早发心肌梗死或心脏性猝死家族史的患者，或 65 岁以上健康男性，开始运动训练计划前均应该进行运动负荷试验。运动负荷试验阳性的患者发生心肌梗死和心脏性猝死的风险明显增加。

除上述客观参数，ET 能使患者认识到其心脏事件后实际心脏功能通常比预计的好，还可为患者及其家人提供重要的心理支持，有利于患者生活质量改善。随访过程中，通过运动试验评价运动康复过程中临床状态的变化，有助于更新运动处方强度，衡量心脏康复获益，以及对预后做出总体评价。

2. 运动负荷试验的禁忌证

（1）绝对禁忌证：急性心肌梗死 2d 内；未控制的不稳定性心绞痛；未控制的严重心律失常，且引发症状或血流动力学障碍；急性心内膜炎；有症状的重度主动脉瓣狭窄、失代偿心力衰竭、急性肺栓塞、深静脉血栓、急性心肌炎或心包炎、急性主动脉夹层和身体残疾等。

（2）相对禁忌证：已知左主干闭塞、中到重度主动脉瓣狭窄无明确症状、心室率未控制的心动过速、高度或完全房室传导阻滞、肥厚性梗阻型心肌病、近期卒中或短暂脑缺血发作、精神异常不能配合、静息血压>200/110mmHg、尚未矫正的医学情况如严重贫血、电解质紊乱和甲状腺功能亢进等。

3. 运动负荷试验终止的指征

（1）绝对指征：在无病理性 Q 波导联 ST 段抬高>1.0mV，随运动负荷的增加收缩压下降>10mmHg 并伴有心肌缺血证据，中到重度心绞痛，中枢神经系统症状（如头晕、晕厥前兆和共济失调），灌注不足的症状（发绀或苍白），持续室性心动过速（VT）或其他严重心律失常，包括Ⅱ度或Ⅲ度房室传导阻滞，因技术问题无法监测 ECG 或收缩压，患者要求停止运动。

（2）相对指征：J 点后 80ms 出现明显 ST 段下移（水平或下斜型下移>1mm）；随运动负荷的增加收缩压下降>10mmHg，不伴有心肌缺血证据；胸痛程度加重；疲劳、气短、喘息、腓肠肌痉挛和跛行；出现室上性心动过速和缓慢心律失常，可能或已导致血流动力学不稳定；收缩压和（或）舒张压>250/115mmHg；新发的束支传导阻滞无法与室性心动过速鉴别。

4. 运动负荷试验类型选择

运动负荷试验一般采用踏车或平板运动形式，包括心电图运动负荷试验和心肺运动试验，后者更准确，但对临床医生的操作质量和结果判读能力要求较高。踏车运动方案通常从无负荷开始，随后每 2~3min 增加 25~50W 至运动峰值，重症患者可每 2~3min 增加 25W。平板运动方案一般采用 BRUCE 方案，重症患者可采用 BRUCE 改良方案或 NAUGHTON 方案。无论哪一种运动方案，理想的运动时间以 8~12min 为宜。

临床上，应根据患者的病史、心功能和运动能力选择不同的运动负荷方案，包括低水平、亚极量和症状限制性运动负荷试验。①低水平运动试验：适用于急性心肌梗死（AMI）后 1 周左右患者，以及运动性猝死高危患者或运动诱导心源性晕厥患者的初次评估。运动时限制最大心率<100~120 次/分，收缩压增加不超过 20~40 mmHg。②亚极量运动试验：适用于无症状心肌缺血及健康人冠状动脉血供和心功能评定，目标心率达到最大心率的 85%，即运动中最高心率=195－年龄；不适合用于运动性猝死高危或已经发生过运动诱发的心源性晕厥患者；可用于筛查运动性猝死风险的患者。③症状限制运动试验：通常用于 AMI 后 14d 以上患者，或运动性猝死高危患者或运动诱导心源性晕厥患者的非首次评估。要求患者坚持运动，直到出现运动试验终止的症状和体征或心电图 ST 段下降>1mm（或在运动前 ST 段的原有基础上下降>1 mm），或血压下降或过高。

5. 运动负荷试验观察指标

运动负荷试验记录参数主要有：最大运动量、从静息到最大运动量及恢复过程中心率和血压的变化、运动中是否出现心绞痛症状或心电图异常（ST 变化或心律失常）以及运动终止的原因等。在心肺运动试验过程中，除上述参数外，心肺运动试验还可提供摄氧量（V_{O_2}）、无氧阈值、二氧化碳通气当量、每分通气量等参数（运动负荷试验参数描述详见表 14-1），可以更精确判断患者的心肺功能和心血管风险。

（1）峰值摄氧量：是评价心肺运动耐量的金标准，是心血管病患者预后评价的最有效指标。研究证实，在 50%~70% 的峰值摄氧量范围内进行运动训练，不仅安全且获益最大，因此峰值摄氧量也是决定理想运动强度的重要指标。

（2）无氧阈值（anaerobic threshold，AT）：是指一定运动强度时血乳酸浓度突然大幅度增加的临界点，提示有氧代谢进入无氧代谢，正常值>40% 的 V_{O_2} 峰值，通常在 50%~60% 峰值时 V_{O_2} 达到无氧阈。超过无氧阈后，交感神经活性显著增加，血乳酸堆积，体内酸碱失衡，发生心搏骤停风险和肌肉损伤风险明显增加。研究显示，接近无氧阈的运动是有效安全的运动，且不依赖主观运动意愿，是制定运动处方和评价训练效果的良好指标。

（3）二氧化碳通气当量（V_E/V_{CO_2} 斜率）：反映通气效率，正常值是 20~30。V_E/V_{CO_2}>40 对心血管病死亡有预测价值。

（4）呼吸交换率（RER）：即 V_{CO_2}/V_{O_2} 的比值，静息状态一般<0.85，>1 表示存在乳酸酸中毒或高通气状态，>1.15 提示已达到最大运动量。

表 14-1　运动负荷试验参数描述

1. 运动耐力

运动耐力的量化根据代谢当量计算，以占预计代谢当量值的百分比表示，预计代谢当量根据以下公式计算：

（1）男性：预计代谢当量 = 14.7-0.11×年龄

（2）女性：预计代谢当量 = 14.7-0.13×年龄

如低于预计值的 80%，运动耐力归类为低于正常。

2. 心率

记录静息时、各阶段结束时、缺血阈值出现时、出现室性或室上性心律失常时、血压异常时（如在最大运动量以及恢复 1、3 及 6min 过程中，出现血压下降或过高反应）的心率。

（1）在运动过程中心率变异的分类：

1）达标：未应用 β 受体阻滞剂患者运动中最大心率达到预测心率（220-年龄）的 85% 以上或应用 β 受体阻滞剂者达到 62% 以上。

2）未达标：低于上述指标。

（2）恢复过程中心率变异的分类：

1）正常：在有运动恢复级别的方案中（平板或踏车），最大运动量和恢复 1min 时心率的差异>12 次/分；如果达最大运动量后立即停止运动，两者之间心率差异>18 次/分。

2）异常：低于上述指标。

3. 血压

血压变化分类如下：

（1）正常：每个代谢当量，收缩压升高约 10mmHg，并且舒张压无变化或轻微降低。最大运动量时收缩压下降<10mmHg 也可接受。

（2）血压反应过度：收缩压数值>250mmHg 或舒张压>120mmHg。

（3）血压反应不足：收缩压升高<30mmHg。

4. 心肌缺血

（1）按照指南定义标准，根据训练或恢复过程中是否存在心绞痛或诱发 ST 段抬高/压低等情况，运动试验结论一般分为阴性、阳性、可疑或无结论。

（2）心肌缺血判断主要根据：出现 ST 段变化及变化幅度，恢复过程中 ST 恢复到正常的时间，与限制性心绞痛的联系，血压下降，以及心率改变时功能不全或室性心律失常。

（3）明确心肌缺血阈值时的心率，出于安全考虑，运动过程中训练心率必须较该数值减少 10 次/分。

5. 判断预后

与患者心血管死亡及事件风险有关的因素：峰值摄氧量、无氧阈时的摄氧量和二氧化碳通气当量（V_E/V_{CO_2} 斜率）。

6. 有氧训练强度

训练心率（THR）计算方法：心率储备的 60%~80%，或摄氧量储备的 50%~70%，或通气无氧阈值水平时的心率。

7. 运动中心律失常

运动中出现频发早搏、心动过速、房室传导阻滞，且逐渐加重，尤其对于有心血管疾病基础的患者，应注意运动性猝死的风险。

（二）无创运动心排检测

运动中导致心血管事件的主要原因是运动量过大超过心脏的承受能力，诱发心肌缺血、心肌梗死和恶性心律失常。因此，运动中对心脏功能和心肌缺血的监测非常重要，运动负荷试验可以直接观察到心电图的 ST-T 改变，但不能直接观察运动中心脏泵血功能的变化，而心肌缺血发生心电变化之前首先表现为心脏机械做功的变化，即每搏量的下降。通过血流动力学监测设备可以非常直观地观察到每搏量的变化，极早期发现心脏不耐受。有创的心输出量检测技术虽然是金标准，但相对而言昂贵、危险、容易出现并发症、耗时、需要特殊设备和技术训练，无法在临床常规开展。既往由于无创血液动力学监测的技术问题，缺乏无创检测心输出量（CO）以及前负荷、后负荷、心脏收缩参数的技术。近年随着生物工程技术的进步，克服了原有胸阻抗法的缺点，能够在运动状态下连续检测人体血流动力学参数，使运动状态无创监测血流动力学成为可能。

无创运动心输出量与运动负荷试验联合使用，其适应证、禁忌证和终止标准与运动负荷试验相同。通过无创血流动力学监测技术，可以动态观察患者心脏收缩功能以下参数：心率、每搏心输出量、心输出量、左心做功指数、外周血管阻力、射血分数、左心室收缩末期容积、心收缩指数、前负荷，可精确监测患者的运动风险；可以直观观察到患者的最大运动能力（达最大运动能力后每搏心输出量不再增加），而不受主观感觉的限制，发现心肌缺血的能力早于心电图和胸痛症状；与心肺运动试验结合，可以精确计算动静脉氧分压差（摄氧量＝心输出量×动静脉氧分压差），了解外周组织利用氧的能力，精确评估患者的运动效果；有望用于运动处方制定。

（三）徒手6min步行试验

如无上述设备条件完成运动负荷试验，可使用6min步行试验作为心肺运动耐力评估的替代方法，该方法已经得到美国、欧洲和我国心血管疾病指南的推荐，在充分进行心电监测的前提下，适合在我国推广使用。

（1）场地准备：长20~30m的走廊，做出一个标记。

（2）物品准备：

1）抢救备用物品：氧气、硝酸甘油、阿司匹林和除颤仪等。

2）操作应用物品：秒表（或倒计时计时器）、椅子（轮椅）、硬质夹板和工作记录表、血压计、脉氧仪、心电图机和心率表等。

（3）患者准备：

1）穿着舒适，穿适于行走的鞋子。

2）携带其日常步行辅助工具（如手杖）。

3）患者应继续服用常规药物。

4）清晨或午后测试前可少许进食。

5）试验开始前2h内避免剧烈活动。

（4）操作步骤：

1）患者在试验前10min到达试验地点，于起点附近放置一把椅子，让患者就座休息。核实患者是否有试验禁忌证，确认患者穿着适宜的衣服和鞋子。测量血压、脉搏和血氧饱和度，填写工作表。

2）让患者站立，应用Borg评分（表14-2）对其基础状态下的呼吸困难情况做出评分。

表14-2　对自我感知劳累用力程度进行计分的Borg评分表

Borg 计分	自我感知的用力程度
6, 7, 8	非常非常轻
9, 10	很轻
11, 12	轻
13, 14	有点用力
15, 16	用力
17, 18	很用力
19, 20	非常非常用力

（5）按如下方式指导患者：

1）这个检查的目的是在6min内尽可能走得远一些，您在这条过道上来回走。6min时间走起来很长，您要尽自己的全力，但请不要奔跑或慢跑。

2）您可能会喘不过气来，或者觉得筋疲力尽，可放慢行走速度甚至停下休息。可在休息时靠在这面墙上，一旦觉得体力恢复了，应尽快继续往下走。

（6）记录 6min 步行距离、运动后即刻心率、血压、血氧饱和度和心电图、Borg 评分。

（7）安全注意事项：

1）将抢救车安放于适当位置，操作者熟练掌握心肺复苏技术，能够对紧急事件做出迅速反应。

2）出现以下情况中止试验：①胸痛；②不能耐受的喘憋；③步态不稳；④大汗；⑤面色苍白。

（8）操作注意事项：

1）测试前不应进行"热身"运动。

2）患者日常服用药物不能停。

3）测试时，操作者注意力要集中，不要和他人交谈，不能数错患者的折返次数。

4）为减小不同试验日期间差异，测试应在各天的同一时间点进行。

（四）肌力和肌肉耐力评估

（1）评估目的：保持良好的肌力和肌耐力对促进健康、预防伤害与心血管病康复有很大帮助。肌力和肌耐力减退导致患者容易疲劳和疼痛，常伴随心肺运动耐力下降，运动损伤风险增加，无法完成日常活动和工作负荷。了解患者的肌力和肌肉耐力，对提高患者的运动能力、提高心肺功能、改善生活质量，有着十分重要的意义。

（2）评估工具：主要采用徒手评估技术和小器械评估方法。

（3）评估方法：有小器械评估与徒手评估。

1）小器械评估：相对更精确，包括握力计、膝伸展肌力测定计等。

2）徒手评估：简单易行，不受场地限制，推荐使用。常用方法包括：30s 内坐下起立次数，30s 内单手举哑铃次数。

（五）平衡性、柔韧性评估

1. 评估目的：柔韧性对于预防跌倒，保持生活质量有着重要意义。关节韧带柔韧性的减退常引起一些诸如颈椎、腰椎椎间盘突出症，肩周炎、腰腿痛等退行性疾病，使日常生活能力降低和疼痛不适。心血管病患者由于运动能力下降、肌力减退、柔韧素质下降及协调能力减退，导致平衡功能减退。评估心血管病患者的平衡能力，对提高心血管病患者的运动功能、完成各类复杂的动作、防止意外跌倒等有着十分重要的意义。

2. 评估工具：量表、徒手评估技术。

3. 评估方法：对柔韧性、平衡性有不同的评估方法。

1）柔韧性评估：

A. 髋关节：座椅前伸试验或坐位前伸试验。双腿伸直，记录中指到脚尖的距离。如果前伸不能通过脚尖，得到的距离是一个负数。如果能够通过脚尖，得到的距离是一个正数。

B. 肩关节：双手于后背之间的距离，用标尺记录下所能达到的距离。如果双手的手指不能接触记作负数，当手指超过了彼此记作正数。

C. 躯干柔韧性：改良转体试验。开始试验时，让受试者站立，肩膀垂直于墙面。在受试者肩膀高度水平地放置一把标尺。受试者的脚尖应该与米尺的 30cm 位置在一条重力线上。让受试者向后旋转身体，并尽可能的沿着标尺向前伸展。通过测量受试者中指关节沿着尺子所能伸到的距离来评估其表现。

2）平衡性评估：

A. 量表：评定简单方便，临床仍普遍使用。信度和效度较好的量表主要有 Borg 评分表（Borg balance scale）、Tinnetti 表（performance-oriented assessment of mobility scale）以及"站起-走"计时测试（the timed "up and go" test）。

B. 静态平衡：评估患者单腿站立时间。当受试者双臂偏离身体两侧，或站立的下肢偏离原来的位置，或抬起的下肢接触到地面时应立即停止试验。如果受试者单腿直立的时间超过 60s，认为其平衡功能较好，则让受试者在闭眼的情况下重复试验。

C. 动态平衡：评估患者 1min 内双腿高抬腿交换次数。

D. 移动动作测定：评估患者两椅子距离 3m 从坐起至来回的时间。

心脏康复评估是心脏康复实施的前提和效果保证，其中器械操作部分需要由医生执行，徒手操作部分可以由有心血管护理经验的护士，接受一定培训后执行。心脏康复是全程、全面的医学管理，其有效实施依赖于医护人员的共同参与和配合，护士在心脏康复中有望发挥非常重要的作用。

第二节　运动处方内容

运动处方根据患者的健康、体力和心血管功能状态，结合学习、工作、生活环境和运动喜好等个体化特点制定，可以最大程度保证患者运动的安全性和有效性。每一运动处方内容遵循 FITT 原则，包括运动频率、强度、形式和时间。

一、运动频率

研究显示，规律的有氧运动可以降低运动性猝死风险，而偶尔剧烈运动可增加运动性猝死风险。因此建议患者要坚持规律有氧运动，一般每周 5d，最好每周 7d。如病情允许，应坚持抗阻运动、柔韧性运动，推荐每周 2~3d，每次运动之间至少间隔 1d。

二、运动强度

在一定范围内随运动强度的增加，运动所获得的心血管健康或体能益处也增加。心血管健康或体能益处的最大运动强度阈值需通过运动负荷试验获得。

常用的确定运动强度的方法包括心率储备法、无氧阈法、峰值摄氧量百分数、摄氧量储备百分数、目标心率法、峰值心率法和自我感知劳累程度分级法。其中，前 4 种方法需心电图负荷试验或心肺运动负荷试验获得相关参数。推荐联合应用上述方法，尤其是应结合自我感知劳累程度分级法。

（1）心率储备法：此法不受药物（β 受体阻滞剂等）的影响，临床上较常用。目标心率 =（最大心率−静息心率）×运动强度（%）+静息心率。一般给予患者的运动处方中，运动强度可以从最大运动强度的 50% 开始，到最大运动强度的 85%。例如，患者运动时达到的最大心率 160 次/分，静息心率 70 次/分，选择的运动强度为 60%，则目标心率 =（160−70）×60%+70=124 次/分。

（2）无氧阈法：无氧阈水平相当于最大摄氧量的 60% 左右，一般来说，此水平的运动是心脏病患者的安全有效的运动强度，此参数需通过心肺运动试验或血乳酸阈值获得，需一定设备和熟练的技术人员。

（3）目标心率法：在静息心率的基础上增加 20~30 次/分，体能差的增加 20 次/分，体能好的增加 30 次/分。此方法简单方便，但欠精确。

（4）峰值心率法：目标心率 = 年龄推测的最大心率×运动强度（%）。其中，年龄推测的最大心率 = 220−年龄，运动强度为中等至高强度，强度范围为 50%~85%。当无法直接从运动测试中得到更准确的数据时，可用此公式计算运动强度。

（5）自我感知劳累程度分级法：多采用 Borg 评分表（表 14−2），通常建议患者的运动强度在 11~16 分范围内运动。这种方法适用于没有条件接受运动负荷测试，或正在使用 β 受体阻滞剂治疗，或植入双腔起搏器和频率应答起搏器的患者。对于运动中有心肌缺血的患者，运动靶心率应设定为诱发心肌缺血的心率减少 10 次/分。

三、运动形式

运动形式主要包括有氧运动和抗阻运动。有氧运动包括行走、慢跑、游泳和骑自行车等；抗阻运动包括静力训练和负重等。心脏康复中的运动形式虽然以有氧运动为主，但抗阻运动也是必不可少的组成部分。

一般来说，对于已知有基因异常的SCD高危患者（如肥厚型心肌病、致心律失常性右心室心肌病、马方综合征、长QT综合征、Brugada综合征、儿茶酚胺敏感性室性心动过速），需避免做下列运动形式：

（1）爆发性运动，包括快速加速或快速停止（如短跑、篮球、乒乓球和足球），推荐慢性稳定性能量消耗性运动，如慢跑、在同一个山地水平骑车、游泳等。

（2）影响血流量和体内电解质水平的极端的环境条件（如温度、湿度和高度）。

（3）以提高运动能力为目标的系统性、渐进性运动训练。

（4）对于有高危临床特征的患者需要更严格给予运动指导和运动监测，包括：有晕厥病史或晕厥前兆、既往心脏手术病史、既往心律失常病史或植入ICD等。

四、运动时间

心脏病患者的最佳运动时间为30~60min/d。对于刚发生心血管事件的患者，从10min/d开始，从低强度运动开始，逐渐增加运动时间，最终达到30~60min/d的运动时间。

五、经典运动程序

经典运动程序应包括如下3个步骤。

（一）准备活动

准备活动即热身运动，多采用低水平有氧运动和静力拉伸，持续5~10min。目的是放松和伸展肌肉，提高关节活动度和心血管的适应性，帮助患者为高强度锻炼阶段做准备，通过逐渐增加肌肉组织的血流量和关节的运动准备来帮助降低运动损伤的风险。

（二）训练阶段

训练阶段包含有氧运动、抗阻运动和柔韧性运动等，总时间30~60min。其中，有氧运动是基础，抗阻运动和柔韧性运动是补充。

1. 有氧运动

（1）类型：常用有氧运动方式有步行、慢跑、骑自行车、游泳和爬楼梯，以及在器械上完成的步行、踏车和划船等。病后1个月内不建议选择慢跑、骑自行车、爬楼梯和游泳等运动，建议以步行为主。每次运动时间为10~60min。

（2）时间：经历心血管事件的患者建议初始运动从15min开始，包括热身运动和放松运动各5min，运动训练5分/次，根据患者的体适能水平、运动目的、症状和运动系统的限制情况，每周增加1~5min的有氧运动时间。

（3）频率：运动频率3~5次/周。

（4）强度：为使患者获得心血管健康或体能益处，推荐的最小有氧运动强度是中等强度的运动（如40%~60%的峰值摄氧量，或接近无氧阈时的心率值，或40%~60%的最大心率）。建议患者开始运动从50%的峰值摄氧量或最大心率开始运动，运动强度逐渐达到80%的峰值摄氧量或最大心率。Borg劳累程度分级法推荐达到11~13级，对于运动低危的患者可以短时间接受14~16级。通常采用心率和自我感知劳累程度来监测运动强度。

随着患者运动能力的增强，为达最佳运动效果运动处方需不断调整，建议分别在制定处方前、制定处方后1个月、3个月重复检测患者的心肺运动耐力，根据运动试验结果调整运动处方，以后可每6~12

个月评估患者的心肺运动耐力。

2. 抗阻运动

（1）类型：心血管病患者的抗阻运动形式为一系列中等负荷、持续、缓慢、大肌群和多次重复的肌肉力量训练，常用的方法有如下3种：①徒手运动训练，包括克服自身体质量（如俯卧撑）、仰卧蹬腿、腿背弯举、仰卧起坐、下背伸展和提踵等；②运动器械训练，包括哑铃、多功能组合训练器、握力器、腹力器和弹力带训练等；③自制器械训练，包括不同重量的沙袋和500mL矿泉水瓶训练等。运动器械训练受场地和经费限制，徒手运动训练、弹力带和自制器械训练都是同样有效的抗阻训练形式，有利于患者在家庭或社区开展运动训练指导。需要强调的是，肥厚梗阻性心肌病、马方综合征、伴有二尖瓣反流的二尖瓣脱垂、儿茶酚胺敏感性多形性室性心动过速患者应避免抗阻运动。

（2）频率：上肢肌群、核心肌群（包括胸部、肩部、上背部、下背部、腹部和臀部）和下肢肌群可在不同日期交替训练；每次训练8~10个肌群，每个肌群每次训练1~4组，从1组开始循序渐进，每组10~15次，组间休息2~3min。老年人可以增加每组重复次数（如15~25次/组），减少训练次数至1~2组。

（3）时间：每周应对每个肌群训练2~3次，同一肌群练习时间应间隔至少48h。

（4）强度：应注意训练前必须有5~10min的有氧运动热身，推荐初始运动强度，上肢为一次最大负荷量（即在保持正确的方法且没有疲劳感的情况下，仅1次重复能举起的最大重量）的30%~40%，下肢为一次最大负荷量的50%~60%，通常抗阻运动的最大运动强度不超过一次最大负荷量的80%。Borg评分是一个简单实用的评估运动强度的方法，推荐运动强度为11~13分。切记运动过程中的正确呼吸方式，举起时呼气，放下时吸气，避免屏气动作。

（5）抗阻运动的时期选择：如果无禁忌证，康复早期可开始关节活动范围内的肌肉活动和1~3kg重量的抗阻训练，促进患者体能尽快恢复。常规的抗阻训练是指患者能举起≥50%一次最大负荷量的训练，它要求在经皮冠状动脉介入治疗后至少3周，且应在连续2周有医学监护的有氧训练之后进行；心肌梗死或冠状动脉旁路移植术后至少5周，且应在连续4周有医学监护的有氧训练之后进行；冠状动脉旁路移植术后3个月内不应进行中到高强度上肢力量训练，以免影响胸骨的稳定性和胸骨伤口的愈合。

3. 柔韧性运动

老年人和心血管病患者柔韧性差，使日常生活活动能力降低，保持躯干上部和下部、颈部和臀部的柔韧性尤其重要。训练原则应以缓慢、可控制方式进行，逐渐加大活动范围。训练方法：每一部位拉伸时间6~15s，逐渐增加到30s，如可耐受可增加到90s，期间正常呼吸，强度为有牵拉感觉同时不感觉疼痛，每个动作重复3~5次，总时间10min左右，每周3~5次。

4. 神经肌肉训练

神经肌肉训练包括平衡性、灵活性和本体感觉训练。老年人摔倒危险性增高，建议将神经肌肉训练作为心血管病老年患者综合提高体适能和预防摔倒的重要内容。活动形式包括太极拳、蛇形走、单腿站立和直线走等。活动频率：每周2~3次。

（三）放松运动

放松运动是运动训练必不可少的一部分。通过让运动强度逐渐降低，可以保证血液的再分布，减少关节和肌肉组织的僵硬和酸痛，避免静脉回流突然减少导致运动后低血压和晕厥的风险。放松方式可以是慢节奏有氧运动的延续或是柔韧性训练，根据患者病情轻重可持续5~10min，病情越重放松运动的持续时间宜越长。

六、身体活动或运动指导注意事项

（一）运动风险和预防

无论有无心脏疾病，过度运动将导致机体出现各种损伤，包括肌肉、骨关节和心肌损伤，脱水，酸碱失衡电解质紊乱和出现各种心律失常；严重时引起高血压、心力衰竭和猝死。有报道显示，长期高强度运动可引起心脏扩大和心肌肥厚，但上述报道均是在没有监护和指导下的高强度运动中和运动员中出现。因此在运动中发生心脏意外事件的风险大小是医师和患者都关心的问题。一项调查显示，运动康复中非致死性心血管事件每 34 673 时·人·次发生 1 次，致死性心脏事件并发症每 116 402 时·人·次发生 1 次。研究提示，心血管病患者运动相关的心血管事件发生率更低；心搏骤停每 116 906 时·人·次发生 1 次；心肌梗死每 219 970 时·人·次发生 1 次，每 752 365 时·人·次死亡 1 例，每 81 670 时·人·次出现 1 例主要并发症。易发生心血管事件的高危患者包括：6 周以内的心肌梗死、运动诱发心肌缺血、左心室射血分数<30%、持续室性心动过速、严重的室上性心动过速、心搏骤停以及新近植入自动复律除颤器和（或）频率应答心脏起搏器等。当患者在缺乏有效心搏骤停处理措施支持下运动时，死亡率将增加 6 倍。制定运动康复处方，要对患者进行风险评估，同时对患者进行运动常识教育，避免过度运动，识别不适症状。在运动场所配备相应抢救仪器及药品，康复医师和护士要接受心脏急救培训。

以下是减少心脏运动康复过程中心血管疾病并发症的建议。

1. 严格遵守操作规范

（1）在开始运动康复之前需向患者详细介绍运动处方内容。

（2）在患者每次运动康复的前、中、后给予评估。

（3）准备心脏急救应急预案。所有参加心脏康复的医务人员需定期接受心脏急救训练，定期参与病例讨论。

（4）运动场地需备有心电监护和心肺复苏设备，包括心脏电除颤仪和急救药物。

（5）对于有运动性猝死高危风险或已经发生过运动诱发心源性晕厥的患者，应在严密心电监测条件下进行运动康复训练。

2. 患者教育

（1）指导患者了解自己在运动康复过程中身体的警告信号，包括胸部不适或其他类似心绞痛症状、轻度头痛或头晕、心律不齐、体质量增加和气喘等。

（2）对于患者出现的身体不适及时给予评估和治疗。患者在运动中若出现如下症状，如胸痛、头昏目眩、过度劳累、气短、出汗过多、恶心呕吐以及脉搏不规则等，应马上停止运动，停止运动后上述症状仍持续，特别是停止运动 5~6min 后，心率仍增加，应继续观察和处理。如果感觉到有任何关节或肌肉不寻常疼痛，可能存在骨骼、肌肉的损伤，也应立即停止运动。

（3）强调遵循运动处方运动的重要性，即运动强度不超过目标心率或自感用力程度，并应注意运动时间和运动设备的选择。

（4）强调运动时热身运动和整理运动的重要性，这与运动安全性有关。

（5）提醒患者根据环境的变化调整运动水平，比如冷热、湿度和海拔变化。

第三节　对运动性猝死常见疾病患者的运动建议

一、肥厚型心肌病

（一）竞技性运动

2005 年第 36 届贝塞斯达会议关于心血管结构异常的个体竞技性运动建议推荐，对于高度可能或明确诊断的肥厚型心肌病患者，除少数低强度竞技性运动外，无论年龄、性别、临床表型、有无症状、左心室流出道是否梗阻、既往是否使用药物或是否接受干预治疗，包括手术、室间隔酒精消融术、起搏器或 ICD 植入，均不建议参加竞技性运动。欧洲心脏病学会运动心脏病学组 2005 专家共识提出同样的建议。

（二）娱乐性运动

2004 年 AHA 关于遗传性心脏病娱乐性运动建议的科学声明推荐，有肥厚型心肌病的患者避免参加大多数高强度非竞技性运动，包括足球、冰球、短跑和乒乓球等。对于有晕厥病史或晕厥前兆的个体做下列运动时应考虑到与晕厥或晕厥前兆相关的风险，包括举重、骑马、摩托车、速降滑雪等或一些水上运动如潜水。

可以进行中等强度和低强度娱乐性运动，包括骑车、双人乒乓球、游泳、高尔夫、滑冰等。使用举重训练器械进行举重训练是安全的，但是应避免增加左心室流出道压力梯度的 Vasalva 动作。肥厚型心肌病患者应避免运动到出现呼吸困难，以及超过疾病本身体能限制或者同年龄段平均体能状态的系统运动训练。

二、冠状动脉解剖异常

冠状动脉解剖异常导致的运动员猝死占 12%~33%。与运动性猝死相关的解剖异常主要为左主干起源于右冠状动脉窦或右冠状动脉，尤其是左主干穿行于肺动脉和主动脉之间。冠状动脉解剖异常的个体常表现为运动诱发的胸痛、晕厥或晕厥前兆，但研究显示，只有 1/6 的个体有上述症状，55% 的个体在运动时或运动测试时没有任何临床症状。怀疑冠状动脉解剖异常，首选检查为 CTA。

2005 年第 36 届贝塞斯达会议关于心血管结构异常的个体竞技性运动建议推荐，对于没有矫正的冠状动脉解剖异常，无论是否存在症状，应避免所有竞技性运动。这些患者应考虑适当的治疗，包括对合适的病例进行手术矫正（冠状动脉再移植或旁路移植手术），如果既往未发生过心肌梗死、无心肌缺血、室性心动过速或极量运动试验时诱发的左心室功能失调，患者手术成功后 3 个月可以参加所有运动。

三、致心律失常性右心室心肌病

致心律失常性右心室心肌病（ARVC）是运动性猝死的常见病因，临床表现为运动诱发的心悸、晕厥前兆或晕厥，伴随儿茶酚胺敏感心律失常以及运动导致的右心室壁张力增加。心电图主要表现为右胸导联，包括 V_1 导联 QRS 间期>110ms，V_1、V_2 导联可见 epsilon 波和 T 波倒置。

运动建议：

1. 竞技性运动

2005 年第 36 届贝塞斯达会议关于心血管结构异常的个体竞技性运动建议推荐，除少数低强度竞技性运动，不建议 ARVC 患者参加竞技性运动。欧洲心脏病学会运动心脏病学组 2005 专家共识提出同样的建议。

2. 娱乐性运动

2004 年 AHA 关于遗传性心脏病娱乐性运动建议的科学声明推荐，ARVC 患者应避免多数高强度和中等强度非竞技性运动，包括篮球、冰球、短跑和乒乓球。对于有晕厥病史或晕厥前兆的个体做下列运动时应考虑到与晕厥或晕厥前兆相关的风险包括举重、骑马、摩托车、速降滑雪或一些水上运动如潜水等。可参加大多数低强度娱乐性运动，包括高尔夫、滑雪和举重（使用举重器械）等。

四、马方综合征

马方综合征导致心脏性猝死的主要原因为主动脉夹层，而不是恶性心律失常。

1. 有关竞技性运动

2005 年第 36 届贝塞斯达会议关于心血管结构异常的个体竞技性运动建议推荐，如果没有同时合并下列疾病：主动脉根部扩张（成人≥40mm；未成年人根据体表面积平均值超过 2 个标准差）、中重度二尖瓣反流、主动脉夹层或心脏性猝死家族史的患有马方综合征的运动员可以参加低-中等强度静力或低强度动力性竞技性运动。建议每 6 个月查超声心动图测量主动脉根部内径，密切观察主动脉扩张情况。

明确有主动脉根部扩张、既往进行主动脉根部重建、慢性主动脉或其他动脉夹层、中重度二尖瓣反流或主动脉夹层、心脏性猝死家族史的的患者除低强度竞技性运动外，应避免运动。马方综合征、家族性主动脉瘤或夹层、先天性主动脉瓣二瓣畸形伴升主动脉扩张的运动员应避免进行有潜在身体碰撞危险的运动。

2. 有关娱乐性运动

2004 年 AHA 关于遗传性心脏病娱乐性运动建议的科学声明推荐，有马方综合征的患者不应参加大多数高强度非竞技性运动，包括足球、冰球、短跑和乒乓球等。由于静力性运动增加室壁张力，所有类型的举重训练均应避免。一些中等强度或多数低强度娱乐性运动是安全的，包括骑静止自行车、步行、羽毛球、蝶泳、打高尔夫球、滑冰等。

五、心肌炎

心肌炎占竞技性运动员心脏性猝死的 6%~7%。心肌炎的诊断主要通过心力衰竭的临床症状、心电图（除极异常）和（或）局部或弥漫性室壁运动异常等表现。心脏性猝死的风险与心功能不全的程度成正比。

有关竞技性运动，2005 年第 36 届贝塞斯达会议关于心血管结构异常的个体竞技性运动建议推荐，对于高度可能或明确诊断心肌炎的患者应避免所有竞技性运动项目 6 个月。6 个月后，如患者左心室功能、室壁运动、心脏内径均正常［根据动静态心脏超声和（或）核素心肌显像］，Holter 或运动试验无频发或多形性室性心律失常或室上性心律失常，炎症指标或心衰标志物正常，12 导联心电图正常，可以回到竞技性训练状态。小的心电图异常如 ST-T 变化并不是竞技性运动的禁忌证，但需要随访一段时间。

六、二尖瓣脱垂

二尖瓣脱垂（MVP）、心律失常和运动性猝死的关系尚存在争议，单纯 MVP 无二尖瓣反流或进展性二尖瓣病变，发生运动性猝死的风险每年大约为 20/10 万，但同时有二尖瓣反流或进展性二尖瓣病变的患者发生运动性猝死的风险明显增加，每年为 0.9%~1.0%。

有关竞技性运动，2005 年第 36 届贝塞斯达会议关于心血管结构异常的个体竞技性运动建议推荐：二尖瓣脱垂的个体可以参加所有竞技性运动和高动力性训练。但以下情况，运动应该限制在低强度运动，包括：明确的心律失常导致的晕厥病史、MVP 和 SCD 家族史、明确的与运动相关的室上性或复杂性心律失常、中到重度二尖瓣反流、既往血栓栓塞事件、电生理异常（如长 QT 综合征）等。对于二尖瓣脱垂伴明显瓣膜异常的个体，由于静力性运动增加全身血管阻力，有潜在的导致二尖瓣反流加重或黏液瘤破裂的风险，应避免静力性运动。

七、先天性心脏病

先天性心脏病占运动性猝死的 0.2%。对于先天性心脏病患者参加运动的建议主要取决于解剖结构异常的特点，下列情况下应限制运动：明显的肺动脉高压、动脉氧饱和度<80%、症状性心律失常、失代偿性心功能不全。

八、长 QT 综合征

长 QT 综合征（LQTS）的发生与很多离子通道变异有关系，在一部分 LQTS 亚型中运动增加 SCD 风险，90% 的 LQTS 相关心脏性猝死病例见于 LQTS 1、LQTS 2、LQTS 3，最常见为 LQTS1（与 LQTS1 相比，LQTS2 和 LQTS3 分别为 62% 和 13%）。

对于长 QT 综合征患者的运动建议如下。

（1）有关竞技性运动，2005 年第 36 届贝塞斯达会议关于心血管结构异常的个体竞技性运动建议推荐：

1）有 SCD 家族史或怀疑 LQTS 触发的晕厥，应该限制在低强度竞技性运动。

2）无症状但 QTc 延长（男性≥470ms，女性≥480ms），应该限制在低强度竞技性运动。

3）无症状但遗传学检查证实为 LQTS3，应限制在低强度竞技性运动。

（2）对于娱乐性运动，2004 年 AHA 关于遗传性心脏病娱乐性运动建议的科学声明推荐，LQTS 患者应避免大多数高强度非竞技性运动，包括打篮球、打冰球、短跑和打乒乓球等。此外，对于有晕厥病史或晕厥前兆的个体做下列运动时应考虑到与晕厥或晕厥前兆相关的风险（包括举重、骑马、骑摩托车、速降滑雪）或一些水上运动（如潜水）。

推荐中等强度或多数低强度娱乐性运动，包括骑静止自行车、步行、打羽毛球、打高尔夫球、滑冰、举重（举重训练器械）等。有文献报道，LQT1 发生 SCD 与游泳或潜水相关，因此除非已明确非 LQT1 基因型，LQT1 患者应避免所有游泳运动。

九、Brugada 综合征

由于 Brugada 综合征发生猝死多见于夜间和睡眠中，目前尚没有文献证实运动与 Brugada 综合征的心脏性猝死有关，但是由于运动可导致体温升高和副交感神经活动增加，二者均可能触发 Brugada 综合征患者发生恶性室性心律失常，故建议 Brugada 综合征患者参加低强度竞技性运动。

对于娱乐性运动项目，2004 年 AHA 关于遗传性心脏病娱乐性运动建议的科学声明推荐，Brugada 综合征患者不应参加大多数高强度非竞技性运动，包括足球、冰球、短跑和单人乒乓球等。对于有晕厥病史或晕厥前兆的个体做下列运动时应考虑到与晕厥或晕厥前兆相关的风险（包括举重、骑马、骑摩托车、速降滑雪）或一些水上运动（如潜水）等。推荐中等强度和低强度娱乐运动，包括骑车、打双人乒乓球、游泳、打高尔夫球、滑冰）。

十、儿茶酚胺敏感性多形性室性心动过速

儿茶酚胺敏感性多形性室性心动过速（CPVT）常无结构性心脏病或已知的临床综合征。多从儿童或青少年时期开始发病，常有青少年猝死家族史或应激诱发晕厥的家族史。患者表现为情绪或运动应激时诱发威胁生命的 VT 或 VF，晕厥通常为第一表现。同 LQTS1 一样，游泳可以诱导其发生心律失常事件。

2005 年第 36 届贝塞斯达会议关于心血管结构异常的个体竞技性运动建议推荐，除非植入 ICD，有症状的患者预后很差，这些患者应避免所有竞技性运动。对于既往无症状，但存在运动时诱发的室性心动过速或异丙肾上腺素诱发的室性心动过速，应限制所有竞技性运动。

对于娱乐性运动，2004 年 AHA 关于遗传性心脏病娱乐性运动建议的科学声明，CPVT 患者应避免所有形式的剧烈体力活动。

第三篇

预防与预警平台构建

第十五章　心肺运动试验对运动性心律失常与猝死的预测作用

第一节　心肺运动试验概述

一、心肺运动试验基本概念

体力活动时要求机体生理调控机制间相互作用，从而使心血管和呼吸系统间维持协调以发挥它们共同的功能，即满足肌肉收缩时细胞呼吸耗氧量（Q_{O_2}）和二氧化碳产量（Q_{CO_2}）的增加。因此在运动期间心血管以及呼吸两大系统均处于应激状态，以满足肌肉运动时需氧的增加并排出生成的二氧化碳。因此，研究运动时的外呼吸状态可反映器官系统的功能状况，从而将外呼吸与细胞呼吸相耦联。

心肺运动试验（cardiopulmonary exercise test，CPET）是从静息状态到运动负荷下监测全导联心电图和血压变化（曾被误称为心脏运动试验），同时监测肺通气指标、摄氧量和二氧化碳排出量等代谢指标（曾被误称为肺脏运动试验），后者主要以外呼吸反映细胞呼吸功能的变化。美国心脏协会（AHA）有"心肺运动之父"之称的 Wasserman 教授早在 20 世纪 60 年代就已明确指出：单独给心脏或肺脏增加负荷是不可能的，所有的运动均需心肺的协调以及周围循环与肺循环的协调作用，来完成生存和工作所需的气体交换。CPET 强调运动时心肺功能的相互作用和气体交换作用，即外呼吸和细胞呼吸耦联。CPET 是综合心与肺及其调控，以及肌肉群代谢在人体内的相互联系，特别强调心肺代谢功能客观定量的一体化联合测定，是目前唯一能够一次试验全面评估人体整体多系统功能的临床检测技术。作为一种无创伤、客观、定量、连续、可重复多次的临床检测方法，CPET 主要应用范围包括运动耐受和不耐受的评价、心血管疾病（如心力衰竭、冠心病、心脏康复等）和呼吸系统疾病（如慢性阻塞性肺疾病、间质性肺疾病、肺血管疾病、囊肿性纤维化、运动诱发的支气管痉挛和呼吸病康复等）患者的评估，以及一些特殊的临床应用，如术前风险评估、运动康复和运动处方。

呼吸和心血管系统的基本功能是维持细胞呼吸，单独给心或肺增加负荷是不可能的，机体活动时要求生理调控机制间相互配合，从而使心血管和呼吸系统维持协调以发挥其功能，因此在运动时心血管及呼吸两大系统均处于应激状态，以满足机体肌肉运动时需氧量及二氧化碳生成的增加。所以，研究运动时的外呼吸状态可以反映体内各器官系统的功能状况，从而对外呼吸与细胞呼吸不同水平的功能状况进行分析评价。人体组织器官大都有很大的功能储备，轻度或早期的功能障碍和调节异常在静息状态下不易被一般检查所发现。当机体剧烈运动时，各组织器官的血液重新分布，此时血流主要分布于运动肌群以保证其运动时血液供应和能量代谢的需要，同时运动可使气体运输加速、气体交换加快和骨骼肌的利用氧能力增强，因此运动负荷试验可以从运动终止原因、运动过程反映出的模式特征以及连续监测的心电图、血压等众多指标中检测出静息时所不能发现的器官功能状态（图 15-1）。

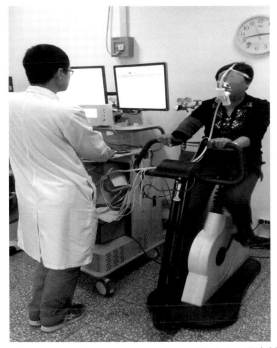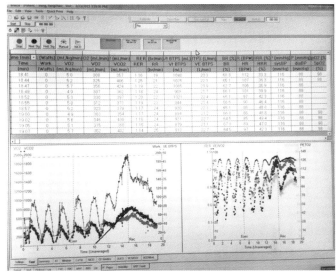

图 15-1　国内某医院心肺运动检查室及数据采集

二、心肺运动试验生理基础

如图 15-2 所示，肺呼吸功能与细胞呼吸功能通过循环而相互耦联。循环过程以满足细胞对氧的需求的速率增加而增加，心排血量随着氧需求的增加成正比增加。稳态时，正常个体的氧耗量每增加 1L，肌肉的血流量则需增加 5~6L，因为血红蛋白浓度为 150g/L 时，每 5L 动脉血大约含 1L 氧，正常的稳态

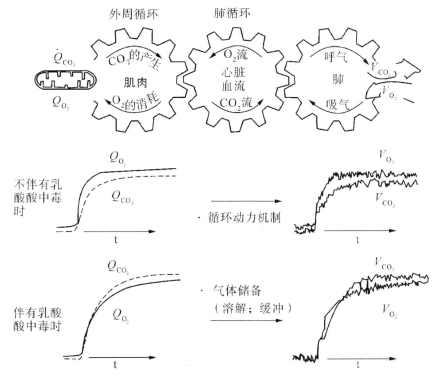

图 15-2　恒定运动时外呼吸和内呼吸耦联

血流必须超过这一血流速度以满足能量需求。O_2 并不能从肌肉的血流中完全地释放出，因为在终末毛细血管与肌细胞间必须维持一定的梯度以利 O_2 的弥散。若 V_{O_2} 不能适当地随 Q_{O_2} 而增加，比如在一些心血管系统疾病时，则会以一个较缓慢的进程而产生乳酸性酸中毒。

图 15-2 下方显示持续 6min 恒定功率运动时的呼吸资料（伴有和不伴有乳酸酸中毒时）。影响内呼吸和外呼吸关系的因素则显示在图的正中：运动开始时，由于心率和每搏心输出量的立即增加，引起肺血流量迅速增多，结果使 V_{O_2} 和 V_{CO_2} 出现一个常规的梯度上升。经过约 15s 的延迟，当运动开始后产生的静脉血回流至肺部，即使 V_{CO_2} 的增加远远慢于 V_{O_2}，V_{O_2} 和 V_{CO_2} 增加均更为明显。对于未形成乳酸性酸中毒即可完成的运动，V_{CO_2} 的增加慢于 V_{O_2} 可通过那些储备了一些代谢性 CO_2 的组织中发生的化学反应来解释。在未产生乳酸性中毒的功率状态下，3min 后 V_{O_2} 未能达到稳态，并且在机体完全衰竭之 V_{O_2} 均不能达到稳态。而与此相反，V_{CO_2} 动力学则无明显改变，经过开始几分钟的高强度运动后 V_{CO_2} 超过了 V_{O_2} 的水平。

通过测量外呼吸可推断运动时由有氧和无氧方式再生 ATP 的比率。例如气体交换的动力学过程因完成的运动是否超过无氧阈值 AT 而具有不同的表现形式。完成的运动低于 AT 时（此时无乳酸酸中毒形成），肌肉的氧供应量足以满足 ATP 以有氧方式再生，V_{O_2} 和 V_{CO_2} 的动力学表现如图 15-2。相应，若氧供不能满足总的需氧量，则可能形成乳酸酸中毒，V_{O_2} 和 V_{CO_2} 的动力学表现如图。在前一种状态下，运动是以一种稳态的形式完成，此时 $V_{O_2}=Q_{O_2}$。而后一种状态下，若心肺系统不能运送足够的氧以满足细胞对氧的需求，则 V_{O_2} 不能达到稳态，完成这类运动则会形成乳酸酸中毒。因此，V_{CO_2} 的增加则会因碳酸氢钠缓冲乳酸时释放出 CO_2 而超过 V_{O_2}。

适应耐力运动的个体相比于适应较差的个体，在其运动功率超过后者时通常并不出现乳酸酸中毒。与运动适应较差的个体相比，前者 V_{O_2} 的动力学变化更迅速。循环障碍的患者即使在较低的功率状态下，其 V_{O_2} 动力学较低。因此，机体从静息状态向运动状态（即存在氧不足时）转变期间，稳态 V_{O_2} 需求与实际 V_{O_2} 间的差异将依据个体对有氧运动的适应能力不同而不同。

（引用自心肺运动试验的原理及其解读：病理生理及临床应用［M］. 科学出版社，2008.）

三、心肺运动实验主要指标

CPET 的检测指标丰富且全面，可分别对机体在运动耐力、心脏功能、肺通气和气体交换功能等方面的功能状况进行评价，现择其常用指标简述如下（图 15-3）。

（一）最大摄氧量

1923 年 Hill 提出了最大摄氧量（maximal oxygen uptake，V_{O_2max}）的概念，目前已被公认为是最科学、最精确地反映心肺功能的重要指标。它是指人体在进行有大肌肉群参加的力竭性运动过程中，当氧运输系统各个环节的储备都已被动员而达到本人最高水平时，人体在单位时间内所能摄取的最大氧量，通常以 L/min 或 mL/（min/kg）表示。CPET 在负荷递增到一定时刻，V_{O_2} 会出现一个平台，不再随负荷的增加而提高，此时的 V_{O_2}，即称为 V_{O_2max}，反映了人体最大有氧代谢和心肺储备能力，是评价有氧运动能力的金标准。V_{O_2} 的正常值应占其预计值的 84% 以上，且图形上出现平台，然而受试者往往在平台出现之前就终止运动，因此临床上更常用运动中 V_{O_2} 达到的最高点即 V_{O_2} 峰值来代替 V_{O_2max}。通常情况下机体供氧与需氧平衡，摄氧量即为 V_{O_2}，因此 V_{O_2} 可以通过心输出量×动静脉血氧含量差或每分通气量×吸入气与呼出气氧浓度之差计算得出。V_{O_2} 峰值的大小随受试者的年龄、性别、身高、体重指数（BMI）以及日常活动水平的不同而有较大的个体差异。其大小也与运动方案有关，参与运动肌群数量越多的运动形式其数值越大，一般平板运动比踏车运动所测的 V_{O_2} 高 5%～11%。所以临床上 V_{O_2} 一般采用实测值与预计值的比值来表示。

（二）无氧阈

无氧阈（anaerobic threshold，AT）定义为运动中有氧代谢还不需要无氧代谢补充供能时的 V_{O_2}，即

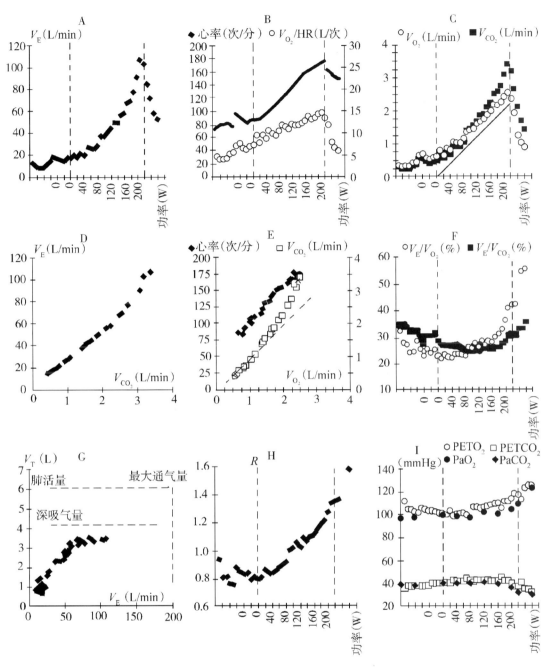

图 15-3　心肺运动实验检测指标实例

［九图曲线阵列图，可用于检测运动时心血管、肺通气反应、通气血流匹配程度及代谢反应。研究对象为一位 55 岁的男性患者，图中显示的反应都正常。C 的对角线表示 V_{O_2} 随功率正常上升曲线的斜率 ［10mL/（min·W）］。V_E，每分通气量；功率（W），输出功率单位；V_{O_2}/HR，氧脉搏；R，呼吸交换率（V_{CO_2}/V_{O_2}）；PETO$_2$，潮气末 PO$_2$；PETCO$_2$，潮气末 PCO$_2$；PaO$_2$，动脉血 PO$_2$；PaCO$_2$，动脉血 PCO$_2$。］（引用自心肺运动试验的原理及其解读：病理生理及临床应用［M］．科学出版社，2008.）

尚未发生乳酸性酸中毒时的最高 V_{O_2}。AT 的正常值应该在 V_{O_2max} 的 40% 以上。临床上确定 AT 点常用 3 种方法：一是乳酸法，运动中持续监测受试者桡动脉血的血气，出现乳酸性酸中毒时即是，但由于是有创性检查，使其在临床应用中受到一定限制；二是 V-slope 法，其测定原理是当出现乳酸性酸中毒时，相对于 V_{O_2} 而言 V_{CO_2} 增加加速，在 V_{CO_2}-V_{O_2} 关系曲线上当线性部分的斜率>1.0 时的拐点处即是，此法不依赖机体的肺通气反应，且对无规律的呼吸不敏感，甚至可用于对乳酸性酸中毒不能做出呼吸代偿反应的 COPD 等患者的 AT 测定，临床应用较多；三是通气当量法，氧当量开始增加而二氧化碳当量没有相应增加时即是。AT 反映组织摄氧较 V_{O_2max} 更敏感，且不受功率增长速度及代谢底物的影响，受患者努力程度的影响也较小，所以不仅能用于运动耐力下降的诊断与鉴别诊断，还可用于治疗前后的心肺功能、运动耐力的评价以及康复训练的效果评价。人体可较长时间地耐受 AT 以下的运动负荷而无不良影响，这是建立康复训练运动处方的主要依据。

（三）二氧化碳通气当量

V_E/V_{CO_2} 表示的是每排出 1LCO₂ 与所需要的通气量 （V_E） 之间的关系，反映的是肺通气血流比值状况，称为二氧化碳通气当量 （ventilatory equivalent for CO₂，EQCO₂）。无效气体交换导致需要增加肺通气以排除体内生成的 CO_2，故 V_E/V_{CO_2} 增高则提示存在通气血流比值不匹配或有右向左分流。如 COPD、限制性肺疾病、肺血管疾病及心力衰竭患者通气血流比值通常失调，其 V_E/V_{CO_2} 一般较高。与不受呼吸限制的通气血流比值失衡患者相比，重度 COPD 患者由于呼出气气流受限，常不能观察到其对代谢性酸中毒做出通气加强或 V_E/V_{CO_2} 比值增加的反应。

（四）氧脉搏

V_{O_2} 与心率 （HR） 的比值即氧脉搏 （oxygen pulse），是指每一次心搏时摄取的氧量，相当于每搏心输出量与动脉-混合静脉血氧含量差的乘积。贫血、碳氧血红蛋白升高、严重低氧血症、肺血氧合能力降低及右向左分流均可导致动脉氧含量下降，氧脉搏也随之下降。心功能减退所致每搏心输出量降低也可致氧脉搏下降。运动中随着功率的增加，动脉-混合静脉血氧含量差逐渐增加，因而氧脉搏也逐渐增加。心力衰竭患者氧脉搏较健康人低平，且运动终止时可增加，可能与运动结束后血压下降、左心室后负荷突然降低、每搏心输出量增加有关。氧脉搏受多种因素影响，临床上对其解读时应该注意 β 受体阻滞剂等影响心率的药物对它的影响。

（五）呼吸储备

一般用最大自主通气量 （MVV） 与最大分钟通气量 （$V_{E\,max}$） 的差值来表示呼吸储备 （breath reserve，BR）。公式为 BR ＝ MVV－$V_{E\,max}$ 或 （MVV－$V_{E\,max}$） /MVV （%）。健康人的 BR 值至少应>11 L/min，或为 MVV 的 10%~40%。BR 反映极量运动时的呼吸储备能力，BR 降低是肺通气受限患者的特征性表现，如限制性肺疾病或 COPD 等常导致 BR 降低，而心血管或其他疾病限制运动时 BR 可升高。

第二节　心肺运动试验临床意义与指导运动安全性

一、心肺运动试验临床意义

（一）运动耐力下降疾病的鉴别诊断

引起运动耐力下降的原因很多，外呼吸到内呼吸各个环节存在异常均会导致运动耐力下降，其病理生理机制往往使临床医师感到困扰。CPET 中各个环节所致的运动耐力下降其气体交换反应不同，从而有助于临床医师根据其气体交换模式判断临床诊断的正确性。所以当一些常规的检查结果不能很好地解释患者的运动耐力下降时，可以给患者做 CPET 检查，为临床诊断及鉴别诊断提供重要线索。Wasserman 等根据心肺耦联机制将运动耐受下降的原因大体分为 3 类，分别是肺通气换气功能障碍、循环功能障碍和组织摄氧或利用氧障碍，利用 CPET 的相关指标如 V_{O_2max}、AT、EQCO₂、氧脉搏、BR、心率储备等可以将它们鉴别。另外，CPET 对于某些疾病来说还是独特的诊断工具，这些疾病不易从其他检测手段中诊断，但可在运动时气体交换异常反应中得到提示，如没有明显肺动脉高压的肺血管闭塞性疾病、精神性呼吸困难、引起肌肉生物能作用损伤的肌肉疾病等。

（二）在心血管疾病中的应用

与左心室射血分数、纽约心脏协会（NYHA）分级和血清标志物等相比，CPET 可以更客观全面地评价心脏病患者的功能状态，从而在心脏病严重程度分级、心脏移植适应证选择、心脏病预后等方面都有很大的应用价值。Weber 和 Janicki 基于 V_{O_2max} 和 AT 建立了 A～D 的心脏病严重程度分级系统，较 NYHA 分级系统主要依靠患者主观症状来进行心脏病严重程度分级更加客观。1993 年 Bethesda 心脏移植研讨会就已将 V_{O_2max} 作为心脏移植适应证的重要指标，认为 V_{O_2max} <10 mL/（min·kg）是心脏移植的主要适应证之一。CPET 也广泛应用于心力衰竭患者的预后评估，国际上大量的前瞻性研究显示，即使心力衰竭患者静息射血分数很低，但如果患者的症状稳定且有相对高的 V_{O_2max} 则预后较好。由于当患者用力不足或检测人员过早终止试验时，V_{O_2max} 可能会被低估，所以近年来次极量运动参数如 AT、V_E/V_{O_2max} -slope 等更多地被应用于心力衰竭患者的预后评估。

（三）术前风险评估

目前手术仍是一些疾病的最佳治疗手段，但围手术期的并发症增加了患者的手术风险，特别是对于一些胸腹部的大手术和高龄患者的手术，所以术前准确全面的风险评估就显得尤为重要。传统的术前评估包括动脉血气分析、常规肺功能、弥散功能、放射性同位素扫描等，并不能完全地确定所有高危患者，最重要的是，这些检查可能会漏掉有明显心血管疾病的患者。另一方面，一些高龄或肺功能差的患者，根据传统术前评估方法认为是禁忌手术，CPET 则可能从中筛选出可以耐受手术者。2007 年 ACCP 指南推荐根据 V_{O_2max}/W（体重）对拟行标准肺切除术的肺癌患者进行手术风险分级，认为 V_{O_2max}/W 值为 15～20mL/（min·kg）的患者一般能耐受手术，病死率和心肺并发症发生率较低，V_{O_2max}/W 值为 10～15mL/（min·kg）的患者围手术期心肺并发症增多，而 V_{O_2max}/W 值 <10mL/（min·kg）的患者术后死亡和心肺并发症风险非常高，建议对这类肺癌患者进行非标准手术或采取非手术治疗方法。然而由于没有考虑到年龄和身高等因素的影响，临床应用时应该注意。近年来，一些其他 CPET 指标如 V_E/V_{CO_2}、氧脉搏等也被认为是预测术后风险的良好指标，但预测手术风险的最佳指标和可耐受手术的最低临界值等还需要进一步的深入研究和探索。

（四）对 COPD 的严重程度及预后评估

COPD 的严重程度评价多采用 FEV1 占预计值的百分比、DLCO 等指标，但是这些常规肺功能指标仅仅反映的是 COPD 患者静息状态下的通气或换气状况，远不能反映患者在日常生活中的运动受限和劳力性呼吸困难情况，而且 COPD 本身就是一种全身性多系统的疾病，所以也需要一种可以全面评估全身身体状况的检测方法。美国医学会目前对评价 COPD 患者的肺损伤严重程度中添加了 V_{O_2max} 作为补充，并根据 V_{O_2max}/W 范围在 >25、22～25、18～21、15～17、<15mL/（min·kg）。由轻至重来评价疾病的严重程度，强调如 <15mL/（min·kg）则为重度心肺功能障碍。CPET 也可用于 COPD 患者的预后评估，特别是 V_{O_2max}、V_E/V_{CO_2} 等指标是预测 COPD 患者早期死亡的最有意义的指标。

（五）在心脏康复中的应用

运动锻炼无论是对正常人还是心血管病和呼吸病患者都有益。2013 年 ACC/AHA 发布的指南指出，运动锻炼可安全有效地改善慢性心力衰竭患者功能状态（Ⅰ级推荐，A 级证据），心脏康复显著改善慢性心力衰竭患者的运动能力、运动时间和生活质量，显著降低死亡率（Ⅱa 级推荐，B 级证据）。运动康复训练方案即运动处方是康复锻炼最重要的组成部分，是心血管病药物、手术、器械仪器和心理精神等治疗的有效补充。CPET 是评价运动训练与康复效果关系的唯一客观定量检查手段，可揭示患者或正常人由运动刺激所引起的生理变化，能有效测定运动强度，指导心脏病患者运动处方制定，可避免运动过量而造成的不良反应。无氧阈值以上的运动训练可增加肌肉和线粒体数量，增加对儿茶酚胺类物质的敏感性，降低心脏负荷，降低乳酸生成，改善通气需求，但无氧阈值以下的运动常不能达到理想康复目标。Itoh 和 Kato 在瓣膜心脏病和冠状动脉手术后患者中选用无氧阈值水平的负荷，而非美国运动医学学院建议的 40%～85% 静息—最大心率，主要是由于患者多数使用 β 受体阻滞剂。Dubach 等对心肌梗死后

36d 的患者进行大约无氧阈值水平的自行车负荷和走路运动，2 个月后最大耗氧量分别提高 39% 和 26%，而对照组没有明显变化。Belardinelh 等发现，运动康复对扩张型心肌病患者可通过改善左心室舒张缺陷而提高无氧阈值和最大耗氧量。Sakuragi 等研究大面积心肌梗死后心脏康复增进运动能力的强度和机制，发现康复后运动能力改善是由于逆转生理去适应作用和改善慢性心力衰竭。Lan 等让冠心病介入治疗术后患者在无氧阈值水平运动训练 6 周至 3 个月，无再狭窄的患者从 6 周时开始，最大氧耗量、氧脉搏和运动功率显著改善。Karila 等发现，先天性心脏病患者根据预测的最大耗氧量制订的个体化运动方案优于根据患者能力制订的运动负荷方案；特别是当没有出现氧耗量平台时，患者力竭的症状及最大心率是评价最大运动量的最好标准。

（六）其他方面

CPET 还可用于疗效评估、估算心输出量、劳动能力丧失评估及运动员分级等，而且通过 CPET 可以协助诊断运动性哮喘，并为运动性哮喘患者提供最佳的运动处方。CPET 日益广泛的应用证实了其在医学上的重要性已经被逐渐认识，由于其在简化疾病诊断程序、疗效及预后评估、运动处方制定及术前风险评估等方面的重要及独特的价值，且价格相对低廉，CPET 必将愈发广泛地应用于临床。

二、心肺运动实验指导运动安全性

众所周知，运动有益于健康，运动与一般日常的活动比较，机体尤其是肌肉组织的能量合成及代谢明显加快，表现为氧需求增加，同时二氧化碳产生增加，于是机体通过多个紧密联系的环节来实现运动：①肺的潮气量和呼吸频率增加，以吸进更多的 O_2，排出体内多余的 CO_2；②心脏的每搏输出量和心率增加，以输送更多的 O_2 和输出多余的 CO_2；③肌肉血管扩张等。同时机体内环境也发生一定程度的变化，如交感神经兴奋、血液中的儿茶酚胺水平增高、电解质变化等。因此，运动较静息有更高的风险，尤其是对于已知或未知的慢性心肺疾病患者更是如此，但有什么风险、多高强度的运动量会有风险等问题均需我们预知，以便尽早干预以避免意外事件发生，并制定合适的运动量进行训练。CPET 是通过监测机体在运动状态下的 V_{O_2}、V_{CO_2}、AT、氧脉搏、每分钟通气量等来评价心肺等脏器对运动的反应性。

运动性猝死是指在运动中或运动后 24h 内的非创伤性意外死亡，我国屡见报道，意大利报道每年运动员猝死的发生率为 2.3/10 万，主要原因是心血管疾病，美国的发病率稍低。CPET 也是需要运动，与运动员比赛不同的是 CPET 的对象大多数是有慢性疾病或活动后胸闷的受试者，在运动的同时，进行心电图、血氧、血压等监测。徐秋芬等观察的病例中，运动中有 16 例出现明显的心律失常，为频发房早或偶发室性早搏，但患者并无不适；有 26 例血氧饱和度较运动前下降超过 4%，其中有 14 例血氧饱和度降至 88%，一例为肺部占位性病变需手术治疗，血氧饱和度由运动前的 95% 下降至 80%，并无胸闷等症状，即刻血气分析 PO_2 只有 42mmHg；2 例血压上升，收缩压高于 220mmHg，也无头晕、头痛感；1 例血压下降，收缩压下降大于 20mmHg；ST-T 改变者 10 例，其中 1 例为冠状动脉粥样硬化性心脏病、准备搭桥术的患者，运动中 ST 段出现明显压低时尚无心前区疼痛。因此，运动中应密切观察监测指标及频繁询问受试者主观感觉，但如果过分相信受试者的主观感觉，就会怀疑监测指标的准确性，如指套松动、监测同侧的上肢测量血压时等都会使血氧饱和度下降，但此时患者并无胸闷等不适。如不能及时辨别出确实存在的危险信号，继续运动可能就会加重缺氧而导致心脑血管意外，造成无法挽回的严重后果。

CPET 的病死率是（2~5）/10 万例次，虽然安全性很高，但也需要我们在操作过程中密切观察受试者的危险信号，如心率上限、心律失常、血压变化、血氧饱和度和受试者的主观感觉。有些异常并不是终止运动的征象，如偶发房早、收缩压升高（<240mmHg），但有些征象需要立即终止运动，以避免不良事件发生。终止运动的指征包括：心肌缺血导致的胸痛，Ⅱ或Ⅲ度房室传导阻滞，收缩压下降>20mmHg，高血压，收缩压>250mmHg，舒张压>120mmHg，严重低氧：（SaO_2<80%），突发面色苍白、眩晕、呼吸困难等。

此外，针对运动员训练时，在考虑到恢复动力学，肌肉或血液乳酸水平可能有利于以后间歇策略的选择。一个短期内尽最大努力的短跑者的峰值和平均力量参数，可以提供更多信息。例如，如果运动员训练使得这些指标有所提高但在在实际比赛时没有，这就意味运动员的技术应该是值得关注的焦点。在马拉松或更长时间的运动中，肝糖原的无氧酵解和随之引起的乳酸产物的增加对运动是有害的。因此，通过适当的测定或评价方法得到的对运动员在 AT 时的速度的认识，既适用于优化实际比赛的速度，又可为训练策略提供参考范围。这策略可以一定程度引起乳酸血症时的速度增加，也就是说，已经达到某一个目标的运动员瞄准这样一个训练效果，提高 AT 阈值，由此可以达到潜在的最佳运动速度。在中距离的运动中，人们对运动员的有氧功能全貌的认识或许更重要。虽然肌糖原的耗竭可在短至 10 000m 跑的事件中引起疲劳，这些运动的疲劳很可能是局限于肌肉内和大脑内代谢物无限制增加的结果，速度的增加使它们在运动终点时达到最大极值。在运动负荷的高限，V_{O_2} 和乳酸都保持高而且持续的水平，这个限度被证实是运动员的临界力量。平均来说，在健康的青年人，AT 点和峰值 V_{O_2} 点之间差值可以接近50%，而乳酸水平则可相差 4~5mmol/L。这些水平因人而异，因此，对给定的个体采用特定的水平而不是依靠一组平均值去指导训练是非常重要的。这些框架将用来确定训练强度对目标来说是否足够大并用来监测训练提高的效果。

　　总之，当有潜在心肺功能不全的患者或"正常人"进行运动时，危险可能随时降临，但在运动之前做一个 CPET 就能知道危险是什么以及在多大的运动强度下出现危险，以便采取对策。

第十六章 植入型心律转复除颤器对运动性心律失常与猝死的预防

第一节 植入型心律转复除颤器发展历程及适应证

一、植入型心律转复除颤器与猝死预防

运动猝死是指与运动有关猝死的简称，是指有症状或无症状的运动员或体育锻炼者在运动中或运动后 24h 内意外死亡。例如，喀麦隆球员维维安·福、西甲西班牙人队队长丹尼尔·哈尔克以及美国短跑名将乔伊娜、美国排球主攻手海曼、匈牙利皮划艇奥运冠军科洛尼奇等运动员发生猝死，国内外马拉松赛的猝死事件也屡见报端。关于运动猝死的原因，据统计心脏性猝死最为多见，占 80% 左右。心脏性猝死（sudden cardiac death，SCD）是由各种心脏原因引起的突然发生、进展迅速的自然死亡，死亡发生在症状出现后 1h 内。它是心血管疾病的主要死亡原因，也是威胁人类生命的一大难题。SCD 大多发生在院外，抢救成功率极低，即使在西方发达国家也仅为 5%，在中国甚至不到 1%。SCD 在不同类型运动间也存在差异，在美国，从事篮球和橄榄球的运动员 SCD 发生率最高，而在欧洲，足球运动员 SCD 的风险最大。因此对 SCD 的高危人群进行积极的预防，对于降低 SCD 的发生率与病死率具有重要的意义。

我国大众健身运动猝死人群中，男性明显高于女性。运动猝死发生的高峰年龄以 10~35 岁的报道为多见。运动员 SCD 发病原因与年龄相关，年龄大于 35 岁运动员中，80% 的 SCD 是由动脉粥样硬化造成的。而小于 35 岁发生 SCD 的运动员中，遗传和其他获得性心血管异常占主要因素，其中包括肥厚型心肌病（HCM）、致心律失常性右心室心肌病（ARVC）在内的心肌病是首要原因。而绝大多数猝死的患者是由于突发的室性心动过速和心室颤动所导致，而这些室性心律失常在发生之前往往没有征兆。突然出现的室性心动过速，如果没有治疗的话很快就会演变成致命的心律失常——心室颤动，引起心脏无序蠕动导致心搏骤停，心输出量降为零，几秒钟内患者就会失去知觉，如果不及时救治将很快死亡。

已有充分证据表明预防 SCD 最有效的措施为应用植入型心律转复除颤器（implantable cardioverter defibrillator，ICD）。ICD 具有自动识别心动过速的功能，一旦发生室性心动过速、心室颤动，机器能够自动识别，同时可以自动将这种异常的心动过速进行转复治疗：室性心动过速则给予抗心动过速起搏治疗，无效时进行电击治疗；一旦出现心室颤动，则自动给予直接的电击治疗；当心动过缓的时候，也可以自动发放起搏脉冲治疗心动过缓。ICD 可以自动存储上述诊断和治疗信息。中华医学会心电生理和起搏分会（CSPE）根据美国心脏病学会（ACC）/美国心脏协会（AHA）1998 年的器械治疗指南，并结合中国国情，于 2002 年发布了第一个国内的 ICD 适应证指南，随后进行了多次更新，2014 年对指南进行的更新发表在了《中华心律失常学杂志》上。

二、植入型心律转复除颤器发展历程

20 世纪 60 年代后期，美国 Mirowski 医生最先提出了用植入型除颤器转复心室颤动的设想，并于

1969 年在犬身上实验成功；1972 年，Mirowski 等与美国匹兹堡 Medrad 公司合作，研制了为临床应用的植入型自动除颤器（automatic implantable defibrillator，AID）。1980 年 2 月 Mirowski 和他的同事在美国约翰霍普斯金大学医院，采用开胸手术的方法植入了世界上第 1 台 AID。1985 年美国食品药品监督管理局（Food and Drug Administration，FDA）批准用于临床。1988 年经静脉除颤导线第 1 次应用于临床，避免了开胸手术；至 1988 年开发了具有程控功能的 ICD（Ventak P，美国 CPI 公司生产），为第 2 代 ICD；1989 年第 3 代 ICD 开始用于临床，它的最大特点是分层治疗（tiered therapy），即抗心动过速起搏（anti-tachycardia pacing，ATP）、低能量心律转复和高能量电除颤，减轻了患者的痛苦，同时 ICD 还具有多项参数程控功能。1995 年双腔 ICD 问世，可提供 DDD 或 DDDR 起搏，并能提高 ICD 对持续性室性快速心律失常识别的特异性，一定程度上减少了不适当识别和不适当放电。进入 21 世纪后，ICD 又取得了两个重要进展：一是随着电子设备的进步，带有远程监测功能的 ICD 进入临床，可远程、定时对 ICD 及患者进行监测，完善了患者的术后管理；二是心脏再同步治疗除颤器（CRT-D）的广泛应用，除了改善患者心功能外，同时还预防 SCD。另外，全皮下 ICD 的临床应用进一步丰富了临床选择，皮下植入除颤器最大优点在于，不需要经静脉植入除颤导线，植入手术无须在 X 光透视设备下进行，在普通外科条件下即可实施，同时也避免了经静脉植入除颤导线相关的并发症。

三、植入型心律转复除颤器适应证

（一）适应证分类标准

根据 2014 植入型心律转复除颤器治疗的中国专家共识，将植入 ICD 的适应证分为以下 3 类：

Ⅰ类适应证：根据病情，有明确证据或专家们一致认为 ICD 治疗对患者有益、有用或有效。相当于绝对适应证。

Ⅱ类适应证：根据病情，ICD 治疗给患者带来的益处和效果证据不足或专家们的意见有分歧。Ⅱ类适应证中又进一步根据证据和（或）观点的倾向性分为Ⅱa（意见有分歧但倾向于支持）和Ⅱb（支持力度较差）两个亚类，相当于相对适应证。

Ⅲ类适应证：根据病情，专家们一致认为 ICD 治疗无效，甚至某些情况下对患者有害，因此不需要、不应该植入 ICD，即非适应证。

证据级别分类：

A 级：数据来源于多个随机临床试验或荟萃分析。

B 级：数据来源于单个随机临床试验或大规模非随机研究。

C 级：专家一致意见和（或）小规模研究、回顾性研究和登记注册研究。

（二）我国患者 ICD 适应证的建议

我国应用 ICD 的历史仅 20 余年，最初每年植入不足 100 例，随着经济发展和对 SCD 预防意识的提高，ICD 植入数量不断增长。我国关于 ICD 植入适应证的第一个专家共识发布于 2002 年，主要参照了 1998 年欧美应用的 ICD 指南。CSPE 在 2002 年制定的 ICD 植入适应证的建议基础上，讨论并制定了本适应证。

ICD 对于 SCD 的预防包括一级和二级两种策略：前者指对未发生过心搏骤停或恶性室性心律失常的高危人群实施的预防性治疗；二级预防则指对已发生过心搏骤停或恶性室性心律失常的幸存者实施的治疗。

Ⅰ类适应证：①非可逆性原因导致的心室颤动或血流动力学不稳定的持续室性心动过速，引起的心搏骤停存活者；②合并自发持续室性心动过速的器质性心脏病患者；③不明原因的晕厥患者，电生理检查诱发出血流动力学不稳定的持续性室性心动过速或心室颤动；④心肌梗死 40d 以上，LVEF≤35%，心功能Ⅱ或Ⅲ级患者；⑤心功能Ⅱ或Ⅲ级，LVEF≤35% 的非缺血性心肌病患者；⑥心肌梗死 40d 以上，LVEF≤30%，且心功能Ⅰ级患者；⑦心肌梗死后非持续室性心动过速，LVEF≤40%，电生理检查诱发出心室颤动或持续室性心动过速。

ICD 植入用于心力衰竭患者猝死的一级预防需要在药物优化治疗 3~6 个月的基础上，需要重新评估心室功能再决定植入的必要性。

Ⅱa 类适应证：①不明原因晕厥患者，伴随明显左心室功能障碍和非缺血性扩张型心肌病；②心室功能正常或接近正常的持续室性心动过速患者；③伴随 1 个或以上 SCD 主要危险因子（心搏骤停史、自发性持续性室性心动过速、猝死家族史、不明原因晕厥、左心室壁厚度>130mm、异常的运动后血压反应、自发性非持续性室性心动过速）的肥厚型心肌病患者；④伴随 1 个或以上 SCD 主要危险因子（心搏骤停史、室性心动过速引起的晕厥、广泛右心室受累的证据、左心室累及、存在多形性室性心动过速和心尖室壁瘤）的致心律失常性右心室心肌病患者；⑤服用 β 受体阻滞剂期间有晕厥和（或）室性心动过速史的长 QT 综合征患者；⑥等待心脏移植的非住院患者；⑦有晕厥史的 Brugada 综合征患者；⑧没有引起心搏骤停，但有明确室性心动过速记录的 Brugada 综合征患者；⑨服用 β 受体阻滞剂期间有晕厥和（或）记录到持续室性心动过速的儿茶酚胺敏感的多形性室性心动过速患者；⑩心脏肉瘤病、巨细胞心肌炎或 Chagas 疾病。

Ⅱb 类适应证：①LVEF≤35% 且心功能 Ⅰ 级的非缺血性心肌病患者；②有 SCD 危险因素的长 QT 综合征患者；③合并严重器质性心脏病的晕厥患者，全面的有创和无创检查不能明确病因的情况下；④有猝死史的家族性心肌病患者；⑤左心室致密化不全患者。

Ⅲ 类适应证：①满足以上 Ⅰ、Ⅱa 和 Ⅱb 类适应证，但患者预期寿命短于 1 年者；②无休止室性心动过速或心室颤动患者；③存在明显的精神疾病，可能由于 ICD 植入而加重，或不能进行系统的随访者；④心功能Ⅳ级，不适合心脏移植或心脏再同步治疗（CRT）的顽固性充血性心力衰竭患者；⑤不合并器质性心脏病的不明原因晕厥患者，且无诱发的室性心律失常；⑥手术或导管消融可治疗的心室颤动或室性心动过速患者；⑦无器质性心脏病患者，由完全可逆因素（如电解质紊乱、药物或创伤）引起的室性快速性心律失常。

第二节　当前植入型心律转复除颤器临床应用的局限性与随访

一、植入型心律转复除颤器对生活质量的影响（不恰当地放电）

虽然 ICD 用于猝死预防非常有效，但是频繁放电可以降低患者生活质量，甚至造成所谓"创伤后综合征"。显著的行为异常包括焦虑、装置依赖性等。临床上需要寻找放电的原因，尤其是了解是否属于所谓不恰当放电。不恰当放电的主要原因是室上性心动过速的错误分类，常见心房颤动，但是导致 ICD 不恰当放电的其他原因，如 T 波过度感知、QRS 波群延长的双计数、电磁干扰等可能占到 4%~30%。多次 ICD 电击患者应该立即评价，确定放电原因，直接紧急治疗。

处理方式包括：使用抗心律失常药物以减少心律失常的发生和放电；精细程控，如使用心室刺激（ATP）以终止室性心动过速；排除外电极故障造成的误放电。虽然 ICD 也可能因为故障而造成误放电，但是临床实际工作中更为常见的是电极断裂。ATP 设置不合理及电磁干扰是可逆的因素，高度重视 ATP 治疗、优化药物治疗、频繁发作 VT 患者接受有效的导管消融治疗及 ICD 知识宣教均可有效降低不适当识别或治疗的发生。早期开始用抗焦虑药物短期治疗可以使患者的焦虑反应最小化。最近发表的随机试验提示，双腔装置的 ICD 最佳的程序化可降低室上性心动过速引起不恰当电击的发生率。当然，医护人员给予患者和其家属在情绪和精神方面的支持是非常必要的。

（一）ICD 植入后的心理障碍

ICD 能终止患者致命性室性心动过速和心室颤动，尽管 ICD 植入能明显提高患者的生存率，对患者的生活质量有一定改善。但植入术后由于患者对该疾病危险性认识的增加、害怕死亡的再次降临、放电除颤时的严重不适感、随时处于担心发作状态，再加上治疗费用高昂等原因，使 ICD 植入术后患者伴有不可避免的精神压力，它比常规心脏起搏器更容易产生抑郁焦虑障碍。研究表明，有高达 1/2 的 ICD 植入术后患者由于上述原因出现明显的抑郁、焦虑情绪，有 40%～63% 的患者这种消极情绪的影响可持续 1 年以上，并且患者不能自行缓解这种紧张担忧情绪，这种负性情绪严重的会导致心理障碍，不仅造成患者各种躯体不适症状，而且会增加患者原有的恶性心律失常发生，影响患者的预后及生活质量，具有临床意义。所以必须对接受 ICD 植入术的患者进行早期焦虑和抑郁的评价，其心理问题需要接受特别的关注和处理。因此，心理治疗应作为安装 ICD 患者手术前后的辅助治疗措施之一。

术者应于术前根据植入患者的不同心理反应特点，结合自己的临床经验，耐心热情、语言明确地解释疾病的起因、发展、预后情况，对其做适当的解释，使患者及其亲属均能理解治疗的意义及方法，指导患者放松情绪，可介绍同病室内安装心脏起搏器的患者与其进行交流，解除思想顾虑及紧张的情绪。对存在抑郁、焦虑、恐惧等心理的患者进行心理指导和心理治疗，必要时给予药物治疗。建立完善的患者档案和心理支持系统，健全随访制度。这些交流和措施很重要，对促进安装 ICD 患者迅速全面的康复，避免手术后心理障碍的发生，提高日后生存质量有很大帮助。焦虑与抑郁症状可采用药物治疗，心理治疗、系统松弛、焦虑控制训练等行为治疗以及认知等疗法，多数患者治疗效果良好。

（二）ICD 植入后的电风暴现象

ICD 植入后电风暴现象被定义为 24h 内反复发作 3 次或 3 次以上须经 ICD 干预治疗的室性心动过速或心室颤动。ICD 术后发生电风暴现象可使患者出现紧张、焦虑、抑郁等精神症状，并可导致患者出现心肌损伤及心功能恶化，并导致住院率及死亡率升高。ICD 术后的电风暴现象并非罕见，有报道在因二级预防植入 ICD 的患者中发生率可达 6.6%～22.2%，而一级预防的患者中发生率仅为 4%。研究发现多数患者会在初次发生电风暴后 1 年内再次发生电风暴。体表心电图上 2 个以上导联存在异常 Q 波、持续的 $V_4 \sim V_6$ 导联 ST 段抬高，以及非对称性肥厚伴心尖部运动异常被认为与电风暴相关。对于 ICD 术后发生的电风暴，应该注重分析、去除诱因并对 ICD 进行及时程控及合理的参数调整，而不仅是镇静、应用 β 受体阻滞剂及 III 类抗心律失常药物。参数调整时，对于持续性室性心动过速，抗心动过速起搏应为首选治疗方案。

（三）ICD 术后的药物治疗

ICD 虽然能终止但不能预防室性恶性心律失常发作，植入 ICD 的患者反复发生室性恶性心律失常可导致患者生活质量下降，且可导致 ICD 电池提前耗竭。因此多数植入 ICD 的患者术后都会持续应用抗心律失常药物，以尽量减少室性恶性心律失常的发作。同时，抗心律失常药物通常可使室性心动过速的频率减慢，从而使室性心动过速更容易被 ICD 的无痛性治疗方式所终止。尽管有患者因此导致室性心动过速时频率低于 ICD 设定的识别标准而使室性心动过速不能得到 ICD 的有效识别和治疗，但这种未被有效识别的室性心动过速因其频率相对较慢，血流动力学也相对稳定，通常不会导致严重的不良后果。

β 受体阻滞剂是基础治疗药物。胺碘酮通常也用于控制和预防室性恶性心律失常复发，但长期应用时 20% 的患者可出现甲状腺相关的副作用，而肺部及皮肤方面的副作用可见于 10%～17% 的患者。钙拮抗剂因可导致心力衰竭相关的死亡风险增加因而应尽量避免应用于室壁严重且弥漫肥厚的患者。很多情况下需要联合应用 β 受体阻滞剂和胺碘酮预防室性心律失常发作，联合用药仍无效的情况下则可以考虑导管消融治疗。

（四）其他局限性

尽管猝死高危风险患者可从 ICD 中受益，但 ICD 植入后的并发症和治疗问题不容忽视。术后常见的并发症包括：植入 ICD 导致的感染性心内膜炎、囊袋感染、手术切口感染、ICD 移位及重置、导线脱位、导线功能异常、导线拔除、ICD 功能障碍、心包填塞、血胸、血气胸、栓塞、上肢静脉血栓、严重的三尖瓣反流等。上述并发症常需患者延长住院时间或再住院治疗，严重者则需再次手术治疗甚至导致患者死亡。

年轻患者一生中需要多次手术置换 ICD（脉冲发生器），而且由于体型小、处于不断生长发育阶段，电极导线可能断裂或由于身体发育而拉伸，因此需要进行长期的计划。因此应尽量选择长寿型ICD，尽量减少更换次数；选择多路径植入，大多数成人ICD脉冲发生器均采用皮下埋藏，但是体型瘦小的儿童皮下埋藏则容易发生囊袋破损，可考虑胸大肌下埋藏。体重15kg以下的患者，ICD植入较困难，特别是ICD除颤电极的放置，可经心外膜植入除颤电极，并将电极围绕在心包周围；另外一种方法就是将电极通过荷包缝合植入心室壁，脉冲发生器放在腹部。

二、植入型心律转复除颤器随访

对已接受ICD治疗的患者进行定期和精心的随访是ICD治疗过程中的重要环节。通过随访可了解ICD治疗的效果，及时发现和处理手术及ICD本身可能出现的并发症及故障，了解ICD是否处于最佳工作状态，使患者得到最优治疗效益。ICD的随访与门诊起搏器随访相似，建立并维护ICD随访机构，有组织有计划地定位和跟踪ICD植入或进入随访程序的患者，并依据患者的临床情况进行个体化随访，由全面进行ICD随访培训并能解决发生的所有问题的医生来实施。

（一）随访目的

ICD随访的主要目的有4个方面：了解患者情况、评价器械状况、关注疾病变化及相关沟通。具体包括评估器械的性能和优化参数的设置、识别和校正ICD系统的异常情况、预测电池寿命并确定择期更换时机、保存患者及ICD程控参数变化的记录并建立数据库以及对患者和家属进行宣传教育。

（二）随访方式

ICD的随访方式主要有诊室随访和远程监测两种。诊室随访是目前主要的随访方式，即由专科医生和（或）从事ICD的医护技术人员在诊室进行检测的随访方式。通过程控仪询问读取ICD数据和信息，同时了解患者的病情、用药和生活工作情况，最后决定是否调整器械治疗和其他治疗。

远程监测：植入了具有在医院外进行询问评估功能的ICD患者，可以在患者家中或其他场所进行远程监测，但要求有可用的通信网络，通过电话技术发送相关数据至专门服务器。远程监测终端（家庭监测仪或通信器）可为一固定装置，通过患者家中的专用传输设备和模拟电话线与因特网连接进行传输；也可以是移动或便携式的设备，通过蜂窝技术无线连接至公共移动网络，最终传输加密数据至专门服务器。远程监测能提供及时、准确的工作数据和信息，某种程度上具有与传统的诊室询问相当的功能，已逐渐成为常规诊室随访的重要补充。此方法可以减少患者来医院就诊次数，增加随访频度，尤其适于路途遥远、交通不便的患者，减轻患者、医生和医院的负担。

近年来，远程监测在植入ICD和CRT-D的心力衰竭患者中的研究，显示了其优势。

（1）远程监测能明显缩短临床事件发生到干预时间：TRUST是一项前瞻性随机对照多中心临床研究，将1 339例患者按2∶1纳入远程监测组和常规随访组，随访15个月，结果显示远程监测系统对减轻随访负担具有积极作用，可以节约时间和资源、早期发现问题、有助于个体化随访——按需随访、减少费用和负担、给患者提供更高的保障。CONNECT研究纳入了1 997例没有持续性心房颤动的ICD或CRT-D患者，进一步验证了远程监测系统使CRT-D和ICD患者能够得到更早、更及时的临床治疗，患者相关住院时间显著减少。

（2）远程随访减少ICD不恰当放电、降低患者住院率：ECOST试验是观察ICD长期远程监测的安全性和有效性的前瞻性试验。共入选433名患者，被随机分为远程监测组（试验组）和门诊常规随访组（对照组），随访总时间24.2月，研究表明远程监测减少ICD不恰当放电及因不恰当放电导致的患者住院率，而且由于明显减少了放电次数，从而节省了电池电量。EVOLVO研究显示植入ICD或CRT-D心力衰竭患者，远程监测降低急诊/紧急门诊就诊次数，提高医疗资源的效率，改善了患者生活质量。

（3）远程随访降低心力衰竭患者死亡率：ALTITUDE研究在美国2096个中心，入选了194 006例植入ICD和CRT-D患者，其中69 556例患者植入了具远程监测功能的器械，表明ICD、CRT患者中，远程监测组生存率高。由于上述临床研究的结果，2012年EHRA/HRS关于CRT治疗的专家共识明确远程监测的应用地位，在患者随访中可以采用诊室随访和远程监测相结合。并指出CRT器械所提供的诊断功能配合远程监测，有助于早期发现和干预患者心力衰竭进展。2014 年发表在《柳叶刀》杂志上的IN-TIME 研究，再次证实了远程监测对于心力衰竭患者预后的改善。IN-TIME 研究是第一个大型、多中心、随机对照，旨在评价百多力 Home Monitoring 远程监测系统是否能够影响心力衰竭患者预后的临床研究。试验在 7 个国家的 36 家三级医疗中心开展，共入组 716 名患者。其中 664 名被随机分配入组。IN-TIME 研究结果提示在植入 ICD 和 CRT-D 的心力衰竭患者中，除外植入器械本身所具有的治疗效果，远程监测对于改善复合临床积分和全因死亡率有着显著的叠加疗效。作者分析可能有 3 个机制平行作用于改善临床后果，分别为：早期发现室性和房性快速性心律失常的发作和进展，早期发现器械的次优状态，以及由远程监测异常触发的与患者交流从而早期发现患者症状恶化或未遵从医嘱服药。

远程监测可方便患者并能及时发现问题，但有其局限性。当患者病情有变化或不稳定时，需在诊室进行常规的诊治，否则存在潜在的安全问题。而且目前远程监测尚不能远程程控及更改参数，所以此类患者仍然需要每年至少进行 1 次诊室随访。但是远程监测在 ICD 患者的诊断和治疗方面已显示了优势，对于 ICD 患者术后管理有非常积极的作用。

（三）随访频度

出院后随访通常分为 3 个阶段。①早期：植入后 4~12 周内；②中期：依据患者临床情况，每 3~6 个月应进行 1 次诊室随访或远程监测，ICD 随访通常不应超过 6 个月；③后期：当 ICD 接近择期更换指征（ERI）时，应该考虑增加诊室或远程监测次数（每次间隔 1~3 个月）；④紧急随访：在 ICD 放电后，或出现心动过速症状，以及远程监测出现红色报警需紧急随访。若怀疑导线或 ICD 功能障碍者，应提高随访频度。

（四）随访内容

ICD 随访评估内容也据患者临床情况、ICD 类型以及患者用药情况而不同。随访应包括以下内容。①病史采集：注意植入前症状是否消失、延续或再现，有无被电击感等；②体检：检查囊袋有无红肿、溃烂、感染以及脉冲发生器是否移位等；③起搏心电图记录，12 导联心电图及动态心电图记录有无持续的或间歇性起搏、感知功能异常；④X 线胸片：确定有无导线脱位、导线绝缘层破裂、导线折断、导线与脉冲发生器连接问题、心肌穿孔等；⑤程控检查：ICD 储存资料回顾、起搏感知等参数测试、ICD 系统功能状态及电池消耗情况评估。其中，最为重要的是回顾事件记录，判断 ICD 是否为正确识别和处理，并给予相应程控优化。

三、植入型心律转复除颤器程控

（一）ICD 程控建议

ICD 参数分为诊断和治疗两类。诊断参数包括基本识别标准和辅助识别标准。基本识别标准包括频率标准和持续时间标准，用于室性心动过速或心室颤动的初始识别和再识别。辅助识别标准包括突发性、稳定性及形态学标准，用于室性心动过速与室上性心动过速（SVT）的鉴别。双腔 ICD 还可通过分析 P 波与 QRS 波的关系，进行室性心动过速与 SVT 的鉴别。此外，还有专门针对 T 波过度感知、导线断裂噪声干扰检测等的特殊参数。

ICD 治疗参数分为 ATP、低能量转复及高能量除颤。ATP 有三种基本形式，即短阵快速起搏（burst）刺激、周长递减起搏（ramp）刺激以及 ramp+刺激。其中 burst 刺激和 ramp 刺激为常用形式。burst 指在同一阵起搏中，周长相等且短于心动过速周长的起搏方式。ramp 是指在同一阵起搏中，周长逐渐缩短的起搏方式。ramp+刺激方式的起搏周长设置可以分别程控，第一个起搏周长与 burst 设置类似，第二个起搏周长可程控设置为检测到室性心动过速的某个百分数，当起搏周长到达最小起搏周长时也不再进一步缩短。放电治疗可分为低能量电转复和高能量电除颤。根据测试结果，心室颤动区首次放电能量应至少高出 10J，从第 2 次开始应使用最高能量。室性心动过速区首次放电可选用较低的能量，之后的放电也应使用最高能量。放电极性是可程控的另一项参数。其出厂设置在不同的厂家有所不同。若除颤阈值（defibrillation threshold，DFT）结果较高，可尝试通过改变放电极性解决。ICD 给予治疗后进行再识别，其目的是判断心律失常事件是否继续存在以及是否需要发放下一步治疗。再识别时一般仅应用频率标准和持续时间标准，不再采用辅助识别标准，持续时间一般也要短于初始识别标准。

ICD 具有终止室性心动过速的 ATP 功能，可减少 ICD 放电，延长 ICD 的使用寿命，降低患者的医疗费用。根据患者室性心动过速或心室颤动的发作特征决定 ICD 参数的设定。室性心动过速治疗先给予抗心动过速起搏（ATP），一般是固定间期连续短阵快速刺激 3 阵，周长递减短阵快速刺激 2 阵，未转复成功者给予从低到高能量的电击治疗。心室颤动首选 20J 电击，无效则增大为最大能量（30J），重复放电 1~3 次。

装置植入后，应该检查其功能运行情况的同时，限制患者的特殊体力活动并完成注册。关于驾驶的规定，依据患者因二级预防植入 ICD 的建议，如果确定有复发性室性心动过速或心室颤动导致意识丧失或接近丧失，最后一次心律失常发作后 6 个月内避免驾驶机动车；如果患者是因一级预防而植入的ICD，建议至少术后 7d 内避免驾驶使其囊袋伤口愈合。ICD 与电磁干扰源相互作用可能影响其工作。ICD 植入患者应随时携带自己装置的相关信息资料。接受 ICD 植入的患者可能经历短暂或持续的器械相关的焦虑，因此 ICD 植入前、植入过程中以及植入后的教育和心理支持是非常可取的，能够在一定程度上改善患者的生活质量。

程控建议：①根据患者基础心脏疾病、心功能状况以及室性心律失常发作时的血流动力学改变等，进行个体化的 ICD 程控；②最小化右心室起搏比例；③程控较高的室性心动过速识别频率，避免对频率较慢和（或）不使患者产生血流动力学改变的室性心动过速进行诊断和治疗；④程控较长的室性心动过速或心室颤动识别时间，避免对非持续性室性心动过速或心室颤动进行诊断和治疗；⑤打开 SVT 鉴别功能，避免将 SVT 误诊断为室性心动过速或心室颤动；⑥推荐无痛性治疗，对识别为室性心动过速的事件应首先使用不同策略的 ATP 治疗方案。

遗传性心律失常患者或亲属的首发表现常常是突发致命的心律失常、心搏骤停或突发心脏猝死。遗传检测结果阳性与否将会使患者的生活发生完全改变，面临以下问题：疾病是否会遗传给他们的后代、能否参加体育活动、无法投保以及就业限制等。除了根据适应证对患者安置 ICD 等积极措施以外，有资质的医疗单位应开设遗传性心律失常门诊，对疑似遗传性心律失常的家庭应多学科进行评估和治疗。

（二）个性化的参数调整

植入 ICD 后要周密设置程序控制，特别要预防不适当放电，通常仅设定心室颤动时放电，心率临界值为 220~240 次/分。由于植入 ICD 的基础病因不一，引发室性心动过速或心室颤动的机制不同，ICD 参数设置也有所不同：

长 QT 间期综合征（LQTS）：是一种心室复极时程延长、不均一性及离散度增大的疾病。是心电图上表现为 QT 间期延长、T 波和（或）U 波异常、早搏后的代偿间歇及心率减慢时易于发生尖端扭转型室性心动过速（torsade de pointes，TdP），临床表现以晕厥、搐搦或猝死为特征的临床综合征，其原因主要是发生了恶性心律失常——Tdp，心室率为 160~240 次/分（平均 220 次/分），QRS 波振幅与形态围绕等电位线扭转，5~20 个心动周期主波围绕基线扭转一次，多数能够自行终止。心室的短阵快速刺激较难终止 TdP，因此对此类患者 ICD 设置应注意：①不宜设置太多抗心动过速起搏（ATP），因 ATP 对 TdP 无效；②电击诊断时间适当延长，因为多数 TdP 可以自行终止，从而避免 ICD 治疗；③长 QT 间期综合征 3 型患者 T 波延迟出现，1 型患者 T 波振幅高大，这种特点使 T 波容易在起搏器设定的心室后感知不应期之后出现，从而发生过度感知，导致 ICD 双重计数，针对这种状况调整心室感知后的感知延迟衰减或调整感知灵敏度及不应期，以规避 ICD 的 T 波过感知；④充分应用 β 受体阻滞剂，减少交感事件，尽量减少放电，尤其是清醒状态的放电，避免引发交感风暴。

儿茶酚胺敏感性多形性室性心动过速（catecholaminergic polymorphic ventricular tachycardia，CPVT）是一种少见且严重的恶性心律失常，具有遗传特征的原发性心电疾病。临床上以运动或情绪激动后诱发双向性、多形性室性心动过速、晕厥和猝死为特征，多发生于无器质性心脏病的儿童或青少年，但也可见较晚期（20 岁以后）的猝死。发作与交感神经激活密切相关，虽然 ICD 能降低患者的死亡率，但植入后要注意：①ATP 无效，因为 CPVT 的发生机制并非折返，因此 ATP 不能终止此类患者的室性心动过速发作，并且不适当发放 ATP 会加速室性心律失常频率，使血流动力学恶化。因此 CPVT 患者应尽量少设置或不设置 ATP 治疗。②ICD 电击导致的疼痛可增加交感神经张力，进一步诱发心律失常风暴，导致 ICD 反复放电甚至死亡，因此，尽量减少电击，告知患者有症状时即刻休息，并延长快速室性心动过速或心室颤动（FVT/VF）诊断时间，使心律失常尽可能自行终止。③加强药物治疗：β 受体阻滞剂和钙拮抗剂。

短 QT 综合征（short QT syndrome，SQTS）是一种常染色体显性遗传，心电图 QT 间期明显缩短，伴房性或室性心律失常，临床有晕厥和猝死风险、心脏结构正常的一种心肌离子通道病，发病率低，但猝死率高，目前预防猝死的主要措施也是 ICD，但文献报道易发生 ICD 双计数，导致不适当放电。其原因主要是 SQTS 患者在心室的某一部分 T 波振幅较高，甚至超过 R 波振幅，导致心室过感知 T 波。其处理办法是调整 ICD 心室感知状态，但如果局部心肌感知到的 T 波振幅高于 R 波振幅，则调整感知灵敏度不能解决问题，需变换植入电极的位置，因此，医生在给 SQTS 患者植入 ICD 电极后需描记心内电图，测量 T 波振幅及 T/R 振幅比值。

（三）ICD 参数优化的临床试验

ICD 针对非快速性室性心律失常及可自行终止的室性心动过速等发放的不适当和不必要放电会降低患者的临床获益，甚至增加死亡风险。因此，如何减少 ICD 放电是临床迫切需要解决的问题。国外进行了多项临床试验以证实减少 ICD 放电的可行性及安全性，主要包括将 ATP 应用于快速室性心动过速（FVT）区和 ICD 充电过程中以及策略化的程控减少电击。

以诊断参数及治疗参数为研究对象的临床试验：

（1）一级预防参数设置评估研究（PREPARE）：是第 1 个专门探讨 ICD 一级预防参数设置的临床试验。为多中心、前瞻性、队列研究，共入选 700 例患者，随访时间为 1 年。该研究的程控策略为：①避免对频率较慢的室性心动过速诊断成立；②避免对非持续性室性心动过速或心室颤动的诊断成立；③对 FVT 区应用 ATP 治疗；④打开 SVT 鉴别功能，避免将 SVT 误诊断为室性心动过速或心室颤动；⑤第 1 阵高能量 Shock 治疗。结果表明对于一级预防的 ICD 患者，策略性程控可以减少 ICD 的放电次数、心律失常性晕厥和对持续性室性心动过速或心室颤动治疗缺失的联合终点发生率。

（2）标准化和医生个体化 ICD 程控的比较研究（EMPIRIC）：多中心、前瞻性、单盲、平行、非劣效试验，以评价与医师个体化的设定方法相比，标准化的 ICD 程控策略能否在减少 ICD 放电的同时，保证治疗的有效性。共入选 900 例患者，其中一级预防为 416 例，二级预防为 484 例，1:1 随机分组。随访时间为 1 年。结果显示标准化程控策略显著减少了发生 5 次以上电击的患者数目及住院率。两组在全因病死率、晕厥等方面差异无统计学意义。因此，简单的标准化程控策略可行、有效，不增加电击相关的病死率。

（3）通过程控 ICD 推迟一级预防患者首次放电出现时间的研究（PROVIDE）：多中心、前瞻性、随机临床试验。入选了 1 670 例一级预防的患者。患者按照 1:1 随机分配至试验组和对照组。与对照组相比，试验组程控特点为：检测频率更高，检测时间更长，设置更多 ATP 治疗，采用 SVT 鉴别功能。平均随访 1.5 年，该研究再次证实提高检测频率、延长检测时间、合理应用 ATP 及 SVT 鉴别功能等程控策略可以有效减少 ICD 治疗，降低总病死率而不增加心律失常性晕厥事件。

第三节 运动员植入心律转复除颤器后的临床管理

规律的体育锻炼可以降低心血管事件的风险，但另一方面恶性心律失常又多见于具有潜在心血管疾病的运动员，体育锻炼的强度常常与心脏性猝死的发生相关。ICD 可以预防具有猝死风险的运动员恶性心律失常事件的发生。ICD 治疗成功的关键在于 ICD 工作是否正常，既能准确感知恶性心律失常的发生，又能发放足够能量迅速终止持续性恶性室性心律失常。然而，ICD 疗效可能受到运动强度的影响，高强度运动可能导致除颤失败、ICD 不适当放电甚至 ICD 本身的损坏。在运动过程中的窦性心动过速、室上性心动过速等类型的心动过速会给 ICD 鉴别恶性室性心律失常带来困难，进而可能导致 ICD 不适当放电。运动导致的生理状态的改变如高儿茶酚胺水平、电解质失衡、代谢性酸中毒以及心脏负荷的改变可能触发心律失常电风暴，从而导致除颤失败。由电机械分离导致心脏性猝死 ICD 除颤往往无效。此外，运动时直接或间接的物理损伤可能会导致 ICD 装置损坏或失灵。美国和欧洲目前的指南均不允许植入 ICD 的运动员参加竞技体育活动。但最近的研究提示运动员植入 ICD 后进行运动并不影响 ICD 疗效，对上述限制性措施提出质疑。

一、体育活动与植入型心律转复除颤器治疗

有关体育活动与 ICD 治疗频率间关系的研究较少。2006 年，Lampert 等人在 614 名美国心律学会（HRS）会员中进行了关于 ICD 与体育活动安全性的调查。42% 参与调查的医生诊治过在运动过程中发生 ICD 放电的患者。52% 的医生报告了参与竞技体育的患者在运动过程中出现 ICD 放电。ICD 放电最常见于篮球、跑步、滑雪以及网球等运动中。遗憾的是，这项研究并没有对 ICD 放电是否适当进行评估，适当的 ICD 治疗可以挽救患者生命，不适当的 ICD 放电可能对患者有害，而且会使患者产生心理上的恐惧，从而降低了患者对 ICD 的依从性。后续的两项大规模多中心研究表明，在植入 ICD 的儿童和成人中，适当放电的发生率分别为 26% 和 28%，而不适当放电的发生率为 21% 和 25%。不适当放电通常由窦性心动过速或室上性心动过速触发，其他原因还包括远场心房过度感知、T 波过度感知、ICD 或电极的损坏和外部原因导致的电磁干扰。

ICD 植入过程中各项参数的测定，及 ICD 程控过程中参数的及时调整是减少 ICD 不适当放电的主要措施，ICD 植入过程中我们必须准确测量 R 波和 T 波的振幅以保证 ICD 能够正确感知 R 波，同时不会感知 T 波。ICD 设置了一些程序通过判断心动过速时周长变异、上升斜率以及心动过速时 QRS 时限来鉴别室上性和室性心动过速。双腔 ICD 可以通过比较心房率与心室率评价是否存在房室分离。然而，我们不能单纯为准确区分室上性和室性心律失常而将单腔 ICD 升级为双腔，特别是对于年轻运动员。目前认为电极植入数目越少，出现电极损坏的概率越低，在日常生活中需要额外程控的次数也就越少。

二、交感神经对植入型心律转复除颤器疗效影响

儿茶酚胺对除颤疗效方面的影响目前仍有争论。Sousa 等在对植入 ICD 患者的除颤阈值（defibrillation thresholds，DFTs）测试过程中使用肾上腺素静脉输入模仿低、中等强度运动，发现可以轻度升高除颤阈值，影响首次放电终止室性心动过速的疗效。上述研究的结果与 Venditti 等对除颤阈值的研究结果相符，他们在研究中也发现，一天中儿茶酚胺水平最高的清晨，除颤阈值相对较高，而首次放电终止室性心动过速的疗效较差。另一方面，有证据显示 ICD 能够有效降低运动过程中的心脏性猝死。Begley 等在对 132 名肥厚型心肌病植入 ICD 的患者的观察中发现，12% 的患者在运动过程中得到了成功除颤治疗，从而证明了 ICD 治疗在运动过程中的有效性。

三、运动相关的植入型心律转复除颤器故障

植入 ICD 的运动员，尤其是在运动中常常发生身体接触的运动员，更容易对 ICD 造成故障。ICD 故障可能来自对装置本身的直接碰撞，也可以由于电极反复弯曲打折导致电极故障。ICD 还可能受到机电噪声的干扰导致不适当的放电，甚至诱发危及生命的室性快速性心律失常。另外，电极断裂或脉冲发生器故障还可能导致 ICD 不能释放足够的能量来终止恶性心律失常。Lampert 等的调查显示仅 5% 的受访医生诊治过参加运动导致电极断裂或脱位的患者。75% 的 ICD 系统故障与长期反复运动（举重、打高尔夫球等）有关，仅 1 例患者在垒球比赛中由直接碰撞导致 ICD 损坏。

另一项研究统计了 10 000 名年龄小于 21 岁的 ICD 患者，评估他们在体育活动和日常活动过程中 ICD 故障的发生频率。ICD 脉冲发生器的植入方式包括胸壁植入和腹部植入，而电极导线的植入部位则包括心外膜和静脉系统。结果显示 ICD 故障非常少见，而故障最常见于频繁肢体接触的运动，如摔跤等。

第四节　运动员植入心律转复除颤器后的运动建议与争议

一、欧美指南相关建议

美国和欧洲目前的指南不允许植入 ICD 的运动员参与竞技体育活动，仅允许参加那些对心血管系统需求较低、不会对 ICD 造成机械损伤，及运动不会触发恶性室性心律失常（先天性长 QT 综合征相关的尖端扭转室性心动过速，多形性儿茶酚胺敏感室性心动过速）的体育项目（一般指强度不超过打高尔夫球、保龄球或台球的运动项目）。在 ICD 植入术 6 个月后，或最近 6 个月内未发生需要除颤的心律失常，患者才被允许参加体育活动。在植入 ICD 的情况下，患者进行中低强度的体力活动，有利于患者的身心健康。对植入 ICD 患者参加运动的担心的焦点是：设备会在运动过程中失灵，从而导致患者死亡；患者将会由于晕厥性心律失常或休克而受伤；或者是 ICD 或导联系统将会受损。

二、有关指南的一些争议

对目前指南的规定上存在一些争议，支持者认为，对于那些可能面对一些极端情况的竞技体育运动员，预测和评估 ICD 性能是极其重要的，在实施限制性建议时，着重需要区分竞技性和非竞技性的体育活动。反对者则认为，尽管有充足的理论依据限制植入 ICD 的运动员参与体育活动，来自临床实践的资料却否定了运动可能增加猝死发生率和导致 ICD 故障这一观点。对植入 ICD 的运动员限制或禁止竞技体育活动可能引起精神、心理乃至经济上的损害。

在现实世界中，很多运动员无视医学指南仍在继续参加运动，而这一事实使登记记录植入 ICD 患者的运动情况成为可能。2012 美国心律学会年会（HRS2012）上，来自于耶鲁大学医学院的 Lampert 博士汇报了一项多中心前瞻注册研究（ICD Sports Safety Registry），评价了植入 ICD 运动员参加竞技体育的实际风险（最普遍的运动项目是田径、篮球、足球）。该研究是纳入 372 名竞技运动员的前瞻性、多国注册研究（ICD 植入术后又重返运动场，中位年龄为 33 岁），在 31 个月的随访期间，9% 的运动员在运动或训练时接受了放电。结果显示，植入 ICD 的运动员在运动中无死亡、心搏骤停或心律失常及电除颤相关的 ICD 损伤发生。所有的室性心动过速或心室颤动事件，即便在比赛中，都能被 ICD 有效终止。不仅如此，即使在竞技性体育运动员中，电极故障发生率也很低，5 年为 3%，10 年仅为 10%。运动中的放电并不少见，但并无身体损伤或未能终止的心律失常。因此他们得出结论，ICD 患者不应该限制体育运动，而且在运动中的 ICD 除颤治疗是安全的。研究结果表明，进行竞技体育运动并非植入 ICD 的绝对禁忌，植入 ICD 的患者不仅能参加一般体育锻炼，而且还能作为运动员参加竞技体育运动，植入 ICD 后是否继续运动应视患者个人情况决定。进一步的随访将有助于确定哪些因素会影响医生和患者对参加运动的观点，但 Lampert 说她可能会建议对每位患者进行跑步机测试以观察运动是否会容易导致心律失常。该研究结果发表在 2013 年 *Circulation Research* 上。

该研究的纳入人群来自 41 个北美洲登记点和 18 个欧洲登记点，以及网络患者倡导团体受试者，均为自愿参加者。其中男性占 67%，白人占 94%，平均在 27 个月前首次植入 ICD。平均左心室射血分数为 60%。将近 2/3（62%）的受试者在服用 β 受体阻滞剂。大多数参与者（59%）因二级预防而植入 ICD，其余患者则因一级预防植入。受试者的主要心脏病诊断包括长 QT 综合征、肥厚型心肌病、致心律失常性右心室心肌病以及冠状动脉疾病。受试者所参与的比赛大多为高水准的业余爱好者比赛（定义为各大学或中学代表队之间的比赛或者地区性或全国性的比赛）。主要终点为致死性快速心律失常、运动过程中或运动后因快速心律失常行胸外按压复苏，或者运动过程中因心律失常或休克导致受伤。在这项研究中，没有任何受试者出现了上述主要终点事件。

该研究结果显示，在 372 名运动员中，77 例患者在研究过程中一共经历了 121 次电击事件，其中 48 例患者至少经历了 1 次适当的电击治疗；29 例患者在非竞技运动中经历了 39 次电击；37 例患者在竞技运动过程中一共经历了 49 次电击，其中 4 例完全停止了各项运动，7 例停止了 1 项或多项运动，5 例由于在休息时或参加运动时经历了电击而停止参加至少 1 项运动，7 例患者出现了总共 8 次需要多次电击（2~6 次）才能终止的室性心律失常，这些患者均患有儿茶酚胺多形性室性心动过速、特发性心室颤动或冠状动脉疾病。有两名患者死亡，其中一位是自行车手，患有冠状动脉疾病，运动时因多次休克而死亡；另一位患有家族性心肌病，平时打排球和垒球，因充血性心力衰竭入院时死亡。共出现了 13 例确切的电极故障，定义为电极干扰或肉眼可见的起搏参数改变，还出现了 14 例疑似电极故障事件（仅起搏功能改变）。植入后 5 年无电极故障的发生率为 93%，植入后 10 年为 84%。

这个研究结果意义重大，意味着 ICD 的植入并不是运动生涯的终结，相反，ICD 将支持运动员继续发挥高水平的体育竞技。对患者治疗来说，挽救生命是治疗的底线，目前 ICD 是预防心脏性猝死唯一有效的治疗方法，因此我们希望，如果患者出现了心脏性猝死的高危因素，医生建议植入 ICD，患者应该能正确理解这种治疗手段，并且接受 ICD 治疗，毕竟生命是最重要的。但是该研究有一定的局限性，比如入选患者均是自愿选择入组的，因此不能代表所有植入 ICD 的运动者；缺少对照组；随访时间短等。

约翰霍普金斯心脏与血管研究所的 Hugh Calkins 认为，可以让许多但并非所有 ICD 患者重返高强度的体育项目，但是心律失常性右心室发育不良患者应停止运动，因为运动确实会加重这一疾病。长 QT 综合征或者 Brugada 综合征患者则完全不同，运动不会对其基础疾病或疾病的进展过程产生任何影响。

2015 美国心律学会年会上，来自于美国哈佛医学院与马萨诸塞州波士顿贝斯以色列女执事医疗中心的 Daniel B. Kramer 助理教授等研究者汇报了 ALTITUDE 活动研究的数据，结果提示活动量较高的埋藏式复律除颤器（ICD）植入者存活率高于活动量较低者，该研究结果已经发表。该研究纳入了 98 437 例来自波士顿科学 LATITUDE 远程检测系统研究的 ICD 患者。他们使用远程监测数据计算了受试者基线时每天及长期活动量，并评估了其存活率与活动量间的关系。研究者根据患者活动量将其分为 5 个组，并进行人口统计学与装置特征校正分析。随访 2.2 年，基线平均每日活动量 107.5min/d，活动量最低组至最高组在 32.5min/d 和 207.7mid/d 之间。活动量最低组患者年龄高于活动量最高组（74 岁∶59 岁），多为女性（35%∶21%），且多植入了心脏再同步治疗装置（53%∶30%；$P<0.000\ 1$）。4 年时，基线活动量最高组患者的存活率高于最低组（90.5%∶50%；$P<0.001$）。基线平均活动量较低与死亡风险较高独立相关（$HR=1.44$；95% CI，1.427~1.462）。时变活动量与死亡风险较高相关（$HR=1.48$；95% CI，1.451~1.508），即患者一个月每天少运动 30min 可使死亡风险增加 48%。Kramer 表示，他希望活动量不仅可以预测患者结局，更应该用于指导治疗。

运动员植入 ICD 后面临着诸多问题，如何避免不适当放电及运动相关的 ICD 及电极故障是我们对这类患者进行临床管理的主要关注方向。目前的指南不允许植入 ICD 的运动员参与竞技体育活动，尽管一些研究提示植入 ICD 运动员参加竞技体育的实际风险并未增加，但仍需进一步研究证实。

结合目前国内经济发展、健康保障、医疗水平和资源等综合考虑，一方面我们要借鉴国外的指南，向全社会及各级医生普及有关 SCD 的知识，增加社会对于 SCD 的关注与重视，以使更多的患者了解 SCD 及其预防措施，降低我国 SCD 的发病率与病死率；另一方面，要考虑尽可能让真正的猝死高危患者得到 ICD 的保护，提高 ICD 治疗的性价比，使医生和患者更易于接受 ICD 一级预防和二级预防的理念。

第十七章　运动性心律失常与猝死筛查与预防

现代社会，运动理念已经深入人心，人们都希望通过运动获得健康体魄和旺盛精力，从而创造、享受更加美好的生活。然而，随着运动的普及，运动性心律失常的报道也日益增多，轻者可有头晕、心悸等不适，严重者则可能发生晕厥，甚至猝死，造成很大的负面社会影响。虽然运动诱发的恶性心律失常和猝死的发生率很低，但其病因却非常广，从各种常见、多发的缺血性心血管疾病到一些少见遗传性或先天性心血管疾病都有分布。运动性心律失常与猝死的预防不仅要筛查出少数高危风险的隐匿性罕见病患者，更重要的是从主要病因——心血管疾病着手，开展广泛的预防工作。目前，国内外医学专家普遍认为运动性心律失常和猝死可分为三级。

（1）一级预防：是在既往没有猝死易发疾病的人群中进行的预防，因为有25%的运动猝死者来源于这一人群。主要措施包括：宣传健康生活方式，普及运动性心律失常和猝死预防相关知识；在学生、运动员等体育活动人群中，定期开展全面体检，筛查可能导致运动性心律失常和猝死的疾病。

（2）二级预防：是在患有冠心病或其他猝死易发的人群中进行的预防。主要措施包括：根据病情进行危险分级，进行相应的医疗监测与干预措施，提供运动处方或建议，控制恶性心律失常和猝死发生风险。

（3）三级预防：指的是治疗急性心搏骤停以防止发展为心脏猝死。主要是提供现场医务监督和建立、完善院外急救体制，挽救生命。

第一节　运动性心律失常与猝死相关危险因素

病因学研究提示80%~90%的运动猝死是因为心源性疾病。加拿大约瑟夫教授调查了全球52个国家近3万人，其中包括约1.5万余名心肌梗死首发患者和1.4万余名心脏健康者。发现绝大多数猝死可以通过9种危险因素来预测，而发生猝死的危险程度也是依次排列的：吸烟、血脂异常、高血压、糖尿病、腹部肥胖、紧张、每日水果和蔬菜摄入不足、缺少运动、过度饮酒。前两项可以预测2/3心肌梗死患者的发病危险，吸烟与冠心病之间有明显联系。研究提示，在30~59岁间吸烟者猝死风险每10年增加2~3倍，控制好这9项危险因素，能最大限度地减少冠心病的发病率，当然也能很大程度地降低运动心律失常与猝死发病风险。

随着经济社会的发展，美国自20世纪40年代起冠心病死亡率持续升高，1968年冠心病死亡率高达336.5/10万；此后政府重视预防，主抓控制胆固醇、降压和戒烟，到2000年冠心病死亡率下降了50%。其中一级预防危险因素控制的贡献率最大，全人群胆固醇水平下降0.34mmol/L，收缩压下降5.1mmHg，吸烟率下降11.7%，对死亡率下降的贡献率分别为24%、20%和12%。二级预防和康复的贡献率为11%，三级预防贡献率为9%，血运重建贡献率仅为5%。近30年来西欧各国因加强心血管危险因素的控制，冠心病死亡率平均下降了20%~40%。欧美发达国家经验提示一级预防对降低冠心病发病率和死亡率至关重要。

据世界卫生组织的调查，导致疾病的因素中，遗传因素占15%，社会因素占10%，医疗因素占

8%，气候地理因素占 7%，个人生活方式因素却占据 60%。所以，世界卫生组织于 1992 年发表了著名的《维多利亚宣言》，提出了生活方式干预的四大措施："合理膳食，适量运动，戒烟限酒，心理平衡。"研究证明，经过推行"健康基石"教育，高血压的发病率可降低 55%，脑卒中的发病率降低 75%，糖尿病降低 50%，人群预期寿命可增加 10 年。

我国人群运动性心律失常与猝死危险因素的流行病学情况不容乐观。2002 年进行的《中国城乡居民健康营养调查》表明，我国高血压患病率 18.8%，约 1.6 亿人；吸烟者 3.5 亿人，被动吸烟者 5.4 亿人；血脂异常患病率 18.6%，1.6 亿人；糖尿病患病率为 2.6%，空腹血糖受损率为 1.9%，约 4 000 万人；成人超重率为 22.8%，约 2 亿人，肥胖率为 7.1%，约 6 000 万人。1992~2002 年的 10 年间，我国人群高血压患病率大幅度升高（上升 31%），但高血压知晓率为 30.2%，治疗率为 24.7%，控制率为 6.1%，仍处于较差水平；大城市成人超重率与肥胖率分别高达 30.0% 和 12.3%，儿童肥胖率已达 8.1%，糖尿病患病率上升 40%。膳食高能量、高脂肪和少体力活动与超重、肥胖、糖尿病和血脂异常的发生密切相关；高盐饮食与高血压的患病风险密切相关；饮酒与高血压和血脂异常的患病危险密切相关。

第二节　预防运动性心律失常与猝死风险评估与筛查

导致运动性心律失常与猝死的心源性疾病因年龄不同而不同。研究显示小于 35 岁人群心脏性猝死的主要原因是心脏离子通道病、心肌病、心肌炎和药物滥用，而大于 35 岁人群心脏性猝死的通常原因是冠状动脉粥样硬化、缺血性心血管病。因此，相应年龄段预防心律失常与猝死的健康体检项目和侧重点也有所差异。对不同人群运动性心律失常与猝死危险风险进行评估分层，可以更加有效地、有针对性地对高危人群进行控制，避免低危人群的不必要医疗风险和医疗资源浪费。

一、35 岁以上人群的风险评估与筛查

35 岁以上人群的运动性心律失常与猝死的主要原因是动脉粥样硬化导致的各种心血管病。心血管疾病的发生是多种危险因素（如高血压、高胆固醇血症、糖尿病、肥胖等）共同作用的结果，从 20 世纪末以来，国际上各种心血管疾病防治指南均强调了心血管疾病一级预防中整体危险评估和危险分层治疗策略的重要性。

心血管疾病危险预测模型的典型代表是美国弗明汉危险评估模型，该模型被用于预测不同危险水平的个体在一定时间内（如 10 年）发生冠心病危险的概率。西方国家多以弗明汉心脏研究建立的风险评估模型为基础，制定适合本国的综合危险评估指南。由于弗明汉心脏研究的对象是美国白人，其预测结果并不适用于所有人群（不同地区或不同民族的人群）。因此，许多国家和地区也利用自己的研究队列建立了适合本民族人群特点的预测模型。我国人群由于心血管病疾病谱和危险因素流行特征与西方发达国家有明显的不同。国家"十五"攻关项目"冠心病、卒中综合危险度评估及干预方案的研究"课题组建立了"国人缺血性心血管发病危险的评估方法和简易评估工具"。在我国，冠心病相对低发，而脑卒中相对高发，如果采用冠心病发病危险来衡量个体或群体的心血管病综合危险，显然会大大低估，不足以引起人们应有的重视。而冠心病和缺血性脑卒中二者主要危险因素的种类基本相同，各危险因素对发病的危险大小顺序也相同，为了更恰当地反映我国人群存在的心血管病危险，我国与国外评估量表最大的不同是把冠心病事件和缺血性脑卒中事件合并后的联合终点——缺血性心血管病（ICVD）作为预测模型的因变量，而非仅为冠心病的发病危险度评估。

1. 评估建议

2010 年《心血管疾病一级预防中国专家共识》建议：

（1）40岁以上个体应至少每5年进行1次心血管病危险评估。

（2）有2个以上危险因素［年龄（男>45岁，女>55岁）、早发冠心病家族史、高胆固醇或低HDL-C血症、吸烟、糖尿病、高血压、肥胖］的个体，应每年进行1次心血管病危险评估。

（3）心血管病危险评估推荐使用"国人缺血性心血管病综合危险评估模型"，该量表适用于35~59岁人群，预测该人群未来10年心肌梗死、卒中和心血管疾病死亡的风险。年龄≥60岁人群为心血管疾病高危人群，使用该量表常低估其未来10年心血管疾病危险，对该人群应更积极干预危险因素（表17-1、表17-2）。

（4）对年轻个体或绝对风险低的个体推荐使用"心血管疾病相对危险评估量表"，了解其心血管疾病的相对危险程度（图17-1）。

表17-1　缺血性心血管病（ICVD）10年发病危险度评估表（男）

第一步：评分

年龄	得分
35~39	0
40~44	1
45~49	2
50~54	3
55~59	4

收缩压（mmHg）	得分
<120	-2
120~	0
130~	1
140~	2
160~	5
≥180	8

体重指数（kg/m²）	得分
<24	0
24~	1
≥28	2

总胆固醇（mmol/L）	得分
<5.2	0
≥5.2	1

吸烟	得分
否	0
是	2

糖尿病	得分
否	0
是	1

第二步：求和

危险因素	得分
年龄	
收缩压	
体重指数	
总胆固醇	
吸烟	
糖尿病	
总计	

10年ICVD绝对危险参考标准

年龄	平均危险度	最低危险度
35~39	1.0	0.3
40~44	1.4	0.4
45~49	1.9	0.5
50~54	2.6	0.7
55~59	3.6	1

第三步：绝对危险度

总分	10年ICVD危险（%）
≤-1	0.3
0	0.5
1	0.6
2	0.8
3	1.1
4	1.5
5	2.1
6	2.9
7	3.9
8	5.4
9	7.3
10	9.7
11	12.8
12	16.8
13	21.7
14	27.7
15	35.3
16	44.3
≥17	52.6

（来源：心血管疾病一级预防中国专家共识. 中华内科杂志，2010.）

2. 早期评估建议

动脉硬化是运动猝死的重要病因，也是许多心血管疾病共同的病理生理基础。研究显示在大动脉管壁结构发生狭窄或闭塞性改变之前，其血管功能多已出现不同程度异常。大动脉功能异常可能是目前临床上所能探知的血管病变的最早期阶段。因此，早期筛查与诊断动脉硬化病变对进行运动性心律失常和猝死风险评估具有重要意义。2010年《心血管疾病一级预防中国专家共识》建议：

（1）年龄<45岁的糖尿病患者伴有一项其他动脉粥样硬化的危险因素或年龄≥45岁的糖尿病患者，至少每年测定1次ABI。

表 17-2　缺血性心血管病（ICVD）10 年发病危险度评估表（女）

第一步：评分

年龄	得分
35~39	0
40~44	1
45~49	2
50~54	3
55~59	4

收缩压（mmHg）	得分
<120	-2
120~	0
130~	1
140~	2
160~	5
≥180	8

体重指数（kg/m²）	得分
<24	0
24~	1
≥28	2

总胆固醇（mmol/L）	得分
<5.2	0
≥5.2	1

吸烟	得分
否	0
是	2

糖尿病	得分
否	0
是	2

第二步：求和

危险因素	得分
年龄	
收缩压	
体重指数	
总胆固醇	
吸烟	
糖尿病	
总计	

10年ICVD绝对危险参考标准

年龄	平均危险度	最低危险度
35~39	0.3	0.1
40~44	0.4	0.1
45~49	0.6	0.2
50~54	0.9	0.3
55~59	1.4	0.5

第三步：绝对危险度

总分	10年ICVD危险（%）
-2	0.1
-1	0.2
0	0.2
1	0.3
2	0.5
3	0.8
4	1.2
5	1.8
6	2.8
7	4.4
8	6.8
9	10.3
10	15.6
11	23.0
12	32.7
≥13	43.1

（来源：心血管疾病一级预防中国专家共识. 中华内科杂志，2010.）

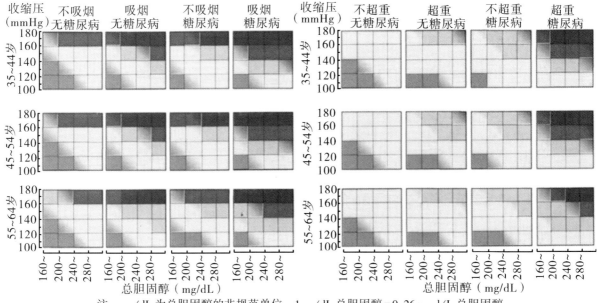

注：mg/dL 为总胆固醇的非规范单位，1mg/dL 总胆固醇=0.26mmol/L 总胆固醇

图 17-1　心血管疾病相对危险评估量表

■ 危险性低于平均值　　■ 是平均值的1.0~1.9倍　　■ 是平均值的2.0~2.9倍　　■ 危险性低于平均值　　■ 是平均值的1.0~4.9倍　　■ 是平均值的5.0~9.9倍
■ 是平均值的3.0~4.9倍　　■ 是平均值的5.0倍以上　　■ 是平均值的10.0~14.9倍　　■ 是平均值的15.0倍以上

（来源：心血管疾病一级预防中国专家共识. 中华内科杂志，2010.）

（2）年龄>50岁有高血压、高胆固醇血症、吸烟或有2项以上其他致动脉粥样硬化的危险因素者（早发冠心病家族史、肥胖、持续精神紧张、缺乏运动），或年龄>65岁者，应用ABI、PWV和C-IMT评估其动脉结构和功能，正常至少每5年复查1次。

3. 功能与检测指标

目前公认的无创动脉功能和结构检测指标主要为：动脉脉搏波传导速度（PWV），反射波增强指数（AI）；颈总动脉内膜厚度（C-IMT），踝肱指数（ABI）。

（1）PWV：脉搏波在动脉壁的传导速度即为PWV，是反映动脉僵硬度的早期敏感指标。其数值可通过测量脉搏波传导时间和两个记录部位的距离求得，计算公式为：PWV（mm/s）= L/t。传播时间（t）为两个波形的时间差，距离L是两个探头间的距离。目前多采用测定颈动脉-股动脉（catroid-femoral artery PWV，cfPWV）和肱-踝动脉（brachical-ankle artery PWV，baPWV）的脉搏波传导速度。PWV健康成年人一般cfPWV<900mm/s，baPWV<1 400mm/s。由于年龄、血压水平和情绪状态是影响PWV的重要因素，故此值仅供临床参考，目前国内尚缺乏针对不同年龄组健康人所制定的统一的正常值标准。cfPWV增大提示主动脉硬度增高，baPWV反映大动脉和中动脉系统的弹性状态，此值增大提示大动脉和外周动脉的硬度增加。许多研究显示，PWV是动脉硬化性心血管事件的独立危险因素，与患者整体心血管危险性密切相关。即便在仅存在部分危险因素（如高血压、糖尿病、吸烟等）而尚未出现明显靶器官损害者，这种相关性已存在。在针对有PWV增高和血压增高的患者，舌下含服硝酸甘油后观察PWV和血压的变化有助于判断是功能性的张力增高还是器质性的动脉硬化。若含服硝酸甘油后baPWV改善明确，常提示是功能性的张力增高所致；否则提示可能出现了病理性的结构改变。

PWV检测有较广泛的临床应用价值。一般推荐在以下人群中应用此技术进行动脉功能异常的筛查：①年龄≥60岁的老年人；②高血压、高胆固醇血症、糖尿病、吸烟或有2项以上其他致动脉粥样硬化的危险因素者（早发冠心病家族史、肥胖、持续精神紧张、缺乏运动）；③已确诊的冠心病、缺血性脑卒中与缺血性肾脏疾病者检测PWV可有助于评估其整体危险水平。

（2）AI：血液从中心动脉流向外周的过程中，因遇到阻力形成反射波，该反射波在收缩晚期形成增强压（augmentation pressure）。通过对外周或颈动脉收缩晚期的波形进行分析，可以计算出能够反映动脉弹性的指标AI。AI通常指反射波高度（增强压）除以整个收缩期压力波高度（即脉搏压）。但也有学者认为，收缩晚期反射波所达到的压力除以收缩早期（即反射波发生前）压力更能反映动脉硬化情况。AI可以定量反映整个动脉系统的总体弹性，能够较敏感地显示因大小动脉弹性改变引起的压力波反射状况。由于AI所直接反映的是压力波反射情况，因此可明显受到身高、心率、舒张压，甚至年龄与性别等因素的影响。身材矮小或心率减慢，AI均显著增加。在解释AI检查结果时，应注意考虑这些因素。也正因此，目前尚难以提供统一的正常值。今后应针对不同人口学特征的人群进行广泛研究，以获取可供参考的正常值范围。有研究显示，AI是心脑血管事件的发生和死亡的独立预测因子。AI每增加10%，受试者全因死亡率可增加1.51倍，心血管死亡率增加1.48倍。但目前尚无证据显示AI是否可以替代PWV，或具有独立于PWV的预测价值。

（3）C-IMT：动脉IMT是指采用高频B型超声探头测定的动脉腔-内膜界面与中膜-外膜界面之间的距离。虽然应用超声技术可检测身体多部位浅表动脉IMT，但在临床上多经颈总动脉分叉处近端远侧壁1.0~1.5cm处采样测量，若该处存在斑块，则取病变近端1~1.5cm处进行测量。根据2003年欧洲高血压治疗指南，C-IMT≥0.9mm确定为内中膜增厚。动脉硬化斑块的判定标准：血管纵行扫描及横断面扫描时，均可见该位置存在突入管腔的回声结构，或突入管腔的血流异常缺损，或局部IMT≥1.3mm。斑块分类包括：①纤维斑块，突入管腔内、边界清晰的均匀回声，或局部IMT≥1.3mm；②复杂斑块，斑块钙化（强回声，常伴后方声影）、溃疡（带有明显壁龛的不规则表面）或斑块内出血（斑块内含无回声区）。越来越多的研究证据显示，C-IMT是心脑血管事件危险性的独立预测指标。C-IMT每增加0.1mm，患者发生心肌梗死的危险性可增加11%。虽然在健康人群中随着年龄增长，IMT呈现逐渐增加的趋势，但在有动脉粥样硬化性心血管危险因素的人群中，IMT的增长速度明显加快。研究显示，增龄、男性、吸烟、高胆固醇血症、高血压以及糖代谢异常等危险因素均可显著增加 IMT 增厚的速度。另一方面，积极控制危险因素（例如应用他汀降低胆固醇水平或有效的降压治疗）则可能逆转 IMT。因此，目前此指标不仅被用于评估整体心血管危险水平，还被用于监测各种干预措施的疗效，并且近年来在一些大型心血管病临床试验中也越来越多地采用 IMT 作为中间终点或替代终点。

虽然人群研究显示 IMT 具有重要临床意义，但其在具体患者中的临床应用价值尚有限。这主要是由于 IMT 的检测值受许多因素（如种族、性别、年龄等）影响，故其正常值尚难以确定。同时，不同医疗机构检测 IMT 时所采用的采样部位甚至超声探头角度均有所不同。只有进一步规范技术方法并针对各组特定人群确定正常参考界值以后，才有可能为临床提供更有价值的信息。

（4）ABI：ABI 是指胫后动脉或足背动脉的收缩压与肱动脉收缩压的比值，是诊断下肢动脉疾病的简便、可靠的无创性技术，具有很高的敏感性、特异性和准确性。其值<0.90 为异常。除外主动脉缩窄、多发性动脉炎、主动脉夹层等继发疾病引起的 ABI 异常，通常认为 ABI 在 0.41～0.90 时提示血流量轻到中度减少；ABI 值≤0.40 时常提示血流严重减少；ABI 异常增高（>1.3）时，可能提示下肢动脉僵硬度增加。随着对 ABI 研究的不断深入，该指标不仅仅限于对下肢动脉疾病的诊断，作为心血管系统风险评估的重要指标，与心血管疾病死亡率以及全因死亡率均密切相关。ABI 应成为所有动脉粥样硬化性疾病高危人群的常规筛查项目之一。

二、35 岁以下人群的风险评估与筛查

35 岁以下人群运动性心律失常与猝死的易发人群主要为学生、体育运动爱好者和运动员等。对该类人群进行定期风险评估和体检是预防运动猝死的重要一级措施。目前，国际上美国心脏学会（AHA）、欧洲心脏病学会（ESH）和国际奥委会（IOC）等国家或组织陆续出台了各自的运动员心脏猝死风险评估与体检方案。这些方案主题框架基本相同，但在具体检查项目中有所不同。国际奥委会（IOC）认为绝大多数突然死亡的运动员很难发现先兆症状，赛前体检有助于筛查出具有潜在心脏疾病的运动员，及时给予干预治疗，如限制竞技体育活动（当有必要时）、服药预防或除颤器（ICD）等，从而降低心脏性猝死风险。目前国际上风险评估与体检方案主要由个人病史、家族史、相关体格检查和辅助检查构成。如发现心血管系统疾病阳性指征，则需进行进一步检查，如心脏超声波、运动试验、24h 动态心电描记（24h DCG）、心脏核磁共振（CMR）、心肌活检（EMB）、心脏电生理检查（EPS）等。最后根据检查结果诊断有无潜在导致运动猝死的心血管疾病，采取相应措施。欧美等先进国家负责医学检查的医生多数受过专门的培训，具有扎实的医学技能，熟知运动猝死的各项临床症状与体征。在意大利，负责运动员赛前体检的医生还要求必须具备 4 年临床运动医学住院医师经验和丰富运动心血管病知识，一般为 2 年检查 1 次。

（一）个人病史

通过询问个人史、家族史和相关物理检查，可以收集与运动猝死相关疾病的症状和体征，为进一步的检查做好基础。该方法花费少，易于实行，可以广泛用于筛选运动猝死易发个体，已被多数国家采用。筛选运动猝死相关的症状与家族史主要有以下几种：

1. 晕厥和心悸

晕厥是易发生运动猝死重要的症状，一定要进一步检查，确定是否为复发及是否和运动有关。如果青少年或年轻运动员中发现不能解释的晕厥，应当作为易发猝死前症状对待，直到查明其病因。如被检查者主诉心悸，应进一步检查是否为临床有意义的心律失常。检查目标是寻找被检查者是否存在结构性心脏疾病和传导性异常，通常包括 12 导联心电图、超声心电图、DCG 检查和倾斜试验检查等。如果晕厥或心悸频繁发作或有前驱症状时，应使用心律记录仪器监测心律失常；如果晕厥发生不频繁，可植入 Reveal 装置排除心律失常原因。

2. 运动中呼吸困难

判断运动中是否有呼吸困难并无统一标准，尤其是运动员达到的运动耐受水平远高于普通人群。对于主诉运动中呼吸困难的被检查者要做 ECG 和多普勒超声心动图（评价左心室功能和瓣膜功能），以及胸部 X 线检查。对于专业运动员还应进行运动能力的客观评价，如心肺运动试验及最大摄氧量的测定，寻找限制其运动能力的潜在机制。

3. 胸痛

当主诉胸痛时，确定是非典型性的疼痛还是心绞痛是极其重要的。怀疑有心绞痛者需进一步做超声心动图以排除肥厚型心肌病、冠状动脉起源异常及主动脉狭窄等疾病；做静态 ECG、运动试验和评价冠状动脉疾病危险因素。如果经以上检查还不能确诊，应进行心肌灌注显像或冠状动脉造影检查。

（二）家族史

许多年轻人的运动猝死是由基因异常或染色体异常的显性遗传病引起的。兰德等人研究证实有 SCD 家族史的人群猝死风险增加 50%（$RR = 1.46$，95%CI：$1.23 \sim 1.72$）。一般来说，如果被检查者家族中有遗传性心脏病患者时，其发展成该病的概率应该是 1/2，除非引起该病的突变外显率非常低。如果被检查者家庭中有年龄小于 40 岁的早期猝死可提示该病具有恶性表现型，并暗示其受影响的可能性比较大。对于有心脏病家族史的个体，应对其进行全面评价，包括临床病史和物理检查、12 导联心电图和二维超声心动图等，了解是否有心室肥厚合并流出道梗阻、主动脉狭窄、感觉神经性耳聋（长 QT 综合征），或马方综合征的典型特征，及时确定疾病特征及心脏疾病遗传方式。2015ESC 室性心律失常和心脏性猝死防治指南对有猝死家族史人群的筛查给出了推荐意见（表 17-3）。

表 17-3 有不明原因猝死综合征或心律失常性猝死综合征家族史人群的筛查方法

筛查方法	检查内容*
病史、体检	个人病史 家族史（重点是心血管病或猝死）
心电图	12 导联心电图 24h 动态心电图 运动负荷试验 信号平均心电图 怀疑 Brugada 综合征时，做阿马林（ajmaline）/氟卡胺（flecainide）激发试验
心脏影像学检查	二维超声心动图和（或）心血管磁共振成像（CMR）（有或无对比）
基因检查	如果临床怀疑有特殊的基因疾病，可做有针对性的基因检测和遗传咨询 转诊到专门的心律失常遗传学评估中心

*本表推荐意见来自该领域的专家组。

（三）体格检查

体格检查主要寻找可能导致运动猝死的某些心源性疾病体征，主要阳性体征有：马方综合征的骨骼、肌肉、眼睛体征［四肢细长、蜘蛛指（趾），韧带、肌腱松弛，关节过度伸展、晶状体脱位、高度近视、白内障、视网膜剥离、虹膜震颤等］，股动脉搏动延迟或消失，心脏收缩中晚期喀喇音、异常第二心音分裂、心脏杂音分级大于 2/6、不规则心律、静息血压多次高于 140/90mmHg 等。

（四）辅助检查

心电图作为心脏病诊断中最早、最常用和最基本的诊断方法是一种有效医学筛查技术，它记录了心脏每个心动周期中的电位变化图形，反映心脏兴奋发生、传播及恢复的全过程，很多心血管疾病在心电图中都有特征性反映。动态心电图能长时间连续记录 24h 心电信息量，特别对于短暂性、阵发性心律失常和 ST-T 变化的检出率高，常用于筛选和检测 24h 心肌缺血事件和恶性心律失常，对于明确诊断、指导治疗、观察疗效等都很有价值。超声心动图是用超声波显示心脏结构并评价心功能状态的检查方法，可对重要血管、心肌、心脏结构及血管心腔血流动力学的状态做出定性、半定量或定量的评价，在诊断心脏瓣膜病、心肌病变、先天性心脏病、心包的增厚和积液、肿瘤等方面具有很高的参考价值。运动试验是心血管系统疾病重要的检查项目，通过给予受检者不同级别的运动量，增加心脏负荷，观察是否诱发心肌缺血，评估心功能，有助于心脏病患者运动处方的制定。2015ESC 室性心律失常和心脏性猝死防治指南对有或是怀疑室性心律失常患者的侵入性和非侵入性检查给出了推荐意见（表 17-4、表 17-5）。

表 17-4　有或怀疑室性心律失常患者的非侵入性检查推荐意见

推荐意见	级别[a]	水平[b]
静息 12 导联 ECG		
推荐所有评估 VA 患者做静息 12 导联 ECG	I	A
动态 ECG 监测		
检测、诊断心律失常推荐动态 ECG 评估 QT 间期和 ST 改变推荐 12 导联动态 ECG	I	A
发病无规律，为确定是否与短暂的心律失常有关，推荐心脏事件记录仪	I	B
症状、晕厥发作无规律，但怀疑与心律失常有关；或传统技术无法确定症状－心脏节律相关性时，推荐植入式心电事件监测器	I	B
VAs 患者或可能发展成致命 VAs 患者推荐 SA-ECG	I	B
运动负荷实验		
怀疑或高度怀疑 CAD 的 VA 成年患者和有心脏缺血或 VA 征兆的成年患者，推荐运动负荷实验	I	B
已知或怀疑运动可能诱发 VA 的患者推荐运动负荷实验，用以明确诊断，评价预后	I	B
运动诱发 VA 的患者经药物/消融治疗后，评价治疗效果时推荐运动负荷实验	IIa	C
影像学检查		
所有 VA 或怀疑 VA 的患者评估心脏左心室功能和诊断心脏器质性病变时，推荐超声心动图检查	I	B
有严重 VA 或 SCD 高风险患者（如扩张型心肌病、右心室心肌病、急性心肌梗死幸存者、SCD 遗传疾病患者亲属）评价左心室、右心室功能和诊断心脏器质性病变时，推荐超声心动图检查	I	B
年龄与临床症状提示有中等 CAD 风险的 VA 患者，且 ECG 可靠性低（如使用地高辛、左心室肥大、静息时有>1mm 的 ST 段压低、WPW 综合征、LBBB），推荐使用运动试验加影像（运动负荷超声心动图试验或 SPECT 心肌显像）检查是否存在无症状心肌缺血	I	B
年龄与临床症状提示有中等 CAD 风险的 VA 患者，且身体条件无法进行运动试验，推荐药物负荷试验加影像检查，检查是否存在无症状心肌缺血	I	B
超声心动图无法准确评估 VA 患者左心室与右心室功能和（或）无法评估结构改变时，考虑使用 CMR 或 CT	IIa	B

注：ARVC：致心律失常性右心室心肌病；CAD：冠状动脉疾病；CMR：心血管磁共振；CPVT：儿茶酚胺敏感性多形性室性心动过速；CT：计算机 X 线断层扫描技术；ECG：心电图；LBBB：左束支传导阻滞；SA-ECG：信号平均 ECG；SCD：心脏性猝死；SPECT：单光子发射计算机断层显像；VA：室性心律失常；WPW：预激综合征。

a：推荐意见等级。

b：证据水平。

表 17-5　有或怀疑室性心律失常患者的侵入性检查推荐意见

推荐意见	级别[a]	水平[b]
冠状动脉造影		
有致命性 VA 的患者或 SCD 幸存者，且年龄与临床症状提示有中等 CAD 风险，应该考虑做冠状动脉造影，或排除严重阻塞性 CAD	Ⅱa	C
电生理学研究		
诊断评估有快速室性心律失常症状（如心悸、先兆晕厥和晕厥）、有陈旧性心肌梗死的 CAD 患者时，推荐电生理学研究	I	B
临床症状或非侵入性检查结果怀疑缓慢或快速心律失常，尤其是伴有结构心脏病的晕厥患者，推荐电生理学研究	I	C
鉴别诊断 ARVC、良性 RVOT 心动过速、结节病时可以考虑电生理学研究	Ⅱb	B

注：ARVC：致心律失常性右心室心肌病；CAD：冠状动脉疾病；RVOT：右心室流出道；SCD：心脏性猝死；VA：
　　室性心律失常。
　　a：推荐意见等级。
　　b：证据水平。

（五）风险评估与体检项目案例

有关筛选心源性运动猝死相关症状的问卷和相关检查手段，比较成熟的是国际奥委会医务委员会制定的"心源性运动猝死——洛桑建议"。"心源性运动猝死——洛桑建议"适用于 35 岁以下运动员，也可以用于同年龄段普通人的心源性运动猝死筛选和赛前检查（表 17-6）。

表 17-6　心源性运动猝死

洛桑建议
国际奥委会医务委员会制定
2004 年 12 月 10 日

赛前心血管检查

运动猝死的危害性已经为人们所认识，运动员非外伤性猝死的主要原因（超过 90%）与心血管系统的异常有关。心脏性猝死的定义为"生前无严重的心血管疾病，排除脑血管、呼吸系统、外伤和药物等相关死亡原因，症状发作后 1h 以内的死亡"。

本建议书的主要目的是尽可能地准确识别出具有心源性运动猝死风险的运动员，并为他们提供相关建议。

第一步：针对年龄在 35 岁以下、参加竞技运动的运动员。 个人史：由检查医生负责 1. 运动中有无虚脱和晕倒现象？ 2. 平时是否有过胸闷现象？ 3. 跑步中是否有过胸闷现象？ 4. 运动中是否有过胸闷、咳嗽、呼吸困难现象，使你难以完成正在进行的运动？ 5. 以往是否有过哮喘，是否接受过治疗或住院？ 6. 以往是否有过抽搐发作？ 7. 以往是否被告知自己有癫痫？ 8. 以往是否被告知由于健康问题不能参加运动？ 9. 以往是否被告知有高血压？ 10. 以往是否被告知有高血脂？ 11. 以往是否有呼吸困难，或者运动中或运动后出现咳嗽？	筛选潜在心血管问题

12. 以往运动中或运动后是否有过眩晕情况？ 13. 以往运动中是否有过胸痛情况？ 14. 以往是否有过心悸或心跳很快的情况？ 15. 在运动时，你是否明显比你的同伴更容易疲劳？ 16. 以往你是否被告知有心脏杂音？ 17. 以往你是否被告知有心律不齐？ 18. 你是否有其他心脏病史？ 19. 在最近一个月是否有过严重的病毒感染史（如心肌炎、单核细胞增多症）？ 20. 你是否有过敏性疾病？ 21. 现阶段你是否正在服用某些药物？ 22. 在近 2 年，你是否常规服用某些药物？	筛选潜在心血管问题
家族史：由检查医生负责 1. 你家族成员中是否有人 50 岁以前发生过以下情况： ● 是否有过意外的突然死亡？ ● 是否因反复虚脱治疗过？ ● 是否有过无法解释的抽搐问题？ ● 是否有过游泳时无法解释的溺死？ ● 是否有人做过心脏移植？ ● 是否有人植入过心脏起搏器或心脏除颤器？ ● 是否有人治疗过心律不齐？ ● 是否有人做过心脏手术？ 2. 你家族中是否有过婴儿猝死的事件？ 3. 你家族中是否有人患马方综合征？	1. 筛查遗传性心脏病 （1）遗传性心肌病：肥厚型心肌病、致心律失常性右心室心肌病、扩张型心肌病。 （2）遗传性心律疾病：心脏离子通道疾病（长 QT 综合征、短 QT 综合征、Brugada 综合征、Lenegre 病、儿茶酚胺敏感性多形室性心动过速）。 2. 筛选心脏器质性病变
常规物理检查： 1. 桡动脉或颈动脉脉搏 2. 马方斑 3. 心率/心律 4. 收缩期/舒张期杂音 5. 收缩期喀喇音 6. 血压	
辅助检查 12 导联心电图 （适用于进入青春期以后的运动员）	检测：心脏电节律、传导、复极异常等情况。

第二步：在第一步中，个人史有问题、家族史提示可能有遗传性心血管疾病，或者物理检查、心电图检查有阳性症状的运动员需要由相应的心脏专家进一步检查，评估其是否能参加运动

进一步的检查可以包括：经胸超声心动图、最大运动测试和 24 h 动态心电图。另外针对参赛运动员家属的非侵入式检查也能提供有关心血管遗传病的信息

注：本建议推荐每 2 年进行一次检查。进行本检查之前，运动员或运动员的法定监护人（未成年人运动员）有权知道该检查的目的、内容和结果，以及接受进一步检查、治疗的具体内容。运动员及其法定监护人应该被告知检查所需的费用和检查内容。检查结果属于运动员隐私，应单独交给运动员或其法定监护人，不能公开。

（六）12 导联心电图

美国心脏学会、欧洲心脏病学会和国际奥委会在运动猝死风险评估的最大分歧就是 12 导联心电图能否用于运动员和青少年人群的赛前体检中。欧洲心脏病学会和国际奥委会认为剧烈运动可以直接诱发

猝死，或导致猝死高风险疾病发作，有必要制订一个完整、有效的猝死风险体检方案。根据意大利25年的运动员赛前体检经验，欧洲心脏病学会和国际奥委会提出将12导联心电图列为赛前检查项目。但美国心脏学会提出不同意见，认为：大范围应用12导联心电图进行筛选，将会占用大量的医疗资源，同时可能会带来大量的假阳性结果，进一步检查也需要消耗更多的医疗资源，此外假阳性结果可能会给运动员带来不必要的困扰。

尽管存在不同意见，12导联心电图筛查运动猝死的效率还是有目共睹的。最有力的证据是意大利科拉多等人从1979到2004采用12导联心电图对年轻运动员经行赛前筛查，发现心脏性猝死的年发病率显著下降，从3.6/10万人年降到0.4/10万人年，降低90%；与此同时，筛查中年轻运动员心肌病确诊率却呈增加趋势，从1979年的4.4%上升到2004年的9.4%；未进行赛前筛查的人群死亡率同期没有明显变化，表明年轻运动员死亡率大幅下降并不是由于所在人口死亡率的变化，主要是由于减少了心肌病导致的猝死。

通常认为12导联心电图常规筛查可能得到相当大比例的边缘性或不正常的结果，需要额外的检查来明确心血管疾病诊断，从而大幅度提高筛查的成本。实际上并非如此，只有一小部分运动员需要进一步检查。在意大利心电图筛查的32 652的个体中，只有3 853例判定心电图异常（占11.8%）。然而，多数异常心电图（7%）是PR间期延长，不完全右束支传导阻滞（RBBB）和早期复极化，一般认为是运动员心脏表现，不需要进一步检查。只有4.8%年轻运动员有深倒置T波，增加了R/S波电压（提示左心室肥厚和传导障碍）等表现，需要进一步明确检查。因此，2015年欧洲心脏病学会明确提出支持用12导联心电图对运动员进行心血管疾病筛查，但对于其他人群还需综合考量12导联心电图的费用-筛查效率问题。

2009年国际奥林匹克委员会发表声明提出12导联心电图检查应安排在休息日，按照临床操作进行；ECG异常的结论分成两类（图17-2）：①一些常见运动性心电异常与运动员的年龄、人种、体能状况有关，不需要进一步检查，如窦性心动过缓、Ⅰ度房室传导阻滞、V_1导联出现QRS波降支顿挫或不完全右束支阻滞（RBBB）、早期复极化、单纯QRS高电压达到左心室肥大标准等；②其余不常见的心脏异常应当进行进一步的检查排除疾病。

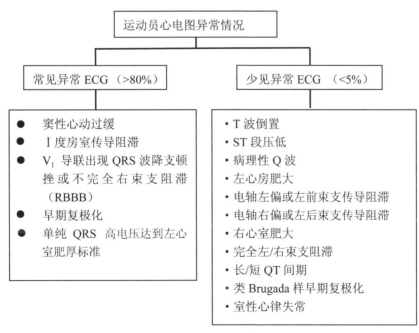

图17-2 2009年国际奥林匹克委员会12导联心电图异常分类

事实上，95%肥厚型心肌病（HCM）患者的心电图异常是导致运动猝死的常见病因。很多文献报道死于致心律失常性右心室心肌病（ARVC/D）疾病的运动员也有心电图异常。据科拉多等人报道帕多瓦运动医学中心 1979~1996 年间，检查 33 735 名年轻运动员（≤35 岁），其中 1 058 名运动员被发现存在医学隐患：其中 621 人（1.8%）有临床心血管异常。在 22 名被确诊为 HCM 的运动员中，有 18 人被检测出有心电图异常，其中 14 人（87.5%）有负极化异常，11 人（69%）心前区 QRS 波抬高，5 人（23%）Q 波异常，室性早搏 5 人（23%），值得注意的是，在 22 人中只有 5 人有家族史，或心脏杂音，或两者都有。科拉多等人还研究了 1979~1996 年意大利威尼托地区年轻运动员和非运动员（≤35 岁）的猝死原因（表 17-7），其中 49 名（18%）年轻猝死者是竞技运动员（44 名男性，5 名女性，年龄平均 23.1 岁），他们都进行了赛前医学检查，其死因主要是 ARVC/D（11 人，22.4%）、动脉粥样硬化（9 人，18.4%）、先天性冠状动脉畸形（8 例，16.3%）；HCM 只占年轻运动员猝死主要病因的 2%，而在非运动员年轻人的猝死病因中却占 7.3%。两者有明显差别，提示 12 导联心电图能有效地检测 HCM。意大利帕多瓦运动医学中心根据运动猝死医学筛选经验制定了一系列 12 导联心电图筛选检测的阳性标准和常见心脏性猝死疾病的心电图表现（表 17-8、表 17-9）。

表 17-7　1979~1996 年威尼托地区年轻运动员和非运动员（≤35 岁）的猝死原因

	运动员（$n=49$）	非运动员（$n=220$）	总计（$n=269$）
致心律失常性右心室心肌病	11（22.4）	18（8.2）*	29（10.8）
动脉粥样硬化	9（18.4）	36（16.4）	45（16.7）
冠状动脉异常起源	6（12.2）	1（0.45）**	7（2.6）
传导系统病变	4（8.2）	20（9.1）	24（8.9）
二尖瓣脱垂	5（10.2）	21（9.5）	26（9.7）
肥厚型心肌病	1（2）	16（7.3）*	17（6.3）
心肌炎	3（6.1）	19（8.6）	22（8.2）
冠状动脉肌桥	2（4）	5（2.3）	7（2.6）
肺栓塞	1（2）	3（1.4）	4（1.5）
夹层动脉瘤	1（2）	11（5）	12（4.5）
扩张型心肌病	1（2）	9（4.1）	10（3.7）
其他	5（10.2）	61（27.7）	66（24.5）

注：* $P=0.008$，与运动员比较。

　　** $P<0.001$，与运动员比较。

　　表格数据来自 Corrado 等人。

表 17-8　12 导联心电图检测的阳性标准

P 波
- 左心房扩大：P_{V1} 负向波>0.04s，深>1.0mm
- 右心房扩大：P_{V1} 高达 0.15mV 或 P_{II} 和 P_{III} 高达 0.25mV

QRS 波
- 心电轴偏移：电轴右偏≥120 或左偏-30°～-90°
- 电压升高：标准肢体导联 R 或 S≥2mV；胸前导联 V_1、V_2 S 波≥3mV，或 V5、V6 R 波≥3mV
- 异常 Q 波：Q 波时程≥0.04s，2 个或 2 个以上导联 Q 波深度>1/4 的 R 波或 QS 波
- 右或左束支阻滞，QRS 时限≥0.12s
- 在胸前导联 V_1 上 R 或 S 波幅≥0.5mV，并且 R/S≥1

ST 段 T 波 QT 间期
在一个或更多导联上 ST 段压低，T 波低平或倒置
QT 间期延长，男>0.44s，女>0.46s

心律与传导异常

● 室性早搏或严重的室性心律失常

● 室上性心动过速，心房扑动或心房颤动

● 短 PR 间期（<0.12s），有时伴有 delta 波

● 窦性心动过缓，安静时心率<40 次/分

● PR 间期>0.21s，Ⅱ度或Ⅲ度房室传导阻滞

表 17-9　具有心源性疾病的年轻运动员心电图特征

疾病	QT 间期	P 波	PR 间期	QRS 波	ST 段	T 波	心律失常
HCM	正常	左心房大	正常	中左心前区导联电压增高；在Ⅱ、Ⅲ、aVF 和 V3~V6 导联上异常 Q 波；左束支阻滞（LBBB）伴电轴显著左偏（LAD）；delta 波	ST 段压低或上抬	中左胸前区导联 T 波倒置，巨大倒置的 T 波	心房颤动，室性早搏，室性心动过速（VT）
致心律失常性右心室心肌病	正常	正常	正常	右胸前导联 QRS 波>110ms；右胸前导联出现 epsilon 波；肢体导联电压≤0.5mV；右束支阻滞（RBBB）	在右侧胸前导联 ST 段上抬	右胸前导联 T 波倒置	室性早搏合并左束支传导阻滞，室性心动过速（VT）合并左束支传导阻滞
扩张型心肌病	正常	左心房大	延长≥0.21s	左束支阻滞（LBBB）	ST 段压低或上抬	下壁或侧壁导联 T 波倒置	室性早搏，室性心动过速（VT）
长 QT 综合征	延长，男>440ms；女>460ms	正常	正常	正常		在所有导联上出现 T 波双峰或切迹	室性早搏（尖端扭转型）
Brugada 综合征	正常	正常	延长≥0.21s	程序电刺激阳性（S1S2S3）；（RBBB/LAD）	在右侧胸前导联 ST 段上抬	右胸前区导联 T 波倒置	多型心室性心搏快速，心房颤动，窦性心动过缓
Lenegre 病	正常	正常	延长，≥0.21s	RBBB；RBBB/LAD；LBBB		继发性改变	Ⅱ度到Ⅲ度房室传导阻滞
短 QT 综合征	<300ms	正常	正常	正常	正常	正常	多型心室性心搏快速，心房颤动
预激综合征（WPW）	正常	正常	缩短，≥0.12s	delta 波	继发性改变	继发性改变	室上性心动过速，心房颤动
冠状动脉疾病	延长	正常	正常	异常 Q 波	ST 段压低或上抬	超过 2 个导联见到 T 波倒置	室性早搏，室性心动过速（VT）

三、心电指标与风险评估

（一）J 波

心电图上 QRS 波与 ST 段的连接点称之为 J 点。J 点从基线向上偏移幅度>0.1mV 或≥0.2mV、时程

≥20ms 的圆顶状或驼峰状波称为 J 波，又称为 Osborn 波。J 波的发生率在正常心电图中占 2.5%～18.2%，多见于早期复极综合征，属于正常心电图的变异，或称之为功能性 J 波。但在体温过低、高钙血症、脑外伤或蛛网膜下腔出血、心肺复苏、血管痉挛性心绞痛及特发性心室颤动等患者，J 波明显增宽、增高，预示可能发生致死性的恶性心律失常，称为"病理性 J 波"。

由安特瑞莱特克等首先用实验方法阐明了 J 波形成的细胞电生理和离子流机制。心电图 J 波是由于心室复极 1 期和 2 期早期心内膜和心外膜存在电位差所致。J 波形成的离子基础是心外膜心肌细胞动作电位 1 期的瞬时外向钾电流（I_{to}）绝对或相对增加所致，其后果是心室内外膜电位差和复极离散度增大，易于形成 2 相折返。2 相折返在心电图上的表现为 R-on-T 型室性早搏，而此种室性早搏易于诱发恶性室性心律失常和猝死。青壮年健康人的早期复极综合征 J 波，其发生的离子流机制也类同，但流量小，一般情况下不会产生二位相折返，是良性的。

近年来，国际上将心电图 J 波特征的临床症候群统称为 J 波综合征，包括 Brugada 综合征、特发性心室颤动、早期复极综合征和急性冠状动脉综合征的超急期的 J 波。临床上 J 波的诊断，一定要严格标准，紧密结合临床患者的具体情况进行：

（1）早期复极综合征：QRS 波的 J 波伴明显的 ST 段弓背向下型抬高，离子机制是 I_{to} 电流增大，受自主神经影响，心率增快时 J 波变小。临床上最常见，通常无症状，是一种良性过程。

（2）Brugada 综合征：Brugada 综合征的 ECG 改变分 3 种类型。1 型：以突出的"穹隆型"ST 段抬高为特征，表现为 J 波或抬高的 ST 段顶点大于 0.2mV，伴随 T 波倒置，很少或无等电位线分离；2 型：J 波幅度大于 2mm，引起 ST 段逐渐下斜型抬高≥1mm，正向或双向 T 波，形成"马鞍型"；3 型：ST 段抬高小于 1mm，可以表现为"马鞍型"或"穹隆型"。

（3）急性冠状动脉综合征超极期的缺血性 J 波：与缺血条件下的 I_{to} 增大有关，形成显著的跨壁复极电压梯度和离散度，形成 J 波和 ST 段抬高、TDR 增大和 2 相折返，发生室性心动过速、心室颤动。

急性冠状动脉综合征超急期指的是急性冠状动脉斑块破裂、血栓形成和（或）冠状动脉痉挛导致的完全闭塞后的超急性期，临床上可见于急性胸痛发生后的数十分钟至 2h 左右。急性心肌梗死进一步分为 3 期：超急性期，J 波/ST 段呈弓背向下抬高和 T 波前移；进展期，J 波/ST 段呈弓背向上抬高和 T 波高尖；稳定期，ST 段开始下降和 T 波倒置。急性冠状动脉综合征超急期的临床研究表明超急性期 J 波与 VT/VF 相关，是发生心脏性猝死的最主要的临床情况，占 50%～60%。

（二）QT 间期

QTc 间期是按心率校正的 QT 间期，是反映心脏去极化和复极作用的指标。QTc 间期延长表示心脏复极延迟，反映了心电异常，通常与心律失常敏感性增高密切相关。Bazetts 公式最常用，计算方法为 $QTc=QT/（RR^{0.5}）$，RR 为标准化的心率值，根据 60 除以心率得到。QT 间期异常主要包括长 QT 综合征［QTc>450ms（男性）；>460ms（女性）］和短 QT 综合征（QTc<300ms）两种。

短 QT 综合征（SQTS）是一种相当罕见的遗传性离子通道病，是导致青少年及婴幼儿猝死的原因之一。迄今为止，SQTS 总共发现 6 种类型，其中 SQTS 1～3 型为钾通道突变，而 SQTS 4～6 型为 L-型钙通道突变。该病的发生机制就分子层面而言，是离子通道功能的改变导致外向电流密度的增强或激活过程的加快、失活延迟，整流特性的消失，内向电流密度的减弱或激活过程的减弱，造成单位时间外向电流的增强或内内向电流的减弱，最终缩短动作电位复极时程；就组织层面而言，离子通道功能的改变只是原因之一。SQTS 使心内膜和中层 M 细胞复极明显快于心外膜细胞，由于不均一性缩短了心肌细胞动作电位的不应期，导致跨壁复极离散度增加，使得心肌细胞通过折返机制而产生心律失常。短 QT 综合征（SQTS）临床常见 QT 间期明显缩短（QTc≤300ms，QT/QTp≤88%），且不随心率变化而变化，胸前导联上 T 波高尖、对称或不对称。而有的患者心电图及动态心电图具有右束支阻滞及电轴左偏的特点，其心律失常主要是阵发性心房颤动、心房扑动、室性早搏、室性心动过速、心室颤动。电生理检查发现患者心室的有效不应期明显缩短，单形性室性心动过速易于诱发。对部分伴有阵发性心房颤动患者，心房程序刺激期间可诱发。

长 QT 综合征（long QT syndrome，LQTS）亦称 QT 间期延长综合征，是一种心室复极时程延长、不均一性增大的疾病。心电图上表现为 QT 间期延长、T 波和（或）U 形波异常、早搏后的代偿间歇及心率减慢时易于发生尖端扭转型室性心动过速（torsade de pointes，TdP）。临床表现以晕厥、搐搦或猝死为特征的临床综合征。LQTS 可以是先天性，也可以是获得性。获得性 LQTS 是指由药物、心脏疾病（心力衰竭、心肌缺血、心动过缓等）或者代谢异常等因素引起的可逆性 QT 间期延长伴 TdP 发作的临床综合征，其中以药物性 LQTS 最常见。

现有研究表明 QT 间期的测量具有良好的重复性，但由于需要根据心率进行校正，从而限制了人群中 QT 间期资料的可比性。尽管在大规模人群中采集的数据提示 QT 间期和总体心血管风险之间具有相关性，但评价 QT 间期在不伴长 QT 综合征患者中 SCD 风险的预测价值的研究结果却不一致，多数研究提示 QT 间期延长和 SCD 风险增加之间具有相关性。人们推测 QT 离散度（体表心电图上 QT 间期的最大差异）反映了心肌复极的离散度，并认为其和心律失常发生风险相关。某些研究结果显示它和死亡率的增加有关。然而，最近的一些研究表明：QT 离散度和预后之间没有相关性。缺乏明确的病理相关性进一步影响了这个参数的采用。有些研究提示记录期间 QT 间期的动态变化是复极不稳定的标志之一，后者可能和心律失常的易感性有关。在某些初期研究中发现：QT 间期和前一个 RR 间期曲线斜率陡峭提示和 SCD 以及死亡率有关。在植入 ICD 进行一级预防的 MADIT-Ⅱ 研究中，包括 476 例患者在内的亚组分析结果显示：QT 间期变异性最低区间的患者中，也有 22% 出现了心律失常，提示这一指标阴性预测价值较差。根据研究数据，心脏复极异常和 SCD 风险增加有关。但 QT 间期、QT 离散度或 QT 间期变异性对不伴长 QT 综合征的患者进行 SCD 危险分层还需进一步研究证实。

（三）T 波电交替

T 波电交替（T wave alternans，TWA）是指在规整的心律时，体表心电图上同一导联 T 波每隔一个激动，形态、幅度甚至极性发生交替性改变，而不伴 QRS 波形态和心动周期的明显改变。以往在常规心电图上观察到的 T 波电交替幅度为毫伏级（mV），又称显性 T 波电交替。而新近 T 波电交替的概念已发展为肉眼看不见的、幅度为微伏级（μV）的交替，又称微伏级 T 波电交替。大量临床和实验研究表明 T 波电交替与心律失常，特别是恶性心律失常有着密切的联系，在判断和预防恶性心律失常和心脏性猝死上是一个重要指标。

TWA 致心律失常机制主要有两种：①跨壁复极离散性，这是心肌细胞的内在特性。当连续刺激周期短于不应期时，有一部分心肌不能再次除极或者完全除极，需要休息一个心动周期后才能恢复其正常兴奋性，心电图上表现为相邻心搏的电交替。这种不均一性可造成区域性传导障碍，从而引起折返。②非协调性交替，即不同部位的心肌细胞复极时间随每次心搏的变化趋势不一致，有的部位动作电位时程（APD）延长，有的部位 APD 缩短。这种复极的非协调性交替足可导致单向传导阻滞及功能性折返，引起心室颤动。引起非协调性交替的机制目前尚未明确，干扰生理状态的因素，如一过性缺血和室性期前收缩等可影响复极交替变化。

在许多临床情况下如缺血性心脏病、先天性长 QT 综合征、电解质紊乱患者，T 波电交替发生率较高。研究资料表明，T 波电交替和 T 波切迹在该综合征中出现率较高是特征性诊断指标之一，可以在静息时短暂出现，但更多见于运动或精神紧张时，且常在尖端扭转型室性心动过速（TdP）发生前出现，因此 T 波电交替目前已成为临床医师识别恶性心律失常及猝死的高危患者的一个重要而且非常直观的指征。临床试验中剑桥心脏中心完成的一项研究统计表明，在有 T 波电交替的患者中发生致命性心律失常及猝死的危险性是无 T 波电交替者的 11 倍之多。在 337 例拟行电生理检查患者的试验中，研究结果显示 T 波电交替比电生理检查对患者发生室性心律失常及猝死危险具有更高的预测价值。此外，尚有报道，多发性脑梗死、前列腺炎、严重肾功能障碍伴低血钙、低钾血症、低镁血症、酒精性心肌病、室性心动过速等发生 T 波电交替。有时早搏后若干心搏呈现 T 波电交替和 QT 间期延长，或早搏后交替变化更为明显。

已经发表的许多观察性队列研究提示，微伏级 T 波电交替在预测 SCD 和心律失常事件方面的价值至少等同于电生理检查。晚近的一些队列研究（至少入选 100 例患者）发现 T 波电交替和 SCD 的风险增加显著相关，预测价值至少不逊色，甚至优于其他指标（包括 LVEF 值、电生理检查、心室晚电位、BRS 和 HRV）。此外，T 波电交替可以预测冠心病和扩张型心肌病患者的风险。

T 波电交替检测的方法有两个重要事项需要考虑，即诱发 T 波电交替的负荷类型和诊断为异常结果的临界值。尽管有研究显示通过起搏诱发的 T 波电交替和室性心律失常的风险有关，但是一对一的比较研究发现，运动诱发的 T 波电交替预测价值更大。T 波电交替异常的常用定义是心率<100 次/分时开始出现>1.9μV 的 T 波交替现象。井野等人采用起搏诱发的 T 波电交替，结果发现提高心率临界点可以使阴性预测价值增加到 100%，却降低了阳性预测值。需要注意，有一大部分 T 波电交替检查的结果是不确定的，许多研究将这类患者定义为非阴性，并且注意到其评估预后的作用和阳性结果相似。这可能和导致结果不确定的原因有关，即无法达到检查所必需的心率。

尽管有研究支持应用 T 波电交替进行 SCD 危险分层，但这一技术的确切作用尚不明确。联合应用其他危险预测因子可以增加 T 波电交替的预测价值。2006 年 AHA 关于 T 波电交替有用的学术研讨会上，研究人员报道了两个大型试验的结果。入选了 566 例 LVEF 值≤40% 的冠心病患者的 ABCD 实验发现，T 波电交替检查结果阳性在预测心律失常事件方面的价值和电生理检查结果阳性的预测价值相同。更为重要的是，两项检查均为阴性结果的患者其事件发生率很低。相反，包含 490 例患者的 SCD-HeFT 试验的亚组研究发现，T 波电交替检查结果为阳性和结果为阴性两组患者之间的心律失常事件的发生率无显著性差别。值得注意是该研究中 41% 的患者 T 波电交替检查结果不确定。

（四）心率变异性

心率变异性（HRV）是指逐次心跳周期差异的变化情况，它含有神经体液因素对心血管系统调节的信息。心率变异性的大小实质上是反映神经体液因素对窦房结的调节作用，也就是反映自主神经系统交感神经活性与迷走神经活性及其平衡协调的关系。在迷走神经活性增高或交感神经活性降低时，心率变异性增高；反之则降低。

在静息状态下，正常人的心电图呈现 RR 间期周期性变化，窦性心律不齐是呼吸不同时相所介导的迷走神经反应性波动所致，吸气时心率加快，呼气时心率减慢。许多其他因素也可以引起心率的变化，例如体位、体温、血循环中的儿茶酚胺、内分泌激素以及营养、环境、药物、各种疾病等都会影响心率。

HRV 分析的心电信号有长有短，短程 HRV 分析从几分钟至 1h，长程的可达 24~48h，记录可在不同体位（仰卧、倾斜、直立或倒立位）和动作（平静呼吸、深呼吸、Valsava 动作、运动）进行。HRV 分析目前采用的方法有：时域分析法，是应用数理统计指标对 HRV 做时域测量，包括简单法和统计学方法；频域分析法或频谱分析法，原理是将随机变化的 RR 间期或瞬时心率信号分解为多种不同能量的频域成分进行分析，可以同时评估心脏交感神经和迷走神经活动水平。

在一项入选 900 例成人的队列研究中，采用 2min 心电图记录来评估 HRV。结果发现，那些 HRV 最低的患者心血管死亡的风险增加。另一个小规模研究对心肌梗死后早期患者进行了评估，但结果未能发现短程 HRV 和心律失常之间有相关性，这可能与样本量太小有关。拉罗维尔等人对一组慢性心力衰竭患者静息状态下，自主呼吸或屏住呼吸时的 8min 心电图进行了研究，结果发现，单变量分析时，自主呼吸期间低频功率和高频功率的比值减小、屏住呼吸期间 RR 间期标准差<15ms 以及低频功率减小等三个指标可以预测心律失常引起的死亡；多变量分析时，屏住呼吸期间低频功率减小较好的患者其心律失常导致的死亡风险增加 5 倍。低频功率正常并且每小时室性早搏（VPB）小于 86 次的患者 SCD 的风险为 3%，而其他患者则高达 23%。

心肌梗死后自主神经张力和反射（ATRAMI）研究表明，心肌梗死后 HRV 降低的患者其死亡相对风险比为 3.2（同时考虑到 LVEF 值和室性早搏）。卡姆等人根据 HRV 的三角函数指标将 3 717 例伴有左心室功能不全的心肌梗死后患者分为低危和高危组。虽然该研究的设计目的是探讨抗心律失常药物阿齐利特（Azimilide）对存活率的影响，但研究人员也报道了 HRV 在评估与预后方面重要性的数据。在多变量分析中，HRV 降低可使死亡风险增加（风险比为 1.46，95%可信区间为 1.1~1.94），但 HRV 降低并不能预测心律失常引起的死亡。莫伯格心肌病研究选取了 263 例非缺血性心肌病的窦性心律患者，研究发现在多变量分析中，HRV 降低不能预测无冠状动脉旁路移植患者的存活率或心律失常事件的发生率。

从目前相关研究来看，只有少量数据提示短程 HRV 异常和猝死有关，大量数据表明 HRV 降低是总死亡率的一个预测因子。尽管从理论上 HRV 异常、自主神经张力和心律失常发生三者之间存在病理生理方面的联系，但目前的数据表明，HRV 可能在预测非心律失常引起的死亡方面更有价值。为明确HRV 在 SCD 危险分层中是否有价值，还需进一步进行相关研究。

（五）Epsilon 波

Epsilon 波是在致心律失常性右心室心肌病（ARVC）患者的心电图中发现并命名的一个波。该波位于 QRS 波群末尾或 ST 段起始处，呈低振幅、持续几十毫秒的不规则的小波，多数表现为向上小棘样，被称为小棘波，偶呈凹缺状，或出现 S 波上升支或 R 波下降支的顿挫。常规心电图则有 30%的患者可记录到该波，如用 Fontaine 双极胸前导联记录，敏感性还能明显提高。因此，Epsilon 波是诊断该病的一个重要心电图指标，当患者有反复室性心动过速心室颤动发生时，该心电图表现有重要的病因学诊断价值。除了 ARVC 患者心电图外，在后壁心肌梗死以及其他右心室受累的疾病、右心室梗死等病情中，也可记录到 Epsilon 波。ARVC 患者有潜在室性心动过速的风险，是青少年运动猝死的主要原因之一。最近有巨大 Epsilon 波的报道，形似 J 波中特殊类型 Brugada 波。巨大 Epsilon 波形成原因是 ARVC、心脏结节病、法洛四联症和心肌致密化不全。相关机制：参与右心室延迟除极的心肌越多，该波越宽。右心室内手术疤痕的形成，使右心室心肌传导显著延缓；右心室增大增厚，也可增加右心室除极向量。Epsilon 波与 Brugada 综合征中 J 波的鉴别的关键在于心电图、超声心动图、基因筛查。

（六）窦性心律震荡

窦性心律震荡（HRT）是指一次室性早搏后窦性心律先加速后减速的变化，即窦房结对室性早搏的反应敏感性变化。在正常人及低危患者可表现为这一典型变化，而在心肌梗死后的猝死高危患者中该变化减弱或消失。这一变化不仅见于窦性心律，还可见于房性心律、交界性心律及室性心律。

窦性心率震荡分析的特定的参数及公式：

（1）震荡初始（turbulance onset，TO）：是单次室性早搏后最初相邻两个窦性 RR 间期均值与早搏前最后两个窦性 RR 间期均值的差值再除以后者，反映了室性早搏后心率的加速。公式为：TO = [（RR1RR2）-（RR1RR2）]/（RR1RR2）×100%。TO 的中性值定义为 0，TO<0 时，表明室性早搏后窦性心律减速；TO>0 时，表明室性早搏后窦性心律加速。

（2）震荡斜率（turbulance slope，TS）：是分析室性早搏后窦性心律减速的重要参数。检测方法是首先测定室性早搏后的前 20 个窦性心律的 RR 间期，并以 RR 间期值作为纵坐标，以 RR 间期的序号为横坐标，绘制 RR 间期的分布图，再以任意连续 5 个序号的窦性心律的 RR 值做出回归线。其中，正向的最大斜率即是 TS。TS 值以每个 RR 间期的变化值（以 ms 计算）表示，TS 的中性值定义为 2.5/RR 间期，当 TS<2.5 时，表示窦性心律减速；反之无减速。

尽管窦性心律震荡的发生机制尚未阐明，但推测这项技术和指标与压力反射器敏感性（BRS）类似，都可以测量副交感（迷走）神经的反应性。在室性早搏和代偿间期后，由于代偿间期的心室充盈延长，通常使血压升高，这将引起反射性的副交感激活，进而使心率减慢。副交感神经再激活的这个过程可以通过恢复至正常心率的起始时间和恢复过程的快慢（震荡斜率）加以评价。计算窦性心律震荡时需要记录室性早搏后的数个（15~20 个）周期进行平均。和其他衡量自主神经张力对窦房结影响的技术一样，震荡斜率越大，表明副交感神经的反应性越好，预后也就越好。

目前，主要是在心肌梗死后患者中对窦性心律震荡进行了研究。急性心肌梗死是心脏性猝死的高危人群，对其死亡率及发生心血管事件的危险性进行预测，是目前临床研究的热点。循证医学已经证实HRT 对心肌梗死后患者的死亡率有预测价值。艾米特研究对 614 例心肌梗死患者随访 21 个月，结果显示，TS 是强有力的单变量死亡预测指标。多因素分析结果提示，心肌梗死病史、LVEF、HR、TO、TS 和联合的 TO/TS 是独立的猝死预测因素。其中联合的 TO/TS 的预测价值最大，相对危险度为 3.2，2 年随访的死亡率分别为 9%（TO<0 和 TS>2.5ms 均正常）、18%（TO≥0 或 TS≤2.5ms）和 34%（TO≥0 和 TS≤2.5 均异常）。MPIP 研究中，选取了 577 例心肌梗死患者，随访 22 个月，测量 HRT 及 LVEF 等猝死的预测指标，评价对心肌梗死死亡率的预测。结果显示，TO、TS 与总死亡率具有显著相关性，TS 为第二位单变量危险预测因素；多因素分析显示，LVEF、TS、联合的 TO/TS 是相互独立的死亡预测因素，TO/TS 结合的相对危险度为 3.2，2 年随访中的死亡率分别为 9%、15%、32%。在姆皮普和艾米特研究中，两组入选患者的心功能不同，治疗用药也不相同，但是结果均显示联合的 TO/TS 是心肌梗死患者死亡率的强有力预测指标，其结果不受心功能、β 受体阻滞剂、早搏等因素的影响。埃米特研究中入选 1 212 例心肌梗死患者，平均随访 20.5 个月，结果表明联合的 TO/TS 是最强的死亡率预测指标，TS 是预测死亡率的最强的单变量因素，相关分析表明联合的 TO/TS、BRS、SDNN 等都是很强大的危险性预测指标，而且 TS 与 HRV、BRS、LVEF 和平均心率相比预测价值最大。因此，在心肌梗死后患者中，联合的 TO/TS 能够有效预测患者的死亡风险，对于检出心肌梗死后高危患者有重要价值，和传统的危险预测因素如 LVEF、年龄、糖尿病、平均心率联合应用，增加阳性预测值。

目前研究表明，窦性心律震荡是一个很有吸引力的危险分指标，因为只需要 24h 动态心电图记录中存在少量的几个室性早搏就可以进行测量，并且和 BRS 技术不同，窦性心律震荡检查不需要进行血压检测或干预。当然，还需要进一步开展相关研究来证实这一测量的重复性。

（七）运动负荷试验

运动负荷试验是筛选和诊断冠心病并对其进行预后评价最基本而有效的无创检查手段之一。其在评价心律失常方面，有助于对某些电生理检查不能诱发，且动态心电图（Holter 心电图）不能证实的少部分心律失常提供诊断，临床上常与 Holter、电生理检查一起用于对心律失常患者的治疗评估。

运动负荷试验中出现室上性心律失常很常见，最常见的是房性或交界性早搏，持续性室上性快速心律失常少见。在没有器质性心脏病的人群中，心房颤动的发生率为 0.3%~1.1%。马修等报道了 1 383 例健康志愿者做运动负荷试验，发现室上性心动过速（SVT）的发生率大约是 6%。在男性中随年龄增加而明显增多，女性则否。运动诱发的 SVT 多是 3~5 个心动周期，很少超过 30s 及伴有症状。其不会增加心血管病的死亡率和心脏事件。

运动负荷试验中出现的室性早搏很常见。年龄和性别是独立于基础心脏病以外的出现运动中室性早搏的重要原因。帕廷顿等对 6 213 例男性做运动负荷试验，在 6 年±4 年的随访中有 1 256 例死亡，其中 503 例有室性心律失常（8%），室性心律失常的发生随年龄的增加而增多。阿里等对社区无症状人群运动诱发的室性心律失常的临床相关性和预后意义进行了平均 15 年的研究，发现社区中无症状的人群运动诱发的心律失常对死亡的预测比以往报道的要低。年龄、男性因素与运动诱发的室性心律失常密切相关。剧烈运动可引起快速性室性心律失常。

罗曼诺等观察了 609 例冠心病患者，发现室性心律失常的频率和复杂性与运动诱发的心肌缺血有关。埃尔汉地等对 302 例可能为冠心病者的研究发现冠心病者的灌注异常（OR 2.2；95% CI：1.2~4.2）可独立预测运动诱发的室性心律失常，在男性中更明显。埃尔汉地等研究发现急性心肌梗死后运动诱发的室性心律失常与梗死周围区有缺血及多支血管病变有关。玛格奈特等研究了 60 例有慢性稳定性心绞痛和心肌梗死的患者做运动试验、心肌同位素扫描等发现在心脏有部分坏死区域中的大量存活心肌者，其运动时短暂的心肌缺血可促发室性心律失常。

左心室功能不全是猝死的一个危险因素，但充血性心力衰竭这一临床综合征本身就可以促使左心室心功能不全的患者发生心律失常，进而增加缺血性或非缺血性扩张型心肌病患者的死亡率（这种作用独立于 LVEF 值降低）。但应用心力衰竭严重程度对收缩功能不全患者进行危险分层的一个主要缺陷是尽管死亡率随着心力衰竭程度的严重而增加，但由于进行性泵衰竭引起的死亡增加，这使 SCD 导致的死亡比例反而降低。慢性心力衰竭美托洛尔的随机干预（MERIT-HF）试验表明，NYHA 心功能 Ⅱ 级患者总死亡率为 5%，其中 85% 为猝死；相反，NYHA 心功能 IV 级患者总死亡率 21%，其中仅 33% 为 SCD。研究显示，功能状态的客观评价指标（如运动试验的峰值氧耗量和 6min 步行距离）具有良好的可靠性和可重复性。在预测严重慢性心力衰竭患者死亡率方面，运动试验峰值氧摄取量似乎优于临床指标、血流动力学和运动时间，但其作为危险分层指标的价值尚未被证实。

在分级递增运动试验停止后，心率的下降通常呈现两个阶段，最初 30s 到 1min 为心率早期快速下降期。今井等人证实心率早期快速下降在运动员最明显，而心力衰竭患者明显减弱，并且阿托品可以使其消失。因此，副交感再激活似乎在调节运动后心率恢复过程中起着主要作用。由于副交感神经张力的降低和死亡风险的增加有关，因此，人们推测运动后心率恢复的减弱同样也能预测死亡风险的增加。一项包括 2 428 例进行运动心肌灌注显像并计划进行首次冠状动脉成形术患者的研究中发现，运动后 1min 内心率恢复 ≤12 次/分和全因死亡率的增加显著相关（阳性预测值为 19%，阴性预测值为 95%；经混合变量调整后的风险比为 2.0，95% 可信区间为 1.5~2.7）。在不同人群进行的后续研究也证实了运动后心率恢复现象的减弱和全因死亡率之间的关系。

尽管已有充分的数据表明运动后心率恢复和死亡率之间的关系，但对常规应用这一指标进行 SCD 的临床危险分层的做法仍有质疑。目前，尚未确定理想的运动后心率恢复的检查方案，以及诊断异常的临界值：有人主张采用直立位检测并将恢复期心率 ≤12 次/分视为异常，而其他学者则主张采用坐位并且将恢复期 2min 时心率 ≤22 次/分视为异常。如果需要在卧位状态下检测运动后心率恢复（如进行负荷超声心动图检查时），有人提出将心率 18 次/分视为异常。此外，扩张型心肌病患者的心率恢复研究的数据还不够充分。和运动后心率恢复有关的一个指标是运动后恢复期出现室性早搏。人们推测其也可以反映患者的副交感神经活性。研究显示，无论患者有无心力衰竭或冠心病，运动后最初 5min 内出现频发或严重室性早搏时和死亡风险相关。尽管运动后心率恢复和恢复期的室性早搏是预测死亡的新颖而有趣的指标，但其在 SCD 危险分层中的价值尚未得到证实。

（八）QRS 波

QRS 波代表心室除极的电位变化。正常胸前导联 QRS 波群形态较恒定。V_1、V_2 导联多呈 RS 形，R/S<1，R_{V_1}<1.0mV，超过此值常提示右心室肥大。V_5、V_6 导联以 R 波为主，R/S>1，R_{V_5}<2.5mV，超过此值常提示左心室肥大。V_3、V_4 导联呈 RS 形，R/S 接近于 1 称为过渡区图形。正常成人胸前导联自 V_1 至 V_6 导联 R 波逐渐增大，而 S 波逐渐变小。正常成人 QRS 波群时间为 0.06~0.10s，婴儿与幼童为 0.04~0.08s，随年龄增长逐渐接近成人。QRS 波群时间延长，见于心室肥大、心室内传导阻滞及预激综合征。

1. QRS 波宽度

QRS 波宽度是指在 12 导联心电图反映心室激动时间，增宽时是室内或室间传导延迟的简单衡量指标，其重复性好，变异系数<5%。引起 QRS 波时限增宽的最常见原因和发生机制与心室内传导不正常有关：①当一侧束支存在器质性或功能性改变时，激动只能沿对侧束支下传，使激动时间延长，势必引起 QRS 波除极时限增宽。②起源于心室内异位节律点，不能沿心室内特殊传导系统正常传递，引起 QRS 波除极时限增宽。③预激综合征是通过房室之间的附加束提前下传激动某一部分心室肌。此时正常激动通过房室交界组织才进入心室、激动尚未应激过的另一部分心肌，引起 QRS 波总除极时限增宽。

研究提示，在 LVEF 值降低的患者中 QRS 波增宽是预后不良的一个显著标志。QRS 波增宽也可能和死亡率的增加直接相关，因为心室激动的不同步可导致心功能下降。此外，研究还提示室内传导减慢伴发心室复极离散度增加时，能直接促发心室心律失常。EST 研究中，3 654 例心功能 II~IV 级心力衰竭患者的 QRS 波宽度是患者病死率的一个独立预测指标，即 QRS 波越宽其病死率越高，累计存活率越低。2012 年，克勒等前瞻性研究了 2 049 例男性，随访 19 年中 156 例发生心脏性猝死，其中 QRS 波时限每增加 10ms 心脏性猝死的危险增加 27%（$P=0.001$）。QRS 波>110ms 者心脏性猝死比 QRS 波时限<96ms 者增加了 2.5 倍（校正了其他临床危险因素后）。在 SCD 高危患者中进行的随机对照 ICD 试验的亚组分析，也研究了 QRS 波增宽作为总体死亡率和心律失常性死亡预测因子的作用。MADIT-II 亚组（根据

QRS 波时限或是否存在左束支阻滞进行分组）分析后发现：伴有室内传导延迟或左束支阻滞（不是右束支阻滞）者其心搏骤停风险和总死亡率增加 50%，并且其效果独立于 LVEF 值和电生理检查结果。然而，在植入 ICD 的患者中，研究结果没有发现 QRS 波时限是需要 ICD 治疗的 VT/VF 死亡预测因子。这些研究结果之间的差异反映了不同的研究设计和入选标准。在非缺血性扩张型心肌病患者中进行的队列研究，大部分研究都未能证实室内传导延迟和 SCD 之间有显著相关性。有些入选了非缺血性心肌病患者的 ICD 试验，也对 QRS 波宽度的独立预测价值进行了评价，但试验结果没有发现 QRS 波时限和全因死亡率之间有相关性。SCD-HeFT 试验同时入选了缺血性和非缺血性心肌病患者，结果显示 ICD 治疗对 QRS 波时限 120ms 的患者降低死亡率的作用更明显，但该试验没有报告非缺血性心肌病患者 QRS 波时限和死亡率相关性方面的数据。

以上研究表明，QRS 波增宽的患者 SCD 的风险增加，尽管这些数据尚不完全一致，但在目前情况下，由于缺少专门针对 QRS 波时限预测价值的前瞻性试验，因此并不推荐利用 QRS 波时限对充血性心力衰竭患者进行 SCD 的危险分层。

2. 碎裂 QRS 波

碎裂 QRS 波（fragmented QRS complexes，fQRS）是一项无创心电指标，不但用于诊断冠心病陈旧性心肌梗死，还对冠心病患者死亡率和心血管事件的发生率有一定的预测价值。fQRS 是由心肌的传导异常形成，与心律失常关系密切，对心力衰竭、缺血性和非缺血性心肌病及 Brugada 综合征患者室性心律失常的发生和死亡率有很好的预测价值。fQRS 更多地被用于临床，对心脏病患者进行危险分层和判断预后。fQRS 特征：

（1）QRS 波呈三相波或多相波，多相波常由 R 波或 S 波的多个顿挫或切迹形成。

（2）伴或不伴有 Q 波，Q 波可能存在单个或多个切迹或顿挫。

（3）QRS 波的时限多数<120ms。

（4）排除束支及室内阻滞。

（5）fQRS 常在 2 个或 2 个以上的导联出现。

（6）同次心电图的不同导联，fQRS 可表现为不同形态。

加德纳等对心肌梗死伴左心室室壁瘤形成的患者进行了研究，结果在梗死区发现了少量存活心肌像"细胞岛"一样散布于大量的纤维化组织中。这些存活的心肌处于慢性缺血状态，仅能部分除极，动作电位升支速度延迟，导致左心室除极过程的不均一，结果表现为体表心电图上 QRS 波的碎裂。另外，对心肌瘢痕组织心内膜面心电描记也发现，瘢痕组织周围相当大的区域内均呈现出 QRS 波的碎裂。因此推论 fQRS 波形成的可能机制是瘢痕组织内散在的存活心肌部分除极和传导阻滞，产生一个或数个不同于正常除极方向的特殊心电向量。

达斯等随访 5.5 年的 998 例冠心病心肌梗死者，结果表明，fQRS 组死亡人数 93 例，无 fQRS 组的死亡人数 188 例，有 fQRS 者比无 fQRS 者的全因病死率更高、更具危险性；多因素 Cox 回归分析也发现，fQRS 是心脏事件的独立预测因子。国内王崑等研究急性心肌梗死后 3d 内心电图出现 fQRS 与心功能、并发症和近期预后的相关性，结果发现 fQRS 发生率为 44%，严重并发症总发生率、心功能不全发生率、心源性死亡发生率均明显升高，提示 fQRS 是急性心肌梗死患者预后判断的重要标志。皮尔托斯克等研究了 AMI 患者 Q 波与 fQRS 预测心脏事件的发生情况，结果发现 AMI 存在 Q 波时出现 fQRS 不增加心血管事件；AMI 没有 Q 波时出现 fQRS 则增加心血管事件。

fQRS 波是 Brugada 综合征心肌传导障碍的标志，可能是 Brugada 综合征发生心室颤动的基础，可作为 Brugada 综合征并发心室颤动危险性高的猝死预测的新指标。莫里塔等分析 115 例 Brugada 综合征患者的心电图，43% 的患者有 fQRS 存在，且 fQRS 在心室纤颤（心室颤动）患者中的发生率 85% 要远远高于仅发生过晕厥或无症状的患者（分别为 50% 和 34%）。在 Brugada 综合征实验模型中，通过标测右心室心内膜和心外膜多个位点的动作电位，验证了心外膜动作电位复极 1 相的顿挫引起跨室壁心电图上 ST 段抬高，而局部心外膜激动延迟在跨壁心电图上产生碎裂 QRS 波。

ARVC 也与 fQRS 存在明显相关性。最近一项对 ARVC 的研究，发现有 85% 的 ARVC 患者具有 fQRS，与 Epsilon 波的诊断价值相似。皮特斯等发现 ARVC 患者体表 ECG 可见 fQRS，认为这是去极化异常的一个指标，其特点为：①fQRS 多见于下壁导联；②fQRS 与心肌损伤有关；③fQRS 反映了心肌激动不一致、不同步；④fQRS 与死亡率增加和 VA 事件的发生有关，可以作为 SCD 的预测指标。

fQRS 是室壁瘤的重要标志，其发生率为 3.5%~9.4%，常伴有持续抬高、室壁节段性运动异常。fQRS 也见于各种心肌病患者，如缺血性心肌病、肥厚型心肌病、扩张型心肌病（包括酒精性心肌病、围生期心肌病、心肌致密化不全）等。信号平均心电图、心腔内心电图记录到的碎裂电位均证明与 VA 有关，体表心电图 fQRS 也不例外，最近有多项研究证实 fQRS 与 VA 有关。传导异常是发生 VA 的电生理基础，坏死心肌组织中岛状存活的缺血心肌，缓慢传导，延迟除极，形成 fQRS，是 VA 的基质。

目前研究认为，fQRS 是心室碎裂电位的反映，能够预示发病率、死亡率、心脏性猝死和不利的心脏事件的发生。但该心电指标仍处于研究阶段，存在敏感性过高、特异性不足等问题，所以现阶段对 fQRS 的临床意义的判读宜采取审慎的态度。

（九）压力感受器敏感性

压力反射敏感性（BRS）是血压变化导致反射性心率变化的敏感程度，是反映血压升高所引起的心脏迷走神经反射调节情况，是定量分析心脏自主神经功能平衡状况的指标之一。已有研究表明压力反射机制在心血管系统的调节中起着关键性作用，尤其是控制副交感和交感神经的冲动传输到心脏和外周血管。

临床日常工作中最常用的方法血管活性药物法。1969 年史密斯等曾利用注射新福林（100~200μg）致血压快速升高 20~30mmHg（或者虽然血压升高未达到阈值范围，但 RR 间期明显延长）。同时连续监测血压及心电图 RR 间期的变化：用收缩压的变化作横坐标，对应的反射性 RR 间期变化作纵坐标，对两者行回归分析。Pearson 相关系数 r 用来反映两者之间线性相关程度。利用直线的倾斜度即可对 BRS 定量分析，一般多用收缩压每升高 1mmHg 引起的 RR 间期缩短的毫秒数（ms/mmHg）表示。倾斜度大，提示迷走神经活动强；反之，则提示交感神经活动强。正常人体，静脉注射 25~100μg 的苯肾上腺素可使收缩压上升超过 20mmHg，而收缩压每上升 1mmHg，RR 间期的延长将超过 10ms。在最佳试验条件下，BRS 检测仅有中度的重复性，其重复测试的变异系数为 38%。

许多研究证明 BRS 的降低和严重室性心律失常发生的增加密切相关。拉罗维尔等人前瞻性地测试了 78 例心肌梗死后患者的 BRS，并对这些患者进行了 2 年的随访，随访期间发生了 7 例心血管死亡事件，其中包括 4 例猝死。和存活患者相比，7 例死亡患者的 BRS 值明显降低。这一结果被后来进行的其他研究所证实。一项多中心、前瞻性的埃特米研究取得的重要进展，大大推进了确立 BRS 作为心肌梗死后患者危险分层的决定性因素的进程。和以往多数研究不同，埃特米是一项评价 BRS 和 HRV，进而预测心血管死亡准确性的前瞻性研究。该试验采用了对 BRS 和 HRV 这两个自主神经张力反应指标都有应用前景的临界值。研究人员对 1 284 例心肌梗死后存活的患者在出院时进行了 HRV 和 BRS 检查。在接下来长达 21 个月的随访期间，发生了 44 例心血管死亡和 5 例非致命性心搏骤停。多变量分析中，HRV（正常情况下标准差<70ms）或 BRS（<3.0ms/mmHg）的降低可显著增加心血管死亡［相对风险比分别为 3.2（95% 的可信区间为 1.4~7.4）和 2.8（95% 的可信区间为 1.2~6.2）］。如果两个指标都降低，那么 SCD 的风险将进一步增加。与 LVEF 值、HRV 或 BRS 较好的患者相比，BRS 或 SDNN 降低伴 LVEF 值降低（<35%）患者的相对风险比分别为 8.7（95% 的可信区间为 4.3~17.6）和 6.7（95% 的可信区间为 3.1~14.6）。从这一重要试验得出的一个主要结论是：急性心肌梗死后早期对副交感神经的反射进行分析，进而能够提供独立于 LVEF 值或其他无创伤性危险分层技术的重要预后信息。BRS 分析可以增加 HRV 的预测价值，从而说明这些衡量自主神经张力和副交感神经反射活性的指标并不多余，而能起到互补作用。

随后的研究显示，BRS 和 LVEF 值降低联合使用时可以提供一个新的危险分层方法。具体地说，在 LVEF 值<35% 的患者中，BRS 正常的患者 2 年存活率明显高于 BRS 降低的患者。对最主要心律失常事

件而言，这一点更加明显（发生率分别为 3% 和 16%）。然而，BRS 联合 LVEF 值降低对心律失常事件的预测价值还需要更大规模的研究予以证实。在马堡心肌病研究中，入组的 263 例非缺血性心肌病患者均为窦性心律，该研究的多变量分析发现，BRS 不能预测心律失常事件，但似乎可以预测无冠状动脉旁路移植患者的存活率（相对风险比为 1.42，95% 的可信区间为 0.95~2.13）。

目前研究数据提示 BRS 可能有助于对冠心病进行 SCD 的危险分层。为明确这一指标的临床应用价值，还需进一步的深入研究。

四、超声心动图与风险评估

（一）超声心动图种类及价值

超声心动图是用超声波显示心脏结构并评价心功能状态的检查方法。目前，超声心动图对冠心病所涉及的冠状动脉重要血管、心肌、心脏结构及血管心腔血流动力学的状态均可提供定性、半定量或定量的评价。20 世纪 80 年代末及 90 年代初介入超声的进展更提高了超声诊断冠心病的可靠性和敏感性。目前较常用的超声心动图检查方法有：M 型超声、二维超声、脉冲多普勒超声及彩色多普勒超声。二维超声心动图：能显示心、大血管的断面轮廓和各种结构空间关系的断面形态，大小、连接关系与活动状态，为断面灰阶图像。脉冲多普勒超声心动图：观察血流的运动规律，确定血流紊乱的部位和方向。对于心间隔缺损、瓣膜的狭窄与关闭不全等具有较大的诊断价值。造影超声波心动图：将超声检查用造影剂（锭氰蓝绿、双氧水、二氧化碳、碳酸氢钠+维生素 C）经静脉或导管注射。由于造影剂在血液内产生微小气泡，致使超声波产生强烈的反射，形成云雾状影像，能观察各种心脏病的血液动力学改变，对临床诊断具有重大价值。

超声心动图对下述心脏病有诊断价值：①心脏瓣膜病；二尖瓣狭窄和（或）关闭不全、二尖瓣脱垂、三尖瓣和主动脉瓣狭窄和（或）关闭不全。②心肌病变：心肌梗死特别是室壁瘤的发现；特发性心肌病，以心腔扩张为主的扩张型心肌病，以室壁增厚为主要表现的肥厚型心肌病。③先天性心脏病：能观察到房室间隔缺损、大血管转位和血液分流的情况。④其他；心包的增厚和积液。心脏内和心脏旁的肿瘤，如心内黏液瘤、心肌肿瘤、心脏旁（纵隔）肿瘤等。

（二）超声心动图检查指征

目前国内外研究认为，虽然超声心动图在诊断心血管结构及血流动力学异常上具有很高的参考价值，但因其价格较高，还不能用于大范围人群运动猝死的筛选，一般仅作为具有一定心源性疾病指征的受试者的进一步检查手段。使用超声心动图检查的指征：

（1）怀疑先天性心脏病。

（2）怀疑肥厚型心肌病。

（3）怀疑致心律失常性右心室心肌病。

（4）心包炎。

（5）心肌炎。

（6）缺血性心脏病。

（7）怀疑瓣膜病变。

（8）无法解释的心脏杂音。

（9）无法解释的异常心电图。

（10）冠状动脉畸形。

（11）心律不齐。

多数运动员左心室肥厚是轻度的，不超过正常值上限。然而少部分左心室肥厚非常明显，需要与肥厚型心肌病进行鉴别诊断。对参赛者不正确的 HCM 诊断，会导致其不必要的退出竞技运动，对其身体、经济和心理上均产生负面影响，超声心动图的特异表现对生理性左心室肥厚和肥厚型心肌病的鉴别有帮助（表 17-10）。

表 17-10　运动员心脏与肥厚型心肌病超声心动图特征

	运动员心脏	肥厚型心肌病
最大左心室壁厚度（mm）	<16	≥16
左心室肥厚方式	同心	非对称性间隔肥厚/易变
左心室腔大小	增大	变小
舒张功能	正常	受损
左心房大小	正常	扩大

相当比例的男性运动员，尤其是一些耐力运动项目男运动员的心脏对运动产生的生理性肥大，左心室壁厚度可达 13~15mm。虽然大多数 HCM 患者的左心室壁厚度一般为 18~20mm，但也有约 8% 的患者为轻度肥大。所以对一位可能患有 HCM 疾病的男性运动员来说，左心室厚度在 13~15mm 为诊断灰色区域。这种困难的诊断出现在白人男性运动员中为 2%~4%，在黑人男性运动员中为 12%~18%。在大多数运动员当中，借助心电图和超声心动技术是可以区分生理、病理性左心室肥大。运动员中常见到单纯左心室肥大导致的 QRS 波高电压，而 HCM 患者心电图的改变包括：T 波倒置，病理性 Q 波，ST 段下降>2 个连续导联，左束支传导阻滞等。如果出现≥2 个连续导联 T 波倒置>1mm（不包括白人运动员的 V_1 和 V_2 导联和黑人运动员的 V_1 到 V_4 导联），就应该高度怀疑是 HCM。生理性左心室肥厚常伴随心腔扩大和正常心舒功能，而 HCM 患者往往伴有心腔较小，舒张功能受限。在系统训练的运动员中，舒张末期左心室内径>55mm 很普遍，但是在 HCM 患者中却很少见，通常<45mm。在模棱两可的情况下，家族史以及心血管运动测试中的峰值摄氧量也有助于区分两者，HCM 患者通常有阳性家族史，以及较低的峰值摄氧量［通常低于 50mL/（kg·min）］。遗传分析具有高阳性预测价值，然而它的阴性预测价值却很低并且依然昂贵、费时。在少数情况下，可减量训练 8~12 周后，重新评估与心电图和超声心动图，也有可能区分两者。

五、基因筛查与风险评估

随着现代医学和分子遗传学的发展，人们已经发现许多运动猝死风险较高的心血管疾病与患者基因缺陷有关，如肥厚型心肌病（HCM）、心律失常性右心室心肌病、扩张型心肌病（DCM）、长 QT 综合征、短 QT 综合征、儿茶酚胺介导的多形性室性心动过速、马方综合征等。然而并非每一种疾病都适合用基因筛选，这取决于该疾病的基因型与表型之间的关系，是否已有早期有效的诊疗技术等。对基因型、表型关系密切，缺乏早期诊断技术的猝死风险较高的心血管疾病展开研究，筛选相关高风险基因标记，将有助于在早期排查出那些表现正常的、具有潜在猝死风险的人群，减少运动性心律失常和猝死的发生。

（1）HCM 在我国的患病率为 80/10 万，是年轻人运动猝死的主要病因之一，通常发生在中等或高强度的运动中。疾病早期多数缺乏典型的症状体征。国外研究报道 60%~70% 肥厚型心肌病是由于基因突变引起，β-肌球蛋白重链（MYH7）基因突变致病的占 35%~50%，MYBPC3 基因突变占 20%~30%，肌钙蛋白 T（TNNT）缺陷（错义突变、小片段缺失、信号剪接部位突变）导致的 HCM 约占 15%，肌钙蛋白 I（TNNI3）基因突变致病的约占 5%，其余基因突变致病只占很少一部分。HCM 突变基因与表型之间关系密切，MYH7 突变的疾病几乎完全外显且猝死率高，只有少数突变者疾病不外显且预后较好，TNNT2 基因突变的病例有很高的猝死发生率，预后不良，属高危患者。因此，HCM 可以作为基因筛查候选疾病。

（2）ARVC 也是年轻人与运动员运动猝死常见的原因之一，致心律失常性右心室心肌病 50%~70% 的病例是家族性的，主要为常染色体显性遗传。大多数病例死亡时的年龄小于 40 岁，有些发生于儿童。基因分析示变异主要位于第 1、2、3 和 14 对染色体，有 6 个基因位点与 ARVC 有关，其中 3 种基因已界定，为 RyR2、JUP 和 DSM 基因突变。RyR2 为编码心脏 ryanolin 受体的基因，与钙离子释放及心律失常的发生有关。突变盘状球蛋白（plakoglobin）和桥粒斑蛋白（desmoplakin）突变亦与 ARVC 相关。因此，ARVC 可以作为基因筛查候选疾病。

（3）马方综合征主要由编码原纤维蛋白-1（原纤蛋白-1，fibrillin-1）的基因 FBN1 的突变引起，这个基因调控着主要保持结缔组织弹性的胶原蛋白的质和量。纤原蛋白基因突变使生产的胶原蛋白异常，这种异常主要影响患者骨骼、心血管系统、眼等。但患者基因型与表型之间复杂，变异性大，即使同一家族中的不同患者，其表型差异也很大，这给判断表现型与基因型之间的联系造成困难。家族内广泛表型变异提示，可能还有其他的修饰因子参与突变基因的作用，或者还有一部分遗传异质性存在。其他的基因或环境因素也可能对表型起调控作用。符合 Ghent 诊断标准的 MFS 患者中 91%~93% 可以检测到 FBN1 的突变，但突变随机出现，无明显热点；目前已经发现 600 多种突变，只有 12% 的基因突变重复率。此外，马方综合征并不是运动的禁忌证，患有马方综合征的运动员可能参加了很多激烈的运动比赛并未出现猝死情况。目前医学界认为主动脉扩张是患有马方综合征的运动员是否有资格参加比赛的重要决定因素。因此，马方综合征不太适合作为基因筛查候选疾病。

（4）DCM 是一类既有遗传又有非遗传因素引起的混合型心肌病，以左心室扩大和收缩功能障碍等为特征，二维超声心动图可以诊断。DCM 中有 20%~35% 有基因突变和家族遗传背景，感染/免疫是获得性 DCM 最常见病因。起病缓慢，临床常表现为无症状的心脏扩大，或表现各种类型的心律失常，逐渐发展，最终出现心力衰竭。DCM 在遗传上的高度异质性，即同一家族的不同基因突变可导致相同的临床表型，同一家族的相同基因突变也可能导致不同的临床表型，除了患者的生活方式和环境因素可导致该病的表型变异外，修饰基因可能也起了重要的作用。因此，DCM 不太适合作为基因筛查候选疾病。

（5）遗传性 LQTS 中包含有两种分型：为 Romano-Ward（RWS）综合征和 Jervell and Lange-Nielsen（JLN）综合征。RWS 综合征最常见，RWS 综合征患者只有 ECG 上 QT 间期延长。临床表现可能还包括晕厥、猝死、癫痫。多数 RWS 呈常染色体显性遗传，后代患病的概率为 50%。JLN 综合征相对少见。目前已发现 7 个基因与 LQTS 有关，它们分别是 KCNQ1（LQT1）、KCNH2（LQT2）、SCN5A（LQT3）、Ankyrin-B（LQT4）、KCNE1（LQT5）、KCNE2（LQT6）、KCNJ2（LQT7）。其中主要的基因型为 LQT1~3 型。斯普拉维斯克等人（2000 年）报道在导致 LQTS 的基因突变中，87% 的突变发生在 KCNQ1 和 KCNH2 上，SCN5A、KCNE1 和 KCNE2 分别占 8%、3% 和 2%。基因型与表型关联研究表明 LQT2 与 LQT1 心血管事件的触发因素不同，运动是 LQT1 的主要触发因素。因此，遗传性 LQTS 可以作为基因筛查候选疾病。

（6）SQTS 则是近年来才引起人们关注的一种新的临床症候群，主要表现为无明确病因的发作性心悸、晕厥、猝死和心房扑动、心房颤动、室性心动过速及心室颤动等，心电图特征性改变为 QT 间期显著缩短。SQTS 主要呈家族聚集性，同一家系男女均可患病，偶见散发病例，提示为常染色体显性遗传疾病。根据突变基因的不同，可以将其分为 3 型：SQTS1、SQTS2 和 SQTS3，突变基因分别为 KCNH2、KCNQ1 和 KCNJ2，影响的离子通道分别为 I_{Kr}、I_{Ks} 和 I_{Ki}。因此，SQTS 可以作为基因筛查候选疾病。

（7）CPVT 是一种少见却严重的遗传性心律失常，表现为无器质性心脏病的个体在运动或激动时发生双向性、多形性室性心动过速导致发作性晕厥；当这些心律失常自行停止时，可自发性恢复；另一些情况下，室性心动过速转为心室颤动，若无及时心肺复苏可导致猝死。CPVT 在人群中的流行率尚属未知，大约为 10/10 万。CPVT 平均发生年龄为 7~9 岁，也有 40 岁发生的报道。CPVT 致死率很高，未经治疗的患者 80% 在 40 岁前会发生晕厥、室性心动过速、心室颤动，总病死率为 30%~50%。运动平板可重复诱发室性心律失常，另一特征为心电图出现表现各异的双向性、多形性室性心动过速。CPVT 可能是一种常染色体显性遗传，hRyR2 基因是发生 CPVT 的相关基因。因此，CPVT 可以作为基因筛查候选疾病。

综合以上各运动猝死风险较高的心血管疾病的临床症状、体征、遗传学研究状况，HCM、ARVC、遗传性 LQTS、SQTS、CPVT 可以作为基因筛查候选的主要疾病。

（一）HCM 相关基因标记

HCM 是 35 岁以下运动员猝死的首要病因。自 1990 年盖斯特夫-洛伦斯首次报道了 β-肌球蛋白基因突变引起 HCM 后，大量的 HCM 致病基因相继被报道，肥厚型心肌病的病因学研究取得了突破性的进展。目前研究提示已有 22 个突变基因，超过 400 个突变位点可能与 HCM 的发病相关，其中，60% 是由编码肌小节蛋白的基因发生突变造成。在过去的十几年中，HCM 研究不仅从基因水平阐述了其病因，还对其分子水平的发病机制进行了深入研究。目前人类孟德尔遗传病数据库（OMIM）收集的比较明确的 HCM 相关致病基因已达 20 个，相关基因突变位点 93 个（表 17-11、表 17-12）。

表 17-11　HCM 相关致病基因

疾病	基因	OMIM	染色体位置
HCM, 1, 192600（3）	MYH7	160760	14q12
HCM, 10, 608758（3）	MYL2	160781	12q23-q24.3
HCM, 11, 612098（3）	ACTC1	102540	15q14
HCM, 12, 612124（3）	CSRP3	600824	11p15.1
HCM, 192600（3）	MYH6	160710	14q12
HCM, 192600（3）	CAV3	601253	3p25
HCM, 192600（3）	SLC25A4	103220	4q35
HCM, 192600（3）（?）	TNNC1	191040	3p21.3-p14.3
HCM, 2, 115195（3）	TNNT2	191045	1q32
HCM, 3, 115196（3）	TPM1	191010	15q22.1
HCM, 4, 115197（3）	MYBPC3	600958	11p11.2
HCM, 7（3）	TNNI3	191044	19q13.4
HCM, 8, 608751（3）	MYL3	160790	3p
HCM, 9（3）	TTN	188840	2q31
HCM, 600858（3）	PRKAG2	602743	7q36
HCM, early-onset fatal（3）	COX15	603646	10q24
HCM, mid-left ventricular chamber type, 608758（3）	MYL2	160781	12q23-q24.3
HCM, midventricular, digenic, 192600（3）	MYLK2	606566	20q13.3

表 17-12　HCM 相关基因标记

基因	突变位点
MYH7	ARG403GLN, ARG249GLN, ARG453CYS, GLY584ARG, VAL606MET, GLU924LYS, GLU949LYS, ARG723CYS, 2.4-KB DEL, LEU908VAL, GLY741ARG, GLY256GLU, ASP778GLY, ARG403LEU, ARG403TRP, PHE513CYS, ARG719TRP, GLY716ARG, GLU935LYS, MET349THR, ARG719GLN, GLU743ASP, ALA728VAL, ARG1712TRP, GLU483LYS, ARG870HIS, GLU1883LYS
MYL2	ALA13THR, GLU22LYS, PRO94ARG, ARG58GLN, PHE18LEU
ACTC1	ALA295SER, HIS90TYR
CSRP3	CYS58GLY, LEU44PRO, SER54ARG, GLU55GLY, SER46ARG
MYH6	ARG795GLN
CAV3	THR64SER
SLC25A4	ALA123ASP
TNNC1	不明

续表

基因	突变位点
TNNT2	ILE79ASN, ARG92GLN, IVS15 G-A +1, ARG278CYS, PHE110ILE
TPM1	GLU180GLY, ASP175ASN, VAL95ALA
MYBPC3	IVS G-C +5, 18-BP DUP, IVS A-G, IVS G-A +1, IVS7 G-A +5, GLU542GLN, IVS23 G-A +1, BRANCH POINT IVS23 A-G TGAT-TGGT, 5-BP DEL EX25, 12-BP DUP/4-BP DEL EX33, 1-BP INS EXON 25, HR59ALA, GLU1096TER, ARG820GLN, IVS9 G-C -1, VAL1125MET, IVS32 25-BP DEL, IVS30DS T-G +2, IVS13AS G-A -19
TNNI3	ARG145GLY, LYS206GLN, PRO82SER, ASP196ASN, ASP190GLY
MYL3	MET149VAL, ARG154HIS, GLU143LYS
TTN	ARG740LEU
PRKAG2	ARG302GLN, HIS142ARG, 3-BP INS 327TTA, THR400ASN, ASN488ILE
COX15	ARG217TRP, IVS3 C-G -3
MYL2	ALA13THR, GLU22LYS, PRO94ARG, ARG58GLN, PHE18LEU
MYLK2	ALA87VAL, ALA95GLU
MTTG	9997T-C
MTTI	4295A-G

　　研究发现，同一突变位点的基因表达和外显率也不相同，这可能与致病位点突变、调节基因、高血压和生活方式有关。目前已有一些研究发现某些结构蛋白突变位点或缺失和不良预后有关。MYH7 突变的疾病几乎完全外显且猝死率高，只有少数突变者疾病不外显且预后较好，TNNT2 基因突变的病例有很高的猝死发生率，预后不良，属高危人群，而 MYBPC3、TPM1 及 ACTC 基因突变的家系成员猝死发生率均较低，预后良好。

　　国外研究已发现 MYH7 基因恶性突变如：ARG403GLN、ARG719TRP 等的家系成员室间隔均重度肥厚并梗阻，45 岁以前 50%发生猝死，家族成员预期寿命仅 38 岁。邹玉宝等调查我国 86 例 HCM 患者，发现 4 例 MYH7 基因 ALA26VAL 突变而欧美地区未发现该突变，提示 ALA26VAL 是中国人肥厚型心肌病的热点突变。宋雷等发现中国人肥厚型心肌病家系中 MYH7 基因 ARG663CYS 突变外显率 100%，心功能不全及心律失常表现严重。

　　到目前为止，TNNT2 的 2 种突变（ILE79ASN、ARG92GLN）临床表现为猝死率高。病理改变为中度左心室肥厚及纤维化，严重的心肌细胞排列紊乱，但并非所有的 TNNT2 突变均预后较差，如 PHE110ILE 突变预后较好。杜兰等对澳大利亚 120 个 HCM 家族进行筛查，发现 TNNI 基因中的 ARG145GLN、LYS206GLN、ASP196ASN、PRO82SER、ASP190GLY 5 种突变临床表现相对恶性。α-原肌球蛋白基因（TPM1）的 ASP175ASN 突变的患者表现有致命性的心律失常。

　　综上所述，根据国内外研究报道肥厚型心肌病中 MYH7 基因突变致病比例最高（35%~50%），其次是 MYBPC 基因（20%~30%），再次是 TNNT2 基因（15%）和 TNNI 基因（5%），其余基因突变所占比例极小。在我国肥厚型心肌病中 TNNT 基因突变所占比例与国外相比较低。在 HCM 致病基因中 MYH7、TNNT2 基因突变有很高的猝死发生率，而 MYBPC3、TPM1 及 ACTC 基因突变猝死风险较低。国外 MYH7 基因中 ARG403GLN、ARG453CYS、ARG719TRP、ARG723GLY 突变恶性程度高，猝死发生风险大，国内 ARG403GLN 少见，而 ALA26VAL、ARG663CYS 突变外显率高，心律失常与猝死风险大。TNNT2 基因中 ILE79ASN、ARG92GLN 突变恶性程度高，猝死发生风险大，我国 TNNT 基因中 AR-GL30CYC 突变恶性程度高。TNNI 基因中 ARG145GLY、LYS206GLN、ASP196ASN、PRO82SER、ASP190GLY 临床表现相对恶性。

（二）ARVC 相关基因标记

30%～50%的 ARVC 有家族史（D. Corrado，2000），由于缺乏详细的系谱评定，实际比例可能高于这一比例。ARVC 已发现有两种遗传方式：常染色体显性遗传和常染色体隐性遗传。常染色体显性遗传更加常见。第一个被发现的 ARVC 致病基因定位在染色体 17q21 上的隐性遗传基因，即 Naxos 病。自从1994 年首次报道了与 ARVC 相关的基因位于 14q23 - q24 上以后，陆续有相关基因位点报道（A. Rampazeo，1997）。分别命名为 ARVC1（14q23 - q24）、ARVC2（1q42 - q43）、ARVC3（14q12 - q22）、ARVC4（2q32）。目前 OMIM 数据库中已经收录了 13 种 ARVC 亚型，其中已经明确与 9 种基因有关（表 17-13、表 17-14）。

表 17-13 ARVC 相关致病基因

疾病	基因	OMIM 号	染色体位点
ARVC 1，107970（3）	TGFB3	190230	14q23-q24
ARVC 2，600996（3）	RYR2	180902	1q42-q43
ARVC 5，604400（1）（?）	LAMR1	150370	3p21.3
ARVC 8，607450（3）	DSP	125647	6p24
ARVC，familial，10，610193（3）	DSG2	125671	18q12.1-q12.2
ARVC，familial，11，610476（3）	DSC2	125645	18q12.1
ARVC，familial，12，611528（3）	JUP	173325	17q21
ARVC，familial，5，604400（3）	TMEM43	612048	3p25
ARVC，familial，9，609040（3）	PKP2	602861	12p11
ARVC-3（2）		602086	14q12-q22
ARVC-4（2）		602087	2q32.1-q32.3
ARVC-6（2）		604401	10p14-p12
ARVC-7（2）		609160	10q22.3

表 17-14 ARVC 相关基因标记

基因名	突变位点
TGFB3	-36G-A，5-PRIME UTR；1723C-T，3-PRIME UTR
RyR2	ASN2386ILE；LEU433PRO
LAMR1	
DSP	SER299ARG；VAL30MET；ARG2834HIS
DSG2	ARG48HIS；TRP305TER；ARG45GLN；CYS506TYR；GLY811CYS ASN266SER；GLU331LYS；IVS12AS，A-G，-2；VAL55MET
DSC2	1-BP DEL，1430C；2-BP INS，2687GA；IVS5AS，A-G，-2
JUP	3-BP INS，118GCA
TMEM43	SER358LEU
PKP2	ARG79TER；ARG735TER；IVS10，G-C，-1；IVS12，G-A，+1
ARVC3	14q12-q22
ARVC4	2q32.1-q32.3
ARVC6	10p14-p12
ARVC7	10q22.3

ARVC 的基因突变首先在 ARVC 的一种特殊类型（ARVC2）患者中发现。研究者发现此类患者心脏 RyR2 基因突变致使离子通道特别是钙通道的调节异常，导致交感兴奋时肌浆网钙离子渗出，从而诱发与运动相关的单形性室性心动过速。阮姆帕泽等在意大利的典型 ARVC 显性遗传患病家系中发现 DSP 基因变异，提示桥粒血小板溶素蛋白异常导致 ARVC。

吉若等研究发现家族性 ARVC 患者 plakophilin-2（PKP2）的基因突变，提示桥粒犰狳类蛋白异常可能是 ARVC 的原因，更重要的是在皮特的研究发现德国家族性 ARVC 患者几乎都有 PKP2 变异，从而证明 PKP2 基因突变在家族性 ARVC 的发生中具有普遍意义。众多研究表明，ARVC 所有的突变基因均与桥粒蛋白有关，ARVC 很可能就是一种桥粒疾病，PKP2 是 ARVC 的主要致病基因。弗兰克马库斯在 2001~2008 年，对来自美国和加拿大 17 个中心的 142 例先证者和 177 个家庭研究分析了 108 例先证者，其中 33% 被发现为桥粒突变基因的携带者（PKP2 22%，DSC2 3%，DSG2 1%，JUP 4%）。其中，PKP2 是最常见的基因突变，27% 的基因携带者存在两个甚至多个基因突变。鉴于 ARVC 基因学的显著发展，肯纳克瑞尔等则建议将 PKP2 基因变异加入诊断标准。按照指南重度 ARVC 患者和中度 ARVC 患者的区分很大程度上取决于主观症状。而且，诊断标准中家族史阳性被认为是权重较轻的诊断标准，而被心肌活检证实的家族史则权重较重。若将基因诊断纳入标准，则家族史的可靠性将大大加强，从而更有利于对 ARVC 患者的分层。2009 年仇晓亮等人报道在 18 名中国汉族 ARVC 患者中有 35% 患者携带有 PKP2 基因突变，发现了 5 个新的突变 R158K、Q211X、L419S、A793D，以及 N852fsX930。N852fsX930 是突变热点，携带者具有较重的 ARVC 表型，且发病较早，有家族猝死病史。2009 年术立等人报道在 34 名中国南方汉族 ARVC 患者中发现有 18% 患者携带有 PKP2 基因突变，其中男性 c.1 45 1 48 del GACA 缺失突变携带者具有较高的 ARVC 发病风险。

卡利奥皮等人研究发现该 80 例临床明确诊断的 ARVC 患者，就诊或出现症状时的年龄为11~63 岁，平均年龄（38 ±20）岁，筛查结果表明，80 例中 DSP 突变 26 例（16%）、PKP2 突变 11 例（14%）、TGFβ3 基因突变 2 例（2.5%），在排除上述基因突变的其余 54 例患者中，作者通过高效液相色谱法及直接测序法筛查 DSG2 基因突变，结果显示在 8 例（男 5 例、女 3 例）患者中检测到 9 个杂合突变，其中 5 例错义突变 Y87C（260A → G）、G100R（298G→C）、N266S（797A →G）、K294E（877A →G）及 E331K（991G→A），2 例插入突变（125321257ATGA），1 例反义突变（1672C→T），1 例为剪切位点突变（188122A→G）。在 8 例患者中 5 例行右心室心内膜心肌活检，显示广泛的心肌缺失、心肌组织被纤维脂肪组织替代，3 例患者心肌标本行电镜观察，结果显示闰盘苍白、桥粒数目减少、细胞间间隙增宽。研究结果显示，42.5% 的 ARVC 患者存在桥粒蛋白编码基因突变，其中 DSG2 基因突变此前尚无报道。以上结果表明，ARVC 的发病可能与桥粒复合体的改变有关。

（三）LQTS 相关基因标记

LQTS 是由于编码心脏离子通道的基因突变导致相应的离子通道功能异常而引起的一组综合征。按病因可分为获得性和遗传性两种类型。获得性 LQTS 通常与心肌局部缺血，心动过缓，电解质异常和应用某些药物有关。遗传性 LQTS 又包含两种形式：Romano-Ward（RWS）综合征和 Jervell and Lange-Nielsen（JLN）综合征。RWS 综合征最常见，多数 RWS 呈常染色体显性遗传，后代患病的概率为50%，临床除 QT 间期延长外，还有可能表现晕厥、猝死、癫痫。JLN 综合征相对少见，为常染色体隐性遗传。其临床表现除与 RWS 综合征患者一样的症状外，还有神经性耳聋。目前 OMIM 数据库中已经收录了 12 种 LQTS 亚型，其中已经明确与 12 种基因有关，收录了 94 个致病突变位点（表 17-15、表 17-16）。

表 17-15 LQTS 相关致病基因

疾病	基因	OMIM 号	染色体位点
LQT syndrome-12, 612955（3）	SNT1	601017	20q11.2
LQT syndrome-1, 192500（3）	KCNQ1	607542	11p15.5

续表

疾病	基因	OMIM 号	染色体位点
LQT syndrome-10，611819（3）	SCN4B	608256	11q23
LQT syndrome-11，611820（3）	AKAP9	604001	7q21~q22
LQT syndrome-2（3）	KCNH2	152427	7q35~q36
LQT syndrome-3，603830（3）	SCN5A	600163	3p21
LQT syndrome-4，600919（3）	ANK2	106410	4q25~q27
LQT syndrome-5（3）	KCNE1	176261	21q22. 1~q22. 2
LQT syndrome-6（3）	KCNE2	603796	21q22. 1
LQT syndrome-7，170390（3）	KCNJ2	600681	17q23. 1~q24. 2
LQT syndrome-9，611818（3）	CAV3	601253	3p25

表 17-16　LQTS 相关基因标记

基因	突变位点
SNTA1	ALA390VAL
KCNQ1	3-BP DEL phe72trp、ALA178PRO、GLY189ARG、ARG190GLN、VAL254MET、LEU273PHE、GLY306ARG、THR312ILE、ALA341GLU、ALA341VAL、GLY345GLU、GLY314SER、ARG555CYS、ALA300THR、3-BP DEL, PHE339DEL、9-BP DEL, NT373、ARG518TER、ALA525THR、IVS5、CODON 344 SPLICE MUTATION、1－BP INS C 1893 EXON15、GLY589ASP、PRO117LEU、ARG583CYS、GLY269SER、GLY269ASP、VAL254MET AND VAL417MET、1-BP DEL/2-BP INS，NT533、VAL307LEU、-BP DEL，562T、ARG243PRO
SCN4B	LEU179PHE
AKAP9	SER1570LEU
KCNH2	ALA561VAL、ASN470ASP、IVS3，G-C、ILE593ARG、VAL822MET、27-BP DEL 1500、1-BP DEL 1261、GLY628SER、ARG582CYS、GLY572ARG、ALA490THR、TRP1001TER、SER818LEU、ARG784TRP、THR65PRO、ARG752GLN、IVS10，G-A、1-BP INS，2775G、ASN861ILE、ARG948CYS、ARG100GLY、ARG913VAL、ALA558PRO
SCN5A	LYS1505/PRO1506/GLN1507DEL、ARG1644HIS、ASN1325SER、ARG1623GLN、GLU1784LYS、3-BP INS，5537TGA、SER941ASN、ALA997SER、ARG1826HIS、SER1103TYR、TYR1795CYS、TYR1795HIS、ASP1819ASN
ANK2	GLU1425GLY、ARG1788TRP
KCNE1	SER74LEU、ASP85ASN
KCNE2	GLN9GLU、MET54THR、ILE57THR、PHE60LEU
KCNJ2	ASP71VAL、ARG218TRP、GLY300VAL、12－BP DEL，NT513、6－BP DEL，NT1167、ARG67TRP、PRO186LEU、VAL302MET、ASN216HIS、THR75ARG
CAV3	SER141ARG、PHE97CYS、THR78MET、ALA85THR、VAL14LEU、LEU79ARG

　　一般认为，KCNQ1 的杂合突变引起 RWS（只有 LQT），而 KCNQ1 的纯合（或复合的杂合）突变引起 JLN（LQT 和耳聋）。从 ECG 特点看，根据张莉、文森特等的判断标准，LQT1 患者具有平滑、基底部较宽的 T 波；LQT2 患者 ECG 上常见低振幅和有切迹的 T 波；而 LQT3 患者 ECG 更突出地以延迟出现的高尖 T 波为特征。然而，在各型 LQTS 患者中，这些 ECG 形态的差异有一定程度的交叉重叠，并且在

一些家系中，可以观察到 T 波形态的极度异质性。根据上述分型预测标准，李翠兰、胡大一等曾对 54 个 LQTS 家系进行基因型分析，结果显示：LQT1 占（25.9%），LQT2 占（51.9%），LQT3 占（3.7%），其余 18.5% 心电图特征不明显，无法预测。提示中国的 LQTS 患者可能以 LQT2 为主。关于触发因素，施瓦兹等 2001 年曾报告，特异基因型多在特定情况下发病。多数 LQT1 患者的心脏事件（62%）发生在运动时，只有极少数患者（3%）在睡眠或休息时发病；与此相反，LQT3 只有 13% 的心脏事件发生在运动时，而 39% 发生在睡眠或休息时。LQT2 患者介于中间，有 13% 的心脏事件发生在运动时，而多数（43%）是在情绪紧张时发作。结果显示，我国 LQTS 患者的诱发因素和发病症状与国外报道类似（表 17-17）。

表 17-17 已知国人 LQTS 基因突变位点总结

所在基因	核苷酸改变	氨基酸改变	所在蛋白质位置
KCNQ1	572T > C	L191P	S2 与 S3 之间的胞内环上
	824T > C	F275S	S5
	830C > T	S277L	S5
	917G> T	G306V	孔区
	del1066-71	ΔQQ356-376	C 末端
	del1876-93	ΔQQ626-631	C 末端
KCNH2	1421T > C	L413P	S1
	1676T > A	L559H	S5
	1332G> T	E444D	S1 与 S2 之间的胞内环上
	1558C > G	L520V	S4
	CGA2587TGA	精氨酸→UGA 终止密码子	C 末端 296 个 AA 缺失

（四）SQTS 相关基因标记

SQTS 是一种新发现的、具有常染色体显性遗传性的心电失调临床综合征，以短 QT 间期、阵发性心房颤动和/或室性心动过速及心脏性猝死为特征的离子通道疾病。至今，已先后发现了 SQTS 的 3 个致病基因：KCNH2，KCNQ1，KCNJ2。按照基因发现的先后顺序，分别将 SQTS 命名为 SQT1，SQT2 及 SQT3。目前人类孟德尔遗传病数据库（OMIM）收集的相关致病基因与突变位点见表 17-18、表 17-19。

表 17-18 SQTS 相关致病基因

疾病	基因	OMIM	染色体位置
SQT1	KCNH2	152427	7q35-q36
SQT2	KCNQ1	607542	11p15.5
SQT3	KCNJ2	600681	17q23.1-q24.2

表 17-19 SQTS 相关基因标记

基因	突变位点
KCNH2	ASN588LYS
KCNQ1	VAL307LEU
KCNJ2	ASP172ASN

SQT1 是由编码 I_{Kr} 通道 a 亚基的 KCNH2 基因突变引起，钾通道有明显增加的 I_{Kr} 电流，提示钾通道为持续开放状态，从而导致动作电位时间缩短，在心电图上表现为 QT 间期缩短。SQT2 是与编码 I_{Ks} 通道 a 亚单位 KCNQ1 基因突变有关，I_{Ks} 增强，缩短心室复极时间，引起 QT 间期缩短。SQT3 是由编码延

迟整流通道蛋白 Kir2.1 的 KCNJ2 基因突变引起，它以非对称 T 波形为特征。Gaitatz 对 2 个 SQTS 家系 4 例患者进行了电生理检查，发现其心房和心室的不应期均缩短，其中 3 例容易诱发出单形性室性心动过速或心室颤动，在心房程序刺激时有自发性房性心律失常病史者可诱发出心房颤动。各成员的临床表现各不相同，心悸、头昏、晕厥、猝死均有发生，伴 SQTS 的猝死发生在各个世代，男女均有，呈常染色体显性遗传方式。缩短 QT 间期的因素有心率增加、高热、血清高钙离子或高钾离子、酸中毒、自主节律改变等，在这两个家系中已排除了这些因素，提示 QT 缩短和心律失常的原因似乎是和膜上离子通道的功能改变。

（五）儿茶酚胺依赖性多形性室性心动过速（CPVT）相关基因标记

CPVT 为常染色体显性遗传和常染色体隐性遗传，发生于没有结构性心脏病的患者中。它的特点为剧烈活动时出现双向和多发的室性心动过速，常演化为心室颤动及死亡。患者常常表现为体力活动或情感压力下反复发性晕厥、癫痫发作或猝死。此病死亡率高。目前人类孟德尔遗传病数据库（OMIM）收集的相关致病基因与突变位点见表 17-20、表 17-21。

表 17-20　CPVT 相关致病基因

疾病	基因	OMIM	染色体位置
CPVT1	RYR2	180902	1q42.1-q43
CPVT2	CASQ2	114251	1p13.3-p11

表 17-21　CPVT 相关基因标记

基因	突变位点
RYR2	SER2246LEU、ARG2474SER、ASN4104LYS、ARG4497CYS、ASN2386ILE、LEU433PRO、PRO2328SER、VAL4653PHE、GLN4201ARG
CASQ2	ASP307HIS、16-BP DEL、NT339

CPVT 与编码心肌细胞肌浆网受体 RyR2 和储钙蛋白的 CASQ2 的基因突变有关。RyR2 基因突变引起了 CPVT 的显性遗传形式，CASQ2 基因突变引起 CPVT 的隐性遗传。该基因突变引起细胞内 Ca^{2+} 浓度增高，尤其是在心脏肾上腺受体被激活时，引起的延迟后除极的发生，触发多形性室性心动过速或心室颤动。特斯特对 49 例尸体解剖阴性猝死者，进行心脏离子通道研究表明，7 例（7%）检测到与 CPVT 相关的突变基因 RyR2。普瑞等对 30 例 CPVT 先证者和其 118 名家庭成员进行了研究并筛查了 RyR2 基因，发现患者的首次症状也可发生在成年，而不是像以前认为的只在青少年期发病。有 RyR2 突变的患者，首次出现症状的年龄比没有 RyR2 突变者早，而且男性发生心脏事件的危险性更高。有 RyR2 突变的患者发生猝死的平均年龄多小于 30 岁，如果未能及时诊断和治疗，患者多在青壮年期死亡。CASQ2 位于心肌细胞肌浆网终末池腔内，是心肌细胞内主要的钙离子库。波斯马等在对 3 个 CPVT 家系进行研究时，首次发现了在 CASQ2 基因位点发生 3 种无义突变，使得提前产生终止密码子。其中 2 个为纯合子基因携带的患者，完全缺失 CASQ2 蛋白，在其 7 岁时开始发生晕厥症状；一个患者 CASQ2 基因是终止密码子杂合体，从 11 岁时开始出现晕厥。除了 CASQ2 基因突变的不同，这些患者 CPVT 表型几乎没有任何不同。在 16 位这些不同突变基因杂合子携带者中，14 人没有任何临床或心电图的表现，2 人在进行运动负荷试验时在心电图上出现室性心律失常的改变。此研究进一步证实了 CASQ2 基因突变并不罕见，可导致出现严重临床表现的 CPVT。CPVT 的临床诊断依赖运动负荷试验，同时需要除外其他的疾病。对于任何年龄的患者，只要有交感神经系统兴奋诱发的多形性室性心动过速，心脏结构正常且没有 QT 间期延长，都应考虑 CPVT 诊断。鲍斯等在研究中发现超过 1/3 的 RyR2 突变携带者在电生理检查或运动负荷试验时缺乏体征，而多形性室性心动过速，致死性的室性心律失常可能是一些患者的首发症状。

第三节 运动性心律失常与猝死生活方式干预

生活方式干预是一级预防中所有预防措施的基石。不健康生活方式包括膳食不平衡（饮食缺少蔬菜水果、肉类和油脂量过高、食盐摄入过多、过度饮酒）、缺乏运动、吸烟和精神紧张等，不仅是超重及肥胖、高血压、糖尿病、高胆固醇血症等慢性病的重要危险因素，还可以直接导致血管内皮功能损伤、炎症和氧化应激加强、促进血栓形成等。

一、合理膳食

2016 年版《中国居民膳食指南》根据我国普通人群（大于 2 岁）生理特点和营养需要，结合我国居民膳食结构特点，制定了合理膳食的原则，以期达到平衡膳食，合理营养，保证健康的目的。

（一）食物多样，谷类为主

平衡膳食必须由多种食物组成，才能满足人体各种营养需要，达到合理营养，促进健康的目的。谷类食物是中国传统膳食的主体，是人体能量的主要来源，也是最经济的能源食物。随着经济的发展和生活的改善，人们倾向于食用更多的动物性食物和油脂。根据最近中国居民营养与健康状况调查的结果，在一些比较富裕的家庭中动物性食物的消费量已超过了谷类的消费量。这类膳食结构提供的能量和脂肪过高，而膳食纤维过低，对一些慢性病的预防不利。所以要坚持谷类为主，避免高能量、高脂肪和低碳水化合物膳食。一般成年人以每天摄入 250~400g 为宜。另外要注意粗细搭配，经常吃一些粗粮、杂粮和全谷类食物。

（二）多吃蔬菜、奶类、大豆

新鲜蔬菜水果是人类平衡膳食的重要组成部分，也是我国传统膳食重要特点之一。蔬菜水果是维生素、矿物质、膳食纤维和植物化学物质的重要来源，水分多、能量低。薯类含有丰富的淀粉、膳食纤维以及多种维生素和矿物质。富含蔬菜、水果和薯类的膳食对保持身体健康，保持肠道正常功能，提高免疫力，降低患肥胖、糖尿病、高血压等慢性疾病风险具有重要作用，所以近年来各国膳食指南都强调增加蔬菜和水果的摄入种类和数量。推荐我国成年人每天吃蔬菜 300~500g，最好深色蔬菜约占一半。水果 200~350g，果汁不能代替鲜果。

奶类营养成分齐全，组成比例适宜，容易消化吸收。奶类除含丰富的优质蛋白质和维生素外，含钙量较高，且利用率也很高，是膳食钙质的极好来源。大量的研究表明，儿童青少年饮奶有利于其生长发育，增加骨密度，从而推迟其成年后发生骨质疏松的年龄；中老年人饮奶可以减少其骨质丢失，有利于骨健康。建议每人每天饮奶 300g 或相当量的奶制品，对于饮奶量更多或有高血脂和超重肥胖倾向者应选择减脂、低脂、脱脂奶及其制品。

大豆含丰富的优质蛋白质、必需脂肪酸、B 族维生素、维生素 E 和膳食纤维等营养素，且含有磷脂、低聚糖，以及异黄酮、植物固醇等多种植物化学物质。大豆是重要的优质蛋白质来源，应适当多吃大豆及其制品，适量吃坚果。

（三）适量吃鱼、禽、蛋、瘦肉

鱼、禽、蛋和瘦肉均属于动物性食物，是人类优质蛋白、脂类、脂溶性维生素、B 族维生素和矿物质的良好来源，是平衡膳食的重要组成部分。瘦畜肉铁含量高且利用率好。鱼类脂肪含量一般较低，且含有较多的多不饱和脂肪酸；禽类脂肪含量也较低，且不饱和脂肪酸含量较高；蛋类富含优质蛋白质，各种营养成分比较齐全，是很经济的优质蛋白质来源。

每周吃鱼 280~525g，畜禽肉 280~525g，蛋类 280~350g，平均每天摄入总量 120~200g。优先选择鱼和禽，吃鸡蛋不弃蛋黄。少吃肥肉、烟熏及腌制肉制品。

（四）少油少盐，控糖限酒

脂肪是人体能量的重要来源之一，并可提供必需脂肪酸，有利于脂溶性维生素的消化吸收，但是脂肪摄入过多是引起肥胖、高血脂、动脉粥样硬化等多种慢性疾病的危险因素之一。膳食盐的摄入量过高与高血压的患病率密切相关，而我国居民食盐摄入量过多，均值是世界卫生组织建议的两倍以上。食用油和食盐摄入过多是我国城乡居民共同存在的营养问题。为此，建议我国居民应养成吃清淡少盐膳食的习惯，每天食盐控制在 6g 以内；每天烹调油 25～30g；控制添加糖的摄入，每天不超过 50g，最好控制在 25g 以下。每日反式脂肪酸摄入量不超过 2g。足量饮水，成人每天 7～8 杯（1 500～1 700mL），提倡饮用白开水和茶水，不喝或少喝含糖饮料。儿童、少年、孕妇、乳母不应饮酒。成人如饮酒，男性一天饮用酒精量不超过 25g，女性不超过 15g。

（五）吃动平衡，健康体重

进食量和运动是保持健康体重的两个主要因素，食物提供人体能量，运动消耗能量。如果进食量过大而运动量不足，多余的能量就会在体内以脂肪的形式积存下来，增加体重，造成超重或肥胖；相反，若食量不足，可由于能量不足引起体重过低或消瘦。正常生理状态下，食欲可以有效控制进食量，不过有些人食欲调节不敏感，满足食欲的进食量常常超过实际需要。食不过量对他们意味着少吃几口，不要每顿饭都吃到十成饱。由于生活方式的改变，人们的身体活动减少，目前我国大多数成年人体力活动不足或缺乏体育锻炼，应坚持日常身体活动，每周至少进行 5 天中等强度身体活动，累计 150min 以上；主动身体活动最好每天 6 000 步。

（六）杜绝浪费，兴新食尚

珍惜食物，按需备餐，提倡分餐不浪费。选择新鲜卫生的食物和适宜的烹调方式。食物制备生熟分开、熟食二次加热应热透。学会阅读食品标签，合理选择食品。多回家吃饭，享受食物和亲情。

二、戒烟限酒

（一）戒烟

全球范围内已有大量流行病学研究证实，吸烟和被动吸烟是导致多种疾病的危险因素。目前已成为全球前 8 位死因（缺血性心脏病、脑血管疾病、下呼吸道感染、慢性阻塞性肺疾病、HIV/AIDS、腹泻、结核、气管/支气管肺癌）中除了 HIV/AIDS 和腹泻外，其他六种疾病的主要危险因素。吸烟的人和不吸烟的人相比较，肺癌发病率增加 10～50 倍，冠心病发病率增加 2～3 倍，慢性气管炎发病率增加 2～8 倍，口腔癌发病率增加 3 倍。女性吸烟合并口服避孕药，可以使心脏病、中风和其他的心血管疾病的发病风险提高 10 倍。"二手烟"的多种有害物质可使心血管内膜受损，血小板黏度增加，高密度脂蛋白减少，从而引发动脉硬化、冠心病，甚至心肌梗死。在家中或工作场所的被动吸烟者，发生心脏病的风险增加 25%～30%。发生肺部疾病风险增加 20%～30%。

香烟燃烧时所产生的烟雾中至少含有 2 000 余种有害成分。烟草中的焦油、一氧化碳、尼古丁等多种有毒物质，可损害心肌和血管壁，引起胆固醇代谢紊乱，高密度脂蛋白下降，引发高血压、高胆固醇血症、动脉硬化等疾患。吸烟可使血液黏稠度增高，促使血液形成凝块，降低人体对心脏病先兆的感应能力，诱发冠心病、心脏性猝死。吸烟还可引起下肢血闭塞性脉管炎。据调查，吸烟可使冠心病的患病时间提前 10 年，发生心肌梗死的概率比不烟者高 3.6 倍。吸烟还会使冠心病介入治疗后死亡的风险平均增加 76%。Interheart 研究不仅明确了吸烟是心肌梗死第二大危险因素，同时发现吸烟是年轻人发生心肌梗死的最重要危险因素，与老年人相比，年轻吸烟者心肌梗死危险可进一步增加 4 倍。我国现有 3.5 亿吸烟者，有近一半的人口遭受被动吸烟的危害，40%～80% 的儿童受到"二手烟"的伤害。更让人忧心的是，开始吸烟年龄明显提前，15～19 岁青少年和女性吸烟人数在增加。预计到 2020 年，将有 220 万中国人因与烟草有关的疾病而死亡。在 2005 年，我国吸烟导致的疾病和直接成本估算为 1 665.60 亿元，吸烟导致的间接成本是 861.11 亿～1 205.01 亿元，总计因吸烟烧掉了 2 500 亿元左右。所以控烟形势不容乐观，任重道远。

一系列研究显示，行为治疗、心理社会支持以及戒烟药物治疗可提高戒烟率。WHO 推荐的一类戒烟药物包括：尼古丁替代治疗、盐酸安非他酮和伐尼克兰。医生的行为干预对戒烟有明确作用，3min 以内的戒烟咨询使戒烟成功的概率增加 1.3 倍，3~10min 的咨询增加 1.6 倍，>10min 的咨询增加 2.3 倍。应用戒烟药物可使戒烟成功的概率提高 2~4 倍，因此美国 2008 年更新的戒烟指南中建议医生应当给所有想戒烟的患者使用有效的戒烟药物，除非有禁忌证和特殊人群。医生在劝导吸烟者戒烟中发挥重要作用，但吸烟的医生说服力明显下降，甚至起反作用。欧美发达国家均是先有医生吸烟率的下降，随之全人群吸烟率的下降。因此，促使医生戒烟是降低人群吸烟率的重要措施。2009 年我国卫生部出台《2011 年起全国医疗卫生机构全面禁烟决定》，将工作人员戒烟、不在工作场所和公共场所吸烟、宣传烟草危害知识、劝阻吸烟和提供戒烟服务等指标纳入《医院管理评价指南》《各级疾病预防控制中心基本职责》以及其他医疗卫生机构管理规定。规定军地各级各类医疗机构应建立首诊询问吸烟史制度，并将其纳入病历考核标准，为吸烟病人提供戒烟指导等。此外，短时间内要让成年人全部戒烟是不可能的，但可以从青少年抓起，使他们认识吸烟的危害，"拒吸第一支烟"。如果有法律约束，效果可能会更好。例如马来西亚颁布的禁烟令中规定：18 岁以下未成年人购买香烟是犯罪行为，可判坐牢两年或罚款 5 000 马币。

（二）限酒

在节假日、喜庆和交际的场合，人们饮酒是一种习俗。无节制的饮酒，会使食欲下降，食物摄入量减少，以致发生多种营养素缺乏、急慢性酒精中毒、酒精性脂肪肝，严重时还会造成酒精性肝硬化。有资料显示 36 例酗酒者心电图异常率为 47%；163 例酗酒者住院戒酒前后心电图资料分析显示，治疗前心电图异常者占 87%，以 ST-T 改变、心律失常、心室肥大及传导阻滞为常见。560 例酗酒者健康状况调查表明，酗酒组心血管疾病明显高于对照组，相对危险性为 3.4 倍。通常酗酒 8~10 年即可引起慢性胰腺炎，从而导致糖耐量降低，形成酒精性高血糖症与糖尿病。酒精对脂类代谢的影响，长期饮酒可致Ⅱ型高脂蛋白血症。过量饮酒不仅增加患高血压、中风等疾病的危险，还可导致事故及暴力的增加，对个人健康和社会安定都是有害的，应该严禁酗酒。所以饮酒应限量，尽可能饮用低度酒，不建议任何人出于预防心脏病的考虑开始饮酒或频繁饮酒。2016 年《中国居民膳食指南》建议成年男性一天饮用酒的酒精量不超过 25g（相当于啤酒 750mL，或葡萄酒 250mL，或高度白酒 50g，或 38°白酒 75g），成年女性一天饮用酒的酒精量不超过 15g（相当于啤酒 450mL，或葡萄酒 150mL，或 38°白酒 50g），孕妇和儿童青少年应忌酒。酒精量（g）= 饮酒量（mL）×酒精含量（%）×0.8（酒精相对密度）。

三、科学运动

流行病学、临床和实验室研究均证明体育运动能够减少心血管疾病的死亡率，增强体质、提高生活质量。并且体力活动还可以显著减少心血管病危险因素如肥胖、高脂血症及糖尿病等。大量事实证明，缺乏运动的生活方式能够使心血管疾病的总发病率和总死亡率增加。另外，估计去掉这一危险因素可以减少 15%~39% 的心血管病、33% 的中风、22%~33% 的克罗恩病及 18% 的继发于骨质疏松症的骨折。因此，缺乏运动的生活方式成为心血管疾病的主要危险因素，而且是预测一般人群死亡率的重要因素。运动耐量减低与心血管病死亡率的增加显著相关。缺乏运动带来损害的生物学机制尚不清楚。可能是对心血管系统的直接作用和加重心血管病主要危险因素的作用。进行体育运动时，必须遵循循序渐进、系统性、个性化的科学原则，根据自身的健康状况和客观条件，有针对性地选择运动项目、方法、时间与运动负荷，有计划地坚持锻炼，养成科学规律的锻炼习惯，避免过度运动和过度训练。运动促进健康是一个渐进的过程，盲目增加运动强度、提高运动难度，只能适得其反，危害健康。不顾身体的健康状况，一意孤行地盲目进行运动，正是导致运动性心律失常和猝死的重要原因。

（一）普通成人运动建议

研究表明，每周通过体力活动和运动消耗的总能量与所获得的健康或体适能效应之间存在剂量反应关系。每周运动累计消耗 1 000kcal（非法定计量单位，1cal = 4.184J）的能量就可以得到较好的健康或体适能益处，所以美国心脏协会（AHA）美国运动医学会（ACSM）推荐每周至少运动消耗 1 000kcal 的能量，即相当于每周运动 5d，每天 30min 中等强度运动（40%~59% V_{O_2max}，包括快步走、慢跑、游泳、爬山和各种球类运动等）；或者每天 20~25min 较大强度运动（≥60% V_{O_2max}），每周至少运动 3 次，总计 75min；或者每周运动 3~5d，每天 20~30min 中等结合较大强度运动。

此外，美国心脏协会美国运动医学会还建议每周进行 2~3d 抗阻练习，提高肌肉力量、肌肉耐力，同时结合一些柔韧性、平衡和灵活性练习。因为抗阻训练能有效地刺激肌肉纤维增长，防止或延缓因人体老化导致的肌肉流失，提高瘦体重，增加静息代谢率，减低体脂百分比，帮助减肥控重。增加的肌肉组织可以提高人体对胰岛素的敏感性，更有效地利用血糖。有研究证实连续 4 个月坚持力量训练，使人体代谢葡萄糖的能力会增加 23%，从而降低患糖尿病的风险。此外，抗阻训练对预防骨质疏松、肌肉劳损、防止跌倒、增强心功能、降低血脂都有一定帮助。

（二）运动注意事项

（1）充分的准备活动和整理活动：完整的运动过程应包括准备活动、正式运动、整理活动。有关研究显示，大部分运动猝死发生在运动开始和结束后不久，这与运动中忽视准备活动和整理活动有很大的关系。如果缺乏准备活动，内脏器官功能很难提高到应有的活动水平，心肌力量较差，心脏搏动相对不充分，影响了静脉血回心，极易造成心脑等内脏器官缺血缺氧，特别是患有潜在性心脏病的人，其危险性更高。有研究指出健康人在没有准备的情况下突然参加剧烈运动，60% 的人会出现心肌缺血现象。人体运动时下肢肌肉内毛细血管大量扩张，循环血流较安静时增加 30 倍。剧烈运动后如果缺乏整理活动，血液大量淤滞在下肢，循环血量骤然减少，血压下降，极易造成心脑等器官缺血，而出现"重力性休克"。

（2）坚持长期科学规律运动：现代我国青少年学习压力大，有意无意地忽视正常的体育锻炼，长期缺乏运动导致体质下降。学生的肥胖率超过了 WHO 公布的 10% "安全临界点"；青少年胸围越来越宽、肺活量却越来越小；身材越来越高，跑得却越来越慢；体重越来越重，力量却越来越小。在激烈竞争的社会中，中年人面临家庭和工作的双重压力，很难抽出时间锻炼，身体体质及免疫系统、内分泌系统功能逐渐下降，容易发生各种中年健康隐患，如向心性肥胖、高血糖、高血脂、高血压等。当这些缺乏锻炼的人群不顾身体条件而贸然进行剧烈活动，极易发生过度疲劳、大汗淋漓、脱水、血液浓缩、黏稠度增加，血液循环流变学改变，流速变慢，导致心脑血管意外，发生运动猝死的悲剧。

（3）锻炼要量力而行，严格控制运动量和运动强度：随着我国老年人口的不断增加，参加体育锻炼的老年人越来越多。而老年人存在细胞、组织、器官、系统及整体水平的老化，心血管、呼吸系统及神经内分泌等功能下降，且较易出现疲劳，使得老年人在体育活动中猝死风险较高。老年人参加体育锻炼更要量力而行，到了一定的年龄必须严格控制运动强度，监测运动强度最简单的方法是数心率，老年人跑步锻炼最适宜的运动时靶心率计算公式：（220-年龄-安静心率）×目标运动强度（50%~70%）+安静心率。为了预防在运动期间出现急性心脏性猝死和其他的意外心血管事件，应配合身体的主观感觉来加以评估。

此外，运动时最好保持良好的精神状态，避免情绪激动和过度紧张。避免暴饮暴食，避免饱餐后的运动，保证充足的睡眠时间与质量。避免运动后立即热水沐浴。同时，注意患有流感、急性扁桃体炎等呼吸道疾病时应避免参加剧烈运动，否则容易发生心血管疾病意外。避免在以下情况下运动：高温伴有高湿热的天气、酷寒的天气、气压的变化、不适应的海拔高度、长时间不运动后的剧烈运动。

四、控制体重

流行病学调查说明，肥胖也是导致冠心病发病的独立危险因素之一。肥胖者要比消瘦者的冠心病发病率高出 2~4 倍。目前已知，肥胖者体内脂肪过多分布在内脏者更容易引起心血管疾病。美国德克萨斯大学（The University of Texas）西南医疗中心的研究人员对 2 744 名平均年龄 45 岁的成年人进行体检发现：有明显腹部脂肪的人，即使体重指数正常，患心脏病的概率也较高；腰围与臀围的比值增加的人，动脉硬化的发病率较高；与腰臀比例最小的群体相比，腰臀比例最高的群体，其患动脉硬化的概率是前者的 2 倍，动脉硬化容易导致心血管疾病。肥胖还可影响代谢，包括降低胰岛素的敏感性，产生高胰岛素血症，糖耐量降低，高胆固醇血症等多种糖尿病危险因素。美国糖尿病协会报告，轻度肥胖者患糖尿病的危险性增加 2 倍，中度肥胖者危险性上升 5 倍，而重度肥胖者危险性上升 10 倍。肥胖加糖尿病会使心脏病风险显著增高。美国国家心肺与血液研究所（National Heart，Lung and Blood Institute，NHLBI）的研究人员对 3 400 多人进行了长期调查发现：正常体重女性在 50 岁后患心脏病的概率为 34%，正常体重的糖尿病女患者患心脏病的概率为 55%，而肥胖型糖尿病女患者患心脏病的概率高达 79%；正常体重的男性在 50 岁后患心脏病的概率为 49%，正常体重的糖尿病男患者患心脏病的比率为 77%，而肥胖型糖尿病男患者患心脏病的概率高达 87%。此外，研究表明肥胖也与心律失常有关。美国哥伦比亚大学的研究人员历时 14 年对 5 282 名男性和女性进行跟踪调查，发现肥胖男性心房纤颤概率增加 52%，肥胖女性心房纤颤的概率增加了 6%，研究人员认为肥胖会引起左心房扩大，心跳加速。罹患心房纤颤后，心跳很难恢复正常，心房纤颤会使心脑血管系统疾病的发病率和死亡率成倍增加。

超重和肥胖是一种严重的慢性疾病。全球如今有 1/3 的人超重或肥胖，这已经成为一个全球性问题。美国华盛顿大学卫生统计评估研究所分析了 1980~2013 年间涵盖 188 个国家和地区的 1 700 份调查报告，结果发现，当前全球约 70 亿人中有 21 亿是胖子。全球肥胖人口中最多的是美国人，共有 7 800 万名肥胖人士，占全球肥胖者总数的 13%。中国的肥胖人口排全球第二，肥胖人数为 4 600 万。我国超重和肥胖人数逐年增加，尤其是青少年，因此控制超重和肥胖是我国运动性心律失常和猝死一级预防的重要内容，控制肥胖的源头是改变不健康的生活方式。有效减肥可以预防糖尿病的发生，控制糖尿病的发展。肥胖治疗的两个主要环节是减少热量摄取和增加热量消耗。强调以行为、饮食、运动为主的综合治疗，必要时辅以药物。最经济有效的方式无疑是控制饮食联合运动治疗。控制饮食减少能量摄入。积极运动可以增加能量消耗、促进脂肪消耗，增加肌肉质量，提高葡萄糖利用能力，减轻胰岛素抵抗；也可以改善机体的脂代谢状态改善血脂水平，降低血压，使心肺功能得到锻炼，提高免疫力；还可能陶冶情操、培养生活情趣、放松紧张情绪、提高生活质量。控制饮食、多运动，远离肥胖，就能有效控制糖尿病，减少冠心病的发生。

五、心理平衡

心理应激也影响造成运动性心律失常和猝死的发生。通常心理应激 ≥3 级就成为有害的心理应激，心理应激 ≥5 级的激怒可能引起急性心肌梗死等严重的心血管事件。兰克分析了 25 例促发心脏性猝死（SCD）之前 24 h 情绪改变，激怒达 5 级以上的有 17 例，其余为悲痛、极度激动和惊恐发作等。迈尔和杜瓦（1975）曾报道在 100 例猝死病例中，其中 40 例在 24 h 内有急性心理应激因素。另研究发现，有经历亲人丧失事件的猝死者是对照组的 6 倍。流行病学研究表明，情绪应激与冠状动脉病变的发生、发展以及心血管事件密切相关。Interheart 研究显示，心理社会因素可预测 28.8% 的急性心肌梗死风险。心内科门诊调查显示，到心内科就诊的患者中有心理障碍的比例高达 40.4%。我国一项"初发急性心肌梗死研究"显示，心理压力水平和 6 个月内负性生活事件对急性心肌梗死的人群归因危险度分别为 36.03% 和 14.83%，仅次于吸烟，排在第二位。人体在情绪激动时，血液中儿茶酚胺水平升高，使得心肌细胞的兴奋性亢进，诱发室性心动过速，增加心室颤动的易损性和激发冠状动脉痉挛等心血管系统的症状。2007 年李牧蔚通过动物实验和人体研究发现心理应激使人体内炎症因子表达升高的同时，动脉粥样硬化斑块局部也发生了炎症反应，致使局部炎症反应导致斑块不稳定或是破溃，从而堵塞冠状动脉引发急性冠状动脉综合征。因此，心理应激可能是诱发急性冠状动脉综合征发生使人猝死的原因之一。

第四节　心血管疾病患者参加体育运动的建议

运动心律失常和猝死常常是潜在心血管病患者的首发表现，不同心血管病患者运动的耐受性不同，某些患者剧烈运动将大大增加急性心肌梗死（AMI）和心脏性猝死（SCD）的瞬时风险。为指导心血管病患者合理运动、减少心血管疾病患者运动猝死和预防心血管事件，2009年中华医学会心血管分会、中国医师学会心内科医师分会、中国生物医学工程学会心律学会和国家体育总局体育科学研究所组织心血管病专家和体育科学研究专家撰写了《心血管疾病患者体育运动的推荐意见》。

一、体育运动对心血管疾病的防治作用

体育活动是一种预防和治疗疾病有效的、低成本的生理性方法。目前大多数有关体育活动有益于心血管疾病的资料来源于体育训练对心血管疾病危险因素作用的观察研究和经验研究。几项大的流行病学研究评价了通过规律的体育运动能够改善运动能力进而降低心血管病总死亡率。这些研究报道，不管最初的运动水平如何，运动后总死亡率减少了50%。而且，这些患者为高危患者，训练前运动耐量低，结果通过运动训练计划获得了显著改善，死亡率显著降低。随后的大规模研究表明规律的体育活动可以改善患者的预后，对于存在高血压、超重、高胆固醇血症和糖尿病等危险因素的患者，能改善患者的生存率。有研究明确显示体育活动显著降低女性患者的心血管病事件，轻中度运动量对老年人有益。一些进行心脏康复训练的缺血性心脏病的荟萃分析的结果显示与对照组相比，参加训练的人群总死亡率减少20%，心血管病死亡率减少26%。

二、运动分类

体育运动通常分为两类，一类是以竞技比赛为目的的体育训练，比如奥运会、亚运会、全运会，以及各种单项运动赛事等运动员所从事的运动训练，也称竞技体育；另一类是以健身康体和医疗康复为目标的大众健身运动。无论是从事竞技运动还是大众健身运动都存在一定运动风险，其中80%事件与心血管系统有关。因此，选择适当的项目、运动强度和运动时间对于运动员进行运动训练、大众百姓参加健身和医疗康复都具有十分重要的意义。

目前评价运动强度的指标主要有：心率、最大摄氧量、能量代谢单位（MET）等。心率是控制运动强度简单易行的指标，运动时靶心率计算公式：（220-年龄-安静心率）×目标运动强度［最大耗氧量（%）］+安静心率。常见运动强度按心率分级见表17-22。

一般正常的青少年和成人可进行大、中强度的运动；老年、体弱者及心脏病患者可在专业人士监督下进行中、小强度运动，控制在50%~70%最大耗氧量（V_{O_2max}）之间，不宜过高，监控心率可参考表17-22。

表 17-22　各年龄组 V_{O_2max}-心率对应参考表（次/分）

年龄	100% V_{O_2max}	80% V_{O_2max}	60% V_{O_2max}	40% V_{O_2max}	20% V_{O_2max}
10~	193	166	140	113	87
20~	186	161	136	110	85
30~	179	155	131	108	84
40~	172	150	127	105	82
50~	165	144	123	102	81
60~	158	138	119	99	80
70~	151	133	115	96	78

（引自：心血管疾病防治指南和共识2009. 人民卫生出版社，2009.）

参加大众健身运动的人群应根据自身年龄和身体状况选择适宜强度的运动项目，一般推荐有氧运动。有氧运动特点是强度低、持续时间长，可以增加人体对氧气的吸入、输送和使用，提高机体的耗氧量，改善呼吸和心血管系统功能。主要包括：步行、慢跑、打太极拳、做有氧健身操、跳健身舞蹈、走跑交替、上下楼梯、游泳、骑自行车、骑功率自行车、步行车运动、跑台、跳绳、划船、滑冰、滑雪及球类运动等。此外，目前国内多数社区都已普及健身路径，是大众进行锻炼的良好途径。

目前国际上已经根据静力和动力运动项目对竞技性运动项目进行负荷归纳分类，为广大心血管患者参加适宜的运动提供了参考依据（表17-23）。

表17-23　竞技运动项目与负荷分类

	A. 低负荷动力运动	B. 中等负荷动力运动	C. 高负荷动力运动
Ⅰ. 低负荷静力运动	保龄球	击剑	羽毛球
	板球	乒乓球	竞走
	高尔夫球	网球（双打）	中、长跑，马拉松
	射击	排球	越野滑雪
		棒垒球[a]	壁球[a]
Ⅱ. 中等负荷静力运动	赛车[ab]	田赛（跳跃）	篮球[a]
	跳水[b]	花样滑冰[a]	速度滑雪
	马术[ab]	曲棍球[a]	冰球[a]
	摩托车比赛[ab]	短跑	曲棍球[a]
	体操[a]		橄榄球[a]
	空手道/柔道[a]		足球[a]
	帆船		越野滑雪
	射箭		游泳
			网球（单打）
			手球[a]
Ⅲ. 高负荷静力运动	田赛（投掷）	健身操[a]	拳击
	攀岩[ab]	高山滑雪[ab]	赛艇、皮划艇
	水上运动[ab]	摔跤[a]	自行车[ab]
	举重[a]	滑雪板滑雪[ab]	十项全能
	帆板运动[ab]		速滑

注：a. 身体冲撞风险
　　b. 晕厥发作风险
（来源：心血管疾病防治指南和共识2009. 人民卫生出版社，2009.）

此外，希利斯等人还认为应将有无身体冲撞的运动区分开，并进行分级。有心瓣膜疾病早期症状者不宜参加有冲撞类的运动，因为强力的胸部冲撞可能导致瓣膜破裂，抗凝剂的使用也会增加受伤后出血的概率（表17-24）。

表 17-24 根据身体碰撞危险对运动分级

身体碰撞运动	身体非碰撞运动
橄榄球	汽车赛、滑雪
拳击	自行车
花样游泳	
冰球	跳水
滑水	
柔道/空手道	滑降滑雪
举重	
曲棍球	马术、体操
足球	摩托车赛
摔跤	马球

（来源：心血管疾病防治指南和共识 2009. 人民卫生出版社，2009.）

三、心血管病患者的运动原则

心血管病患者进行运动前首先应该进行危险评估。心血管疾病患者运动的风险分为低、高危两组。

（1）低危组：无心力衰竭的症状和体征；NYHA 心功能 1~2 级；安静状态下无心绞痛或心肌缺血的心电图表现；良好的运动耐量（≥6MET）；低负荷时（<6MET）无心肌缺血；运动中心率、血压增加正常；安静和（或）运动时无复杂心律失常；EF>50%。

（2）高危组：具备下列条件之一，心力衰竭的症状和体征；NYHA 心功能 3~4 级；运动耐力差（<6MET）；低负荷下（<6MET）即出现心绞痛或心电图缺血性改变；运动中心率、血压增加异常；安静和（或）运动中出现复杂心律失常；EF<35%~40%；有心搏骤停病史（非暂时原因所致）。

下列情况不能做体育训练：不稳定心绞痛，严重的瓣膜狭窄或关闭不全，进行性心力衰竭，不能控制的心律失常，近期发生过栓塞事件，心包炎和心肌炎急性期以及严重的未控制高血压。

心血管病患者的体育活动应该是休闲性或治疗性的。活动量必须依据个人的运动耐量而定，而运动耐量通过临床和客观检查进行评估决定。而且，运动应依照计划循序渐进，最好能够量化，从事那些简单易行的运动。理想的运动形式是那些动力性、场地固定、对心血管系统中-低需求的运动，如走路、跑步、骑车等。心血管疾病患者的运动处方应考虑以下因素：每周的运动频率、强度、训练中能量消耗的绝对平均值、运动时间、监测标准、运动与治疗药物之间的相互作用。目前已经发现，运动强度达到 $60\% \sim 75\% V_{O_2 max}$，心率达到最大运动量的 $70\% \sim 85\%$ 才能改善心血管系统的适应能力。如果运动强度超过了 $80\% V_{O_2 max}$，发生心血管事件的风险大于运动的获益。所以只有某些低风险的患者才可以进行高强度的运动。

四、心血管病患者的运动建议

（一）缺血性心脏病

大多数与运动有关的心脏性猝死都是缺血性心脏病（IHD）所致（尤其 35 岁以上人群）。短暂的剧烈运动诱发的冠状动脉事件机制有交感神经兴奋，大量儿茶酚胺释放；血小板黏附或激活（血栓并发症的危险因素）；电解质平衡紊乱，如高血钾（诱发室性快速心律失常）；以及其他相关并发症。

除冠状动脉粥样硬化原因以外，其他冠状动脉异常也可导致运动员急性缺血发作，对于年轻人（<35 岁），先天性心血管畸形更为多见；滥用药物如可卡因，也可诱发心肌缺血以及心脏性猝死；缺乏

锻炼同样是 IHD 的主要危险因素。通过有规律的身体锻炼，也可以降低剧烈活动时发生心脏性猝死的风险。然而，体育运动的种类和负荷应由 IHD 患者自身的耐受程度决定。

1. 确诊为 IDH 的患者

（1）评估：对于 IHD 的患者，参加运动前，应仔细全面地按以下内容进行评估：

1）病史：是否存在稳定或不稳定性心绞痛的症状，是否存在 IHD 危险因素，所参与的体育项目以及 IHD/SCD 家族史。

2）静息心电图及负荷试验：通过运动试验（平板或蹬车）评估缺血阈值、症状、ST-T 改变、血压及心率变化、运动耐力改变以及心律失常情况等。

3）超声心动图：评价左心室整体功能，局部室壁运动异常和（或）心脏结构异常。

4）冠状动脉造影：对于参加竞技运动的 IHD 患者，此项检查是必需的。通过冠状动脉造影了解冠状动脉管腔狭窄或堵塞情况、冠状动脉血流分布或心脏结构。

（2）危险分层：根据诊断检查结果，可将危险等级划分如下：

1）以下情况发生运动诱导的心血管事件的风险较低：①超声心动图或 SPECT 显示射血分数>50%；②运动试验证实运动耐力与年龄和性别相称；③心电图或轻度负荷试验未出现运动诱导的缺血；④静息状态和负荷试验中，未出现频发的复杂性室性快速心律失常；⑤无明显的冠状动脉狭窄证据。

2）若出现下列一个或多个情况，则运动诱导的严重心血管事件的风险较高：①超声心动图或 SPECT 示射血分数<50%；②运动试验初期出现运动诱发的缺血（至少两个导联示 ST 段压低>1mV）；③由运动诱导的病理性呼吸困难（等同于心绞痛）或晕厥；④静息状态或负荷状态下，出现频发的复杂性室性快速心律失常；⑤冠状动脉造影示主要冠状动脉>70%或左主干>50%的明显狭窄。

（3）特别提示：

1）有不稳定性心绞痛临床症状的患者未来发生心血管事件的风险较高。

2）CABG/PCI 术后的患者，若负荷试验中未出现心肌缺血，则可重新参与体育活动，但须在出院完成心脏康复计划后，在康复医生的指导下进行运动。在体育活动前，需尽早进行危险等级评估。

3）ST 段抬高 MI 和非 ST 段抬高 MI 后的患者，心脏性猝死的发生率相同。曾发生过心脏性猝死事件或 MI 后的患者，应在重新开始体育活动之前进行冠状动脉造影。一般来说，这类患者应尽早进行危险等级评估。

4）与典型 IHD 患者一样，无症状性心肌缺血同样可增加心搏骤停的风险。一旦确诊存在缺血情况，应尽早进行危险分级。

（4）推荐意见：运动建议见表 17-25。

表 17-25　IHD 患者参加竞技性运动建议

疾病	评估内容	评估标准	推荐意见	随访
高危 IHD 患者	病史、心电图、运动试验、超声心动图、冠状动脉造影		非竞技性运动项目	
低危 IHD 患者	病史、心电图、运动试验、超声心动图、冠状动脉造影	没有运动诱发缺血症状发作；无症状或严重的心律失常；无明显的冠状动脉病变证据（狭窄<50%）；射血分数>50%	仅允许进行低、中度运动负荷的动力运动；或紧张度较低的静力运动（ⅠA，ⅠB）	每年 1 次

续表

疾病	评估内容	评估标准	推荐意见	随访
无 IHD 证据但预测风险较高（>5% 总体评分）	病史、心电图、运动试验	（1）如果负荷心电图结果呈阳性，则需进一步检查（负荷超声心动、核素显像和/或冠状动脉造影等）；若结果示阳性，则考虑诊断为 IHD （2）如果负荷心电图示阴性	（1）仅允许进行低、中度运动负荷的动力运动；或紧张度较低的静力运动（ⅠA，ⅠB）依个体情况决定；避免高紧张度的静力运动（ⅢA-C） （2）依个体情况决定	每年 1 次
无 IHD 证据且预测风险较低	病史、心电图、可选择性进行运动试验	心电图阴性	所有竞技性运动项目	每 1~3 年 1 次

（引自：心血管疾病防治指南和共识 2009. 人民卫生出版社，2009.）

2. 无 IHD 证据，存在一个以上 IHD 危险因素的患者

（1）评估：对于无症状且无 IHD 证据，但存在危险因素的患者，有必要进行危险预测。需要评估的危险因素包括年龄、性别、血压、吸烟以及总胆固醇、LDL-C 水平。

心血管事件高风险谱：

1）同时存在多个危险因素，10 年内发生致死性心血管事件概率>5%。

2）总胆固醇或低密度脂蛋白明显升高（总胆固醇>8mmol/L，或 320mg/dL；低密度脂蛋白>6mmol/dL，或 240mg/dL）。

3）血压>180/110mmHg。

4）1 型或 2 型糖尿病，伴有微量白蛋白尿。

5）有早发心血管病家族史（一级直系亲属）。

低风险谱：不具备主要危险因素，10 年内发生致死性心血管事件概率<5%。

高危患者还需进一步通过病史、体格检查和最大负荷运动试验以排除无症状性缺血。运动试验阴性无 IHD 证据的患者，在体育活动中发生重大心血管事件的风险不高；而运动试验阳性的患者，即使不存在典型症状，未来发生冠状动脉事件的风险相对较高。对这类人群还需进一步通过负荷超声心动图检查/心肌显像技术和（或）冠状动脉造影来评估无症状性 IHD。如果发现缺血的证据，应该将其归为 IHD 患者。

对于年龄小于 35 岁的男性或小于 45 岁的女性，若不具备典型危险因素，则不建议将运动试验作为其常规检查项目。

（2）推荐意见：运动建议见表 17-22。

（二）高血压

高血压是指使用水银柱血压计，坐位时测的收缩压≥140mmHg 和（或）舒张压≥90mmHg。24h 动态血压正常参考值：24h 平均值<130/80mmHg，日间平均值<135/85mmHg，夜间平均值<125/75mmHg。

1. 危险分层

高血压的危险分层不仅依据血压水平，还要根据：①其他一些心血管危险因素；②靶器官损害或糖尿病；③并存的临床情况如心脑血管或肾脏并发症。根据弗明汉标准，与血压正常的健康个体相比，低危、中危、高危和极高危患者，10 年内发生心血管事件的概率分别为<5%、15%~20%、20%~30% 和>30%。而根据欧洲评分标准，这四类人群患致死性心血管疾病的可能性分别为<4%、4%~5%、6%~8% 及>8%。

值得注意的是，运动本身可导致左心室肥厚；所以应评估左心室舒张功能，鉴别高血压性心脏病与运动员心脏生理性改变。

2. 评估

临床上根据反复测量血压，询问病史、体格检查、实验室检查及器械检查诊断高血压，其中部分检查是所有高血压患者都应接受的常规检查项目，如超声心动图、心电图和血压监测。还有一些是推荐用于运动员的检查如运动试验。有些高血压的运动员还需做其他检查（如心肌显像或 24h Holter 监测），依患者症状、心血管风险以及临床实际情况而定。

3. 推荐意见

一般建议所有高血压患者都应接受非药物干预；对高危或极高危高血压患者，建议立即开始服用降压药物；对于中危患者，若其改善生活方式数月但血压仍然居高不下，才建议进行药物治疗；低危患者无需接受药物治疗。

药物选择，耐力型运动员不宜使用利尿剂或 β 受体阻滞剂，因为可能影响到选手水平发挥和（或）引起水、电解质平衡紊乱。另外，这些药物在某些运动中被列入禁药名单，因为服用上述药物可能会减轻选手体重或起到消除震颤的作用。耐力型运动员可联用钙离子拮抗剂以及 ACEI 或 ARB 进行降压治疗。目前还没有证据表明降压药可影响静态型运动选手的发挥。

运动建议：见表 17-26。

表 17-26 根据危险分层对高血压患者参加运动的建议

危险分层	评估内容	评估标准	指导意见	随访
低危	病史、体格检查、心电图、运动试验、超声心动图	血压达标	所有运动项目	每年 1 次
中危	病史、体格检查、心电图、运动试验、超声心动图	血压达标，危险因素得到控制	所有运动项目（高负荷的动力或高负荷的静力运动除外）（ⅢC）	每年 1 次
高危	病史、体格检查、心电图、运动试验、超声心动图	血压达标，危险因素得到控制	所有运动项目（高负荷的动力或静力运动除外）（ⅢA-ⅢC）	每年 1 次
极高危	病史、体格检查、心电图、运动试验、超声心动图	血压达标，危险因素得到控制，不伴有其他临床情况	只可进行低-中负荷或低负荷的静力运动（ⅠA-ⅠB）	每 6 个月 1 次

（引自：心血管疾病防治指南和共识 2009. 人民卫生出版社，2009.）

对于继发性高血压的患者，应尽可能在去除原发病之后再考虑进行体育活动。多囊肾或主动脉狭窄（CoA）的患者，应避免参加有身体碰撞的体育活动。

（三）心律失常

许多心律失常临床上预后良好，有些不同程度地影响到心脏泵功能，有些可以导致猝死。导致猝死者一般均伴有获得性或先天性（有些为家族性）心脏病。有潜在心脏病基础的心律失常患者应该充分评估。

心律失常与多种心血管异常因素有关，如遗传性离子通道病、传导系统异常、心脏结构异常，也可发生在没有心脏形态学病变的患者。心脏疾病本身是决定患者预后的重要因素。

1. 窦性心动过缓

（1）评估：即使是显著窦性心动过缓的患者，如果运动中心率增加正常、没有症状，运动不受限制。病态窦房结和（或）有症状的患者，运动应个体化掌握，并且考虑安装起搏器。

无症状的窦性心动过缓、窦性心律失常、游走性心律以及窦性停搏在年青运动员中十分常见。偶见部分经过良好耐力训练的运动员，在静息状态下存在明显的窦性心动过缓（40 次/分），或见 3s 以上窦性停搏而不伴任何症状。此类心律失常通常为良性，检查仅限于进行病史、查体以及心电图等项目。一般不需要进行治疗。

伴有临床症状的明显心动过缓，如头晕、先兆晕厥或晕厥（见晕厥部分）、运动性疲劳等，建议进行 24h Holter 监测以及运动试验。若怀疑存在心脏结构性疾病，还必须行超声心动图检查。对于个别患者，需要观察 1~2 个月方可明确诊断有临床意义的心动过缓性心律失常。

（2）推荐意见：运动建议见表 17-27。

表 17-27　心律失常和存在致心律失常基础的患者参加竞技性体育运动的建议

疾病	评估内容	评估标准	推荐意见	随访
明显的窦缓（＜40 次/分）和（或）窦性停搏 ≥3s 伴症状	病史、ECG、ET、24h Holter、Echo	（1）如果有症状 （2）症状消失＞3 个月；停止治疗	（1）暂时停止运动 （2）所有运动项目	每年 1 次
（1）1 度房室传导阻滞和 2 度 1 型传导阻滞 （2）2 度 2 型传导阻滞或 3 度	病史、ECG、ET、24h Holter 监测、Echo	（1）如果没有症状，没有心脏病 （2）没有症状、心脏病、运动中室性心律失常，静息心率＞40 次/分	（1）所有运动项目 （2）低-中负荷动力，低-中负荷静力运动（ⅠA，ⅠB+ⅡA，ⅡB）	每年 1 次
室上性早搏	病史、ECG、甲状腺功能	没有症状没有心脏事件	所有运动项目	不需要
阵发性室上性心动过速（AVNRT 或通过隐匿旁路的 AVRT）	病史、ECG、Echo、EP 检查	推荐消融： （1）导管消融后：如果＞3 个月没有复发，没有心脏病。 （2）如果没做消融，偶发 AVNRT，没有心脏病，没有血流动力学障碍，且与运动无关	（1）所有运动项目 （2）所有运动项目，除了那些危险性增加的运动[b]	每年 1 次
WPW 综合征和： （1）阵发性 AV 折返性心动过速 （2）AF 或心房扑动 （3）无症状性预激合并 AF（阵发性，永久性）	病史、ECG、Echo、EP 研究	（1）、（2）必须导管消融：如果没有复发，没有心脏病 （3）推荐消融，但非必需	（1）、（2）所有运动项目 （3）所有运动项目，除了那些危险性增加的运动员[b]	每年 1 次
AF（阵发性，永久性）	病史、ECG、Echo、ET、24h Holter 监测	（1）阵发性 AF：如果没有心脏疾病，没有 WPW，稳定性窦性心律＞3 个月 （2）永久性的 AF，没有心脏疾病和 WPW：评估心率和左心室功能对运动的反应	（1）所有运动项目 （2）个体化掌握	（1）每年 1 次 （2）每 6 个月 1 次
心房扑动	病史、ECG、Echo、24h Holter 监测	必须消融治疗；消融后如果＞3 个月没有症状[a]，没有心脏病或预激，未治疗	所有运动项目	每年 1 次

续表

疾病	评估内容	评估标准	推荐意见	随访
室性早搏	病史、ECG、Echo、ET、24h Holter 监测（在某些患者中需有创性检查）	不存在心脏病或心律失常、猝死家族史、症状[a]，无与运动相关频发和（或）多形性室性早搏和（或）频繁短 RR 间期的成对早搏	所有运动项目	每年1次
非持续性室性心动过速	病史、ECG、Echo、ET、24h Holter 监测（在某些患者中需有创性检查）	不存在心脏病或致心律失常的基础疾病[c]、症状[a]、猝死家族史，无与运动相关的短 RR 间期的非持续性室性心动过速	所有运动项目	每6个月1次
缓慢室性心动过速、分支性心动过速、右心室流出道性心动过速	病史、ECG、Echo、ET、24h Holter 监测（某些患者须做 EP 检查）	不存在心脏病或致心律失常的基础疾病[c]、猝死家族史、症状[a]	所有运动项目，高危险性运动除外[b]	每6个月1次
晕厥	病史、ECG、Echo、ET、24h Holter 监测、直立倾斜试验	（1）反射性 （2）心律失常性或心脏性	（1）所有运动项目（除高风险运动外[b]） （2）视特定原因而定	每年1次
长 QT 综合征	病史、ECG（24h Holter 监测，遗传筛查）	长 QT 综合征诊断成立	不能进行竞技性运动	
Brugada 综合征	病史、ECG、激发试验	Brugada 综合征诊断成立	不能进行竞技性运动	
植入起搏器	病史、ECG、Echo、ET、24h Holter 监测	运动时心率正常增加，没有明显心律失常，心功能正常	低-中负荷动力性和低负荷静力性运动（ⅠA，ⅠB），除外有身体碰撞危险的运动	每年1次
植入 ICD	病史、ECG、Echo、ET、24h Holter 监测	没有恶性 VT，心功能正常，植入后6个月或者 ICD 末次放电后至少6个月	低-中负荷动力性和低负荷静力性运动（ⅠA，ⅠB），除外有身体碰撞危险的运动	每年1次

注：结构性心脏病的运动员，见相关疾病的推荐。

ECG：12 导联心电图；Echo：超声心动图；ET：运动试验；24h Holter 监测：24h 动态心电图监测；EP：电生理检查

a. 症状包括先兆晕厥、轻微头痛、运动后疲劳。

b. 如果发生晕厥，危险性增加（见运动分类）。

c. 致心律失常基础包括：心肌病，缺血性心脏病和通道病。

（引自：心血管疾病防治指南和共识 2009. 人民卫生出版社，2009.）

2. 房室传导阻滞

（1）评估：在运动员中，Ⅰ度、Ⅱ度文氏型（莫氏Ⅰ型）及窄 QRS 波群的 2∶1 房室传导阻滞的发生率很高。房室传导阻滞常发生于休息或睡眠时。无症状也不存在器质性心脏病，房室传导阻滞常在运动过程中自行消失［24h Holter 监测和（或）运动试验］，对于此类人群，不需要进行进一步检查或治疗，也不必限制其运动。

在运动员中可偶见个别莫氏Ⅱ型或Ⅲ度房室传导阻滞。此时需要对患者进行全面的临床诊断和评估。通过检查若发现心律失常与症状、心脏器质性疾病有关，则建议安装起搏器。

（2）推荐意见：运动建议见表17-27。

3. 室上性心动过速

阵发性室上性心动过速可能是由房室结折返性心动过速（AVNRT）引起，也可能经旁路顺向房室折返性心动过速（AVRT）或异位房性心动过速引起。

（1）房室结折返性心动过速（AVNRT）：AVNRT患者如果没有器质性心脏病、无严重症状、发作不频繁，除了有潜在危险性运动外，其他运动则不应限制。

由于抗心律失常药物需终身服药，且效果有限，尤其对于运动员，导管消融已成为主要治疗手段。对于不接受消融治疗的患者可以考虑应用β阻滞剂或钙拮抗剂。可能要终身服药，尽管这些药物的疗效和耐受性有限。一类抗心律失常药对PSVT无效。

推荐意见：运动建议见表17-27。

（2）预激综合征（WPW）

1）预激综合征和阵发性房室折返性心动过速：记录到心律失常的WPW患者，如果要参加竞技性或娱乐性运动，必须进行旁道射频消融治疗。那些偶发心悸、血流动力学耐受良好包括运动状态下或消融风险大（如前间隔旁道）可以根据无创或有创电生理检查评估旁路的前传特点而定。如果旁路不应期长则猝死风险低，在不做消融的情况下仍可进行体育活动。如果运动中心悸反复出现则应停止运动，并且每年进行重新评估。但是，如果猝死风险有争议则必须消融治疗。

只要没有心动过速复发的特殊风险如运动性晕厥或先兆晕厥病史、电生理检查有危险指标，消融术后1周可以恢复休闲运动和低-中负荷训练，1~3个月后恢复竞技性运动。但是，术后6个月和1年要检查ECG，因其晚期复发的风险很小，以后不再复查。建议个体化掌握。

2）预激合并心房颤动或心房扑动：据估计1/3的预激综合征患者会发生心房颤动。预激患者发生心房颤动或心房扑动通过旁道会导致心室快速激活，从而发生心房颤动或猝死。心房颤动继发心室颤动风险取决于旁道前传不应期。不应期受自主神经的调节，尽管无创检查提示长不应期危险性低，但竞技性运动中发生的事件无法在实验室中完全复制。而且，记录到PSVT或AF的WPW患者AF快速传导和猝死的风险增加。大多数猝死发生于运动或情绪激动时。猝死常发生在短不应期旁路的患者，并由心房颤动或心房扑动触发。所以，有症状的预激患者，在出现心房颤动或心房扑动时应该进行导管消融。

3）无症状心电图预激：一般认为，12导联心电图上存在预激而无临床症状的患者，没有结构性心脏病，猝死的发生率低，但是的确有猝死的危险。心脏猝死可以是WPW的首次表现，约占WPW患者的一半，通常发生于运动中或情绪激动时。

参加竞技性运动的WPW患者需要做电生理检查评估猝死的危险性。诱发的AVRT或AF，基线RR小于240ms或静脉滴注异丙肾上腺素小于220ms，基线前向不应期小于250ms，存在多个旁路或间隔部位的旁路（主要是后间隔和中间隔），这些电生理参数均增加心脏猝死风险。这些患者必须进行消融治疗。再者，约3.5%的未诱发的WPW随访中可以出现症状。应该充分评估获益与风险，处理上强调个体化。对于拒绝消融治疗或手术风险大的患者（如后间隔旁路），电生理检查证明无上述危险指标，可以进行竞技性运动，但一旦发生意识丧失风险增加的运动如滑翔除外。

对于娱乐性运动，可以首先进行无创检查评估，通过ECG或Holter监测间歇性预激，观察应用低剂量Ⅰ类抗心律失常药物间歇性预激消失或运动中迅速消失。当诱发出心动过速或存在短前向不应期旁路时必须消融治疗。其他患者是否需要消融治疗依据个体化原则。从事一旦发生意识丧失风险增加的运动如飞翔患者即使电生理检查未诱发也必须消融治疗。

小于12岁的儿童AF诱发VF和猝死的风险很小，这组患者一般推荐保守治疗，尽管最近有研究建议应该进行预防性评估和消融治疗，但需要大规模的获益或风险研究。

推荐意见：运动建议见表17-27。

4. 心房颤动

没有器质性心脏病、症状不明显、心室率不慢及运动时心率正常增加的心房纤颤患者，对运动不必特殊限制。如果存在上述任何一种情况，必须避免高强度的体育运动。另外，这部分患者应避免潜在危险性高的运动，以防发生晕厥或先兆晕厥时出现危险，服抗凝药的患者应避免创伤。

审慎单独应用 I 类抗心律失常药物治疗 AF，这类药物可以预防心房颤动，但是可能将 AF 转变为慢性心房扑动，在交感神经兴奋的状态下 1：1 传导。 I 类抗心律失常药物可导致 QRS 波增宽类似于 VT，并具有负性肌力作用导致心脏性休克甚至猝死。经过评估显示 I 类抗心律失常药物能有效控制运动中 AF 心室率后，可以作为预防 AF 的治疗。预防性消融治疗心房扑动必须考虑某些患者应该应用 I 类抗心律失常药物，这种"杂交"治疗可以避免长期应用减慢心率的药物。

参加竞技运动的阵发性心房颤动的患者， I 类抗心律失常药物仅用于心房颤动的急性转复（"口袋药片"疗法）。如果心律失常持续存在或抗心律失常药物用后未超过 1~2 个半衰期，应该禁止这些患者进行体育运动。

如上所述，对于经常运动的 AF 患者，必须采取非药物治疗如肺静脉隔离或其他广泛左心房消融治疗，特别是局灶性房性心动过速诱发的 AF。消融成功、3 个月或更长时间无复发，可以恢复所有运动项目，但是，应该密切随访即每 6 个月随访一次。

对于心房颤动转复失败或采用心率控制疗法进行竞技性和休闲性运动的患者，根据血栓事件的传统危险因素应该抗凝治疗。从事有身体撞击或创伤风险的患者不能应用抗凝治疗。

运动建议：见表 17-27。

5. 心房扑动

（1）评估：心房扑动在年轻健康的人群不常见。应除外结构性心脏病，比如心肌病，因为心肌病常常是心房扑动的基础。心房扑动常常与心房颤动并存，或应用 I 类抗心律失常药物后转为心房颤动。心房扑动也能增加血栓栓塞的危险。运动状态下由于交感神经兴奋导致 1：1 心室传导时可能危及生命，正像心房颤动应用 I 类或Ⅲ类抗心律失常药物治疗一样由于减慢折返环的传导速度容易出现 1：1 心室传导，尤其是未联合应用减慢心率的药物。

（2）推荐意见：导管消融峡部是十分有效和安全的治疗措施，在竞技性和休闲性运动员中被推荐为一线治疗方法。非竞技性运动消融早期即可恢复，只要消融前没有血流动力学障碍导致的症状。

对于经常运动的患者，推荐既要考虑抗心律失常治疗也要考虑抗凝治疗。心房扑动合并心房颤动的患者，推荐峡部消融，然后继续药物治疗心房颤动（"杂交治疗"）。

心房扑动伴结构性心脏病的运动员只有在成功导管消融以及 3 个月心律失常没有复发时，才能够参加竞技性运动。对于心房扑动合并预激的运动员，见预激综合征。需要抗凝治疗者不应参加有躯体碰撞或创伤性运动。

运动建议：见表 17-27。

6. 室性早搏

室性早搏（PVBs）很常见。器质性心脏病是决定预后和运动建议的主要因素。没有心血管异常室性早搏不会发展为恶性室性心律失常，预后良好。然而，早搏可能是隐匿性的、有猝死危险的致心律失常基础病变（致心律失常性右心室心肌病、肥厚型心肌病、心肌炎）的首发或唯一表现；因此，参加运动的人有室性早搏时，需要仔细评估，见表 17-27，家族史如青少年心脏性猝死、家族性的心律失常以及劳力性心悸和晕厥有助于判断危险分层。某些病例需 3~6 个月后再评估。

运动建议：见表 17-27。

7. 非持续性室性心动过速

（1）评估：在健康人中很少见 NSVT。NSVT 需要充分临床评估。特别注意的是，运动中或运动试验时（儿茶酚胺敏感型室性心动过速）有多形性或双向性 NSVT，发生心脏性猝死的危险性很高。只有除外结构性心脏疾病的缓慢室性自主心律（<100~150 次/分）是良性的，可以按照室性早搏处理。

运动员 12 导联心电图上复极异常很常见。因此，这些复极异常往往是非特异性的。但是，右胸前导联的倒置 T 波往往提示 ARVC，而左胸前导联的深度倒置 T 波往往提示病理性的心肌肥厚。因此，当发现复极异常时，应进行彻底心血管检查以排除这些病理改变。

Holter 监测必须在紧张的体力活动中记录，以及在特定的体育项目的时候进行。可能仅记录到频发单形性早搏（甚至可能是成对的，三联的或者短阵 VT），与原发性 RVOT-VT 一样，这可能揭示心律失常的机制。

根据运动项目设计的运动试验方案可能诱发心律失常。运动中出现多源性室性心律失常大多预后不良，因为这种心律失常可能是遗传性电紊乱（见如下章节）或者结构性心脏疾病（例如 ARVC 或肥厚型心肌病，而在影像学检查中表现不明显）。反复出现的 PVBs，特别是伴随典型的 LBBB 如上所述提示是 RVOT 起源的，揭示了心律失常的基础病因。通常这些心律失常在运动开始时频繁出现，在运动峰值时消失，恢复期再次出现。

（2）推荐意见：非持续性的患者如果没有猝死家族史、基础心脏病、运动时血流动力学障碍表现或典型的特发性 RVOT 或束支型 VT，运动不受限制。个别患者有明显的、暂时病因（如心肌炎或电解质紊乱），应该在病情完全恢复后（包括在运动试验和电生理检查中不能诱发出心律失常）的 3~6 个月后才能恢复竞技性运动。有器质性心脏病的患者，如缺血性心脏病和肥厚型心肌病等，参加运动应非常谨慎。

由于一些患有隐匿的、进展缓慢的心脏病患者，可能在一段时间后方可显现。没有数据证实折返性室性心律失常成功消融后恢复运动是安全的，因为潜在基质可能仍然存在。仅允许参加低到中度的娱乐性运动，而禁止竞技性运动。

运动建议：见表 17-27。

8. 特发性加速型室性自主心律

特发性加速型室性自主心律是由心室自律性增强引起的心率小于 100 次/分的自主性室性节律，常有心动过缓。临床评估包括超声心动图、运动试验和动态心电图。

运动建议：见表 17-27。

9. 良性特发性室性心动过速

束支性室性心动过速和右心室流出道室性心动过速（RVOT）通常与心脏病无关，无血流动力学障碍，预后良好。两种室性心动过速通常都由运动诱发，因此，不推荐做中-高强度的运动。

对于这两种心动过速，导管射频消融是一种合理的治疗手段，可作为首选治疗方案。当患者拒绝导管射频消融或有禁忌时，要依据器质性心脏病、室性心动过速中 RR 间期和症状如头晕、先兆晕厥、晕厥进行危险分层。

运动建议：见表 17-27。

10. 恶性室性心动过速

有恶性室性心动过速病史的患者不能参加竞技性运动，但是，室性心律失常发生在急性短暂性心肌损害时，如心肌炎、心脏震荡和急性电解质紊乱等，病因消除后可以参加。在进行任何形式的运动前，应该进行抗心律失常治疗。各种器质性心脏病导致的恶性室性心律失常的处理原则见相应章节。

11. 心律失常可能导致的症状——晕厥

反射性晕厥患者，对于运动的限制取决于其潜在的危险性，应该清楚短暂意识丧失对患者本身和其周围的人带来的威胁。在心脏性晕厥患者，推荐须基于心律失常的类型和（或）存在的心血管疾病。

运动建议：见表 17-27。

12. 致心律失常性疾病——离子通道病

心律失常性猝死可能由遗传性心脏离子通道病造成的，包括长 QT 综合征、短 QT 综合征、Brugada 综合征、儿茶酚胺敏感性室性心动过速等。

（1）长 QT 综合征：先天性长 QT 综合征禁忌所有类型的运动，即使没有记录到重要的心律失常事件。目前，还没有无症状突变携带者的确切的运动相关性风险的资料，对于无症状突变携带者，建议避免竞技性运动，特别是那些有猝死家族史或者明确的 QTc 延长者。β 受体阻滞剂仍是主要的治疗手段，但是不能替代限制运动的建议。

就休闲运动而论，应权衡体育活动的获益（包括心理健康和自信心）和参与运动的风险，应考虑 LQTS 导致晕厥的风险和心搏骤停的风险。如果运动中出现先兆晕厥，那么风险上升。诸如潜水、驾驶、自由举重及攀登之类的运动是不适合的。避免高心血管需求的运动或者高肾上腺张力的运动，避免潜在的触发因素。

最后，在基因型已明的条件下推荐意见更为特异：LQT1 患者（KCNQ1 突变）如突然暴露于冷水（游泳，潜水），易发心律失常；LQT2 患者如突然受到声音刺激，易发多形性室性心动过速（HERG/KCNE2 突变）。对于不知道具体基因型的患者，应限制所有的运动。

对于曾发生过院外心搏骤停或 LQTS 相关性晕厥的患者，不管其 QTc 的长度和基因突变类型如何，只能进行低负荷的静力和动力的运动。对于高危患者应安装 ICD 治疗以减少死亡率。一旦安装了 ICD 应遵循 ICD 患者的指导意见。

获得性长 QT 综合征：长 QT 综合征一经诊断，禁用所有致使 QT 间期延长药物，尽量避免触发因素。包括限制运动，仅限于轻到中度的动力和静力运动，限制额外增加晕厥风险的运动。反复发生尖端扭转型室性心动过速者，建议安装 ICD。

（2）短 QT 综合征：除低负荷静力或动力运动外，短 QT 综合征患者禁止其他一切竞技性运动，特别是要避免爆发性运动。但是，温和的休闲运动是允许的。与长 QT 综合征类似，短阵持续性心律失常发作可能会导致（先兆）晕厥。因此导致晕厥风险增加的运动对于患者来说是相对禁忌。目前无特效治疗，推荐植入 ICD。

（3）Brugada 综合征：Brugada 综合征常有恶性心律失常（持续性室性心动过速、心室颤动），有猝死的危险，常常发生在休息时或夜间，由迷走神经刺激和（或）交感张力降低引起。长期的运动能增加迷走神经张力，最终能够增强 Brugada 综合征运动员在静息、睡眠或运动静息后猝死的危险。尽管没有发现运动与心律失常的证据，确诊病例应该限制竞技性运动。那些无症状的 Brugada 综合征基因携带者是否应该限制参加运动尚无定论。

（4）儿茶酚胺敏感性室性心动过速：儿茶酚胺敏感性室性心动过速患者必须避免竞技性运动和中等强度的休闲运动。β 受体阻滞剂是治疗首选，但有些效果欠佳，而且一旦忘记服药，可能会产生额外风险。因此，建议植入 ICD。当治疗后的心电图（负荷试验）显示无复发迹象，可以允许参与低于中等强度的休闲运动，但是一旦症状重现，要立即进行再评估。当植入 ICD 后，ICD 相关的推荐均适用。

13. 运动员导管消融

导管消融治疗不仅消除症状，而且还有利于竞技性体育运动的恢复。除非心脏异常不适合导管消融，出现以下情况时应推荐消融：

（1）预激综合征，有症状的或无症状的，电生理检查发现顺向型房室旁路短不应期时。

（2）室上性折返性心动过速，包括阵发性（频繁和持续发作，心率超过同年龄组心率高限）或连续性和反复者（伴缓慢心率慢者除外）。

（3）典型的心房扑动，无论常见或不常见。

（4）症状性分支性室性心动过速或 RVOT 室性心动过速。

成功导管消融 3 个月以后，患者常能恢复竞技性体育运动，只要心电图没有心室预激的表现，也没有症状，没有心动过速的复发。消融效果不太明确的患者，应进行重复的电生理检查。

14. 安装了起搏器的患者

植入了心脏病起搏器的患者参加运动应遵循所患心律失常和心脏病的推荐意见。安装了起搏器的患者，如没有心脏病的表现，可以参加一些对心血管系统需求低的竞技性运动，即运动试验和 24h 动态心电图监测发现运动时心率增加适当。然而，这类患者应该限制有身体碰撞危险的运动，如踢足球、打篮球和棒球等，因为这些运动可能损害电极和起搏装置。而且，应该密切注意避免可能的电磁干扰。

不应参加频率不适当加速的运动如骑马术。同侧上肢的大量运动应在起搏器植入 6 周后电极完全固定后方可进行。同侧肢体剧烈活动的运动如打排球、打篮球、打网球及攀岩等，均有由于锁骨下积压导致电机脱位或松弛的危险。

运动建议推荐：见表 17-27。

15. 安装了 ICD 的患者

大多数安装 ICD 的患者从疾病本身来说就是竞技性体育运动的禁忌。而且，ICD 的确对消除运动时恶性心律失常效果有待确定。因为安装 ICD 的患者可能从低强度的运动中获益，但应在良好的监测下。安装 ICD 的患者、没有结构性心脏病证据（或有轻微的形态异常）及心功能尚佳的患者可以参加一些低负荷动力或静力运动，不会对器械产生损坏，不会触发恶性心动过速（如长 QT 综合征的尖端扭转型心动过速和儿茶酚胺多形性室性心动过速）。在安装 ICD 后或在发生心律失常除颤器干预以后（包括起搏、抗心动过速起搏或电击）至少 6 个月方可以参加运动。而且，为了降低运动后因窦性心动过速而引起的不适当放电，ICD 的心率阈值需要根据运动试验和 24h 动态心电监测及时调整。

运动建议：见表 17-27。

（四）心肌病、心肌炎、心包炎

1. 肥厚型心肌病

肥厚型心肌病是一种原发性心肌疾病，左心室肥厚而室腔不扩张，无导致左心室肥厚的心脏或全身性疾病。体育运动增加 HCM 患者的 SCD 风险，在美国，HCM 是导致年轻运动员赛场猝死的最常见原因。

（1）评估：对疑似 HCM 的患者的评估内容见表 17-28。

表 17-28　心肌病、心肌炎、心包炎参加竞技性体育运动的建议

疾病	评估内容	评估标准	推荐意见	随访
确诊为肥厚型心肌病	病史、体格检查、心电图、超声心动图		禁止参加竞技性运动	
风险较低的肥厚型心肌病	病史、体格检查、心电图、超声心动图、运动试验、24h Holter 监测	无猝死家族史；无症状；左心室肥厚程度较轻；运动时血压正常；无室性心律失常	低运动负荷的动力运动项目或低紧张度的静力运动（ⅠA）	每年 1 次
仅存在基因型异常但无临床征象的肥厚型心肌病	病史、体格检查、心电图、超声心动图	无症状、无左心室肥厚；无室性心律失常	休闲、非竞技性运动	每年 1 次
确诊为扩张型心肌病	病史、体格检查、心电图、超声心动图		非竞技性运动	
风险较低的扩张性心肌病	病史、体格检查、心电图、超声心动、运动试验、24h Holter 监测	无猝死家族史；无症状；射血分数轻度减少（≥40%）；运动时血压正常；无室性心律失常	低、中度运动负荷动力运动；低运动负荷的静力运动（ⅠA、ⅠB）	每年 1 次
确诊为致心律失常性右心室心肌病	病史、体格检查、心电图、超声心动图		非竞技性运动	
急性活动性心肌炎或心包炎	病史、体格检查、心电图、超声心动图		非竞技性运动	
心肌炎愈后	病史、体格检查、心电图、超声心动图、运动试验	无症状；左心室射血功能正常；无心律失常	所有类型竞技性运动	第一次随访在 6 个月之内
心包炎愈后	病史、体格检查、心电图、超声心动图、运动试验	无症状；左心室射血功能正常；无心律失常	所有类型竞技性运动	第一次随访在 6 个月之内

（引自：心血管疾病防治指南和共识 2009. 人民卫生出版社，2009.）

1）12 导联心电图：大多数 HCM 患者（75%~95%）表现出 ECG 异常，值得注意的是，经过训练的健康运动员，也可表现出某些与 HCM 相似的心电图改变（可见孤立的异常性 ECG），应注意鉴别。

2）超声心动图：左心室壁厚度≥15mm 即可诊断 HCM，但是更具特征性的改变通常是左心室壁不均一肥厚和心肌节段间厚度移行差异显著。需要指出的是，健康运动员的左心室肥厚亦可增厚，但是均匀的增厚，左心室壁不超过 15~16mm。左心室容积扩大（舒张末容积 55mm），形状正常，二尖瓣位置正常，无流出道梗阻。通过多普勒超声和 TDI 可发现左心室充盈正常。更重要的是，一系列的心肌病研究表明，在运动员退役后，左心室肥厚可以减轻。

3）筛查：筛查疑似病例的家族成员很有必要，在家族成员发现 HCM 对可疑病例具有诊断意义。其他指标包括最大耗氧量 [V_{O_2max}<50mL/（kg·min），与运动员心脏一致] 和性别，因为女性运动员左心室肥厚通常不超过 12mm。

4）磁共振成像（MRI）：在鉴别非典型 HCM 时，如果超声心动图不能明确可选择 MRI。

（2）推荐意见：运动建议见表 17-28。

孤立性 ECGs 异常：如果 ECG 的异常（如 QRS 高电压、各导联 T 波倒置、胸前导联深 Q 波）提示 HCM，即使左心室没有肥厚、无家族史，也应该特别注意。如果参加剧烈运动，应该进行评估应包括家族筛查、个人史、超声心动图和 24h Holter 监测。如果无家族性 SCD 和 HCM，本人无症状、心律失常和左心室肥厚，舒张期充盈或舒张正常，那么不应限制参加竞技性体育运动，但是应定期进行临床检查。

2. 扩张型心肌病

扩张型心肌病（DCM）是以左心室扩张和收缩功能受损的心肌疾病。DCM 是运动 SCD 的原因之一。

（1）评估：对疑似 DCM 的运动员的评估应包括个人史和家族史、体格检查、12 导联心电图监测下的运动试验、超声心动图和 24h 心电图动态监测。

1）运动试验和 24h Holter 监测：在年轻的 DCM 患者，运动功能可以仅仅轻度受损，心律失常可以在疾病的早期出现，包括室上性和室性心律失常和传导阻滞。

2）超声心动图：同样，值得指出的是，运动员生理性 LV 扩张（大多与需氧训练有关，例如骑车运动、越野滑雪、划船和长跑），其收缩功能正常，没有室间隔运动异常，舒张期充盈和松弛正常（多普勒超声和 TDI 检查）。在射血分数为临界的病例中（如≥50%，<60%），检测运动负荷下的左心室功能可能有意义（通过超声心动图或者放射核素成像检查）。在运动峰值时，如果收缩功能没有明显的提高，那么倾向病理性扩张。

（2）推荐意见：运动建议见表 17-28。

3. 致心律失常性右心室心肌病（ARVC）

致心律失常性右心室心肌病是导致意大利年轻运动员发生心脏性猝死的主要原因。

（1）评估：

1）12 导联心电图：大于 50% 的 ARVC 患者 ECG 出现异常。最常见右胸前导联 QRS 波延长>110ms（RBBB 状）及 T 波倒置，或有 epsilon 波或 PVCs 或 VT（常呈 LBBB 形状和电轴左偏）。

2）超声心动图：需要注意的事，在专业运动员中，可出现左心室、右心室同时扩大的现象（多见于接受耐力训练的运动员，如骑自行车、划船、划皮划艇等）。但在这些情况下，右心室室壁厚度正常，不出现节段性室壁运动异常。

ARVC 患者易发生室性心律失常，是运动相关性猝死的原因，一经诊断，除一些低负荷静力或动力的运动外，禁止参加任何竞技性运动。这可能同样适用于无症状的基因突变携带者。中度到高度的心血管需求的休闲运动同样应该是避免的。但是，在没有心律失常和运动相关性症状的情况下，可以做一些低心血管需求的休闲运动。ICD 植入时应综合考虑临床症状、电生理学检查结果和家族史。一旦植入应遵循相应推荐意见。

（2）推荐意见：运动建议见表17-28。

4. 心肌病患者参加休闲运动的推荐意见

对于心肌病患者能否进行非竞技性运动，医生常常处于两难处境。目前，这些患者参加非竞技性运动的风险还不确定。休闲体育运动指与竞技性运动并行的更广泛的体育活动，从中量到高运动量包括规律或不规律的运动，不需要系统性训练或追求优异成绩，没有战胜其他人的压力。一般很难限制患者参加所有有风险的休闲体育运动，但要权衡体育运动的风险与获益。由于缺乏该领域的科学根据，因此，参加休闲和业余体育活动仍有一定程度的风险。然而，共识认为，这种潜在的风险不应该阻碍广大遗传性心脏病患者进行体育活动，使其不能获得运动带来的心血管系统获益。

如何运动完全依赖于运动与疾病的相互作用。对于每一个患者，医生应根据病情指导患者个体化运动。通过观察心率控制合理的运动量，教育患者使他们了解心血管病的症状。

另外，对临床已经诊断为心肌病的患者建议不要进行如下运动：

（1）爆发性用力，特点是短时间内、高强度的活动，如快速加速和减速的短跑。

（2）在环境极端不利的环境下运动，如炎热、潮湿、寒冷的天气。

（3）系统训练包括娱乐性的，需要系统地、逐步提高运动水平，最终达到较高水平，特别是公路赛跑、自行车和划船。

（4）剧烈静力用力（等长运动），如自由举重。

（5）有晕厥和先兆晕厥的患者在进行潜水、攀岩、自由举重、卧推、摩托车赛这些运动时有高度创伤风险。

（6）安装了ICD的患者避免接触性运动，否则可能造成创伤或误放电。然而安装ICD本身并不意味着就要限制业余性、休闲性运动。

5. 心肌炎

心肌炎是一种心肌炎症性反应过程。病理表现为在非缺血性原因造成的心肌细胞变性及坏死，伴炎性浸润。

（1）评估：对疑似心肌炎的患者，评估内容包括病史、体格检查、12导联心电图以及超声心动图检查。根据个体情况可选择其他检查项目。

（2）推荐意见：运动建议见表17-28。

6. 心包炎

心包炎是心包组织的炎性反应过程，常累及心肌内膜下层心肌。

（1）评估：对疑似患有心包炎的患者，应评估病史、体格检查、12导联心电图以及超声心动图。

（2）推荐意见：运动建议见表17-28。

（五）马方综合征

马方综合征（MFS）是一种常染色体显性遗传病。典型的表型包括：骨骼系统、心血管系统、视网膜、皮肤组织、肺以及神经功能异常。年轻运动员患者最主要的死亡原因为主动脉根部扩张、夹层和破裂。

1. 评估

对疑似患有MFS的患者，应进行以下检查和评估：家族史及个人史、体格检查、超声心动检查以及基因筛查。临床上根据Ghent标准诊断MFS，即2项主要标准加上累及第三个器官或系统。

对身材较高的青少年或青年运动员（尤其是篮球、排球运动员）在进行体检时，应格外注意。关节的活动超常、身材高大、骨骼形状赋予他们运动的天赋。对于一个正处于体育生涯黄金时段的运动员，如果发现其主动脉根部扩张，无疑会导致其产生严重心理问题。

2. 推荐意见

运动建议见表17-29。

表 17-29　马方综合征患者参加竞技性运动的建议

表型	基因型	家族史	推荐意见	随访
成年患者不完全外显的青少年患者表型正常的儿童或青少年患者	阳性		不能参加竞技性运动	
成年患者	不详		不能参加竞技性运动	
不完全表型的青年运动员	不详	阳性家族史	不能参加竞技性运动	
不完全表型的青年运动员	不详	无家族史	可继续参加运动，密切随访	每年 1 次
表型正常的（儿童或青少年）运动员	不详	阳性家族史	可继续参加运动，密切随访	每年 1 次

（引自：心血管疾病防治指南和共识 2009. 人民卫生出版社，2009.）

在诊治 MFS 患者时，医生（或心血管医生）应格外注意保护患者主动脉根部，避免其进一步扩张。建议如下：

（1）对于有 MFS 家族史的儿童，若同时存在骨骼异常，则应对其家长进行有关运动知识的综合教育，以避免患儿进行剧烈运动；同时应将患儿的兴趣和锻炼转向非竞技性的和中等强度的体育活动。

（2）对于参与竞技运动的青年：

1）若存在疾病家族史，表型不确定，但存在 FBN1 基因突变：应严格禁止参与竞技性剧烈运动，指导其将兴趣转移到无风险的活动中。

2）若存在疾病家族史，表型不确定，无 FBN1 基因突变：可继续参加体育活动，但需定期接受心血管系统相关检查。

3）若患者无 MFS 家族史（约 30% 的 MFS 由自身新 FBN1 或 TGFβ2 突变引起），基因型不详，表型不详（尤其年轻人），则很难诊断 MFS。对于高度怀疑为 MFS 的人员，即使其不能完全满足 Ghent 标准，心脏病医生仍需要高度警惕，建议其避免参加竞技性体育项目。

4）年轻的体育选手，一旦根据 Ghent 标准被确诊为 MFS，则应严格禁止参与竞技性体育活动。

在骨骼情况允许的情况下，MFS 患者可适当参加一些低强度的休闲性体育活动，但应避免参加接触性运动（表 17-24），因为这可能损伤到患者的主动脉及眼部。同样，该病患者也应尽量避免进行可导致主动脉壁张力增加的剧烈运动。未出现主动脉扩张但存在 MVP 的患者，可进行中等强度的非对抗性运动，如跑步、骑自行车、游泳、打网球等（见 MVP）。安装心脏机械瓣膜而进行抗凝治疗的 MFS 患者，出血风险增高，必须对抗凝治疗进行监测。

（六）先天性心脏病

先天性心脏病（CHD）患者参加竞技运动，身体和精神两方面处于应激的上限。关于 CHD 患者参加训练和运动的文献有限，所以最好采取保守的态度。一般认为，儿童 CHD 患者的运动耐量优于成人，动力运动比静力运动更适合。有些疾病由于疾病的严重性或复杂性和发生严重心律失常的倾向，不能参加体育运动，包括艾森门格综合征、继发性肺动脉高压、单心室、先天性冠状动脉异常、Ebstein 畸形、大动脉先天性转位纠正术后等。

1. 评估

评估内容见表 17-30。其中超声心动图应检查肺动脉压力峰值。带有心肺功能检测仪的踏车或平板运动试验测定心脏运动耐量最好。运动试验应该标准化（如布鲁斯方案）并包括记录心电图、最大心率、血压和可能的气体分析及摄氧量（V_{O_2max}）。

个别患者所需特殊检查核磁共振成像（MRI）在了解功能和结构两个方面均非常有用，特别是超声显示不佳时。如果患者有心律失常的病史或者某些疾病心律失常很常见，那么，应做 24h Holter 监测和运动试验检查。在某些情况下，如怀疑肺动脉高压，但是通过其他方法无法确诊时，应进行心导管检查。

2. 随访和再评估

应该密切随访患有 CHD 的竞技性运动员，根据临床情况，每 6~12 个月对这些运动员进行心脏结构的再评估。根据患者的病情和疾病的进程，每 2~3 年应进行一次全面的评估。

3. 推荐意见

运动建议见表 17-30。

表 17-30　CHD 患者参加竞技性运动的建议

疾病	评估内容	评估标准	推荐意见	随访
ASD（修复后或小缺损未手术治疗）和卵圆孔未闭	病史、NYHA 功能分级、PE、ECG、Echo、胸片、ET	缺损<6mm，或术后 6 个月，肺动脉压力正常，无明显心律失常和心室功能不全	所有运动项目。在卵圆孔未闭（PFO）患者，在常规配套水下呼吸器潜水之前应考虑经皮封堵	每年 1 次
VSD（封堵或小缺损而未经手术）	病史、NYHA 功能分级、PE、ECG、Echo、胸片、ET	局限性缺损（左到右的压力阶差>64mmHg）或封堵后 6 个月，无肺动脉高压	所有运动项目	每年 1 次
AVSD	病史、NYHA 功能分级、PE、ECG、Echo、胸片、ET	无或仅轻度 AV 瓣膜功能不全，无明显主动脉瓣膜下狭窄或心律失常，最大气体交换测量参数正常	所有运动项目	每年 1 次。每两年全面评估 1 次
部分或全部肺血管引流异常	病史、NYHA 功能分级、PE、ECG、Echo、胸片、ET、MRI	无明显肺血管或体静脉梗阻，无肺动脉高压或运动性房性心律失常	所有运动项目	每年 1 次
动脉导管未闭（修补后）	病史、NYHA 功能分级、PE、ECG、Echo、胸片、ET	封堵术后 6 个月，无残留肺动脉高压	所有运动项目	每年 1 次
肺动脉瓣狭窄（自发性或治疗后轻度狭窄）	病史、NYHA 功能分级、PE、ECG、Echo、胸片、ET	先天性或介入或外科手术后 6 个月；瓣膜压力阶差峰值<30mmHg，RV 正常，ECG 正常或仅轻度 RV 肥厚，无明显心律失常。	所有运动项目	每年 1 次
肺动脉瓣狭窄（自发性或治疗后中度狭窄）	病史、NYHA 功能分级、PE、ECG、Echo、胸片、ET	自发性或介入或外科手术后 6 个月，瓣膜压力阶差峰值 30~50mmHg，RV 正常，ECG 正常或仅轻度 RV 肥厚	低或中等负荷运动和低负荷静态运动（ⅠA，ⅠB）	每 6 个月 1 次
主动脉缩窄（自发或修复后）	病史、NYHA 功能分级、PE、ECG、Echo、胸片、ET、MRI	无高血压；上下肢血压最大压差<21mmHg，运动中收缩压峰值<230mmHg，运动中 ECG 无缺血，无 LV 过量负荷	低和中等负荷动力运动和静力性运动（ⅠA，ⅠB+ⅡA，ⅠB）如有人工血管或瓣膜，应避免躯体冲撞	每年 1 次。每两年需全面评估 1 次

疾病	评估内容	评估标准	推荐意见	随访
主动脉瓣狭窄（轻度）	病史、NYHA 功能分级、PE、ECG、Echo、胸片、ET	平均跨瓣压力阶差＜21mmHg，无心律失常病史，无晕厥，眩晕或心绞痛发作史	所有运动项目，但要排除高负荷静态运动，高负荷动力运动	每年 1 次
主动脉瓣狭窄（中度）	病史、NYHA 功能分级、PE、ECG、Echo、胸片、ET、24h Holter 监测	平均跨瓣压力阶差 21～49mmHg，无心律失常病史，无晕厥眩晕或心绞痛发作	低负荷动力运动和静力运动（ⅠA）	每 6 个月 1 次
法洛四联症	病史、NYHA 功能分级、PE、ECG、Echo、胸片、ET、24h Holter 监测，MRI	（1）无或轻度的 RVOT 梗阻，仅有轻度的肺动脉瓣反流，心室功能正常或接近正常，无心律失常的证据 （2）中度残余缺损，RV 压力＜50% 的外周血压，或残留的 VSD 或中度肺动脉瓣反流但是心室功能正常	（1）低-中负荷动力运动和静力运动（ⅠA，ⅠB +ⅡA，ⅠB）。 （2）低负荷静力运动和动力运动（ⅠA） 注：有导管的患者应避免有冲撞危险的运动	每年 1 次。每两年需要全面的评估 1 次
大动脉转位	病史、NYHA 功能分级、PE、ECG、Echo、胸片、ET	无或仅有功能性主动脉瓣反流，无明显肺动脉狭窄，运动心电图无明显缺血和心律失常	所有运动项目，除外高负荷静力运动，高负荷动力运动	每年 1 次

注：ECG：12 导联心电图；ET：运动试验；Echo：超声心动图；PE：体格检查；24h Holter 监测：24h 动态 ECG 监测；ET：运动试验；MRI：核磁共振成像。

（引自：心血管疾病防治指南和共识 2009. 人民卫生出版社，2009.）

（七）获得性心脏瓣膜病

获得性心脏瓣膜病运动前的评估和运动建议见表 17-31。

表 17-31　瓣膜病患者参加竞技性运动的建议

疾病	评估内容	评估标准	推荐意见	随访
MVS	病史、PE、ECG、ET、Echo	（1）轻度狭窄，稳定的窦性心律 （2）轻度狭窄伴心房颤动 （3）抗凝中度和严重狭窄（心房颤动或窦性心律）	（1）除高负荷静态运动和动力运动（ⅢC）的其他所有运动项目 （2）低-中负荷动力运动和静力运动（ⅠA，ⅠB+ⅡA，ⅡB） （3）无接触性运动低负荷动力运动和静态运动（ⅠA）无接触运动	（1）（2）（3）每年 1 次

疾病	评估内容	评估标准	推荐意见	随访
MVR	病史、PE、ECG、ET、Echo	（1）轻中度反流，稳定窦性心律，正常 LV 大小和功能如果合并心房颤动抗凝治疗 （2）轻中度反流伴轻度 LV 扩大（收缩末期容积＜55mL/m²），正常 LV 功能，窦性心律 （3）轻中度反流，LV 扩大（收缩末期容积＞55mL/m²）或 LV 功能不全（EF＜50%） （4）严重反流	（1）所有运动项目； （2）除有接触的运动外的所有运动项目，低-中负荷动力运动和静力运动（ⅠA，ⅠB+ⅡA，ⅡB） （3）不能参加竞技性运动； （4）不能参加竞技性运动	（1）、（2）每年 1 次
AVS	病史、PE、ECG、ET、Echo	（1）轻度狭窄，静息和负荷状态下 LV 容积和功能正常，无症状，无明显心律失常 （2）中度狭窄，静息和负荷下 LV 功能正常，反复性/复杂性心律失常 （3）中度狭窄，静息或负荷下 LV 功能不全 （4）有症状的严重狭窄	（1）低-中负荷动力运动和静力运动（ⅠA，ⅠB+ⅡA，ⅡB） （2）低负荷动力运动性和静力运动（ⅠA） （3）不能参加竞技性运动 （4）不能参加竞技性运动	（1）～（4）每年 1 次
AVR	病史，PE、ECG、ET、Echo	（1）轻中度反流，LV 容积和功能正常，运动试验正常，无明显心律失常 （2）轻中度反流，有 LV 扩张进展的证据 （3）轻中度反流，静息或负荷下明显室性心律失常 （4）升主动脉部膨胀，严重心律失常	（1）所有运动项目 （2）低负荷静态运动和动力运动（ⅠA） （3）不能参加竞技性运动 （4）不能参加竞技性运动	（1）每年 1 次
TVS	病史，PE、ECG、ET、Echo	无症状	低-中负荷动力运动和静力运动（ⅠA，ⅠB+ⅡA，ⅡB）	每两年 1 次
TVR	病史，PE、ECG、ET、Echo	轻中度反流任何程度，但伴心房压＞20mmHg	低-中负荷动力运动和静力运动（ⅠA，B+ⅡA，B），不能参加竞技性运动	
联合瓣膜病	病史、PE、ECG、ET、Echo	见相关疾病		
生物性主动脉瓣或二尖瓣	病史、PE、ECG、ET、Echo	瓣膜功能正常和 LV 功能正常，稳定的窦性心律，如有心房颤动+抗凝治疗	低-中负荷动力运动和静力运动（ⅠA，ⅠB+ⅡA，ⅡB），不能参加有碰撞的运动	每年一次

续表

疾病	评估内容	评估标准	推荐意见	随访
修复后（人工瓣膜）主动脉瓣或二尖瓣	病史、PE、ECG、ET、Echo	瓣膜功能正常、LV功能正常和抗凝治疗	低-中负荷动力运动和静态运动（ⅠA，ⅠB+ⅡA，ⅡB）	每年1次
瓣膜成形术后	病史、PE、ECG、ET、Echo	根据MVS或MVR的残余程度	低-中负荷动力运动和静力运动（ⅠA，ⅠB+ⅡA，ⅡB）	每年1次
二尖瓣脱垂	病史、PE、ECG、ET、Echo	（1）如有不可解释的晕厥或猝死的家族史或复杂的室上性或室性心律失常或长QT或严重二尖瓣反流。 （2）早期改变	（1）不能参加竞技性运动 （2）所有运动项目	（1）每年1次

注：ECG：12导联心电图；Echo：超声心动图；ET：运动试验；PE：体格检查。

（引自：心血管疾病防治指南和共识2009. 人民卫生出版社，2009.）

第五节　血脂、血糖、血压的监测与控制

一、血脂的监测与控制

血脂代谢紊乱是动脉粥样硬化性疾病的主要危险因素之一，防治脂质代谢紊乱是防治动脉粥样硬化性疾病的重要措施。大量流行病学研究和大规模前瞻性临床研究资料证实，血浆胆固醇水平与发生冠心病风险之间呈线性相关。经典研究包括弗明汉研究、多重危险因素干预试验（MRFIT）、七国队列研究以及Interheart研究等。亚太地区队列研究发现，胆固醇水平与缺血性卒中相关，血胆固醇每增加1mmol/L，缺血性卒中风险增加25%。我国流行病学研究资料表明，血脂异常是我国冠心病发病的重要危险因素，人群归因危险度为11.4%；血清总胆固醇水平增高不仅增加冠心病发病危险，也增加缺血性卒中发病危险。

现有流行病学与临床研究表明，低密度脂蛋白（LDL）是致动脉粥样硬化病变的基本因素。基础研究发现，LDL通过血管内皮进入血管壁内，在内皮下滞留的LDL被修饰成氧化型LDL，后者被巨噬细胞吞噬后形成泡沫细胞。泡沫细胞不断增多融合，构成动脉粥样硬化斑块的脂质核心。鉴于LDL在ASCVD发生的病理生理机制中的核心作用，并且大量随机化临床研究也证实降低LDL-C可显著减少ASCVD事件风险，因此在降脂治疗中，应将LDL-C作为主要干预靶点。同时，近年来日渐增多的证据显示，极低密度脂蛋白（VLDL）与ASCVD的发病风险也密切相关，因而VLDL-C应成为降胆固醇治疗的另一个可能的目标。流行病学研究发现，HDL-C与TG水平也与ASCVD的发病存在相关性，HDL-C水平降低和（或）TG水平增高的人群中，ASCVD的发病风险也增高。然而，近年来所完成的多项以升高HDL-C和（或）降低TG为治疗目标的药物试验未能降低主要心血管终点事件发生率。因此，在血脂异常的治疗方面，目前仍建议以LDL-C为主要靶点。在保证LDL-C（或非HDL-C）达标的前提下，力争将HDL-C和TG控制于理想范围内（HDL-C≥1.04mmol/L，TG<1.7mmol/L）。生活方式治疗是升高HDL-C和（或）降低TG的首要措施。若TG严重升高（≥5.6mmol/L）（甘油三酯单位换算：mmol/L=mg/dL×0.0113）时，为降低急性胰腺炎风险，可首选贝特类或烟酸类药物治疗。因为缺乏临床终点获益证据，不建议应用药物升高HDL-C。

2013 年颁布的 ACC/AHA 降胆固醇治疗指南放弃了降胆固醇治疗目标值，根据患者心血管危险水平建议应用不同剂量与强度的他汀治疗。然而，设定降胆固醇治疗目标值并以此为导向进行药物治疗是广大临床医生所熟悉且广泛应用的治疗模式，并且并无证据表明取消目标值具有优势。基于现有流行病学和临床研究，根据患者整体心血管风险水平确定适宜的降胆固醇目标值是合理的。明确治疗目标值，有助于临床医生根据患者基线胆固醇水平选择适宜的药物种类与剂量，保证治疗有效性的同时最大程度降低治疗相关的不良反应风险与治疗费用。

2007 中国成人血脂异常防治指南强调降脂治疗中心血管危险评估的重要性，不同的危险分层，降脂治疗的措施和血脂目标值不同（表 17-32）。

表 17-32　血脂异常危险分层方案

危险分层	TC 5.18~6.19mmol/L （200~239mg/dL）或 LDL-C 3.37~4.12mmol/L （130~159mg/dL）	TC≥6.22mmol/L （240mg/dL）或 LDL-C≥4.14mmol/L （160mg/dL）
无高血压且其他危险因素数<3	低危	低危
高血压或其他危险因素≥3	低危	中危
高血压且其他危险因素数≥1	中危	高危
冠心病及其等危症	高危	高危
急性冠状动脉综合征或冠心病合并糖尿病	极高危	极高危

注：（1）其他危险因素包括年龄（男≥45 岁，女≥55 岁）、吸烟、低 HDL-C、肥胖（BMI≥28kg/m²）和早发缺血性心心管病家族史（一级男性亲属发病<55 岁，一级女性亲属发病<65 岁）。

（2）冠心病等危症包括糖尿病、缺血性卒中、周围动脉疾病、腹主动脉瘤和症状性颈动脉病。

（引自：中国成人血脂异常防治指南．中华心血管病杂志，2007．）

建议：

（1）一般人群健康体检应包括血脂检测。40 岁以下血脂正常人群，每 2~5 年检测 1 次血脂；40 岁以上人群至少每年进行 1 次血脂检测。心血管病高危人群每 6 个月检测 1 次血脂。

（2）所有血脂异常患者首先进行强化生活方式干预。

1）控制饮食中胆固醇的摄入。饮食中胆固醇摄入量<200mg/d，饱和脂肪酸摄入量≤总热量的10%，反式脂肪酸≤总热量的 1%。增加蔬菜、水果、粗纤维食物、富含 ω3 脂肪酸鱼类的摄入。食盐摄入量控制在<6g/d。限制饮酒（酒精摄入量男性<25g/d，女性<15g/d）。

2）增加体力运动。每日坚持 30~60min 的中等强度有氧运动，每周至少 5d，需要减重者还应继续增加每周运动时间。

3）维持理想体重。通过控制饮食总热量摄入以及增加运动量，将 BMI 维持在<25kg/m²。超重/肥胖者减重的初步目标为体重较基线降低 10%。

4）控制其他危险因素。对于吸烟的患者，戒烟有助于降低心血管危险水平。

（3）LDL-C 是降脂治疗的首要目标，首选他汀类药物。在 LDL-C 达标时，非 HDL-C 达标是降脂治疗的次级目标（即 LDL-C 的目标值加 0.78mmol/L）。当 TG≥5.65mmol/L（500mg/dL）时，应首先积极降低 TG，使 TG<1.70mmol/L（150mg/dL），首选贝特类药物。

（4）冠心病患者伴有高 TG 血症（TG≥2.3mmol/L），经过适当强度（一般为中等强度）的他汀治疗后非 HDL-C 仍不达标者，可在他汀治疗基础上加用非诺贝特或缓释烟酸治疗。

（5）根据危险分层决定血脂达标值

1）低危：指无高血压且其他危险因素<3 个。治疗目标值为：TC<6.22mmol/L（240mg/dL），LDL-C<4.14mmol/L（160mg/dL）。

2）中危：指高血压或其他危险因素≥3个。治疗目标值为：TC<5.18mmol/L（200mg/dL），LDL-C<3.37mmol/L（130mg/dL）。

3）高危：指糖尿病或合并其他心血管危险因素。治疗目标值为：TC<4.14mmol/L（160mg/dL），LDL-C<2.60mmol/L（100mg/dL）。

2010年荟萃分析显示基线LDL-C低于2.0mmol/L水平冠心病患者应用他汀治疗仍可获益。心血管疾病防治指南和共识2014专家组建议冠心病和极高危患者采用相同的强化降脂策略：LDL-C<1.8mmol/L（非HDL-C<2.6mmol/L）；若经他汀治疗后患者LDL-C不能达到此目标值，可将基线LDL-C水平降低50%作为替代目标。

（6）开始药物治疗前及治疗后4~8周复查血脂和肝功能、肌酸激酶。如血脂达标，且肝功能、肌酸激酶正常，以后每6~12个月复查1次上述指标。如肝脏转氨酶≥正常值3倍或肌酸激酶≥正常值10倍，停用降脂药物，并监测相关指标至正常。

二、血糖的监测与控制

糖尿病是一组由于胰岛素分泌缺陷和（或）胰岛素作用障碍所致的以高血糖为特征的代谢性疾病。持续高血糖与长期代谢紊乱等可继发全身组织器官功能障碍和衰竭，特别是眼、肾、心血管及神经系统。糖尿病是心血管疾病和猝死的重要危险因素。2007~2008年，在中华医学会糖尿病学分会（CDS）的组织下，全国14个省市进行了糖尿病的流行病学调查。我国20岁以上成年人的糖尿病患病率为9.7%，糖尿病前期的比例为15.5%，中国成人糖尿病总数达9240万，糖尿病前期约1.5亿，高居全球第一位。

糖尿病的发生是一个缓慢的过程，在诊断糖尿病之前，常经历很长一段糖代谢异常时期。2007年上海糖尿病调查显示，每年糖尿病发病率为4.9%，而糖调节受损发生率高达11.7%。大量研究证明，心血管损害早在糖调节受损阶段［糖耐量异常（IGT）或空腹血糖受损（IFG）］就已经发生。因此对血糖的干预应该提前到糖尿病诊断之前。糖耐量异常患者通过生活方式干预和药物治疗可以预防糖尿病的发生。糖尿病控制与并发症试验（DCCT）、英国前瞻性糖尿病研究（UKPDS）、日本熊本研究等强化血糖控制的临床研究结果提示，在处于糖尿病早期阶段的糖尿病患者中，强化血糖控制可以显著降低糖尿病微血管病变的发生风险。UKPDS研究还显示，在肥胖或超重人群中，二甲双胍的使用与心肌梗死和死亡的发生风险显著下降相关。瑞典马尔莫勒研究和中国大庆IGT研究分别证明生活方式干预可使糖尿病发病危险降低50%和30%~50%。预防2型糖尿病研究（STOP-NIDDM）和糖尿病预防计划（DPP）为两项IGT干预研究，证明阿卡波糖和二甲双胍可延缓或预防糖耐量异常进展为糖尿病。

1. 2010年心血管疾病一级预防中国专家共识建议

（1）健康人40岁开始每年检查1次空腹血糖。

（2）年龄<45岁者，有如下危险因素：肥胖（BMI≥28kg/m²）；2型糖尿病者的一级亲属；有巨大儿（出生体重≥4kg）生产史或妊娠糖尿病史；有高血压（血压≥140/90mmHg）、HDL-C≤0.91mmol/L（35mg/dL）及TG≥2.75mmol/L（250mg/dL）；有糖调节受损史，应进行口服葡萄糖耐量试验（OGTT）筛查，如果筛查结果正常，3年后重复检查。

（3）年龄≥45岁者，特别伴超重（BMI≥24kg/m²）者定期进行OGTT检测。若筛查结果正常，3年后重复检查。

（4）积极干预IGT，首先进行强化生活方式干预，包括平衡膳食、适当体育锻炼。3~6个月无效可口服二甲双胍或阿卡波糖。每半年进行1次OGTT评估。

2. 中国2型糖尿病防治指南（2013年版）建议

（1）糖化血红蛋白HbA1c是评价长期血糖控制的金指标，治疗之初，建议每3个月检测1次，达到治疗目标可每6个月检查一次。贫血和血红蛋白异常疾病的患者的HbA1c检测结果不可靠，可用血糖、糖化血清白蛋白或糖化血清蛋白来评价血糖的控制。

（2）对大多数非妊娠成年 2 型糖尿病患者，合理的 HbA1c 控制目标为<7%。

（3）严格的 HbA1c 控制目标（如<6.5%，甚或尽可能接近正常）适合于病程较短、预期寿命较长、无并发症、未合并心血管疾病的 2 型糖尿病患者，前提是无低血糖或其他不良反应。

（4）相对宽松的 HbA1c 目标（如<8.0%）可能更适合于有严重低血糖史、预期寿命较短、有显著的微血管或大血管并发症，或有严重的合并症、糖尿病病程很长和尽管进行了糖尿病自我管理教育、适当的血糖监测、接受有效剂量的多种降糖药物包括胰岛素治疗仍很难达到常规治疗目标的患者。

（5）SMBG 指糖尿病患者在家中开展的血糖检测，用于了解血糖的控制水平和波动情况，调整血糖达标的重要措施，也是减少低血糖风险的重要手段。

（6）血糖自我监测（self-monitoring of blood glucose，SMBG）适用于所有糖尿病患者。但对于某些特殊患者更要注意加强血糖监测，如妊娠期接受胰岛素治疗的患者，血糖控制标准更严，减少低血糖的发生，增加监测频率。而对于那些没有使用胰岛素治疗的患者采用定期结构化的血糖监测，监测次数可相对较少。

（7）SMBG 时间点：

1）餐前血糖监测：适用于注射基础、餐时或预混胰岛素的患者。当血糖水平很高时应首先关注空腹血糖水平。在其他降糖治疗有低血糖风险时（用胰岛素促泌剂治疗且血糖控制良好者）也应测定餐前血糖。

2）餐后血糖监测：适用于注射餐时胰岛素的患者和采用饮食控制和运动控制血糖者。在其空腹血糖和餐前血糖已获良好控制但 HbA1c 仍不能达标者，可通过检测餐后血糖来指导针对餐后高血糖的治疗。

3）睡前血糖监测：适用于注射胰岛素的患者，特别是晚餐前注射胰岛素的患者。

4）夜间血糖监测：用于了解有无夜间低血糖，特别在出现了不可解释的空腹高血糖时应监测夜间血糖。

5）出现低血糖症状或怀疑低血糖时应及时监测血糖。

6）剧烈运动前后宜监测血糖。

（8）SMBG 方案取决于病情、治疗的目标和治疗方案：

1）使用基础胰岛素的患者应监测空腹血糖，根据空腹血糖调整睡前胰岛素的剂量。

2）使用预混胰岛素者应监测空腹和晚餐前血糖，根据空腹血糖调整晚餐前胰岛素剂量，根据晚餐前血糖调整早餐前胰岛素剂量。

3）使用餐时胰岛素者应监测餐后血糖或餐前血糖，并根据餐后血糖和下一餐前血糖调整上一餐前的胰岛素剂量。

4）因血糖控制非常差或病情危重而住院治疗者应每天监测 4~7 次血糖或根据治疗需要监测血糖，直到血糖得到控制。

5）采用生活方式干预控制糖尿病的患者，可根据需要有目的地通过血糖监测了解饮食控制和运动对血糖的影响来调整饮食和运动。

6）使用口服降糖药者可每周监测 2~4 次空腹或餐后血糖，或在就诊前一周内连续监测 3d，每天监测 7 个点的血糖（早餐前后、午餐前后、晚餐前后和睡前）。

7）使用胰岛素治疗者可根据胰岛素治疗方案进行相应的血糖监测。

（9）在糖尿病治疗调整中，可将 HbA1c≥7%作为 2 型糖尿病启动临床治疗或需要调整治疗方案的重要判断标准。血糖控制应根据 SMBG 的结果以及 HbA1c 水平综合判断。

三、血压的监测与控制

大量流行病学资料和临床研究证实，收缩压从 115mmHg 开始和心血管风险之间呈连续的正线性关系，且为独立危险因素。我国人群血压水平从 110/75mmHg 开始，随着血压水平的升高而心血管发病危险持续增加，与血压<110/75mmHg 比较，血压（120~129）/（80~84）mmHg 时，心血管发病危险增加 1 倍；血压（140~149）/（90~94）mmHg，心血管发病危险增加 2 倍；血压>180/110mmHg 时，心血管发病危险增加 10 倍。我国研究资料显示，高血压是我国人群发生心血管事件的首要危险因素，其独立致病的相对危险为 3.4，人群归因危险度为 35%。中国每年约有 350 万人死于心血管病，其中 70% 的脑卒中和 50% 的心肌梗死与高血压有关，全国每年高血压相关医药费用 400 亿元，因高血压就诊的人数占慢性病门诊就诊人数的 41%，居首位。国内外研究均证实，降低高血压患者的血压水平可减少 40%~50% 的脑卒中危险和 15%~30% 的心肌梗死危险。因此，控制高血压是降低心血管病风险的切入点（表 17-33）。

2008 ESC 缺血性卒中/短暂脑缺血发作（TIA）指南中建议卒中一级预防最佳血压水平为 120/80mmHg。据 2002 年全国居民营养调查和健康状况调查估算，目前我国高血压患者有 2.0 亿，无论北方或南方，无论城市或农村，血压控制率均低于 10%。2008 年卫生部统计资料显示，我国 60 岁以上老年人群卒中死亡人数是心肌梗死死亡人数的 3~5 倍。鉴于血压水平尤其是收缩压水平与卒中呈明确的正相关关系，降低我国卒中发病率和病死率，亟需加强高血压知识普及和提高血压控制率。降压治疗要使血压达标，以期降低心脑血管病的发病和死亡总危险。

高血压患者治疗的获益，主要来自于降低血压水平本身。血压达标不仅仅是要求诊室血压达标，还需做到平稳达标、尽早达标和长期达标（指长期随访中大多数时间血压达标）。中国高血压治疗指南 2010 年修订版强调高血压治疗中总体心血管风险评估的重要性，建议根据血压水平、危险因素数目、靶器官损害以及并存的临床疾病，评估未来 10 年发生心脑血管事件危险的程度，根据危险分层决定降压治疗的策略。根据血压、年龄（男>45 岁，女>55 岁）、吸烟、血脂异常、糖耐量异常、腹型肥胖、早发心血管病家族史（男<55 岁，女<65 岁）等心血管危险因素，将高血压分为低危、中危、高危和极高危状态。

表 17-33　高血压心血管危险分层

其他危险因素和病史	1 级高血压（mmHg）（收缩压 140~159 或舒张压 90~99）	2 级高血压（mmHg）（收缩压 160~179 或舒张压 100~109）	3 级高血压（mmHg）（收缩压≥180 或舒张压≥110）
无其他危险因素	低危	中危	高危
1~2 个危险因素	中危	中危	很高危
≥3 个危险因素，靶器官损害	高危	高危	很高危
并存的临床情况合并糖尿病	很高危	很高危	很高危

2010 年心血管疾病一级预防中国专家共识建议：

（1）18 岁以上健康成人至少每 2 年监测血压 1 次，35 岁以上成人至少每 1 年监测血压 1 次，心血管门诊患者应常规接受血压测量。高血压患者调整治疗期间每日监测血压至少 2 次，血压平稳后每周监测血压 2 次。鼓励家庭自测血压。

（2）高血压诊断、治疗中应综合考虑总心血管风险的评估。

（3）根据 2005 中国高血压治疗指南结合 2007 ESC/欧洲高血压学会（ESH）欧洲高血压治疗指南，建议：

1）对于没有其他危险的初发高血压患者，均首先进行强化生活方式干预。1 级高血压（收缩压 140~159mmHg 或舒张压 90~99mmHg）干预数月后若血压未得到控制，则开始药物治疗；2 级高血压（收缩压 160~179mmHg 或舒张压 100~109mmHg）干预数周后，若血压未得到控制，则开始药物治疗；3 级高血压（收缩压≥180mmHg 或舒张压≥110mmHg）立即药物治疗。

2）对于有 1~2 个危险因素的初发高血压患者，收缩压在 120~139mmHg 或舒张压在 80~89mmHg

时改变生活方式，1级和2级高血压首先生活方式干预，数周后若血压未得到控制，则开始药物治疗；3级高血压立即药物治疗。

3）有3个以上危险因素、代谢综合征、有靶器官损害或糖尿病的高血压患者，正常血压改变生活方式，正常高值血压及1~3级高血压建议改变生活方式同时药物治疗。

4）长期高血压患者在生活方式干预基础上，根据血压水平给予降压药物治疗。

5）所有高血压患者血压控制在140/90mmHg以下，糖尿病、脑卒中、心肌梗死以及肾功能不全和蛋白尿患者至少降至130/80mmHg以下。

第六节　阿司匹林的预防应用

阿司匹林在心血管疾病一级预防中的总体原则是根据患者的危险分层，选择中高危患者给予阿司匹林。一项大规模随机临床试验［包括英国医师研究（BDT）、美国医师研究（PHS）、血栓形成预防试验（TPT）、高血压最佳治疗研究（HOT）、一级预防研究（PPP）和妇女健康研究（WHS）］荟萃分析结果表明，阿司匹林用于心血管病一级预防使主要心血管病事件减少15%，心肌梗死相对风险降低30%，出血并发症的相对危险增加69%，主要来自于胃肠道出血和颅外出血危险增加，出血性卒中风险有所增加。阿司匹林的效益存在性别差异。男性主要获益是降低心肌梗死危险，女性主要获益是降低缺血性卒中危险。该研究提示，未来10年心血管事件风险>8%的个体服用阿司匹林获益大于风险。

2009年抗血栓治疗试验协作组（Antithrombotic Trialists' Collaboration，ATT）对6项阿司匹林一级预防试验重新进行汇总分析，此次分析采用了个体加权汇总分析的方法。结果显示，对于未来10年严重心血管事件风险<6%的个体，阿司匹林使每年心血管事件风险从0.57%降至0.51%（降低10.5%），脑出血发生率从0.03%升至0.04%，胃肠道和颅外出血发生率从0.7%增加至1.0%。阿司匹林对男性和女性的心血管预防作用并无差异性。老年、男性、糖尿病、高血压患者既为血栓高危人群，同时也是出血高危人群。该研究提示，使用阿司匹林进行心血管病一级预防应根据获益-出血风险比，对于未来10年严重心血管事件风险<6%的个体，应用阿司匹林进行心血管病一级预防风险大于获益。

美国心脏学会（AHA）心血管疾病和脑卒中一级预防指南指出，高危患者，特别是10年冠心病事件危险≥10%的患者，应使用阿司匹林75~160mg/d进行心血管疾病一级预防。2007年版欧洲高血压指南提出，高危和极高危的高血压患者在血压有效控制后可使用阿司匹林75~100mg/d。2008年版美国糖尿病学会建议，对于心血管病危险增高的1型或2型糖尿病患者（年龄>40岁或伴有其他危险因素如心血管病家族史、高血压、吸烟、血脂异常或白蛋白尿），应采用阿司匹林进行一级预防（75~162mg/d）。2008美国胸科医师学会的抗栓和溶栓治疗指南推荐阿司匹林用于10年心血管病事件危险>10%的中、高危患者，剂量75~100mg/d。美国预防署特别工作组（USPSTF）在2009年更新阿司匹林对心血管病一级预防的推荐，同样强调使用阿司匹林的获益和风险评估，提出阿司匹林获益的性别和年龄差异，推荐男性在45~59岁、60~69岁和70~79岁，当未来10年心血管病风险分别≥4%、≥9%和≥10.5%时，建议服用阿司匹林预防心肌梗死；女性在55~59岁、60~69岁和70~79岁，当未来10年心血管病风险分别≥3%、≥8%和≥11%时，建议服用阿司匹林预防卒中。不推荐55岁以下妇女常规用阿司匹林预防卒中或45岁以下男性常规用阿司匹林预防心肌梗死。系列研究显示，阿司匹林导致出血风险增加主要来自胃肠道出血。其高危因素包括高龄（>60岁）、有消化道溃疡或出血史、正在使用非甾体消炎药（NSAIDs）、使用皮质激素或联合使用抗凝药物。《中华内科杂志》编辑委员会组织国内心内科与消化科专家，参考ACC/AHA联合美国胃肠学会（ACG）共同发布的《减少抗血小板药物和NSAIDS导致胃肠道并发症的专家建议》并结合我国实际情况，达成了抗血小板药物消化道损伤的预防和治疗中国专家共识，建议谨慎权衡抗血小板治疗的获益和出血风险，胃肠道出血高危患者如需服用阿司匹林，建议联合应用质子泵抑制剂或 H$_2$ 受体拮抗剂，根除幽门螺杆菌。临床推荐：

（1）所有患者使用阿司匹林前均应仔细权衡获益-出血风险比。

（2）合并下属 3 项及以上危险因素者，建议服用阿司匹林 75～100mg/d：男 ≥50 岁或女性绝经后、高血压（血压控制到<150/90mmHg）、糖尿病、高胆固醇血症、肥胖（BMI ≥28kg/m^2）、早发心脑血管疾病家族史（男<55 岁发病，女<65 岁发病）、吸烟。

（3）合并慢性肾脏病（CKD）的高血压患者建议使用阿司匹林。

（4）不符合上述标准的心血管低危人群或出血高风险人群不建议使用阿司匹林。30 岁以下或 80 岁以上人群缺乏阿司匹林以及预防获益证据，须个体化评估。

（5）对阿司匹林禁忌或不能耐受者可以氯吡格雷 75mg/d 口服替代。

第七节　院前急救体系与心肺复苏技术

运动性心律失常与猝死的三级预防是指治疗急性心搏骤停，防止发展为心脏性猝死。因为在心跳、呼吸停止 4min 后，每过 1min 抢救成功率就会降低 20%，所以抢救要及时，分秒必争，使急性心搏骤停逆转，挽救生命，避免猝死的发生。据统计，西方国家 SCD 的发病率为（84～200）/10 万，我国 SCD 的发生率为 41.9/10 万。美国每年约有 100 万人死于心脏病，其中 52 万人死于冠心病，大部分是猝死，约 2/3 的猝死患者在到达医院之前就已经死亡。我国每年发生 SCD 的总人数约为 54.4 万人，占非事故突发性死亡的 80% 以上。SCD 大部分在院前发作，决定救治成功的最重要因素在于早期发现和早期抢救，所以三级预防的重要措施就是提供现场心肺复苏技术和建立完善的院前急救体系。

一、国外院前急救体系

美国于 1959 年开始实施急救医疗，1973 年美国国会通过了《急救医疗服务体系 EMSS 法案》。1985 年起美国把军民医院急救系统改为国家灾害救护系统（NDMS），确定 15 所医疗机构作为该系统的中心成员，规定了凡 500 张病床以上的医院必须设立急诊科及重症监护病房（ICU）。苏联的急救医学是在全民免费医疗基础上建立起来的急救医疗服务体系，1970 年以后各城市相继成立了急救医院，1990 年成立了全国性的特种医学系统，在国家卫生部的领导下，设立了 6 个紧急医疗救护中心以及各军、兵种的紧急医疗救护研究中心。日本的急救医疗体制包括急救医疗、急救运送、急救情报三个系统，各系统在行政管理上相对独立，在急救业务上密切配合，构成了比较完善、协调、高效的急救医疗体制。现在日本共有急救告示医院 4 305 所，急救诊疗所 1 037 所，高度救命救急中心 129 所。法国于 1936 年就建立了急救医疗服务体系（SAMU），现在全国共有 105 个 SAMU 中心和 350 个 SMUR 急救、监护流动医疗队。另外，英国、德国、意大利此类体系也相当健全和发达。目前，急救医疗服务已经向国际化、地区化的合作、协调、互助的方向发展。国际 SOS 急救援助公司于 1974 年成立，总部设在日内瓦，现已在 23 个国家和地区设有办事机构和急救中心，欧洲的急救中心、亚洲的急救援助中心等都在世界各国的大城市设有办事机构和代理机构，世界各国的大中城市的相关综合医院也都开放了国际急救医疗绿色通道，全球性的急救医疗网络已经形成。

（一）急救模式

目前世界上主要存在两类院前急救模式，即美英模式和欧陆模式（又称"法德模式"）。美英模式的主要特征是将患者运往医院治疗，采用此模式的主要国家和地区有美国、英国、澳大利亚、日本、中国香港及中国台湾等。欧陆模式的主要特征是将医院带到患者身边，采用此模式的主要国家是法国、德国、俄罗斯、葡萄牙等欧洲国家（表 17-34）。

表 17-34 国外院前急救模式基本情况比较

急救模式	急救理念	现场急救时间	现场急救人员数量	急救人员资质（最大区别）
美英模式	简单对伤病员进行现场处理，就近送往医院	多以完成规范要求步骤为限，平均时限少于 30min	救护车一般配备 2 人，既是驾驶员又是救护员	院前急救人员是经过相关培训的急救士（一般由警察或消防人员组成）
欧陆模式（法德模式）	将急救医师送往现场，稳定伤病员病情，提供高水平医疗救护，然后根据病情将病人分配到相关医院	多以伤病员病情初步稳定为准，平均时限多大于 30min	救护车一般配备 3 人，包括：医师或助理医师、护士、驾驶员	院前急救人员是具有相关行医资格资质的医师

（引自：院前急救模式与急救人员岗位培训国内外比较分析. Chinese Health Resources，2013）

（二）急救调度

1990 年，美国交通部经授权负责制定紧急医疗调度的实施标准。1995 年，美国国家高速公路交通安全管理局（National Highway Traffic Safety Administration，NHTSA）制定了一系列的紧急医疗调度条例和标准，为所有紧急医疗调度项目提供了基本依据。美国经过多年实践总结，在医疗领域其他专家的共同努力下形成了一套急救指挥调度方面完整和标准的做法，称为急救优先分级调度系统（medical priority dispatch system，MPDS），逐渐在越来越多的国家获得了认可和发展。在美国排名前 100 位城市中有 70 个城市使用 MPDS。MPDS 主要由 40 余条预案组成，包括主诉/事件类型协议，帮助受理人员快速获得关于患者状况和现场情况等至关重要的信息，根据用户事先定义的预案来确定来电优先次序，并给予不同级别的响应与电话指导。目前 MPDS 已在全球 3 000 多个指挥调度中心得到应用与推广。

在法国，紧急医疗救助中心（SAMU）是院前医疗急救的主体，SAMU 的指挥调度中心是整个院外急救体系中的司令部，负责接听急救呼叫并对急诊电话进行等级分类、调动急救资源、信息汇总、指导救治、与警察和消防等相关部门进行沟通。法国的 SAMU 指挥调度中心分为两部分：一是医疗辅助接线员，是接听急救电话的一线人员，负责确定来电的性质、地理位置、一般情况登记、判别呼叫的紧急程度，做出初步的病情评估；二是调度医生，医疗辅助接线员根据情况将电话转给调度医生，调度医生是整个法国 SAMU 系统的灵魂人物，由经验丰富的急救专家担任，有迅速对急救呼叫做出医学评估和反应的能力，并能快速做出最适合的反应。他们通过简明扼要的询问，确定患者的病情，并根据患者的病情将呼救进行等级分类，对每一类型的呼救做出适当的处置，可以通过电话给予一个简单的医疗建议，或要求患者联系其家庭医生，或调派消防队员、私人救护车去现场，在病情危急时，调派 SAMU 前往现场，同时，和现场急救医师保持联系，根据急救车医生的汇报和每天各医院网上汇报的空床情况，帮助患者联系到一个最适合其病情的医院。法国 SAMU 指挥调度中心对急诊电话进行等级分类，体现了合理使用和配置急救资源这一理念，与美国医生克劳森的优先调度理念不谋而合，即把恰当的医疗反应在正确的时间、正确的地点以适当的方式送给对的患者，使有限的急救资源发挥最大的效能。

（三）急救人员培训

此外，急救医师在美国已被公认为医学专业人员。急救技术人员主要负责院前急救与运送工作，按其技术水平可分为 3 类：①初级急救员（EMT-B），经过国家认证，需掌握心肺复苏、外科止血等基本生命支持技术，其培训时间至少为 110h（包括见习、实习），多数超过 120h；②中级急救技士（EMT-I），不同的州存在很大差异，能力介于 EMT-B 与 EMT-P 之间，一般有 200~400h 的培训，需进一步学会静脉注射，气管插管等技术；③急救医助（EMT-P），具有较高水平的院前急救人员，需掌握高级生命支持及现场外伤急救处理技术，培训课程时间为至少 1 000h，包括 250~500h 的理论学习。另外，资格认证并不是一次性完成的，因此，保持资格认证，还必须完成最低限度的继续教育时限。以 EMT-B 继续教育为例，保持国家认证，必须获得至少 48h 的额外教育，并且进行完整的 24h 的进修课程或者与进修课程同主题的 24h 继续教育。

法国参加院前急救的人员有医生或助理医师、护士、驾驶员。急诊专科医师由固定的急诊科人员与其他医院兼职医师组成。只有接受过专科培训 3~4 年的医师，2 年的急诊专业培训，才能取得急诊医师资格认证，此为急诊科固定人员；由来自私人医院或者是私人诊所的开业医师为医院兼职医师。医学生需在第一阶段的第二年或第二阶段的第一年完成 12 学时初级培训；第二阶段的第二、三或四年完成 40~50 学时的基本培训，并在 3 年中至少在 SAMU 完成 36 个值班（包括外科、内科、重症和 SAMU）；第三阶段完成 360 学时的高级培训才有希望成为全职或兼职的急诊专业医师。急诊护士，通过第一年 12~14 学时培训，第二、三年 40 学时培训，并在 SAMU 实习方能上岗。司机，要经过法国急救系统的专业培训即 1 周的理论培训，1 周的操作练习，1 周的医疗救护车实习才能上岗，其不仅是一名驾驶员，也是一名医疗辅助人员。

（四）急救医疗保障

急救医疗保障是医疗保障系统重要的组成部分，许多国家以立法的形式保障公民获得急救医疗服务的权利：一是强制要求急救医疗供方承担提供急救医疗服务的法律责任；二是规定供方不能因患者没有支付能力而拒绝提供急救医疗服务。许多国家甚至先建立起急救医疗保障制度，再随经济发展水平进步逐步建立起全民医疗保障制度。全民医疗保障系统常常是急救医疗服务最主要的经费来源。美国等国家的全民医疗保障实行公私混合的多渠道补偿制度，由政府税收、社会保险、私人健康保险、个人健康保险缴费等组成。对急救医疗欠费，通常由政府设立专门的安全网基金对供方予以补偿（对于没有任何医疗保险的贫困人群，由政府设立并运营专项基金，用于补偿向这些人群提供急救医疗服务的医院和医生，是保障弱势人群获得急救医疗服务的有效措施，也体现了全民医疗保障对全体公民的公平性。马萨诸塞州是美国第一个实行全民医保的州。2006 年，罗姆尼州长签署全民医保法案；政府扩大"医疗救助"项目的覆盖和设立新的公共健康保险，为没有雇主和低收入的居民提供健康保险；对极少数没有健康保险或短期没有健康保险的居民，政府设立"健康安全网信托基金"，提供急救、医院和初级保健服务的保险报销补偿。

（五）普及公众急救教育

在院前急救中，非专业人员通常是最有可能首先到达事发现场的。因此，对这些人员普及常见急救知识和技能显得尤为重要。为了有效地提高院前急救生存率、降低患者因救治不及时而造成的死亡和伤残，国内外均十分重视对公众的院前急救培训。

1966 年美国心脏协会开始提倡在公众中普及心肺复苏初级救生术。在对公众院前急救培训问题上规定，警察、司机、消防队员、大中学校师生都必须接受心肺复苏和现场抢救、自救的培训，要求 1/3 以上的公众学会院前急救。美国公众院前急救培训考试标准是根据美国国家医疗救护员注册处的标准制定，被美国 46 个州作为确立使用认证水平的唯一依据。美国交通部通过红十字会对公众还提供 8h 的基础救护训练，每年培训约 12 万公民，美国心脏协会每年约培训 550 万公民。

瑞典大规模的公众培训开始于 1983 年，瑞典心脏病学会在美国心脏协会指导方针的基础上创建了全国心肺复苏培训计划，后又于 1987 年及 1993 年根据欧洲复苏委员会的指导方针进行了修订。红十字会是瑞典公众急救培训的承担机构，其每年有 5.8 万人参加急救培训；急救培训有全国统一的教材和应急计划手册，所有的救援人员都必须经过规范化的培训后才能胜任救援工作。根据相关数据显示，瑞典有 45% 的公众参加过心肺复苏技能的培训。

英国医疗保健研究发展所是授权予救护车服务助理、技术员和护理人员资格的机构，能够对普通人员和专业人员进行授权。英国政府十分注重对公民、警察进行急救知识教育，使全民都掌握一定的急救技能。国家健康服务组织和 WHO 于 1998 年提出的 21 世纪健康策略行动，推荐专业人员和非专业人员均需接受心肺复苏和急救技术的培训，同时英国政府规定凡从事抢救工作的人员都必须受过 12 周的专业培训。

此外，澳大利亚政府认为社区急救知识教育和志愿者培训是提高首援能力的关键，其把对志愿者10h左右的培训认为是急救车服务中心的培训任务之一，澳大利亚接受过培训的公众占50%。据日本某急救中心调查，大阪府地区内196所高中除16所外，均进行了急救普及教育（92%），一般为2~4学时，内容包括心肺复苏、止血法等。

二、我国院前急救体系现状

我国的急救医学服务始于20世纪50年代，当时基本是参照苏联模式，急救的重点是在一些大中城市设立急救站，主要是现场简单抢救和伤员的运送。进入20世纪80年代以来，随着我国的对外开放和国民经济的快速发展，急救医学也开始步入了新的发展阶段。1980年，国务院在北京主持召开了新中国成立以来第一次城市急救医疗工作会议，会后国家卫生部相继颁发了《关于加强城市急救医疗工作的意见》《城市医院急救科（室）建立方案》等文件，1984年中国中西医结合急救医学学会成立；1986年11月全国人大通过了《中华人民共和国急救医疗法》并颁布实施。1987年5月中华医学会成立了全国急救医学学会，1989年世界危重病急救医学学会接纳我国为该会会员。从此，我国急救医学组织跨进了国际专业组织的行列。经过20多年的发展，我国的急救医学从组织机构、设施建设、队伍建设、设备装置以及业务学术等方面都得到了很大的发展。目前，全国所有省会城市和50%以上的地级市都建立了各自的急救中心，以大中城市为核心的城市院前急救网络初步形成。

（一）急救模式

我国目前尚无统一标准的院前急救模式，根据各地实际情况，建立了多种模式，具体归纳有6种急救模式：指挥型、依托型、独立型、指挥协作型、联动型与消防联合型。

（1）指挥型（广州模式）：由急救指挥中心指挥总调度，与其他应急系统联系并给予协助，即"统一指挥依托医院，分片负责"模式。急救网络覆盖面大，急救半径相对较小，利于减少到现场的时间，但急救中心对急救医院无直接职权，难以保证院前急救质量，甚至出现工作贻误。

（2）依托型（重庆模式）：作为医院的一个科室存在，同时受医院和卫生局领导，院前急救指挥相对独立，既有院前，又有院内，据急救半径设置急救分站，承担相应的院前急救任务。院前与院内急救有机结合，同时可根据不同的急救情况，派所需的专科急救医务人员出诊，提高伤病员的抢救成功率。缺点：出车慢，出车医务人员为非专职院前急救人员，他们既有院内急诊工作又存在院前急救任务，容易顾此失彼，常出现调度不力，影响院前急救的目标和质量。

（3）独立型（北京模式）：院内与院外急救并存。院内急救由急救科、急诊室和重症监护室构成，院外急救由医师、医士及护士协作承担。院外急救与院内急救无缝衔接，工作质量易于保证，部门间协作性好，组织指挥有序。缺点是急救半径扩大，延长到达现场的时间，其他医院急救资源利用差。

（4）指挥协作型（上海模式）：急救中心统一指挥院前急救医疗服务，无院内部分，设有急救分站，以所在区域医院的急救半径派车为原则，患者就近转送，即"统一指挥、就近出车、分散布点、分层救护"。但急救链易脱节，急救车到达医院时，各医院急诊科可能未做好急救的准备工作。

（5）联动型（苏州模式）："119""120""122""110"建立统一的通信网络，可以有力整合四警资源，避免单警种自行投入浪费；多警种出警，可以快速高效处理公共卫生突发事件；利于资源共享。缺点：各警种业务存在区别，在接警出诊的衔接上易于出现缝隙。

（6）与消防结合型（香港模式）：附属于消防机构，由消防队兼管，与公安部门密切联系，并共同使用一个报警电话号码。特点是出警速度快，但急救人员欠专业。

我国急救模式总体上位于美英模式和法德模式之间，院前急救人员一般是具有执业资格的医护人员，但现场救治深度又不及法德模式。由于经济水平、急救量、急救资源等多方面因素，各地区在原有医疗体系的基础上，形成了各具特色的院前急救模式。但这些急救模式没有统一规范和标准，从发展的角度上看，不利于全国院前急救统一调度、管理；不利于院前急救人员的统一培训与认证，在很大程度上制约了国家医疗急救服务体系的发展。我国个别省市的院前急救医疗工作甚至出现了多种体系并存的现象，既有"120"，又有"999"，还有社区急救中心。这种局面看似引入了竞争机制，实际上这种重复建设的局面，在本来就资源严重不足的情况下，造成了通信资源、车辆资源、人力资源等的分散和浪费。

（二）急救调度

我国急救调度系统已由最初的人工交换机组成的受理台发展成今天由光纤通信、数字通信和计算机技术为基础所构成的现代化调度指挥系统。目前我国除少数几个城市正在尝试分级调度以外，大部分仍停留在侧重简单的信息采集与机械调派，而忽略了至关重要的病情评估和救援指导的阶段。国内急救指挥调度中心大多坚持"有电话必受理、有呼救必派车"的原则，调度人员只是针对呼救电话，从一个最近的站点派出一辆救护车到达现场。国内许多大城市尚未实施院外急救分级调派，急救车的派出基本上不分疾病种类和病情轻重缓急，当同时有几个紧急呼救时，由于没有分级调派原则，往往导致真正的危重患者得不到及时的救治；此外，目前国内调度系统没有询问现场医疗信息的标准，呼救人对病情的描述也是千差万别，种种原因导致受理时不能获得准确的现场医疗信息。这就导致一方面多个呼救同时发生时因救治力量不足，不能保障最需要救治的患者得到及时救治；而另一方面，患者病情轻微，救护车赶到后患者可能拒绝上车。急救资源的不足与使用浪费的矛盾越来越突出。

（三）急救人员培训

我国从事院前急救的医务人员主要来自医院或其他部门调入、医学院校分配、临时聘用或借用，急救水平参差不齐。和美国、法国相比，我国缺少院前急救统一的教材与操作方法，尚未形成完善规范化的继续教育体制；没有国家统一的上岗资格认证。

（四）急救医疗保障

现有三大社会医疗保险计划对急救医疗报销范围有限，报销规定分散，缺乏统一集中的保障机制。急诊留观床位费、院内急诊科（与门诊相同的）医疗项目收费可经基本医疗保险报销，其余的包括急救车费等均需由患者自行支付。参加基本医疗保险的患者可以得到急救医疗服务院内部分的保障。没有参保的患者，特别是没有支付能力的弱势群体，整个急救医疗服务的保障都是缺失的，一旦突发意外需要救治，极有可能得不到治疗，或者造成医疗欠费。

（五）急救站建设

目前我国急救中心（站）大体可分为3个等级。良好：如北京、上海、广州等发达城市建立的急救中心，在其规模、设备、队伍建设方面都发展很快，已经接近或达到国际先进水平；中等：这是大部分城市的急救中心（站）的状况，初步具备了开展正常工作的条件，设备比较落后，不少急救车上仍然只配20世纪50年代所要求的老三件（急救箱、担架、氧气袋），无心电监护仪、呼吸机等现代化急救设备；较差：只有急救中心（站）的名称，但仍不能开展院前急救业务，有的地区、县尚未建立急救中心（站），院前医疗急救服务仍是一项空白。

（六）普及公众急救教育

目前我国急救教育普及不足。据报道，2007年北京市每150人中仅有1人掌握急救技术。这一数据显示我国和发达国家如美国要求的1/3以上公民学会院前急救技术的比例相比还相差很远；并且在不同的城市和地区之间公众急救培训普及的比例也有差异。我国公众的急救知识掌握情况不佳。北京急救中心调查显示，大学生对于止血、包扎、晕倒处理、火灾处理的正确知晓率仅为58.66%、45.51%、54.28%、21.09%。我国在市民急救知识的普及方面，缺乏相应法律、法规的支持；在公众的院前急救培训上没有统一的院前急救教材，没有统一的考试、考核方法。目前急救中心与红十字会都承担着公众培训的职责，两者培训师资、培训教材、培训方式、培训对象和培训资证等还存在差异。

三、我国院前急救体系展望

1. 逐步统一我国的急救模式

从国外经验看，发达国家普遍开展院前急救，我国今后也有必要加强对统一模式的研究。在我国可以建立城市急救医疗中心为龙头，以城市医院急诊科为重点的院前、院后城市救护体系；建立以县、区急救站为基础，以社区和乡村为急救点的农村救护网，以缩短急救半径和急救时间，提高急救效率和成功率。

2. 加强院前急救人才队伍建设，提高从业者专业素质

一是要推动院前急救专业人才的高等教育，与医学院校联合培养院前急救专业的本科、研究生。二是要鼓励和推动院前急救继续医学教育，并利用网络开展远程继续医学教育项目。三是推动院前急救专业人才梯队建设及储备，参考国外发达国家的成功经验，结合医改新思路，应对人力成本攀升，针对院前急救对象的医疗需求特点，进一步细化服务，探索建立符合我们国家实际状况的，以急救士为主体的，以急救医师和护士为骨干的，结构合理的多层次的院前急救综合队伍。

3. 推动院前急救网络信息化建设，优化运输工具配置

逐步建立全国急救中心联网的数字化网络信息系统，规范调度系统数据库标准，统一调度模式，建立"110""120""119""122"四位一体的公安、消防、交通、急救统一报警、统一指挥的"联动中心"，提高快速反应能力。利用现代化的网络信息通信技术和交通运输（救护车、直升机等），实现地面、空中、海上的快速救护。

4. 推动院前急救的社会化和家庭化

加强和重视院前急救组织领导，形成多部门共同合作、社会大力支持、社区和家庭密切配合的院前急救格局。推广"第一目击者"培训计划，积极推动公众急救知识技能普及，提高全民自救互救能力。加大公众普及培训力度，统一宣传材料，统一培训内容、统一培训课程及教材、统一培训认证机制。积极推动在公众场所放置 AED，以法律为保障，强制对公众服务人员和高危工作从业者进行急救技能培训。

5. 积极推动院前急救区域良性互动发展，逐步缩小区域发展差距

一是积极开展"支援西部地区"院前基础建设，加快西部地区院前急救的发展。结合西部地区的社会经济、人文风俗、自然环境等，对其提供有针对性的培训，或者进行人才的交叉培养。二是积极推动县级急救中心（站）的建设，指导乡镇建设急救站，县级及乡镇急救中心（站）的建立要结合当地的现状，避免建设不足或重复建设。三是加大对贫困地区院前急救建设的扶持力度，给予物资设备捐助或者短期的人才支持。

6. 逐步探索适合我国国情的急救分级调度模式

苏州、无锡等城市的急救中心已率先引进美国医疗优先分级调度系统（MPDS），MPDS 在世界上多个急救指挥调度中心应用反应良好，其优越性和合理性值得我们借鉴，但由于国情和民众教育程度等的不同，MPDS 在我国的应用效果还有待进一步观察研究。

7. 逐步建立各种筹资渠道和政府的经济补偿机制

由于急救中心（站）自身特定的功能、性质和运作方式的缘故，在收入与支出方面处于负平衡状态。但其社会效益一直是，也应该是优于经济效益。因此，多渠道的筹资途径和政府补偿机制的到位至关重要。应当在确保政府投入这一主渠道的前提下，充分发挥国外、国内社会团体和企业资助的作用，才能保证急救事业的发展，维护社会的安定。

四、心肺复苏技术

心肺复苏技术是指救护者在现场对呼吸、心搏骤停者及时实施人工胸外心脏按压和人工呼吸的急救技术，为维持基础生命提供必要的氧气及充分的血液循环的紧急急救措施。心搏骤停一旦发生，如得不到及时的抢救复苏，4~6min 后会造成患者脑和其他人体重要器官组织的不可逆损害，因此心搏骤停后的心肺复苏（cardiopulmonary resuscitation，CPR）必须在现场立即进行。世界上第一个心肺复苏指南是由 1974 年美国心脏协会（AHA）制定的；欧洲复苏委员会（ERC）也于 1992 年颁布了欧洲心肺复苏指南；其他许多国家也纷纷在美国或（和）欧洲指南基础上制定了自己的心肺复苏指南，并进行过多次

修订。虽然这些指南影响很大，而且对心肺复苏发展起到了重大的推动作用，但各国指南中还有很多争议问题，未能形成一个国际共同认同的心肺复苏指南。2000 年 2 月由美国心脏协会与国际复苏联合会制定了第一个国际 CPR 指南即 2000 国际心肺复苏与心血管急救指南分别在美国心脏协会主办的《循环》杂志、欧洲《复苏》杂志发表，成为世界各国都视为重要的心肺复苏参考文献，也得到我国有关专家们及政府部门认可和积极推荐，并用作我国心肺复苏培训内容。2010 美国心脏协会心肺复苏及心血管急救指南（以下简称 2010 指南）为目前最新版本，采用循证医学的原则和方法，组织了来自 29 个国家的 356 名专家经过为期 36 个月的时间，对 2005 年以来心肺复苏及心血管急救领域研究的最新进展进行筛选、分析和论证，最终在多个问题达成新的共识，最终形成了新的指南。该指南从心肺复苏的伦理学问题到指南的教育、实施与队伍等 17 个专题进行了详细的论述。2015 年 10 月美国心脏协会颁布 2015 AHA 心肺复苏及心血管急救指南更新，由于它是一份更新，并非是对 2010 版指南的全面修订。

（一）针对所有施救者的主要问题

2010 指南中的主要问题，主要是针对所有施救者，即医务人员或非专业施救者的基础生命支持（BLS）方面的问题。2005 美国心脏协会心肺复苏及心血管急救指南中强调了高质量胸外按压（以足够的速率和幅度进行按压，保证每次按压后胸廓回弹，并尽可能减少胸外按压的中断）的重要性。2005 年前后发表的研究表明：①尽管在实施 2005 美国心脏协会心肺复苏及心血管急救指南后心肺复苏质量已提高且存活率已上升，但胸外按压的质量仍然需要提高；②各个急救系统（EMS）中的院外心搏骤停存活率相差较大；③对于大多数院外心搏骤停患者，均未由任何旁观者对其进行心肺复苏。2010 美国心脏协会心肺复苏及心血管急救指南中做出了一些更改建议，以尝试解决这些问题，同时提出有关重视心搏骤停后治疗的新建议，以提高心搏骤停的存活率。

1. 继续强调实施高质量心肺复苏

2015 AHA 心肺复苏及心血管急救指南更新仍然强调实施高质量心肺复苏的需要，包括：

（1）按压速率为每分钟 100~120 次（而不再是每分钟"至少"100 次）。

（2）成人按压幅度至少为 5cm，但不超过 6cm；婴儿和儿童的按压幅度至少为胸部前后径的 1/3（婴儿大约为 4cm，儿童大约为 5cm），一旦儿童进入青春期即青少年，即应用成人的建议按压深度。请注意，不再使用至少 5cm 的成人范围，而且为儿童和婴儿指定的绝对深度同 2010 指南。同时，指南仍然提醒，临床实际中按压深度往往是过浅而非过深。即使由于按压过深导致肋骨骨折等损伤，也多不是致命性损伤。

（3）保证每次按压后胸部完全回弹，施救者双手在按压间隙不能倚靠患者胸壁。

（4）尽可能减少胸外按压的中断，胸部按压在整个心肺复苏中的目标比例至少为 60%。

（5）避免过度通气，有高级气道患者简化为每 6s 一次呼吸。

对于成人、儿童和婴儿（不包括新生儿），单人施救者的按压-通气比率建议值（30∶2）并未更改。实施高级气道管理后，可继续进行胸外按压（速率为每分钟 100~120 次）且不必与呼吸同步。之后，可按照大约每 6s 1 次呼吸的速率进行人工呼吸（每分钟大约 10 次呼吸）。应避免过度通气。

2. 从 A-B-C 更改为 C-A-B

2010 指南中，建议将成人、儿童和婴儿（不包括新生儿，请参见"新生儿复苏"部分）的基础生命支持程序从 A-B-C（开放气道、人工呼吸、胸外按压）更改为 C-A-B（胸外按压、开放气道、人工呼吸）。心肺复苏程序的这一根本性更改将需要对所有曾学习过心肺复苏的人员重新进行培训，但参与制定 2010 指南的人员及相关专家一致认为付出努力是值得的。

理由：绝大多数心搏骤停发生在成人身上，而在各年龄段的患者中，发现心搏骤停最高存活率均为有目击者的心搏骤停，而且初始心律是心室颤动（VF）或无脉性室性心动过速（VT）。在这些患者中，基础生命支持的关键操作是胸外按压和早期除颤。在 A-B-C 程序中，当施救者开放气道以进行口对口人工呼吸、寻找防护装置或者收集并装配通气设备的过程中，胸外按压往往会被延误。更改为 C-A-B 程序可以尽快开始胸外按压，同时能尽量缩短通气延误时间（也就是说，只需进行第一轮 30 次胸外按压的时间，大约为 18s；如果有 2 名施救者为婴儿或儿童进行复苏，延误时间会更短）。大多数院外心搏骤停患者没有由任何旁观者进行心肺复苏。这可能是多种原因造成的，但其中一个障碍可能是 A-B-C 程序，该程序的第一步是施救者认为最困难的步骤，即开放气道并进行人工呼吸。如果先进行胸外按压，可能会鼓励更多施救者立即开始实施心肺复苏。

基础生命支持通常被描述为一系列操作，对于单人施救者，情况仍然如此。不过，医务人员都以团体形式工作，且团队成员通常同时执行各个基础生命支持操作。例如，一名施救者立即开始胸外按压，另一名施救者拿到自动体外除颤器（AED）并求援，而第三名施救者开放气道并进行通气。

同样，鼓励医务人员根据最有可能的心搏骤停病因展开施救行动。例如，如果医务人员在独自一人时看到一位患者突然倒下，该人员可以认定该患者已发生原发性心搏骤停且出现需电击处理的节律，应立即启动急救系统、找到 AED 并回到患者身边并开始心肺复苏和使用 AED。但是，对于推测因溺水等原因导致窒息性骤停的患者，应首先进行胸外按压并进行人工呼吸，在大约 5 个周期（大约 2min）后再启动急救系统。

2010 指南中新增了两个部分，即"心搏骤停后治疗"及"培训、实施和团队"。通过在美国心脏协会心血管急救成人生存链中添加第 5 个新环节，来强调心搏骤停后治疗的重要性（图 17-3）。有关这些新增部分包含的主要建议的总结，请参阅"心搏骤停后治疗"及"培训、实施和团队"部分。

美国心脏协会新的心血管急救成人生存链中的环节包括：
（1）立即识别心搏骤停并启动急救系统
（2）尽早进行心肺复苏，着重于胸外按压
（3）快速除颤
（4）有效的高级生命支持
（5）综合的心搏骤停后治疗

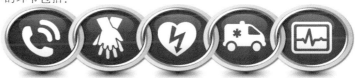

图 17-3 美国心脏协会心血管院外心搏骤停急救成人生存链
（来源：2010 美国心脏协会心肺复苏及心血管急救指南摘要 . American Heart Association，2010.）

（二）非专业施救者成人心肺复苏

1. 主要问题及更改的总结

在 2010 美国心脏协会心肺复苏及心血管急救指南中，有关非专业施救者成人心肺复苏的主要问题及更改如下：

（1）建立了简化的通用成人基础生命支持流程（图 17-4）。

（2）对根据无反应的症状立即识别并启动急救系统，以及在患者无反应且没有呼吸或不能正常呼吸（即仅仅是喘息）的情况下开始进行心肺复苏的建议做出了改进。

（3）从流程中去除了"看、听和感觉呼吸"。

（4）继续强调高质量的心肺复苏（以足够的速率和幅度进行按压，保证每次按压后胸廓回弹，尽可能减少按压中断并避免过度通气）。

（5）更改了单人施救者的建议程序，即先开始胸外按压，然后进行人工呼吸（C-A-B 而不是 A-B-C）。单人施救者应首先从进行 30 次按压开始心肺复苏，而不是进行 2 次通气，这是为了避免延误首次按压。

2. 强调胸外按压

如果旁观者未经过心肺复苏培训，则应进行 Hands-Only（单纯胸外按压）的心肺复苏，即仅为突然倒下的成人患者进行胸外按压并强调在"胸部中央"用力快速按压，或者按照急救调度的指示操作。施救者应继续实施单纯胸外按压心肺复苏，直至 AED 到达且可供使用、其他相关施救者已接管患者。

所有经过培训的非专业施救者应至少为心搏骤停患者进行胸外按压。另外，如果经过培训的非专业施救者有能力进行人工呼吸，应按照 30 次按压对应 2 次呼吸的比率进行按压和人工呼吸。施救者应继续实施心肺复苏，直至 AED 到达且可供使用或者急救人员已接管患者。

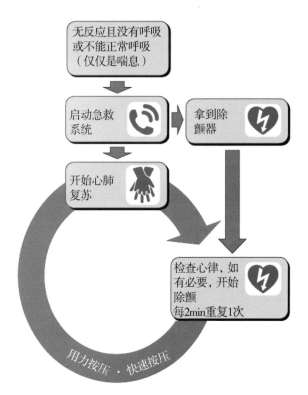

图 17-4　成人基础生命支持简化流程

（来源：2010 美国心脏协会心肺复苏及心血管急救指南摘要. American Heart Association，2010.）

在 2005 指南中，未给出面向未经培训或经过培训的施救者的不同建议，但已建议调度员向未经过培训的旁观者进行单纯胸外按压的心肺复苏指示。在 2005 指南中已注明，如果施救者不愿或无法提供通气，则施救者应进行单纯胸外按压。

理由：单纯胸外按压（仅按压）心肺复苏对于未经培训的施救者更容易实施，而且更便于调度员通过电话进行指导。另外，对于心脏病因导致的心搏骤停，单纯胸外按压心肺复苏或同时进行按压和人工呼吸的心肺复苏的存活率相近。不过，对于经过培训的非专业施救者，仍然建议施救者同时实施按压和通气。

3. 心肺复苏程序变化：C-A-B 代替 A-B-C

心肺复苏应在通气之前开始胸外按压。而以前为成人心肺复苏程序从开放气道开始，检查是否可正常呼吸，然后进行 2 次人工呼吸后进行 30 次胸外按压，之后再进行 2 次呼吸。

理由：虽然尚无人体或动物实验研究证据证明实施心肺复苏时先进行 30 次按压而不是 2 次通气可以提高存活率，但胸外按压可以为心脏和大脑提供重要血流。而且对院外成人心搏骤停的研究表明，如果有旁观者尝试进行胸外按压，比较不进行胸外按压，可以提高存活率。动物实验证明，延误或中断胸外按压会降低存活率，所以在整个复苏过程中应尽可能避免延误或中断。胸外按压几乎可以立即开始，而摆好头部位置并尽可能密封以进行口对口或气囊面罩人工呼吸的过程则需要一定时间。如果有两名施救者在场，可以减少开始按压的延误：第一名施救者开始胸外按压，第二名施救者开放气道并准备好在第一名施救者完成第一轮 30 次胸外按压后立即进行人工呼吸。无论是有一名还是多名施救者在场，从胸外按压开始心肺复苏都可以确保患者尽早得到这一关键处理，同时，应尽可能缩短人工呼吸的延误。

4. 取消"看、听和感觉呼吸"

取消心肺复苏程序中的"看、听和感觉呼吸"。在进行 30 次按压后，单人施救者开放患者的气道并进行 2 次人工呼吸。

理由：通过采用"首先进行胸外按压"的新程序，会在成人无反应或无正常呼吸时实施心肺复苏（如上文注明，将在无反应患者"没有呼吸或仅仅是喘息"时指导非专业施救者实施心肺复苏）。心肺复苏程序从按压开始（C-A-B 程序）。所以，检查是否发生心搏骤停时会快速检查呼吸；进行第一轮胸外按压后，气道已开放，施救者进行 2 次人工呼吸。

（三）医务人员基础生命支持

1. 主要问题及更改的总结

在 2010 指南及 2015 指南更新中，针对医务人员的主要问题及更改如下：

（1）由于心搏骤停患者可能会出现短时间的癫痫发作或濒死喘息，并导致可能的施救者无法分辨，调度员应经过专门培训以识别心搏骤停的表现，从而提高对心搏骤停的识别能力。

（2）调度员应指示未经培训的非专业施救者为心搏骤停的成人进行单纯胸外按压心肺复苏。为帮助旁观者识别心搏骤停，调度员应询问患者是否失去反应，以及患者的呼吸质量是否正常。如果患者没有反应且没有呼吸或呼吸不正常，施救者和调度员应该假设患者发生了心搏骤停。调度员应学习通过各种临床症状和描述，识别无反应状态，呼吸不正常及濒死喘息。

（3）已对医务人员确认成人患者无反应且没有呼吸或不能正常呼吸（即仅仅是喘息）之后立即识别并启动急救系统的建议进行改进。医务人员在检查反应时应该快速检查是否没有呼吸或不能正常呼吸（即无呼吸或仅仅是喘息）。然后，该人员会启动急救系统并找到 AED（或由其他人员寻找）。医务人员检查脉搏的时间不应超过 10s，如果 10s 内没有明确触摸到脉搏，应开始心肺复苏并使用 AED（如果有的话）。

（4）已从流程中去除"看、听和感觉呼吸"。

（5）进一步强调进行高质量的心肺复苏（包括以足够的速率和幅度进行按压，保证每次按压后胸廓回弹，尽可能减少按压中断并避免过度通气）。

（6）通常不建议在通气过程中采用环状软骨加压。

（7）施救者应在进行人工呼吸之前开始胸外按压（C-A-B 而不是 A-B-C）。通过从 30 次按压而不是 2 次通气开始心肺复苏，可以缩短开始第一次按压的延误时间。

（8）按压速率从每分钟至少 100 次修改为每分钟为 100~120 次。

（9）成人的按压幅度从以前建议的至少 5cm 改为 5~6cm。

（10）继续强调需要缩短从最后一次按压到给予电击之间的时间，以及给予电击到电击后立即恢复按压之间的时间。

（11）进一步强调通过团队形式给予心肺复苏。

上述更改旨在简化医务人员的培训，并继续强调需要尽早为心搏骤停患者给予高质量的心肺复苏。

2. 调度员确认濒死喘息

心搏骤停患者可能出现癫痫症状或濒死喘息，并导致可能的施救者无法分辨。调度员应经过专门培训以识别心搏骤停的表现，从而提高对心搏骤停的识别能力并立即进行心肺复苏。

为帮助旁观者识别心搏骤停，调度员应询问患者是否失去反应，以及患者的呼吸质量是否正常。如果患者没有反应且没有呼吸或呼吸不正常，施救者和调度员应该假设患者发生了心搏骤停。调度员应学习通过各种临床症状和描述，识别无反应状态，呼吸不正常及濒死喘息。

理由：有证据表明，美国各地区报告的心搏骤停发生率和后果相差悬殊。该差异进一步说明各个社区和系统需要准确标示每一例经过治疗的心搏骤停和评估后果。同时，这说明有可能在许多社区提高存活率。早期指南中曾建议制定相应程序以帮助识别心搏骤停。2010 指南中进一步明确了复苏系统的必备组成部分。2005 年以来发表的研究结果表明，院外心搏骤停，特别是需电击处理节律的存活率已提高，并且再次确认了进一步强调及时实施高质量心肺复苏的重要性（以足够的速率和幅度进行按压，保证每次按压后胸廓回弹，尽可能减少按压中断并避免过度通气）。

为帮助旁观者立即识别心搏骤停，调度员应明确询问成人患者是否无反应、患者是否呼吸以及观察到的任何呼吸是否正常。调度员应经过专门培训来帮助旁观者发觉濒死喘息，从而提高其识别心搏骤停的能力。另外，调度员应了解短时间的全身性癫痫发作可能是心搏骤停的首发表现。总之，除派出专业急救人员外，调度员应直接询问患者是否有反应和呼吸是否正常，以确认患者是否发生心搏骤停。调度员在怀疑发生心搏骤停时应给予单纯胸外按压（仅按压）心肺复苏指令，以帮助未经培训的旁观者开始心肺复苏。

3. 调度员应给予心肺复苏指令

2010 指南中进一步强调，调度应指导未经培训的非专业施救者为无反应且没有呼吸或不能正常呼吸的成人提供单纯胸外按压心肺复苏。对于可能发生窒息性骤停的患者，调度员应给予进行传统心肺复苏的指令。

理由：不幸的是，大多数发生院外心搏骤停的患者并未由任何旁观者实施心肺复苏。与没有旁观者实施心肺复苏相比，由旁观者进行单纯胸外按压（仅按压）心肺复苏可显著提高成人院外心搏骤停的存活率。通过对由非专业施救者给予救治的心搏骤停成人进行研究表明：与接受传统心肺复苏（即进行人工呼吸）的患者相比，接受单纯胸外按压心肺复苏的患者存活率基本相同。重要的是，与为成人患者实施传统心肺复苏相比，调度员指导未经培训的施救者实施单纯胸外按压心肺复苏更为容易，所以除了患者有可能发生窒息性心搏骤停（如溺水），目前更强调给予单纯胸外按压心肺复苏。

4. 环状软骨加压

不建议为心搏骤停患者常规性地采用环状软骨加压。

理由：环状软骨加压方法是对患者的环状软骨施加压力以向后推动气管，将食管按压到颈椎上。环状软骨加压可以防止胃胀气，减少气囊面罩通气期间发生回流和误吸的风险，但这也有可能妨碍通气。7 项随机研究结果表明，环状软骨加压可能会延误或妨碍实施高级气道管理，而且采用环状软骨加压的情况下仍然有可能发生误吸。另外，培训施救者正确使用该方法的难度很大。所以，不建议为心搏骤停患者常规性地采用环状软骨加压。

5. 强调胸外按压

对于经过培训以及未经培训的施救者，都需要强调胸外按压。如果一名旁观者未接受过心肺复苏培训，则该旁观者应该为突然倒下的成人进行单纯胸外按压的心肺复苏（仅按压），即强调在胸部中央用力快速按压，或者按照急救调度员的指令操作。施救者应继续实施单纯胸外按压心肺复苏，直至 AED 到达且可供使用，或者急救人员已接管患者。最理想的情况是所有医务人员都接受过基础生命支持培训。如果是接受过培训的人员，急救人员和院内医务人员自然能够为心搏骤停患者同时实施胸外按压和人工呼吸。

理由：未经培训的施救者实施单纯胸外按压的（仅按压）心肺复苏更容易，也更加便于调度员通过电话进行指导。不过，由于医务人员应当已受过培训，所以仍然建议医务人员同时给予按压和通气。如果医务人员无法给予通气，施救者应启动急救系统并给予胸外按压。

6. 启动急救系统

一旦发现患者没有反应，医护人员必须立即就近呼救，但在现实情况中，医护人员应继续同时检查呼吸和脉搏，然后再启动应急反应系统或请求支援。

理由：医务人员不应延误启动急救系统，2010 指南要求医务人员检查患者有无反应以及有无呼吸或呼吸是否正常。2015 指南变更用意是尽量减少延迟，鼓励快速有效、同步检查和反应，而非缓慢、拘泥按部就班的做法。如果患者无反应且根本不呼吸或呼吸不正常（即仅有濒死喘息），施救者应启动急救系统并找到 AED（如果有），或者由其他人员寻找 AED。如果医务人员在 10s 内没有触摸到脉搏，施救者应开始心肺复苏并使用 AED（如果有）。

7. 心肺复苏程序变化：C-A-B 代替 A-B-C ∗

2010 指南中的一处变更是建议在通气之前开始胸外按压。

而 2005 指南中，成人心肺复苏程序从开放气道开始，检查是否可正常呼吸，进行 2 次人工呼吸后进行 30 次胸外按压，之后再进行 2 次呼吸。

理由：虽然尚无人体或动物医疗证据证明实施心肺复苏时先进行 30 次按压而不是 2 次通气可以提高存活率，但胸外按压可以产生血流。而且对院外成人心搏骤停的研究表明，如果有旁观者尝试实施胸外按压而不是不进行胸外按压，则存活率可提高。动物数据证明，延误或中断胸外按压会降低存活率，所以在整个复苏过程中应尽可能避免延误和中断。胸外按压几乎可以立即开始，而确定头部位置并实现密封以进行口对口或气囊面罩人工呼吸的过程则需要一定时间。如果有两名施救者在场，可以减少开始按压的延误：第一名施救者开始胸外按压，第二名施救者开放气道并准备好在第一名施救者完成第一轮30次胸外按压后立即进行人工呼吸。无论是有一名还是多名施救者在场，从胸外按压开始心肺复苏都可以确保患者尽早得到这一关键处理。

8. 取消"看、听和感觉呼吸"

2010指南已取消程序中在开放气道后"看、听和感觉呼吸"以评估呼吸的环节。医务人员检查反应以发觉心搏骤停症状时会快速检查呼吸。在进行30次按压后，单人施救者开放患者的气道并进行2次人工呼吸。

理由：通过采用"首先进行胸外按压"的新程序，会在成人患者无反应且不呼吸或无正常呼吸时实施心肺复苏（即无呼吸或仅仅是喘息）并开始按压（C-A-B程序）。所以，检查是否发生心搏骤停时会同时快速检查呼吸。进行第一轮胸外按压后，气道已开放，施救者会进行2次人工呼吸。

9. 胸外按压速率

非专业施救者和医务人员以每分钟为100~120次按压的速率进行胸外按压较为合理。

理由：建议最低的按压频率仍是100次/分。设定120次/分是速率上限，是因为有一项大型的注册系列研究表明，当按压速率超过120次/分时，按压深度会由于剂量依存的原理而减少。例如，当按压速率在100~119次/分时，按压深度不足的情况约占39%。而当按压速率提高到120~139次/分时，按压深度不足的情况占到50%。当按压速率超过140次/分时，按压深度不足的比例达到70%。

10. 胸外按压幅度

2015指南在徒手心肺复苏过程中，施救者应以至少5cm的深度对普通成人实施胸部按压，同时避免胸部按压深度过大（大于6cm）。

理由：按压主要是通过增加胸廓内压力以及直接压迫心脏产生血流。通过按压，可以为心脏和大脑提供重要血流以及氧和能量。如果给出多个建议的幅度，可能会导致理解困难，所以现在只给出一个建议的按压幅度。虽然已建议"用力按压"，但施救者往往没有以足够幅度按压胸部。另外，现有研究表明，按压至少5cm比按压4cm更有效。为此，2010指南给出成人胸部按压的单次最小幅度建议值，且该建议值高于原建议值。尽管有关按压深度是否有上限的证据较少，但最近一项很小的研究表明，胸部按压深度过深，大于6cm，可能会造成损伤（不危及生命）。如不使用反馈装置，可能难以判断按压深度，并很难确认按压深度上限。施救者必须认识到，胸部按压深度往往过浅而不是过深。

11. 胸廓回弹

施救者双手在按压间隙应避免倚靠在患者胸壁，以便每次按压后使胸廓充分回弹。

理由：胸廓充分回弹即指在心肺复苏的减压阶段，胸骨回到其自然或中间位置。胸廓回弹能够产生相对胸廓内负压，促进静脉回流和心肺血流。在按压间隙倚靠在患者胸上会妨碍胸廓充分回弹。回弹不充分会增加胸廓内压力，减少静脉回流、冠状动脉灌注压力和心肌血流，影响复苏存活率。

12. 以团队形式实施心肺复苏

基础生命支持流程中的传统步骤是帮助单人施救者区分操作先后顺序的程序。进一步强调以团队形式给予心肺复苏，因为大多数急救系统和医疗服务系统都需要施救者团队的参与，由不同的施救者同时完成多个操作。例如，第一名施救者启动急救系统，第二名施救者开始胸外按压，第三名施救者则提供通气或找到气囊面罩以进行人工呼吸，第四名施救者找到并准备好除颤器。

理由：在一部分复苏过程中，只有一名施救者且需要寻求帮助，而在其他复苏过程中，一开始就有多名自愿的施救者。进行培训时，应致力于随着各个施救者的到达来组成团队，或者在有多名施救者的情况下指定团队领导者。随着更多人员的到达，原来由较少施救者依次完成的各项任务职责现在可分配给施救者的团队，从而同时执行这些职责。因此，基础生命支持的医务人员培训不仅应教授个人技能，还应当训练施救者作为一个高效团队的一名成员进行工作。

13. 比较成人、儿童和婴儿基础生命支持的关键操作元素

与 2005 指南一样，2010 指南中包含一个比较表，其中列出成人、儿童和婴儿基础生命支持的关键操作元素（不包括新生儿的心肺复苏）（表 17-35）。

表 17-35　成人、儿童和婴儿的关键基础生命支持步骤的总结

内容	成长和青少年	儿童 （1 岁至青春期）	婴儿 （不足 1 岁，除新生儿以外）
现场安全	确保现场对施救者和患者均是安全的		
识别心搏骤停	检查患者有无反应 无呼吸或仅是喘息（即呼吸不正常） 不能在 10s 内明确感觉到脉搏（10s 内可同时检查呼吸和脉搏）		
启动应急反应系统	如果您是独自一人且没有手机，则离开患者 启动应急反应系统并取得 AED，然后开始心肺复苏 或者请其他人去，自己则立即开始心肺复苏 在 AED 可用后尽快使用	有人目击的猝死 对于成人和青少年，遵照左侧的步骤 无人目击的猝死 给予 2min 的心肺复苏 离开患者去启动应急反应系统并获取 AED 回到该儿童身边并继续心肺复苏 在 AED 可用后尽快使用	
没有高级气道的按压通气比	1 名或 2 名施救者 30：2	1 名施救者 30：2 2 名以上施救者 15：2	
有高级气道的按压通气比	以每分钟 100~120 次的速率持续按压 每 6s 给予 1 次呼吸（每分钟 10 次呼吸）		
按压速率	每分钟 100~120 次		
按压深度	5~6cm	至少为胸部前后径的 1/3 大约 5cm	至少为胸部前后径的 1/3 大约 4cm
手的位置	将双手放在胸骨的下半部	将双手或一只手 （对于很小的儿童时用） 放在胸骨的下半部	1 名施救者 将 2 根手指放在婴儿胸部中央，乳线正下方 2 名以上施救者 将双手拇指环绕放在婴儿胸部中央，乳线正下方
胸部回弹	每次按压后使胸前充分回弹，不可在每次按压后倚靠在患者胸上		
尽量减少中断	中断时间限制在 10s 以内		

注：AED，自动体外除颤器；CPR，心肺复苏。

（引自：2015 美国心脏协会心肺复苏及心血管急救指南更新. American Heart Association, 2015.）

（四）电击治疗

2010 指南已更新为包含有关为心律失常使用除颤和电复律以及为心动过缓使用起搏的新数据。这些数据基本上都仍然支持 2005 指南中的建议。所以，并未建议对除颤、电复律以及起搏进行重大更改。强调在给予高质量心肺复苏的同时进行早期除颤是提高心搏骤停存活率的关键。

1. 主要问题及更改的总结

主要主题包括：

（1）在公共场所的生存链系统中结合 AED 使用。

（2）在医院使用 AED 的注意事项。

（3）目前可在无法使用手动除颤器的情况下为婴儿使用 AED。

（4）发生心搏骤停时先进行电击和先给予心肺复苏的比较。

（5）1 次电击方案与 3 次电击程序治疗心室颤动的对比。

（6）双相波和单相波的波形。

（7）第二次电击或后续电击使用递增剂量和固定剂量的对比。

（8）电极位置。

（9）装有植入式心律转复除颤器进行体外除颤。

（10）同步电复律。

2. 自动体外除颤器

（1）社区非专业施救者 AED 项目：建议公共场所安保人员进行第一目击者心肺复苏并使用 AED，以提高院外心搏骤停的存活率。2010 指南中再次建议，在发生心搏骤停概率相对较高的公共区域（例如，机场、赌场、体育场馆）推广 AED 项目。为了尽可能提高这些程序的有效性，美国心脏协会继续强调组织、计划、培训、与 EMS 系统连接以及建立持续提高质量的过程的重要性。

目前证据不足，还不能确定是否应建议在家庭部署 AED。

（2）院内使用 AED：虽然证据有限，但可以考虑为医院环境配备 AED 以便进行早期除颤（目标是在倒下后不到 3min 内给予电击），特别是在员工不具备节律识别技能或者不经常使用除颤器的区域。医院应监测从倒下到首次电击之间的间隔时间和复苏后果。

（3）对儿童使用 AED：如果尝试使用 AED 为 1~8 岁儿童除颤，施救者应使用儿科型剂量衰减 AED（如果有）。如果施救者为心搏骤停的儿童提供心肺复苏，但没有儿科型剂量衰减 AED，则施救者应使用普通 AED。对于婴儿（1 岁以下），建议使用手动除颤器。如果没有手动除颤器，需要儿科型剂量衰减 AED。如果二者都没有，可以使用普通 AED。

理由：无法确定为婴儿和儿童进行有效除颤的最低能量剂量。安全除颤的剂量上限同样未知，不过 4J/kg 以上（最高 9J/kg）的剂量可以为儿童心搏骤停在儿童和动物模型进行有效除颤，无明显的副作用。医院已成功地将相对高能量剂量的自动体外除颤器用于心搏骤停的婴儿，无明显的副作用。

3. 先给予电击与先进行心肺复苏

当可以立即取得 AED 时，对于有目击的成人心搏骤停，应尽快使用除颤器。若成人在未受监控的情况下发生心搏骤停，或不能立即取得 AED 时，应该在他人前往以及准备 AED 的时候开始心肺复苏，而且视患者情况，应在设备可供使用后尽快尝试进行除颤。

理由：如果发生心室颤动已有数分钟，心肌将耗尽氧气和能量。进行短时间的胸外按压可为心脏输送氧气和能量，提高通过电击消除心室颤动（除颤）并恢复自主循环的可能性。尽管有很多研究对比了在电击前先进行特定时长（通常为 1.5~3min）的胸部按压，和 AED 就绪后尽快给予电击两种情况，但患者预后没有出现差别。在安放 AED 电极片的同时应实施心肺复苏，直到 AED 可以分析患者心律。

4.1 次电击方案与 3 次电击程序

在国际复苏联盟（ILCOR）在 2010 国际指南会议上提出心肺复苏与心血管急救及治疗建议时，两项新发表的人体研究对使用 1 次电击方案与 3 次电击方案治疗心室颤动导致的心搏骤停进行了比较。这两项研究得到的证据表明，与 3 次电击方案相比，单次电击除颤方案可显著提高存活率。如果 1 次电击不能消除心室颤动，再进行一次电击的递增优势很小；与马上再进行一次电击相比，恢复心肺复苏可能更有价值。考虑到这一事实，再加上动物研究数据表明中断胸外按压会产生有害影响，且人体研究证明与 3 次电击方案相比，包括 1 次电击的心肺复苏技术能够提高存活率，所以支持进行单次电击之后立即进行心肺复苏而不是连续电击以尝试除颤的建议。

5. 除颤波形和能量级别

院外和院内研究的数据表明，如果双相波形电击的能量设定相当于 200J 或更低的单相波电击，则终止心室颤动的成功率与之相当或更高。不过，尚未确定第一次双相波形电击除颤的最佳能量。同样，不能确定哪种波形对提高心搏骤停后的 ROSC 发生率或存活率更好（单相波或双相波）。

如果没有双相波除颤器，可以使用单相波除颤器。不同制造商采用不同的双相波形电击配置，而且并未直接比较为人体使用这些配置的相对有效性。由于波形配置存在上述不同，从业人员应使用制造商为其对应波形建议的能量剂量（120~200J）。如果制造商的建议剂量未知，可以考虑使用最大剂量进行除颤。

（1）儿童除颤：对于儿童患者，尚不确定最佳除颤剂量。有关最低有效剂量或安全除颤上限的研究非常有限。可以使用 2~4J/kg 的剂量作为初始除颤能量，但为了方便进行培训，可考虑使用 2J/kg 的首剂量。对于后续电击，能量级别应至少为 4J/kg 并可以考虑使用更高能量级别，但不超过 10J/kg 或成人最大剂量。

理由：目前没有足够的证据支持对儿童除颤的现有建议剂量进行重大更改。使用单相波形时，2J/kg 的首次剂量可消除 18%~50% 的心室颤动病例，没有足够证据可用于比较提高剂量的成功率。病例报告的记录是最高使用 9J/kg 的剂量进行成功除颤，且没有副作用。这方面需要更多研究。

（2）固定能量和增强能量：尚未确定首次电击或后续电击的最佳双相波能量级别。所以，无法针对后续双相波除颤尝试的所选能量给出确定的建议值。根据现有证据，如果首次双相波电击没有成功消除心室颤动，则后续电击至少应使用相当的能量级别，如果可行，可以考虑使用更高能量级别。

6. 电极位置

因为便于摆放和进行培训，前-侧电极位置是合适的默认电极片位置。可以根据个别患者的特征，考虑使用任意三个替代电极片位置（前-后、前-左肩胛及前-右肩胛）。将 AED 电极片贴到患者裸露的胸部上任意四个电极片位置中的一个都可以进行除颤。

理由：新的数据证明，四个电极片位置（前-侧、前-后、前-左肩胛以及前-右肩胛）对于治疗心房或心室心律失常的效果相同。同样，为便于进行培训，美国心脏协会课程传授的默认位置仍为 2005 指南中建议的位置。没有研究直接评估电极片或电极板的位置对除颤成功与否（以恢复自主循环为标准）的影响。

装有植入式心律转复除颤器患者，前-后及前-侧位置通常是可接受的位置。对于使用植入式心律转复除颤器或起搏器的患者，放置电极片或电极板位置不要导致除颤延迟。应该避免将电极片或电极板直接放在植入装置上。

理由：与 2005 指南中使用的语气相比，该建议语句的语气略显柔和。如果电极片过于靠近起搏器或植入式心律转复除颤器，则在除颤后对应装置可能会出现故障。一项电复律研究证明，如果将电极片放在距离上述装置至少 8cm 以外的位置，则不会损坏装置的起搏、检测或捕获功能。单极起搏的起搏器尖峰可能会使 AED 软件混淆，并妨碍心室颤动检测（进而妨碍给予电击）。向施救者传达的主要信息是注意电极片或电极板相对于植入式医疗装置的放置位置不应该导致延误除颤。

7. 同步电复律

（1）室上性快速心律失常：心房纤颤电复律治疗的建议双相波能量首剂量是 120~200J。心房纤颤电复律治疗的单相波首剂量是 200J。成人心房扑动和其他室上性心律的电复律治疗通常需要较低能量；使用单相波或双相波装置时，一般采用 50~100J 的首剂量即可。如果首次电复律电击失败，操作者应逐渐提高剂量。

理由：编写组对发布 2005 指南之后进行的所有双相波研究的中期数据进行研究，并稍加修改以更新电复律剂量的建议值。多项研究证明，使用能量设定为 100~200J 的心房纤颤双相波形电复律治疗的有效性取决于特定波形。

（2）室性心动过速：首剂量能量为 100J 的单相波形或双相波形电复律（同步）电击对于成人稳定型单型性室性心动过速的疗效较好。如果对第一次电击没有反应，应逐步增加剂量。尚未发现针对该心律的中期研究，所以通过综合编写组专家的意见给出建议值。

同步电复律不得用于治疗心室颤动，因为装置若无法检测到 QRS 波就无法给予电击。另外，同步电复律不应该用于无脉性室性心动过速或多形性心动过速（不规则室性心动过速）。这类心律需要给予高能量的非同步电击（即除颤剂量）。

理由：编写组认为在 2010 指南中增加单形性室性心动过速电复律的双相波剂量建议值会有帮助，但希望强调将多形性室性心动过速作为不稳定的骤停心律治疗。

（3）纤颤波形分析用于预测后果：心室颤动波形分析在复苏过程中指导除颤治疗的价值并不确定。

（4）起搏：对于无脉心搏骤停患者，并不建议将起搏作为常规处理。对于有脉搏但有症状的心动过缓患者，医务人员应准备好为对药物无反应的患者进行经皮起搏。如果经皮起搏失败，经过培训、有经验的操作者可以开始经中心静脉心内起搏。

（五）心肺复苏技术和装置

1. 主要问题及更改的总结

到目前为止，尚未发现用于院外基础生命支持进行标准的传统（手动）心肺复苏时始终具有出色性能的装置，而且除了除颤器以外，其他设备都不能一贯地提高院外心搏骤停的长期存活率。2010 指南中的这一部分包含近期临床试验的总结。

2. 心肺复苏技术

目前已研究出传统徒手心肺复苏的替代方法，以便在对心搏骤停实施复苏过程中增强灌注并提高存活率。与传统心肺复苏相比，这些方法通常需要更多的人员、培训和装置，或者仅适用于特定的环境。如果由训练有素的操作者用于特定的患者，某些替代心肺复苏技术可以改善血流动力学或短期存活率。

胸前捶击不应该用于无目击者的院外心搏骤停。如果除颤器不是立即可用，则可以考虑为有目击者、监护下的不稳定型室性心动过速（包括无脉性室性心动过速）患者进行胸前捶击，但不应因此延误给予心肺复苏和电击。

理由：根据部分研究的结果，胸前捶击可以治疗室性心动过速。不过，通过 2 组数量较多的病例分析发现，在心室颤动病例中进行胸前捶击不能恢复自主循环。与胸前捶击有关的已报告的并发症包括胸骨骨折、骨髓炎、中风以及诱发成人和儿童的恶性心律失常等。胸前捶击不应延误开始心肺复苏或除颤。

3. 心肺复苏装置

多种机械心肺复苏装置已成为近期临床研究的重点。使用这些装置开始治疗（即应用和摆放装置）有可能延误或中断为心搏骤停患者实施心肺复苏，所以应对施救者进行培训以尽可能减少胸外按压或除颤过程中的中断，并应该根据需要进行再培训。

为院外心搏骤停成人使用阻力阀装置可提高恢复自主循环的概率和短期存活率，但并未提高心搏骤停患者的长期存活率。2015 年指南更新不建议使用阻力阀辅助传统心肺复苏。最近一项随机对照试验表明，使用阻力阀装置搭配主动按压减压心肺复苏，可以增加院外心搏骤停患者神经功能完好的存活率。不建议机械胸外按压装置的常规使用，但也确认，特殊情况下这项技术可能有用。

2015 年指南更新指出，无证据表明机械活塞装置对心搏骤停患者进行胸外按压，相对人工胸外按压更有优势。人工胸外按压仍然是治疗心搏骤停的救治标准，但是在进行高质量人工胸外按压比较困难或危险时的特殊条件下（施救者有限、长时间心肺复苏、在血管造影室进行心肺复苏，以及在准备体外心肺复苏期间进行心肺复苏），机械活塞装置可以作为传统心肺复苏的替代品。

为防止发生延误并最大限度地提高有效性，应该经常为使用心肺复苏装置的操作者提供前期培训、长期监测和再培训计划。

第十八章　运动性心律失常与猝死的治疗与紧急救援

第一节　抗心律失常药物简介

快速性心律失常的通常机制有自律性异常、折返或者触发等。而这些机制通常是由心肌动作电位（action potential，AP）的改变而导致的。因此，抗心律失常药物治疗的主要靶点便在于此——改变心肌动作电位。从微观而言，抗心律失常药物主要是通过改变跨细胞离子通道的特性来施加作用的。

理想的状态是，根据心肌组织的心律失常机制、起源部位等来选择适当的抗心律失常药物，但事实并非如此，抗心律失常药物的使用目前尚处在依赖体外试验和临床观察相结合的经验主义阶段，药物在体内环境中的作用，毕竟比在体外实验中对离子通道的作用复杂得多。尤其在 20 世纪 90 年代初 CAST 试验结果公布后，人们对抗心律失常药物的使用开始进行全面的反思，对抗心律失常药物治疗的效益与风险关系尤为重视。

抗心律失常药物的分类目前较为常用的有两种。其中，Vaughan Wilams 分类于 1971 年提出，现在仍被广泛使用，根据药物不同的电生理作用分为四类。Vaughan Wilams 分类是根据药物阻断特异性跨细胞膜离子流或 β 肾上腺素能受体的作用来进行的分类，具体而言：Ⅰ类抗心律失常药物阻断快 Na^+ 通道，进而减慢传导速度；Ⅱ类抗心律失常药物作用于肾上腺素受体，通过阻断肾上腺素受体以抑制交感神经；Ⅲ类抗心律失常药物作用于 K^+ 通道，进而延长不应期；Ⅳ类抗心律失常药物阻断 Ca^{2+} 通道，减慢窦房结和房室结的传导。其分类方法一目了然，便于记忆，不仅很好地区分了药理机制，同时还便于临床中的药物选择。但是，我们同时也发现，一种抗心律失常药物的作用通常并非单一的，可能影响多种离子通道（例如：奎尼丁同时具有Ⅰ类和Ⅲ类抗心律失常药物的作用；普鲁卡因胺虽属Ⅰa类，但其活性代谢产物 N-乙酰普鲁卡因胺却具有Ⅲ类作用），或同时影响离子通道和肾上腺素能受体（例如，索他洛尔既具有 β 受体阻滞即Ⅱ类作用，又具有Ⅲ类作用；而胺碘酮则可兼具Ⅰ、Ⅱ、Ⅲ、Ⅳ类作用）。由此可见，Vaughan Wilams 分类失之于过简，未能很好地表现出一种抗心律失常药物的多途径、多靶点效应，也未能明确抗心律失常药物的组织特异性。另外，还有一些其他的抗心律失常药物（如地高辛、腺苷等）未能包括在此分类系统内。

因此，在 Vaughan Wilams 分类之后 20 年，国际心律失常专家于 1991 年在意大利西西里岛制定了一个新的抗心律失常药物分类，称为"西西里岛分类"（Sicilian gambit）（图 18-2）。该分类突破传统分类，纳入对心律失常药物作用与心律失常机制相关的新概念。Sicilian gambit 分类根据药物作用的靶点，表述了每个药物作用的通道、受体和离子泵，根据心律失常不同的离子流基础、易损环节，便于选用相应的药物（图 18-1、图 18-2）。在此分类中，对一些未能归类的药物也找到了相应的位置。该分类有助于理解抗心律失常药物作用的机制，但由于该分类过于复杂，几乎是对药物特性的罗列而不是一个特征性的分类，不便于临床实践的应用，故而临床上仍更多习惯地使用 Vaughan Wilams 分类。

一、Ⅰ类抗心律失常药物

Ⅰ类抗心律失常药物作用于阻滞快钠通道，其机制是降低 0 相上升速率（V_{max}），减慢心肌传导，

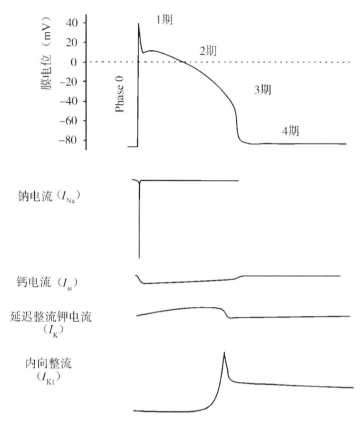

图 18-1 抗心律失常药物作用原理

上半部分显示心肌细胞 AP 由 0~4 期构成，持续约 300ms；下半部分显示构成 AP 的主要跨膜离子流

（来源：Pugsley M K, et al. Principles of safety pharmacology, handbook of experimental pharmacology, Vol 229.）

从而有效终止钠通道依赖折返发生。Ⅰ类药物除了对钠通道有阻滞作用，对钾通道也有一定的作用，按照Ⅰ类药物对钠、钾离子通道和阻滞强度的差异，可分为ⅠA、ⅠB和ⅠC类。Ⅰ类药物在器质性心脏疾病、严重心功能不全和缺血心肌中较敏感，尤其ⅠC类药物可导致心功能恶化，并易诱发致命性心律失常。因此，在器质性心脏病患者中，需谨慎选择应用Ⅰ类抗心律失常药物。

（一）ⅠA类抗心律失常药物

ⅠA类抗心律失常药物阻断快速钠通道，降低动作电位的上升速率，减慢传导速度；与此同时还能部分阻断钾通道，延长动作电位时程进而延长不应期。ⅠA类抗心律失常药物对大多快速心律失常均有一定疗效，且对房性、室性的快速心律失常均有作用。

1. 奎尼丁（quinidine）

奎尼丁为ⅠA类抗心律失常药物，且是最早应用的抗心律失常药物，也是第一个曾广泛应用于治疗心房颤动的抗心律失常药物。奎尼丁的离子通道机制是抑制 I_{Na}、I_{Kr}、I_{Ks}、I_{to}，可提高阈电位，降低 4 期自动除极速率，从而降低心肌细胞自律性；通过阻断钠通道来阻滞钠离子内流，降低动作电位 0 期的上升速率，减慢除极速率，起到降低心肌细胞传导性；通过阻断钾通道导致动作电位延长，从而延长不应期。奎尼丁作为ⅠA类抗心律失常药物，其与钠通道结合、解离速度比ⅠB类药物缓慢，而比ⅠC类药物迅速，因此其降低传导性的作用亦介于ⅠB类药物和ⅠC类药物之间。奎尼丁的钠通道阻断作用具有频率依赖性，当心率较快时，其发挥的抑制作用增强。

奎尼丁对室上性和室性心动过速均有一定疗效。在室上性心律失常方面，奎尼丁几乎可以用来治疗所有室上性折返性心动过速，可作用于心房颤动、心房扑动的复律，可作用于房室旁道以治疗房室折返性心动过速，可作用于房室结双径路以治疗房室结折返性心动过速。在室性心律失常方面，奎尼丁可以

药物	通道					受体				泵	临床效果			临床效果		
	快	中	慢	Ca	K	α	β	M₂	A1	钠-钾ATP酶	左室功能	窦性心律	心外作用			
利多卡因	○										→	→	⊘			↓
美西律	○										→	→	⊘			↓
妥卡胺	○										→	→	●			↓
莫雷西嗪	❶										↓	→	○		↑	
普鲁卡因胺		Ⓐ			⊘						↓	→	●	↑	↑	↑
丙吡胺		Ⓐ			⊘			○			↓	→	⊘	↑↑		
奎尼丁		Ⓐ			⊘	○		○			→	↓	⊘	↑↑		
普罗帕酮		Ⓐ					⊘				↓	↓	○			
氟卡尼			Ⓐ		○						↓	→	○			
恩卡尼			Ⓐ								↓	→	○	↑		
苄普地尔	○			●	⊘						?	↓	○			↑
维拉帕米	○			●		⊘					↓	↓	○			
地尔硫䓬				⊘							↓	↓	○			
溴苄胺				●		◪	◪				→		○			↑↑
索他洛尔				●		●	●				↓	↓	○			
胺碘酮	○			●	●	⊘	⊘				→	↓	●			
烯丙尼定			⊘	●							?	↓	○			
纳多洛尔				●							↓	↓	○	↑		
普萘洛尔	○			●							↓	↓	○			
阿托品				●							→	↑	⊘	↓		
腺苷				□							?	↓	○			
地高辛				□				●			↑	↓	●	↑		

阻断的相对效力：○低 ⊘中 ●高　　　　A=激活状态阻断剂
□=激动剂 ◪=激动剂/拮抗剂　I=失活状态阻断剂

图18-2　Sicilian gambit 分类系统

（来源：抗心律失常药物临床指南 . 2 版 . 北京：人民卫生出版社，2009 年 . ）

有效抑制室性期前收缩和非持续性室性心动过速。奎尼丁还能发挥血流动力学影响作用。奎尼丁阻断 α-肾上腺素能受体，导致外周血管舒张、血压降低和反射性心动过速；抑制迷走神经，这种作用可以导致房室结传导性增强，由此引起心室反应增快。此外，奎尼丁还可以通过阻断 N₂ 型受体发挥抗胆碱能作用。奎尼丁可以抑制浦肯野纤维的自律性，但没有明显的心肌抑制作用。

奎尼丁最常用的口服制剂为硫酸奎尼丁。硫酸奎尼丁口服给药后 2h 在血浆中的浓度达到峰值，血液循环中 80%~90% 的成分与蛋白质结合，主要通过肝脏代谢而清除，清除半衰期为 5~8h。奎尼丁是一种 CYP2D6 强效抑制剂，与代谢途径相同的药物共同使用时可增加血药浓度。奎尼丁可使抗胆碱药、华法林、吩噻嗪类等药物的作用增强。此外，奎尼丁与地高辛共同使用时，由于可使地高辛减少组织结合，并降低肾脏及胆汁中的排泄，降低地高辛清除率，增加地高辛的血药浓度。奎尼丁与苯巴比妥、利福平、苯妥英钠等共同使用时，可使这些药物血药浓度降低。

奎尼丁可用于心房颤动或心房扑动的转复治疗，首先给予 0.2g 的试验剂量，观察有无低血压、心律失常等，若无不良反应，可每 6h 1 次给予 0.3~0.4g 维持。对新近发生的心房颤动，有报道显示奎尼丁复律的成功率为 70%~80%。复律前应注意纠正心力衰竭、电解质紊乱，且注意有无 QT 间期延长。奎尼丁晕厥或诱发尖端扭转型室性心动过速（torsades de pointes TdP）多发生在服药的最初 3d 内。

奎尼丁的不良反应较多，有30%~40%患者发生不良反应，20%~30%的患者因毒副作用而被迫停药。最常见的不良反应是胃肠道反应，主要为腹泻，还包括恶心、呕吐、厌食等。25%的患者在接受奎尼丁治疗中可出现腹泻及上消化道不耐受的情况。由于奎尼丁导致的腹泻难以用药物控制，且易导致电解质紊乱、诱发心律失常，因此发生腹泻不良反应时应考虑停药。

奎尼丁的致心律失常作用是在临床中需要密切监测的不良反应。与其他 I$_A$ 类抗心律失常药物类似，延长动作电位、改变传导速度的药物都可能引起 TdP 或折返性心律失常。而且这种不良反应在应用的全程时段都可能出现。奎尼丁晕厥很早即被认识，但是直到后来才逐渐认识到其与室性心动过速的相关关系。奎尼丁导致的室性心律失常在用药的全程时段均可发生，但较多发生于初始用药的前3~5 d 时间。由于奎尼丁的这种致心律失常危险，在给予奎尼丁治疗时，须对患者进行密切的心电监护，及早发现奎尼丁相关的心律失常。此外，奎尼丁具有延长 QT 间期的作用，其中有约5%的患者发作 TdP。其他较为常见的不良反应包括皮疹、过敏反应、头晕、头痛和金鸡纳中毒（耳鸣、视物模糊、听力减退）等。药物诱导的血小板减少症、溶血性贫血、药物性肝炎、药物性狼疮等也见诸报道。

一项奎尼丁治疗心房颤动的随机试验的荟萃分析显示，奎尼丁组死亡率为2.9%，安慰剂组死亡率为0.8%。还有部分小规模研究显示奎尼丁可能增加充血性心力衰竭患者的死亡率，考虑其可能与奎尼丁的致心律失常作用相关。由于奎尼丁的不良反应风险较高，且可能会增加死亡率，近年来奎尼丁的临床应用已明显受限，应用较少。

2. 普鲁卡因胺（procainamide）

作为 I$_A$ 类抗心律失常药物，普鲁卡因胺的电生理作用与奎尼丁相似，降低心肌细胞自律性，减慢除极速率，降低心肌细胞传导性，并延长动作电位及不应期。

普鲁卡因胺在临床上可使用片剂和注射剂，普鲁卡因胺静脉给药后几乎立即起效，口服后则需约1h开始起效，有70%~90%的药物可经口服吸收入血。其临床应用亦与奎尼丁相似，但对心肌收缩力的抑制较奎尼丁弱，对迷走神经的抑制作用亦较奎尼丁弱。由于普鲁卡因胺达到静脉负荷量的速度相对较快，常用于治疗经旁路快速下传的室上性心动过速，心房颤动、心房扑动的转复，以及终止持续性室性心动过速。对于室性或室上性性质尚不明确的宽 QRS 心动过速，也可使用普鲁卡因胺。

在具体治疗方面，静脉使用普鲁卡因胺时，先给予负荷剂量（不超过 15mg/kg），并且需缓慢给药（不超过 50mg/min）。静脉滴注维持治疗时，其滴注速度应控制在 6mg/min 以下。在使用普鲁卡因胺时，应密切监测血压情况，控制滴注速度，谨防低血压，如发生严重低血压，可给予多巴胺静脉注射或滴注。同时，使用普鲁卡因胺时应检测心电图，如 QRS 时限延长超过 50%或发生传导阻滞时，应考虑酌情减量或予以停药。口服剂型曾多用于治疗室性或房性期前收缩、预防室上性或室性心动过速复发，常用剂量为 3~6g/d，长效制剂可 6~12h 给药 1 次。

普鲁卡因胺常见的不良反应包括低血压和胃肠道反应如恶心、呕吐、腹泻等，多于开始治疗后不久出现。长期用药时，需密切监测白细胞变化，可能发生粒细胞缺乏症，常见于治疗的前 3 个月，一旦发生其死亡率可能高达 25%。对于长期服药患者，还可能出现狼疮样反应，可表现为发热、皮疹、关节炎、胸膜炎或心包炎，有报道其发生概率可高达 10%~30%，症状多数在停药后数周消失。普鲁卡因胺诱发的精神症状也偶有报道。

普鲁卡因胺的致心律失常作用与奎尼丁相似，且同样可出现负性肌力作用、QT 间期延长、低血压等。有小样本研究报道，约 50%的心房颤动患者可以经静脉应用普鲁卡因胺转复为窦性心律，但其中10%患者可出现低血压、心动过缓和心脏传导阻滞等不良反应。由于普鲁卡因胺不良反应发生率较高，已使其应用大受限制，近年来在临床中已逐渐被其他药物所替代。

3. 丙吡胺（disopyramide）

丙吡胺亦属于 I$_A$ 类抗心律失常药物。虽与奎尼丁和普鲁卡因胺的化学结构不同，但其电生理作用机制、迷走神经抑制作用等与它们相似。相比而言，具有明显的抗胆碱作用，因而可以增加窦性心率和加强房室结传导。同时，丙吡胺的负性肌力作用更为显著。

丙吡胺为口服剂型，其口服吸收效率可达 80%~90%，服用后 2~3h 达血浆浓度峰值。约 60% 的药物经肾排出，约 40% 的药物经肝脏代谢。在治疗上，丙吡胺与奎尼丁、普鲁卡因胺的适应证类似。口服丙吡胺可以有效抑制室性期前收缩、室性心动过速等心律失常。但因其显著的负性肌力作用，故不能应用于充血性心力衰竭患者。丙吡胺的通常口服剂量为每 6h 100~200mg，肝功能不全或肾功能不全患者需适当调整剂量。

丙吡胺具有明显的抗胆碱能效应，其不良反应亦主要与此相关，约 40% 患者可发生口干、眼干、青光眼、视物模糊、尿潴留、便秘等症状。任何程度的心功能不全都应尽量避免应用此药，尤其是有明确充血性心力衰竭病史的患者。丙吡胺可能促发闭角型青光眼。若在心功能不全的患者中应用丙吡胺，可显著增加其急性发作心功能不全的风险。丙吡胺的致心律失常作用与奎尼丁、普鲁卡因胺相似，丙吡胺可减慢传导、延长 QT 间期，从而引起诸如折返性室性心动过速、TdP 等心律失常。

由于丙吡胺可能引起 TdP 等心律失常，以及增加器质性心脏病患者死亡率，故而在临床中亦很少使用。

(二) Ⅰ$_B$ 类抗心律失常药物

Ⅰ$_B$ 类抗心律失常药物的主要电生理作用机制是缩短心肌细胞动作电位时程，使不应期明显缩短。而相比于 Ⅰ$_A$ 类药物，其对心肌细胞的传导性的影响较小。在治疗中，Ⅰ$_B$ 类药物对房性心律失常作用较小，而仅对室性心律失常作用效果明显。且 Ⅰ$_B$ 类药物较 Ⅰ$_A$ 类药物致心律失常作用明显减少，故在临床应用中，Ⅰ$_B$ 类药物明显比 Ⅰ$_A$ 类药物更加广泛。

1. 利多卡因 (lidocaine)

利多卡因最开始是作为局部麻醉剂应用于临床 (1946 年)，1950 年起逐渐开始用于治疗急性室性心律失常，为典型的 Ⅰ$_B$ 类抗心律失常药物，也曾是许多紧急治疗急性室性快速性心律失常的首选药物。

在电生理机制方面，利多卡因通过抑制 I_{Na}，可显著降低浦肯野纤维和心室肌细胞的 V_{max}，在快速心率或缺血、高血钾、酸中毒时利多卡因可以持续减慢除极和传导速度，因而缩短浦肯野纤维和心室肌细胞的动作电位时程以及其不应期。心肌细胞缺血越严重，pH 值下降越多，则利多卡因抑制其兴奋和传导的作用越强。利多卡因不减慢动作电位的除极，也不减慢正常组织的传导速度。利多卡因对心房组织无作用，且对于房室结隐匿旁路也很少或几乎没有疗效，利多卡因对 PR 间期、QRS 时限、QT 间期一般无直接影响。

利多卡因由于其在肝脏的首过效应，只能通过静脉途径给药。利多卡因在血液循环中约 70% 与血浆蛋白结合，且利多卡因与血浆蛋白的结合具有应激反应性，在应激状态下结合增加，使血浆清除半衰期延长，也导致利多卡因组织浓度增加。利多卡因的给药方法是：首先给予静脉负荷剂量 1.0~1.5mg/kg，继以 1~2mg/min 静脉滴注维持。利多卡因分布半衰期很短，为 8~10min，首次给药后药物浓度会很快降低，需要 3~6h 才能达到稳态浓度。因此，可在最初负荷剂量后，每隔 10min 追加 2~3 次的冲击剂量，冲击剂量可为首次负荷剂量的一半。连续应用 24~48h 后半衰期延长，应减少维持量。利多卡因通常对血流动力学无明显影响，可能在心力衰竭患者中短暂抑制心功能。在低心排血量状态、70 岁以上高龄和肝功能不全患者中，可将维持量调整为正常患者的 1/2。

利多卡因的主要不良反应与中枢神经系统有关，可表现为语言不清、意识改变、肌肉搐动、末梢或口周麻木、共济失调、癫痫样发作、眩晕、呼吸骤停和心动过缓等。在已有传导阻滞的患者中，利多卡因可能会加重传导阻滞，而窦房结功能障碍的患者中，利多卡因可能会使之抑制加重。利多卡因的不良反应多与其血浆浓度有关，应用过程中随时观察疗效和毒性反应。

利多卡因曾经是室性心动过速治疗的首选药物。但近年来随着研究的深入，多个随机对照试验显示，利多卡因虽能控制心室颤动、室性心动过速等发生率，但患者死亡率甚至有所上升，且心脏停搏发生率升高。再加上利多卡因对心肌正常的室性心律失常作用有限，因此，近年来利多卡因在室性心动过速中的治疗地位已逐渐被胺碘酮等药物所替代，退居二线治疗药物。

2. 美西律（慢心律，mexiletine）

美西律是与利多卡因作用相似的口服药物，1986 年经美国 FDA 批准应用于临床，最开始作为抗惊厥药物应用于临床，后来才逐渐认识其抗心律失常特性。

美西律具有与利多卡因相似的电生理特征，通过抑制快速钠离子流 I_{Na}，可显著降低心房、浦肯野纤维和心室肌细胞动作电位的 v_{max}，延长心房及希氏束-浦肯野纤维-心室肌细胞的有效不应期。美西律在正常情况下对窦房结无明显影响，但与利多卡因类似，在窦房结功能障碍患者中，美西律也可能进一步抑制窦房结功能，而导致窦性心动过缓加重或窦房结恢复时间延长。美西律对血流动力学及自主神经系统一般均无影响，但在严重左心室射血功能降低的患者中，美西律仍可能使患者心功能恶化。

美西律生物利用度高达 90%，口服在消化道几乎完全吸收，肝脏清除首过效应仅为 10%。口服 2～4h 可达到血浆峰值，但在急性心肌梗死患者中，美西律的口服吸收可能延迟至 4～6h。美西律的蛋白结合率约为 70%，主要经肝脏代谢，清除半衰期为 8～16h。

美西律的有效血药浓度与中毒血药浓度接近，治疗窗较窄，因此剂量不宜过大，并且需要缓慢加量。美西律的用量通常为 150～200mg，每日 3 次，数天后若无毒副作用，可每次加量 50～100mg 直至 400mg，每日 3 次。利多卡因有效者口服美西律通常也有效。美西律的治疗应用与利多卡因相似，多用于室性期前收缩及室性心动过速患者中。但与利多卡因有所差异的是，美西律不太适合急诊用药，因为口服起效缓慢，而且需观察其临床表现而逐渐加量。

美西律的主要副作用集中于中枢神经系统与胃肠道。与利多卡因类似，其中枢神经系统症状可包括震颤、视觉模糊、共济失调，甚至意识模糊。尤其与 β 受体阻滞剂联用时，较易发生震颤。美西律还可能发生胃肠道不适症状，而且也较为常见，宜与食物同服以减轻胃肠道反应。美西律的不良反应也与其血浆浓度有相关性。

（三）Ⅰ$_C$ 类抗心律失常药物

Ⅰ$_C$ 类抗心律失常药物抑制快钠通道，显著降低 v_{max}，抑制 0 相动作电位时限。Ⅰ$_C$ 类药物的药理作用可以涵盖心房、心室，对房性和室性心动过速都可以起到一定程度的抑制作用。Ⅰ$_C$ 类药物对心肌复极影响较小。随着 CAST 试验等一系列抗心律失常药物研究，尤其是 Ⅰ$_C$ 类药物的致心律失常作用被广泛认识，近年来，氟卡尼、恩卡尼、莫雷西嗪等 Ⅰ$_C$ 类药物应用已明显减少。

1. 莫雷西嗪（monricizine）

莫雷西嗪是吩噻嗪的衍生物，1971 年开始应用于临床，1990 年由美国 FDA 批准应用于室性抗心律失常药物治疗。

莫雷西嗪的药理分类尚有争议，多数著作将其划分为Ⅰ$_C$ 类药物。莫雷西嗪主要表现为Ⅰ$_C$ 类抗心律失常药物特征，但也表现或混杂有Ⅰ$_A$ 类和Ⅰ$_B$ 类药物的特征。莫雷西嗪可降低 v_{max}，抑制心肌细胞除极，使动作电位时限及有效不应期均缩短。莫雷西嗪对传导速度的影响弱于氟卡尼和普罗帕酮。此外，莫雷西嗪还可表现出类似Ⅰ$_B$ 类药物的作用，降低动作电位时程，缩短不应期。莫雷西嗪可阻滞 L 型钙离子通道，抑制浦肯野纤维的自律性。莫雷西嗪可轻度延长 PR 间期及 QRS 时限，对 QT 间期无明显影响。

莫雷西嗪口服生物利用度为 38%，口服 1～2h 达到血浆峰浓度。蛋白结合率约为 95%，约 60% 经肝脏生物转化，清除半衰期为 2～6h，在肾功能不全及心功能不全患者体内，其药代动力学基本不受影响。肝功能不全患者应当酌情调整用量。

口服莫雷西嗪对房性和室性心律失常均有一定效果，还可以通过阻滞快传径路而治疗房室折返性心动过速，并能终止和预防旁路介导的房室折返性心动过速，此外，对心房颤动和心房扑动亦有一定效果。口服莫雷西嗪的剂量初始为 150～200mg，每日 3 次。如能够耐受并需要加量，可 2～3d 后可增量 50mg/次，但不宜超过 250～300mg，每日 3 次。

莫雷西嗪的副作用以中枢神经和胃肠道为主。其中，中枢神经症状如眩晕、头痛、恶心、呕吐较为常见，也可能出现腹痛、腹泻、消化不良、出汗、意识障碍、血小板减少、肝功能异常等不良反应。此外，尤其值得重视的是莫雷西嗪的致心律失常作用。在 CAST 试验中，治疗心肌梗死后无症状非致命性室性心律失常的前两周中，莫雷西嗪组患者显示出比安慰剂组更高的死亡率，并因此终止试验。研究报道，其早期发生致心律失常作用的发生率为3%~4%，若继续应用还可继续升高。

2. 普罗帕酮（propafenone）

普罗帕酮是目前临床应用较为广泛的一种抗心律失常药物，适用于室上性和室性心律失常的治疗，属于 I_c 类药物，于1981年由FDA批准用于临床。

作为 I_c 类抗心律失常药物，普罗帕酮可显著抑制快钠离子内流 I_{Na}，降低 V_{max}，减慢0相除极速度，减低传导速度，使动作电位时限和有效不应期均被轻度延长。普罗帕酮可提高心肌细胞阈电位，降低自律性，抑制触发激动。与莫雷西嗪相似，普罗帕酮也能轻度抑制L型钙通道（I_{CaL}）。同时，普罗帕酮还有轻度的非选择性β受体阻滞剂作用，其强度仅为普萘洛尔的1/80~1/20。基于这些特点，普罗帕酮可使心房、房室结及心室的有效不应期延长，也能延长旁路的有效不应期，对窦房结功能无明显影响。使用普罗帕酮的患者，PR间期、QRS时限、QT间期均可被延长。普罗帕酮具有负性肌力作用，这是由于其β受体阻滞作用和该通道阻滞作用导致的，其作用相对弱于丙吡胺和氟卡尼。

普罗帕酮在胃肠道中吸收良好，其口服吸收率>90%，但首过效应明显，生物利用度较低仅为5%~50%，口服后2~3h达到血浆峰浓度。由于有较明显的肝代谢首过效应，普罗帕酮的药代动力学呈现非线性剂量依赖的特征。普罗帕酮蛋白结合率为90%以上，经肝脏代谢。单次给药其清除半衰期为3~4h，多次服药达到稳态后清除半衰期为6~7h。

口服普罗帕酮可用于治疗多种室上性和室性心律失常，包括阵发性室上性心动过速、室性心动过速、心房颤动、心房扑动等。有报道显示，普罗帕酮治疗心房颤动的有效性可达40%~65%，与索他洛尔相似。静脉应用普罗帕酮可用于终止和预防阵发性室上性心动过速和室性心动过速。口服普罗帕酮的初始剂量为150mg，每日3次，如可以耐受并需要加量，可3~4d后加量到200mg，每日3次，成年人治疗极量为900mg/d。本药分次口服可以减轻中枢神经系统和胃肠道的不良反应情况。静脉使用普罗帕酮，可以1~1.5mg/kg加入5%葡萄糖溶液中缓慢静脉注射3~5min，根据需要可每10~15min重复1次。或者在缓慢静脉注射后，给予0.5~1mg/min的速度通过静脉泵入治疗。

普罗帕酮的主要副作用有恶心、头晕、金属样味觉异常等，另外还有腹痛、消化不良、感觉异常、便秘、复视、肝功能异常等。在心血管系统方面，普罗帕酮可能产生心动过缓、心搏骤停及传导阻滞情况，尤其自身合并有窦房结、房室结功能障碍患者在使用时尤须谨慎。由于普罗帕酮具有负性肌力作用，轻至中度抑制心肌收缩力，还可出现血压下降情况，心功能不全患者亦须慎用。在用药期间，需注意密切随访心电图、血压、心功能情况。

二、Ⅱ类抗心律失常药物

Ⅱ类抗心律失常药物即为β受体阻滞剂，近年来，随着研究的逐渐深入和循证医学资料的积累，其在心律失常药物治疗中的作用日益受到重视。β受体阻滞剂通过阻滞β肾上腺素能受体，降低交感神经效应，使 I_{CaL} 和 I_f 电流减弱，由此抑制心肌细胞自律性，并能减慢房室结的传导。

β受体阻滞剂的主要抗心律失常作用，即在于抑制儿茶酚胺的致心律失常作用。在交感神经支配丰富的区域如窦房结和房室结，β受体阻滞剂的抗心律失常作用更显著；而在交感神经支配稀少的区域，β受体阻滞剂的抗心律失常作用也相对微弱。β受体阻滞剂在正常心房和心室肌影响非常微弱。但是，在缺血或受损心肌组织中，β受体阻滞剂除了可以降低心肌耗氧量而改善灌注、减少心律失常发生，同时也可以提高缺血心肌的心室颤动阈值，并防止缺血损伤心肌折返性心律失常的形成。

在室上性心律失常中，由于前述窦房结和房室结中存在丰富的β受体，β受体阻滞剂治疗窦房结或房室结参与折返的室上性心律失常效果良好，包括窦房结折返性心动过速、房室结折返性心动过速、房室折返性心动过速等。β受体阻滞剂可终止上述部分心律失常，并能起到预防复发的作用。β受体阻滞剂对房性心律失常作用效果相对较弱，这些心律失常类型包括房性心动过速、心房扑动、心房颤动等。尽管如此，β受体阻滞剂仍可通过延长房室结不应期，而起到在上述心律失常中控制心室率的作用。

在室性心律失常中，β受体阻滞剂对室性期前收缩或室性心动过速有一定疗效，但效果欠佳，这也是因为心室肌组织中β受体相对较稀疏。而如果心律失常有赖于儿茶酚胺释放或与心肌缺血有关等因素时，β受体阻滞剂则有良好效果。例如，对于长QT综合征（尤其是1型）、儿茶酚胺敏感性多形性心动过速，β受体阻滞剂是其药物治疗中最重要的基石。

1. 普萘洛尔（propranolol）

普萘洛尔对$β_1$受体（心脏）和$β_2$受体（外周血管和支气管）无明显选择性，可使二者均受抑制。其药理机制是通过减弱β受体兴奋性，而抑制心肌收缩力，并降低其自律性、传导性，使心脏对运动或应激等情况反应性降低。口服普萘洛尔通常用于控制室上性快速心律失常、室性心律失常（尤其是与儿茶酚胺相关者），以及控制心房颤动和心房扑动的心室率。普萘洛尔口服吸收好（90%），服用后1～1.5h血药浓度可达峰值，经肾脏代谢，清除半衰期为2～3h。口服普萘洛尔的通常剂量为10～30mg，每日3次或4次，根据患者的目标心率和治疗效果调整剂量。

普萘洛尔的主要不良反应与β受体阻断相关，包括支气管痉挛、跛行、乏力、雷诺现象、掩盖低血糖反应等，还包括低血压或心率过慢所导致的头晕。较为少见的不良反应还包括粒细胞缺乏导致的发热、血小板减少、过敏性皮疹等。在支气管哮喘、重度或急性心力衰竭、心脏传导阻滞、明显窦性心动过缓的患者中，原则上禁用普萘洛尔。

2. 阿替洛尔（atenolol）

阿替洛尔是选择性$β_1$受体阻滞剂，其对$β_1$受体的拮抗作用与普萘洛尔类似，但并无$β_2$受体拮抗导致的收缩支气管等作用。阿替洛尔对心肌收缩力的抑制作用也非常微弱。阿替洛尔口服吸收率约为50%，服用后2～4h血药浓度达峰值，主要以原型形式从尿液排出，清除半衰期为6～7h。成人口服剂量可为12.5mg，每日2次起始，根据治疗和耐受情况调节剂量，最大剂量可至50～100mg/d。阿替洛尔的不良反应较普萘洛尔少见，主要包括低血压、心动过缓，以及乏力、皮疹、精神抑郁等。

3. 美托洛尔（metoprolol）

美托洛尔与阿替洛尔相似，是选择性$β_1$受体阻滞剂，其药理作用也与阿替洛尔相似，通过减弱$β_1$受体兴奋性而抑制心肌收缩力，降低心肌自律性、传导性，减少心律失常的发生。美托洛尔口服吸收迅速而完全，其口服吸收率>95%，服药后1.5h左右血药浓度达峰，在肝脏代谢并经肾脏排出，其清除半衰期为3～7h。成人口服剂量可为12.5～25mg，每日2次或每日3次起始，根据治疗和耐受情况调节剂量，其最大剂量可至400mg/d。由于美托洛尔具有脂溶性，较易进入中枢神经系统，因此其神经系统不良反应相对较多，包括乏力、眩晕、精神抑郁、头痛、失眠等。其他不良反应还可有低血压、心动过缓、雷诺现象、恶心、腹泻、瘙痒、皮疹等。

4. 艾司洛尔（esmolol）

艾司洛尔是一种可迅速起效、作用短暂的选择性$β_1$受体阻滞剂。其主要作用是降低窦性心律，控制心房颤动、心房扑动时的心室率。由于艾司洛尔在体内代谢迅速，其消除半衰期仅为9min，静脉注射停止10～20min后药理作用可基本消失。其静脉使用方法为：给予负荷剂量0.5mg/（kg·min）后，继而以0.05～0.3mg/（kg·min）静脉滴注，5min以内即可达到稳态血药浓度，根据目标心率调节给药速度。艾司洛尔的不良反应包括低血压、恶心、眩晕、嗜睡、头痛、乏力等。

三、Ⅲ类抗心律失常药物

Ⅲ类抗心律失常药物的特征是阻滞钾离子通道，包括I_{Kr}、I_{Ks}、I_{Kur}、I_{to}等不同类型。此类药物通过阻断钾离子跨膜转运，进而延长心肌细胞动作电位时程和复极时间，延长有效不应期。Ⅲ类药物对钾通道阻断的强度也与心率有关，但阻断的强度随心率的增快而减弱，因而称之为负向作用依赖性（reverse use dependence）。负向作用依赖性意味着在较慢心率时对动作电位的延长最显著，而在较快心率时作用减弱。另外，此类药物还偶可增加I_{Nas}，也可使动作电位时间延长。

值得注意的是，Ⅲ类抗心律失常药物由于延长复极时程，可触发早后除极，从而增加发生TdP的风险。尽管大部分 TdP 可自行终止，但持续发作可产生晕厥，亦有进展为心室颤动的风险。Ⅲ类药物均可引起 QT 间期延长，但其中有些药物（如索他洛尔、多非利特、伊布利特）相对于胺碘酮更容易引起 TdP，这主要是由于药物对离子通道特异性不同引起的。严密监测 QT 间期、电解质水平以及肾功能情况是降低 TdP 风险的重要措施。

1. 胺碘酮（amiodarone）

胺碘酮于 1962 年作为冠状动脉扩张药物问世，在 20 世纪 70 年代发现其抗心律失常特性，进而批准用于威胁生命的室性心律失常，而随后发现其广谱抗心律失常作用，事实上它对任何类型的快速心律失常都有效，包括房性心律失常如心房颤动等。胺碘酮具备了Ⅰ～Ⅳ类所有抗心律失常药物的电生理活性。因其主要的电生理作用是通过阻断钾通道而被归入Ⅲ类抗心律失常药物，但同时，胺碘酮还具有轻-中度钠通道阻断作用（Ⅰ类作用），非竞争性 β 受体阻断作用（Ⅱ类作用）和钙通道阻断作用（Ⅳ类作用）。

胺碘酮是目前对于反复心室颤动或血流动力学不稳定的室性心动过速最为有效的药物。CASCADE、EMIAT、CAMIAT 等研究已经证实了胺碘酮对于心脏性猝死的二级预防和一级预防效果。在维持房性快速心律失常（包括心房颤动和心房扑动）患者的窦性心律方面，胺碘酮也具有确切效果。心力衰竭患者心房颤动复律后也可选用胺碘酮维持窦性心律，它几乎没有不利的血流动力学效应，并且心律失常复发时常能很好地控制心室率。胺碘酮对旁路参与的心动过速和房室结折返性心动过速也有效，但这些心律失常几乎都能经射频消融根治，应该较少使用胺碘酮。胺碘酮静脉注射对心肌细胞有轻度负性肌力作用，但通常并不抑制左心室功能。对冠状动脉和周围血管而言，胺碘酮具有直接扩张血管的作用。

胺碘酮的药代动力学复杂，口服胺碘酮 30%～50% 经胃肠道吸收，吸收后的复杂分布特征被概括为三室模型。第一室（中央室）被认为由血管内腔组成。积极给予负荷剂量，中央室可在 24h 内大体饱和。第二室（外周室）可能由机体的大部分器官组成。通过典型的负荷给药方法，外周室需要 5～7d 开始饱和。第三室（深部室）由机体脂肪组成，由于胺碘酮具有很高的脂溶性，在不同器官和组织中其蓄积程度不同，脂肪组织中蓄积最多，有效分布容积可接近 5 000L，负荷量后仍需数周时间方可达到稳态，通常需要 15g 甚至更大剂量才能饱和机体脂肪的存储能力。胺碘酮的清除半衰期超过 1 个月，停药后 9 个月仍能检测出其血药浓度。胺碘酮的代谢主要在肝脏进行，代谢为 N-去乙基胺碘酮，也可在体内蓄积，这种代谢产物的蓄积可能是胺碘酮慢性给药作用不同的原因之一。

胺碘酮的治疗适应证广泛，可用于器质性心脏病、心功能不全者，促心律失常反应少。目前临床上，口服胺碘酮可用于危及生命的阵发性室性心动过速和心室颤动的预防，也可用于其他药物治疗无效的阵发性室上性心动过速、心房扑动和心房颤动，包括心房扑动和心房颤动电复律后的维持治疗。静脉胺碘酮可用于室性心动过速、心室颤动，以及急诊控制心房扑动、心房颤动。

目前胺碘酮的口服给药方案是：给予口服胺碘酮负荷剂量 200mg，每日 3 次，持续 1 周后减量为 200mg，每日 2 次，持续 1 周再减量为 200mg，每日 1 次，并维持下去。根据治疗室上性和室性心律失常的不同，以及患者个体化的情况，可进行相应的调整。胺碘酮的静脉给药方案是：给予静脉负荷量 150mg（3～5mg/kg），随后以 1.0～1.5mg/min 速度维持 6h，继而根据病情逐渐减量至 0.5～1.0mg/min。每日总量一般不超过 1 200mg，静脉使用胺碘酮最好不要超过 3～4d。

胺碘酮的不良反应发生率较高，且涉及的系统较多，不良反应种类多样。大部分不良反应与其蓄积剂量有关，而并非与每日剂量相关，因此不良反应的发生随着治疗时间的延长呈明显升高趋势。有研究显示，在治疗的第 1 年近 15% 的患者发生不良反应，而长期治疗不良反应发生率可升至 50% 以上。在 CASCADE 研究中，有 29% 的胺碘酮治疗患者因不良反应而停药。其常见不良反应为：

（1）心血管系统：可出现窦性心动过缓、房室传导阻滞，静脉注射可能产生低血压。TdP 的发生较为少见，但在大剂量胺碘酮合并低血钾、使用利尿剂等情况下仍需警惕，注意密切监测 QT 间期。

（2）甲状腺：由于胺碘酮中含有大量碘，并可抑制外周 T4 向 T3 的转化，即使是在甲状腺功能正常者，也可导致 T4 和 rT3 水平升高，T3 和 TSH 水平下降。有研究显示，有近 30% 的患者因服用胺碘酮而发生甲状腺功能减退，停药后仍有部分患者存在甲状腺功能低下情况，其可能原因为潜在的甲状腺合成功能缺陷或自身免疫性甲状腺炎。甲状腺功能亢进亦可发生，尤其是在已存在亚临床甲状腺疾病的患者中，较甲状腺功能减退少见。

（3）肺部：肺毒性是胺碘酮引起的最危险的副作用，甚至可能致命。最常见的表现为慢性间质性肺炎，也可发生细支气管炎和急性呼吸窘迫综合征，可见于胺碘酮治疗的任何时间，而通常也与胺碘酮的累积剂量有关，维持量在400mg/d以下时很少发生。由于肺毒性症状和体征均不特异，因此需要保持高度警惕。

（4）消化系统：胺碘酮的胃肠道不良反应常见但大多相对轻微，多表现为恶心、呕吐或厌食。胺碘酮可诱发食管下段括约肌麻痹，并导致胃食管反流，需要予以重视。在服用胺碘酮的患者中，约有1/4的患者可发生转氨酶2倍以上的升高，多数患者升高一段时间后可回落至正常，但需要注意监测，警惕严重药物肝损伤的出现。

（5）皮肤：多达2/3的患者可出现皮肤对紫外线照射的光敏感反应，出现蓝色色素沉着，停药后也需较长时间才能逐渐减退。

（6）眼睛：服药3个月以上患者几乎均可出现角膜色素沉着，与治疗疗程和剂量相关，停药后可恢复。

（7）神经系统：可包括共济失调、震颤、近端肌无力、锥体外系体征、睡眠障碍和外周神经病变。减药或停药后可恢复。

另外，还需注意的是，胺碘酮与多种药物存在相互作用，最常见的是增强华法林的抗凝作用，还可增强其他抗心律失常药物（如奎尼丁、普鲁卡因胺、苯妥英钠和氟卡尼）的浓度，增高地高辛的血药浓度，与β受体阻滞剂和钙拮抗剂联用时可增加其负性肌力作用和致缓慢性心律失常风险。

2. 索他洛尔（sotalol）

索他洛尔是D-索他洛尔和L-索他洛尔的外消旋体。其中D-索他洛尔属于纯粹的Ⅲ类抗心律失常药物，主要由阻滞I_{Kr}介导；而L-索他洛尔则兼具Ⅲ类抗心律失常药物和非选择性β受体阻滞剂作用。索他洛尔的抗心律失常作用具有负向依赖特性，即在心率较快时可缩短动作电位，而心率较慢时可延长动作电位。索他洛尔可延长PR间期、AH间期、房室不应期和QT间期，对HV间期和QRS时限无明显影响。

索他洛尔经胃肠道吸收良好，服药后2~4h可达到血药峰值浓度，该药通过原型经肾排出，清除半衰期为12~16h。口服索他洛尔主要用于室上性和室性心律失常治疗。常用剂量80~320mg，每日2次，少于120mg，每日2次时主要表现为β受体阻滞剂作用，其Ⅲ类抗心律失常作用相对较小。

索他洛尔主要的不良反应与其β受体阻滞剂作用和Ⅲ类抗心律失常作用相关，表现为缓慢性心律失常、疲劳、支气管痉挛等。索他洛尔发生TdP的风险为2%~3%，大多发生在初始治疗或调整剂量的第1周时间。用药期间应密切监测心电图变化，若QTc≥500ms时应考虑减量或停药。同时注意患者的电解质水平。

3. 伊布利特（ibutilide）

伊布利特是一种新型Ⅲ类抗心律失常药物，其静脉剂型1995年被FDA批准用于持续性心房颤动和心房扑动的快速复律。其主要作用机制为：抑制快速激活的I_{Kr}，促进2相平台期缓慢内向钠离子电流和钙离子电流，延长动作电位时程，延长QT间期和有效不应期。伊布利特可在心房水平延长心房肌的有效不应期及动作电位时程，降低直流电转复心房颤动的能量，并有效终止各种微折返，起到转复和预防心房颤动的作用。

伊布利特首过效应明显，生物利用度低，无口服剂型。其体内分布迅速，药代学与剂量呈线性关系。血浆清除半衰期为2~12h，80%~90%原药经肝代谢，5%~10%原型经肾排泄。不受年龄、性别、左心室功能及心律失常种类的影响，不受地高辛、钙拮抗剂及β受体阻滞剂影响。通常给予首剂1mg稀释后10min静脉缓慢注射，如首剂后10min心房颤动或心房扑动仍持续，可再次给予1mg缓慢静脉注射。若患者体重<60kg者，则按照0.01mg/kg计算用药剂量，心房颤动终止则立即停用。肝肾功能不全者无需调整剂量，用药中应监测QTc变化。

伊布利特主要不良反应是引起TdP，目前各家报道其发生率为3%~9%，密切监测非常重要，心电监测至少要持续至用药后数小时。避免伊布利特与其他可延长QT间期的药物同时使用，并尽量保证血钾浓度在4.0mmol/L以上。

四、Ⅳ类抗心律失常药物

Ⅳ类抗心律失常药物为钙通道阻滞剂，即阻滞心肌细胞的内向钙离子电流I_{CaL}。Ⅳ类抗心律失常药物减慢窦房结和房室结的传导，对早后除极和晚后除极电位及I_{CaL}参与的心律失常有治疗作用。此类药物可通过延长房室结有效不应期，有效地终止房室结折返性心动过速，减慢心房颤动的心室率。而对心房或心室肌，仅有微弱的或者没有明显的电生理作用。由于负性肌力作用较强，在器质性心脏病尤其是心功能不全患者中慎用。

1. 维拉帕米（verapamil）

维拉帕米的主要药理机制是通过抑制钙离子跨膜内流，延长房室结的有效不应期，抑制其传导性，进而起到控制心房颤动、心房扑动心室率的作用，同时还可治疗和预防阵发性室上性心动过速的作用。维拉帕米通常不影响正常窦性心律，但在病态窦房结综合征患者中仍可能导致严重心动过缓。维拉帕米可减轻心脏后负荷，抑制心肌收缩，改善左心室舒张功能。但在器质性心脏病尤其是心功能不全患者中，维拉帕米的负性肌力作用可抵消其减轻后负荷的积极作用，而导致心功能的恶化。

维拉帕米口服给药时吸收率>90%，经过肝脏具有明显首过效应，生物利用度仅为20%~35%。单剂口服后1~2h达到血浆峰值浓度，清除半衰期为3~7h，而长期口服的清除半衰期为5~12h。70%左右以代谢物形式从尿液中排除，其余经粪便排出。静脉注射维拉帕米后1~5min即开始发挥抗心律失常作用，作用时间可持续2h，静脉注射后迅速经肝脏代谢。成年人口服给药方案为80~120mg，每日3次，可根据情况增加至160mg，每日3次，最大剂量不超过480mg/d。静脉注射用于终止阵发性室上性心动过速和某些特殊类型的室性心动过速。一般起始剂量给予5~10mg稀释后缓慢注射（>2min），若效果不满意可在30min后再次给予10mg静脉注射。每日总剂量不超过50~100mg。

维拉帕米的常见不良反应可包括眩晕、头痛、恶心、便秘、外周水肿，在心血管方面可能引起心功能不全、窦性心动过缓、房室传导阻滞等情况。

2. 地尔硫䓬（diltiazem）

地尔硫䓬与维拉帕米在抗心律失常方面的药理作用类似，通过抑制钙离子内向电流而起到延长房室结的有效不应期的作用。地尔硫䓬经胃肠道吸收良好（80%），但仍具有较强的首过效应，生物利用度仅为40%，绝大部分经肝脏代谢，清除半衰期约为3.5h。口服地尔硫䓬的剂量范围为90~360mg/d，分为4次给药。每1~2d根据治疗需要可以加量。地尔硫䓬长效剂型可每日给药1~2次。静脉使用可给予20mg静脉注射，如有治疗需要可在15min再次重复，静脉维持剂量为5~15mg/h。

地尔硫䓬也具有明显的负性肌力作用，在心功能不全患者中需慎用，尤其是联用β受体阻滞剂时。地尔硫䓬的常见不良反应可包括头晕、头痛、恶心、眩晕、乏力、水肿、厌食、便秘等。在心血管系统可出现缓慢性心律失常（如心动过缓、房室传导阻滞、窦性停搏）、低血压、心功能不全等，需要予以重视，尤其是当地尔硫䓬与其他抗心律失常药物或降压药物合用时。

其他抗心律失常药物介绍一下腺苷。腺苷是一种由体内多个功能器官分泌的一种内源性嘌呤核苷酸，具有很多生理效应，在心脏方面，腺苷与其受体结合后可产生明显的负性变时、负性传导和负性变力作用。作为一种较强的房室传导阻滞剂，其起效快、半衰期短、副作用小、使用方便，广泛用于目前心律失常的诊断、鉴别和治疗中。

腺苷与心肌细胞膜上的腺苷特异性A1受体相结合，调节细胞膜上的蛋白酶，并激活钾离子通道，介导细胞内的钾离子跨膜外流，使细胞膜发生超极化，动作电位时限缩短，阈值电位升高，产生抑制自律性和传导性的作用。A1 受体主要存在于窦房结、房室结中，在心室肌内很少，因而其作用主要局限于窦房结和房室结，对终止房室交界性心动过速有相当良好的效果。

腺苷作用时间极短，给药后 5~10s 发挥最大效应，半衰期小于 30s，1min 以内作用即可完全消失。使用腺苷时，通常选择股静脉或锁骨下静脉给药，首次给予 6mg 在 2s 内迅速注射，若使用后 1~2min 未出现其效应，可将剂量增加至 12mg 在 2s 内迅速注射。腺苷的主要不良反应包括一过性胸部压迫感、胸闷、出汗、颜面潮红、头痛、头晕、恶心、咳嗽、呼吸困难等，但均很快恢复。有支气管哮喘病史患者可能诱发哮喘急性发作。

第二节　长 QT 综合征的治疗

长 QT 综合征（LQTS）的主要治疗目标是预防 TdP 发作，防治心脏性猝死。目前其标准治疗方式是使用 β 受体阻滞剂、左侧颈交感神经切除术，另有少数患者可辅以永久性心脏起搏器或 ICD 植入。LQTS 的治疗需要建立在明确诊断的基础上，包括获得一系列临床证据如体表心电图、临床病史、家族史，以及基因检测分型，对患者进行危险分层，进而启动相应的治疗。

根据 ACC/AHA/ESC 发布的 LQTS 心脏性猝死预防治疗指南，建议对无症状的 LQTS 患者给予口服 β 受体阻滞剂治疗，对有首发晕厥病史的 LQTS 患者也给予 β 受体阻滞剂治疗，并需观察病情变化；对既往反复晕厥病史的 LQTS 患者，可建议行左侧颈交感神经节切除术治疗；对既往有心搏骤停病史的 LQTS 患者，且预期寿命超过 1 年者，建议给予 β 受体阻滞剂+ICD 植入或左侧颈交感神经节切除术；对既往有长间歇性 TdP 发作的 LQTS 患者，建议给予 β 受体阻滞剂+永久起搏器治疗；对有哮喘等不能使用 β 受体阻滞剂的 LQTS 患者建议行左侧颈交感神经节切除术。

一、生活方式

改善生活方式对 LQTS 患者非常重要，其关键在于避免各种诱发因素。ACC/AHA/ESC 发布的 LQTS 指南也明确指出，建议对明确诊断 LQTS 的患者（临床诊断或基因诊断）修正其生活方式。一旦临床确诊 LQTS，首先即应建议患者改变生活方式，避免参加各种竞技性的体育活动，避免服用延长 QT 间期的药物。亚利桑那大学治疗学教育与研究中心建立了一个网站（www.torsades.org），列出了目前已知可导致 QT 间期延长的药物。建议患者充分补充富含 K、Mg 等电解质的食物和液体，并且避免使用可能消耗这些电解质的药物。

不同分型的 LQTS 患者，在生活方式上有需要着重注意的事项：LQT1 患者要避免过度劳累和强体力活动，尤其应限制其游泳，或在严格监管下进行。LQT2 患者应避免暴露于有噪声的环境，尤其是睡眠中突然的闹铃声、电话铃声或警报声，也应尽量避免情绪激动的影响。LQT3 患者的心脏事件多发生在夜间睡眠时，因其运动时 QT 间期反而缩短，可不严格限制运动，但需密切注意家人夜间陪护，尽量与患者夜间同住一间卧室，部分家庭可考虑自备体外除颤器。

补钾、补镁在 LQTS 患者中值得重视。钾剂和镁剂被认为是预防和治疗 TdP 发作的重要辅助药物，LQTS 患者有必要定期常规复查血清电解质，尤其是 K 和 Mg，及时补充，避免发生血钾过低的情况。即使血钾水平正常，也主张适当补充钾剂和镁剂，保持其正常偏高的水平，对于降低 TdP 发作的风险具有重要意义。已有研究证明，对 LQT2 患者给予长期口服补钾治疗，有利于细胞膜钾离子转运，可使心室肌复极不均一性得到改善，缩短 QT 间期。

二、药物治疗

β 受体阻滞剂是目前唯一有明确证据可有效预防 LQTS 发作致命性室性心律失常发作和心脏性猝死

的药物。大剂量 β 受体阻滞剂治疗有效率可达 80%~90%，可预防 75% 的晕厥发作。β 受体阻滞剂的作用机制为：降低交感神经张力，纠正交感神经失衡状态，阻滞交感神经兴奋而导致的 QT 间期延长，同时还可促进 QT 间期对心率变化的适应性，降低发生 TdP 的风险。有研究指出，成年男性使用 β 受体阻滞剂后可显著缩短 QT 间期，并获得更好的疗效。β 受体阻滞剂是治疗 LQTS 的基石，但是存在部分禁忌情况可能导致其不适用，诸如：①显著心动过缓，窦房结功能障碍；②存在 β 受体阻滞剂禁忌证如哮喘等。

有研究表明，应用 β 受体阻滞剂治疗后，LQTS 患者死亡率明显降低至 2%。Moss 等对 581 例 LQTS 先证者进行 β 受体阻滞剂治疗 5 年的配对观察，发现心脏事件从治疗前的（0.97±1.42）次/年下降至（0.31±0.86）次/年，另一组患病的家族成员 288 例则从治疗前的（0.26±0.84）次/年下降至（0.15±0.69）次/年。Schwartz 指出有症状而未治疗者 1 年病死率为 20%，10 年病死率高达 50%。各型 LQTS 对 β 受体阻滞剂的治疗效果有一定区别。总体而言，β 受体阻滞剂保护作用的强弱与分型相关，β 受体阻滞剂对 LQT1 患者保护作用最强，LQT2 次之，LQT3 最弱。90% 的 LQT1 患者服用 β 受体阻滞剂后无晕厥和心脏事件发生，且病死率低于 1%。Vincent 等回顾性研究显示，β 受体阻滞剂可极有效地减少 LQT1 患者的心脏事件。在治疗的过程中发现，几乎所有心脏事件均是由于治疗依从性差或服用导致 QT 间期延长的药物引起。他们建议 β 受体阻滞剂在诊断明确后应立即给予，且最好在患者青春期前应用 β 受体阻滞剂治疗。亦有研究指出，β 受体阻滞剂对 LQT1 及 LQT2 两型患者有明显的保护效应，但因 LQT3 的发作主要与休息及心率慢有关，故并不十分主张 β 受体阻滞剂使用于 LQT3 患者，其效果并不确切。在 ACC/AHA/ESC 发布的指南中，关于 β 受体阻滞剂用于 LQTS 治疗的推荐程度和证据级别如下：①临床确诊的 LQTS 患者应首选 β 受体阻滞剂治疗（Ⅰ类，B 级）；②对于 QT 间期正常但遗传学分子诊断为 LQTS 的患者，β 受体阻滞剂对预防猝死有效（ⅡA 类，B 级）；③对于有晕厥或室性心动过速发作史或有心搏骤停史且已安装 ICD 的 LQTS 患者，持续应用 β 受体阻滞剂对预防猝死有效（ⅡA 类，B 级）。

目前常用的 β 受体阻滞剂药物有普萘洛尔、阿替洛尔、美托洛尔、卡维地洛等。临床实践证明普萘洛尔效果最为肯定，而阿替洛尔被认为效果欠佳。但在具体方面，阿替洛尔是因其本身效果较弱，还是由于其药代动力学原因，尚不明确。每位患者均需接受个体化的 β 受体阻滞剂治疗，考虑其服用方式、给药方案、潜在有益及有害作用等因素。普萘洛尔的使用经验最多，其剂量范围为 2~4mg/（kg·d）起始，逐渐加量至最大可耐受剂量（静息心率降至 55 次/分、血压可低至 90/60mmHg，日常生活中无低血压症状），或以 QTc 间期恢复正常可作为有效指标，以能完全控制临床症状为目标。β 受体阻滞剂对 QTc 间期显著延长的患者以及 7 岁以前发病者效果欠佳，有研究也提示单独使用 β 受体阻滞剂治疗，效果仍不十分理想。对有心搏骤停史或合并 TdP 和（或）晕厥发作的 LQTS 患者中，推荐可给予 β 受体阻滞剂与 ICD 联合应用。在有条件的中心，如果应用 β 受体阻滞剂仍存在晕厥、TdP 或心搏骤停发作，可考虑行左侧颈交感神经节切除术。对 LQT2 和 LQT3 患者而言，其推荐植入 ICD 治疗更为积极，因其更易发作晕厥和心搏骤停。

钠通道阻滞剂如美西律、氟卡尼等药物也可使 QT 间期缩短，其在 LQT3 较 LQT1 和 LQT2 更为明显，因为 LQT3 是由钠通道 SCN5A 基因突变造成，钠内流关闭失控，应用钠通道阻滞剂可直接纠正异常钠通道功能，使得 I_{Na} 失活减慢，减少钠离子持续内流。因此，钠通道阻滞剂可作为 LQT3 的主要治疗，在 LQT1、LQT2 患者中可作为补充治疗措施。钙离子拮抗剂中，小规模研究发现维拉帕米可缩短 QT 间期延长，减小动作电位离散度。但其治疗 LQTS 目前仍缺乏较为可靠的临床证据支持，故目前暂不提倡选用。有研究认为，α 受体肾上腺素能神经在 LQTS 发病中也起着一定作用，可在 β 受体阻滞剂治疗基础上加用 α 受体阻滞剂。

根据遗传学离子通道基因突变位点，目前已报道的 LQTS 共有 12 种类型，其中 LQT1~LQT3 占 90%，其他 9 型均发病率较低。根据目前基因特异性药物治疗效果报道，LQT5、LQT6、LQT11 对 β 受体阻滞剂敏感，β 受体阻滞剂和晚钠电流阻滞剂对 LQT8 具有很好的治疗前景。LQT9、LQT10 和 LQT12

基因突变的结果是使钠电流增强，从而导致 QT 间期延长，钠通道阻滞剂可能对此三种类型的 LQTS 具有治疗作用，但目前可参考的数据也非常有限。LQT4 和 LQT7 目前尚缺乏可借鉴的抗心律失常药物治疗经验。

除了抗心律失常药物治疗外，补钾治疗也是 LQTS 治疗的重要方面。血钾浓度偏低可导致细胞外低钾，复极时间延长，可触发 LQTS 患者发生 TdP。尤其是在 LQT2 和 LQT7 患者中，低钾带来的风险更明显，补钾可较好地改善 QT 间期延长的情况。此外，补镁也有一定意义，部分 LQTS 患者中存在镁离子不足现象，提示补镁可作为 LQTS 的补充药物治疗措施。目前的指南建议，即使没有低血钾的证据，LQTS 患者也主张常规给予补钾、补镁治疗。

使用 β 受体阻滞剂时，需要注意一些问题：①密切随访病情，根据病情即使调整剂量，若达到目标剂量仍发作 TdP 或晕厥，则需考虑植入 ICD 或行左侧颈交感神经节切除术；②需要密切观察心率变化情况，注意有无窦房结功能障碍和心脏传导阻滞，若出现严重的心动过缓或房室传导阻滞，则应立即减量或者停药；③注意监测 β 受体阻滞剂相关的不良反应，如过敏反应、低血压、血糖血脂异常、气道高反应等问题。

对于获得性 LQTS 患者而言，若去除诱因如纠正电解质紊乱、停用延长 QT 间期药物等后不再发作，可并不需要应用 β 受体阻滞剂治疗。

三、手术治疗

（一）ICD 植入治疗

由于 ICD 植入可有效降低患者发生心脏性猝死的发生率，现已将 ICD 植入在 LQTS 患者中列入一线治疗方案。ICD 可以有效转复恶性心律失常如 TdP、心室颤动，预防心脏性猝死。ICD 植入治疗 LQTS，除了在 TdP 或心室颤动时采用低能量和高能量进行电复律除颤，还能在室性心动过速时利用超速起搏方式予以终止。

早在 1996 年，Groh 等随访 50 例接受 ICD 治疗的 LQTS 患者，证实 ICD 治疗在 LQTS 患者中的有效性和安全性。而后来的 Rochester 注册研究进一步确证了 ICD 在 LQTS 患者中的疗效。回顾既往有明确心搏骤停、频发晕厥病史的高危 LQTS 患者，接受 ICD 治疗的 73 名患者在平均 3 年的随访时间内只有 1 个猝死病例（1.3%），而未植入 ICD 的 161 例患者在平均 8 年随访时间中有 26 例患者（16%），Kaplan-Meier 生存分析显示两组相比生存率存在显著性差异。

根据心脏节律异常装置治疗指南，LQTS 患者如果发作心搏骤停并且复苏幸存，则为植入 ICD 治疗的 I 类适应证（证据水平：A 级）；如果在服用 β 受体阻滞剂期间发生晕厥或室性心动过速，为植入 ICD 治疗的 II A 类适应证（证据水平：B 级）。有研究认为，LQT3 型患者从 ICD 植入中获益更多，因其多于静息或夜间发作，常为慢频率诱发，且无明显前驱症状，猝死率高，故较其他类型 LQTS 患者推荐更加积极地给予 ICD 植入治疗。此外，对于 Jervell-Lange-Nielson 综合征（JLNS）患者，特别是 1 型 JLNS 患者，因具有严重的心脏不良表型，需要预防性植入 ICD 治疗。

需要注意的是，植入 ICD 治疗之后，仍需坚持 β 受体阻滞剂治疗，因为 ICD 虽可以预防 LQTS 患者的心脏性猝死，有效降低高危 LQTS 患者的病死率，但其并不能纠正引起心律失常发生的致病基础和潜在病因。LQTS 患者发生的 TdP 事件中，多数可自行终止转复为窦性心律，而 ICD 放电除颤多会给患者带来痛苦、焦虑甚至诱发交感神经兴奋，因此建议在程控时可适当延长 ICD 治疗的发放时间，为自行终止心律失常提供一定的时间和机会。相当比例的 LQTS 发生 TdP 具有慢频率依赖性，因此在电击之后要及时有效给予起搏，减少继发或顽固的心律失常发作。

（二）左侧颈交感神经节切除术

在人体自主神经支配中，左侧颈胸交感神经主要分布在心室肌，右侧颈胸交感神经则主要分布在心房肌、窦房结和房室结。而左侧交感神经占优势，右侧副交感神经占优势。在 LQTS 患者中，左侧与右侧的交感神经存在先天异常，常表现为左侧交感神经相对亢进，右侧交感神经相对减低，这种异常导致左右交感神经张力不平衡，进而导致心肌复极化不均一。另外，由于心肌细胞膜离子通道基因突变，导致跨膜电流异常，也进一步导致复极离散度增加。左侧颈交感神经切除术（left cardiac sympathetic denervation，LCSD）的主要作用机制是，通过切除左侧交感神经，去除其对心脏的控制优势，达到降低左侧交感神经亢进，使心肌复极离散度降低的目标。

LCSD 作为 LQTS 患者的二线治疗措施，尤其在 β 受体阻滞剂无效或不耐受、不愿意接受体外装置植入、起搏治疗无效或反复晕厥的患者中，可通过有效平衡交感神经兴奋性、一定程度缩短 QTc 间期、减少猝死率。已有多篇研究显示，LQTS 患者接受 LCSD 后，心脏事件呈明显下降趋势。在常见的不同类型的 LQTS 患者中，LCSD 的有效性表现为 LQT1>LQT3>LQT2，但仍需进一步证实。Schwartz 推荐对所有既往晕厥史而 β 受体阻滞剂治疗无效的患者进行 LCSD 治疗。LCSD 手术切除范围包括左侧星状神经节下半部及左侧 T2~T4 交感神经节，目前可通过胸腔镜途径实施，而无需传统开胸入路，大大降低手术创伤性。同时，在手术中还保留左侧星状神经节的上半部分，这样既可达到治疗目的，又可有效防止术后 Horner 综合征的发生。在大多数有经验的医院中，LCSD 相关死亡率几乎为零，Horner 综合征的并发症也较少见（<5%）。

根据目前的指南推荐，对于无症状或仅有晕厥症状的 LQTS 患者，若服用 β 受体阻滞剂存在禁忌、无法耐受，或充分使用 β 受体阻滞剂仍有晕厥发作者，则可以考虑 LCSD；对于有心搏骤停发作的 LQTS 患者，若主观拒绝或因经济原因不能选择 ICD 植入的患者，可考虑行 LCSD 作为替代方案。

四、急性期治疗

TdP 是一种 QRS 波群宽大畸形、尖端围绕基线扭转的室性心动过速，TdP 多发生于突然延长的周期之后。其处理方式如下：

（1）去除诱因：停用可能诱发 QT 间期延长的药物，以及停用可导致血钾降低的药物，避免剧烈体力活动等诱发因素，密切监测血流动力学和心电学表现。

（2）补钾治疗：研究认为，当细胞外钾浓度保持在 4~5mmol/L 时可以增加钾离子外流，减轻心肌细胞的复极不均一。可给予 KCl 注射液 1.5g/h 静脉滴注，目标血钾浓度≥4.5mmol/L。尤其与镁剂联合静脉滴注时，纠正 TdP 效果较为显著。

（3）补镁治疗：镁离子可阻断跨膜钙离子内流，降低早发后除极的波幅，抑制其触发心律失常，在治疗 LQTS 急性期 TdP 中意义重大。无论患者是否存在低镁，均推荐 2g 镁剂加入 5% 葡萄糖液稀释并予 1~2min 静脉注射，5~15min 之后必要时可重复给药，继而以 3~10mg/min 静脉维持滴注。在使用镁剂时应注意其毒副作用，镁中毒的标志是膝腱反射消失，甚至出现房室结功能异常、低血压或心搏骤停。

（4）针对慢频率的治疗：对于慢频率依赖性特征的 TdP，可给予临时心脏起搏器植入，将起搏频率设定在 120~140 次/分可缩短 QTc 间期，当 TdP 获得控制后，可将最低起搏频率下调至 70~80 次/分预防 TdP 再发。此外，可考虑给予异丙肾上腺素 1~4μg/min 静脉滴注治疗以提高心率，使心室率维持在 100~120 次/分，同样可起到缩短 QTc 间期、控制 TdP 发作的作用。

（5）除颤：如果 TdP 发作时血流动力学不稳定，或 TdP 进展恶化为心室颤动，应立即给予电除颤。

第三节　Brugada 综合征的治疗

Brugada 综合征是一种与猝死相关、而心脏形态结构正常的疾病，诊断本病较为困难，虽典型的心电图表现较易识别，为右束支阻滞和 $V_1~V_3$ 导联 ST 段抬高，但亦可呈现多样化，且可隐匿，易受多种因素影响（温度、心率、自主神经张力、药物等），且临床表现亦多样。Brugada 综合征是一种遗传异质性疾病，包含了与 SCN5A 基因相关的多个突变位点，基因诊断也越来越具有重要意义。

伴有晕厥或心脏性猝死生还的患者，电生理检查诱发心室颤动的发生率较高，且预后不良；而无症状、仅具有 Brugada 综合征心电图改变，且电生理检查不能诱发心室颤动的患者，则其预后较好。目前 Brugada 综合征的唯一证实有效的治疗方法是 ICD 植入治疗，有部分小样本量报道证实奎尼丁可预防部分患者恶性室性心律失常的发生，但尚缺乏更进一步的证据。

一、药物治疗

Brugada 综合征的药物治疗主要靶点是平衡右心室心外膜动作电位早期的激活电流，减小动作电位切迹幅度。可通过两个方面来达到这个目标：阻断或减少外向阳离子电流，如瞬时外向钾电流（I_{to}）；增加内向阳离子电流（I_{Na} 或 I_{Ca}），以平衡增强的外向钾电流 I_{to}。I_{to} 电流增强是 Brugada 综合征患者的根本电生理机制，从电生理理论角度推导心脏选择性特异 I_{to} 阻滞剂应当具有很好的治疗效果，但目前尚无此类特异 I_{to} 阻滞剂应用于临床。兼具有 I_{to} 和 Na^+ 通道阻滞作用的药物奎尼丁，是目前在 Brugada 综合征药物治疗中使用及研究最多的药物，此外还有替地沙米与奎尼丁类似。替地沙米是一种新型抗心律失常药物，它没有奎尼丁所具有的相对较强的内向 Na^+ 电流阻断作用，它可能比奎尼丁更有优势，但目前尚缺乏大样本量临床数据支持。

实验研究表明，奎尼丁可使心外膜动作电位的 1 相、2 相恢复，恢复心外膜动作电位穹隆，并使升高的 ST 段恢复正常，进而预防 2 相折返及多形性室性心动过速、心室颤动的发生，在电生理检查中可有效抑制心室颤动和自发性室性心律失常的发生。目前推荐给予大剂量奎尼丁治疗，治疗剂量为 1 000~1 500mg/d。同时，奎尼丁是对已安装 ICD 但多次治疗性电击的患者、Brugada 综合征患者出现电风暴时的有效治疗药物，在儿童 Brugada 综合征患者或因经济原因无法负担 ICD 的患者中，也是一种替代性治疗方案。Belhassen 等选取了 25 例电生理检查可诱发心室颤动的患者，给予奎尼丁口服治疗，治疗后 22 例（88%）患者未再诱发心室颤动，19 例（76%）患者随访（56±67）个月未再发生心律失常。但仍缺乏大型、随机、对照的临床研究评价奎尼丁的有效性。替地沙米是一种实验用的抗心律失常药物，它可能比奎尼丁更有优势，因为它没有前者所具有的相对较强的内向 Na 电流阻断作用。

除奎尼丁外，目前还有 β 受体激动剂异丙肾上腺素应用于临床，其可通过激动 β 受体增强经 L 型 Ca^{2+} 通道的 Ca^{2+} 内向离子流（I_{Ca}），减轻复极期内外向离子流的失衡，并使患者抬高的 ST 段得以恢复正常。在体外试验中，异丙肾上腺素通过增加 I_{Ca}，可减少跨壁及心外膜的复极离散度。临床实践也证实了异丙肾上腺素对部分 Brugada 综合征患者的电风暴有效，但数据尚欠充分。根据目前指南推荐，Brugada 综合征电风暴用异丙肾上腺素治疗为 II_A 类推荐适应证，而奎尼丁对 Brugada 综合征电风暴治疗无明显效果（II_B 类适应证）。另一个可增强 I_{Ca} 的药物为西洛他唑，是一种磷酸二酯酶 III 抑制剂。个案报道发现西洛他唑既能抑制 I_{to}，又可增加内向电流 I_{Ca}，能使 Brugada 综合征患者 ST 段恢复正常。临床研究显示，西洛他唑可有效减少反复心室颤动患者的 ICD 放电。但也有病例报道西洛他唑对 1 例 Brugada 综合征患者心室颤动发作、多次 ICD 放电并无明显效果。这些药物治疗的循证医学资料目前尚少，其确切的疗效还待确定。

在其他抗心律失常药物中，胺碘酮、β 受体阻滞剂对 Brugada 综合征患者无效。I_A 类（奎尼丁除外）和 I_C 类抗心律失常药物禁用于 Brugada 综合征患者，这些药物可抑制钠离子内流，使 I_{to} 电流相对增加，因此对 Brugada 综合征患者禁用，包括普鲁卡因胺、氟卡胺、普罗帕酮、双异丙吡胺等药。

近年来的研究还发现，从中药丹参中的提取物二甲基 Lithospermate B，药理研究揭示其可减慢钠通道的失活。在动物模型中，发现此药物能够降低心外膜和中层心肌的复极离散度，可消除由 2 相折返诱发的室性心动过速或心室颤动。该药物对 Brugada 综合征治疗可能是一个有良好前景的选择，但目前尚缺乏该药物的临床研究数据，未应用于临床。

二、手术治疗

（一）ICD 植入

ICD 植入治疗是目前唯一已证实对 Brugada 综合征治疗有效的方法。近年来多个临床研究显示，抗心律失常药物治疗虽然降低了恶性室性心律失常事件的发生率，但其并不增加生存率甚至使病死率上升，而 ICD 植入可明确改善恶性室性心律失常患者的生存率。对既往有过晕厥、猝死先兆、猝死、夜间濒死样呼吸等相关发作的 Brugada 综合征患者，不论电生理检查结果如何，都需植入 ICD 治疗进行二级预防。有自发心电图异常（$V_1 \sim V_3$ 导联 ST 段抬高）的无症状 Brugada 综合征患者，如果电生理检查可诱发多形性室性心动过速或心室颤动，需要植入 ICD 治疗。间歇性和持续性心电图异常患者预后相同。对无症状或症状非常轻微、电生理检查不能诱发室性心律失常的 Brugada 综合征患者，是否需植入 ICD 进行一级预防目前尚有争议。ICD 植入治疗在婴幼儿 Brugada 综合征患者中也存在局限性。

对一项纳入 19 例接受 ICD 植入治疗的 Brugada 综合征患者长期随访结果显示，在平均随访（34.7±19.4）个月的时间里，共有 7 例患者发生 46 次心室颤动，均被 ICD 成功除颤。另有一组病例研究显示，对接受 ICD 植入治疗的 Brugada 综合征患者进行长期随访，结果显示近 30% 的患者至少被 ICD 治疗过 1 次，在 5 年随访期中的 ICD 累积有效治疗率分别为 18%、24%、32%、36% 和 38%。Sacher 等报道一项多中心研究，对 220 名植入 ICD 治疗的 Brugada 综合征患者进行随访，这些患者既往因为猝死生还、晕厥、心内电生理检查阳性、猝死家族史阳性或非持续性室性心动过速而植入 ICD，患者平均年龄（46±12）岁，其中男性 183 人。ICD 植入术后平均随访（38±27）个月，无患者死亡，18 例（8%）患者受到恰当的电击治疗，45 例（20%）患者受到不恰当的电击治疗。这一较大规模的临床研究提示 ICD 治疗可有效预防 Brugada 综合征患者发生猝死，但不恰当电击的问题需引起重视，对非 I 类或 II A 类适应证的 Brugada 综合征患者植入 ICD 可能是导致该研究中不恰当电击比恰当电击更多的原因。对植入 ICD 治疗的 Brugada 综合征患者，给予优化 ICD 参数设置是确保 ICD 疗效至关重要的因素，并联用合理的辅助药物治疗如抗心律失常药物，对防治电风暴、降低室性心律失常的发生率、提高患者的生存质量有重要作用，并能减少 ICD 放电次数，延长 ICD 的使用寿命。

在 2005 年召开的第二届 Brugada 综合征国际专家会议，对 Brugada 综合征的危险分层方案和治疗措施进行了详细的研究讨论。具体而言，有症状的患者应植入 ICD 治疗。对无症状的患者，可行心内电生理检查进行危险分层：对自发或应用钠通道阻滞剂后 1 型 Brugada 样心电图表现，且猝死家族史阳性的患者，电生理检查可诱出心室颤动则应植入 ICD；若无症状且无猝死家族史，并只有在应用钠 Na 通道阻滞剂后才表现出 1 型 Brugada 样心电图特征，可给予严密随访，目前尚无资料支持行电生理检查或植入 ICD。

根据 ACC/AHA/ESC 发布的室性心律失常治疗和心脏性猝死预防指南：对既往有心搏骤停史的 Brugada 综合征患者，预期寿命超过 1 年，是 ICD 植入的 I 类适应证。自发 $V_1 \sim V_3$ 的 ST 段抬高并有晕厥史，有或没有证实 SCN5A 基因突变的 Brugada 综合征患者，推荐植入 ICD 治疗（II A 类适应证）。临床监测的自发 ST 段抬高心电图，包括通过药物激发伴有或无症状的 ST 段抬高，有室性心动过速发作记录但未发生心搏骤停事件的 Brugada 综合征患者，推荐植入 ICD 治疗（II A 类适应证）。多数认为无症状的 Brugada 综合征患者，有自发 ST 段抬高，有或无 SCN5A 基因突变，电生理检查行风险评估的价值有限（II B 类适应证）。

（二）射频消融治疗

近年来，有越来越多的学者报告通过射频消融术治疗 Brugada 综合征病例，并且取得了一定效果，成为 Brugada 综合征治疗的一种新的选择。由于近年观察到 Brugada 综合征患者的室性心律失常事件多由短联律间期的室性早搏触发，通过在心内诱发局部可能触发室性心动过速或心室颤动的室性早搏起源点，并予以消融治疗，则可以起到预防恶性心律失常事件的作用。

Haissaguerre 等报道 3 例 Brugada 综合征患者的射频消融治疗情况。其中男性患者 2 例，女性患者 1

例，年龄为（39±7）岁。电生理检查提示 3 例 Brugada 综合征患者的室性早搏形态均为单形性，给予射频消融治疗后，随访（7±6）个月未见晕厥、心室颤动和心脏性猝死事件发生。此后，国内外有多个小样本研究证实其有效性。郭成军等报道了 38 例 Brugada 综合征患者的射频消融治疗。其中男性患者 31 例，女性患者 7 例，年龄为（38.27±13.91）岁。射频消融治疗即刻成功 32 例（84%），随访（5.72±2.03）年，5 例患者心律失常复发，1 例患者发生心脏性猝死。目前，射频消融手段治疗 Brugada 综合征，在小样本研究中证实其部分有效，但预防猝死的效果显然不及 ICD 植入效果确切。而且，其积累的病例数量尚少，有待更大样本量的临床研究以确证其有效性，并进一步探讨和优化其消融治疗方案。

第四节　肥厚型心肌病的治疗

肥厚型心肌病（hypertrophic cardiomyopathy，HCM）的治疗目标包括降低死亡风险、缓解临床症状。相应的，HCM 的治疗原则为减轻左心室流出道（left ventricular outflow tract，LVOT）梗阻、减弱心肌收缩力、降低心律失常等并发症风险。对于非梗阻型 HCM 而言，是否给予药物治疗尚存在分歧，部分学者主张无症状者可不予药物治疗。但考虑到延缓 HCM 导致的心室重构，多数学者仍建议小至中剂量服用 β 受体阻滞剂或非二氢吡啶类钙离子拮抗剂。对梗阻型 HCM 而言，若最佳优化药物治疗无效，LVOT 梗阻仍较严重，可考虑进一步行室间隔部分切除术、室间隔化学消融术等治疗方法。此外，对于恶性心律失常导致的心脏性猝死患者，植入 ICD 治疗可起到预防猝死的作用。

HCM 患者应禁止参加竞技性体育运动，避免日常生活中的重体力劳动、过度劳累、情绪激动等，并注意避免使用增强心肌收缩力和减轻心脏容量负荷的药物，如洋地黄类、β 受体激动剂、硝酸酯类、利尿剂等，这些药物可使 LVOT 梗阻加重。

一、药物治疗

1. β 受体阻滞剂

β 受体阻滞剂是目前广泛用于治疗 HCM 的一线药物。其通过抑制交感神经兴奋性，起到如下作用：

（1）减慢心率，延长舒张期：可通过心室被动充盈时间延长，使得 LVOT 增宽，增加室间隔与二尖瓣之间的距离，使收缩期二尖瓣的前向运动减弱；延长舒张期使心肌有效灌注时间延长，增加心肌血流灌注，减轻心肌缺血症状发作。

（2）降低心肌收缩力：心肌收缩力降低可明显减小左心室流出道压力阶差（left ventricular outflow tract pressure gradient，LVOTPG）；同时也可降低心肌耗氧量，改善心肌缺血症状。

（3）抗心律失常作用：可降低恶性心律失常事件的发生风险，并控制 HCM 合并心房颤动患者的心室率。

β 受体阻滞剂的使用通常建议从小剂量开始并逐渐加量，根据心率水平、流出道压差逐渐调整到最大耐受剂量，使其达到完全的 β 受体阻滞作用。使用 β 受体阻滞剂治疗目标心率应控制在静息状态下 60 次/分，应坚持长期服用，须避免突然停药。最早用于 HCM 治疗的 β 受体阻滞剂是普萘洛尔（心得安），可从 10mg 每日 3 次开始逐渐加量，最多可增加至 200mg/d 左右。此后，多种 β 受体阻滞剂逐渐用于临床，如美托洛尔、比索洛尔、阿替洛尔等，均证明其临床有效性，且使用原则与普萘洛尔类似。

充分使用 β 受体阻滞剂可使 1/3～2/3 患者症状得到改善，可明显改善心绞痛、呼吸困难、心悸、先兆晕厥等症状。同时，有限的随访研究结果也显示，应用大剂量 β 受体阻滞剂可预防心脏性猝死、降低 HCM 死亡率，但亦有部分研究显示其远期疗效欠佳，尤其在梗阻型 HCM 患者中，不能降低其心脏性猝死等硬终点事件。因此，β 受体阻滞剂的确切疗效仍有待进一步大规模研究予以明确。

2. 钙离子拮抗剂

钙离子拮抗剂也是目前治疗 HCM 的常用药物，尤其是在 β 受体阻滞剂治疗无效或不能耐受时。其中，维拉帕米通常能够较好地缓解症状，其主要作用机制是阻断心肌细胞钙离子通道，起到类似于 β 受体阻滞剂的降低心肌收缩力、改善心室舒张功能、增加心室充盈；同时，维拉帕米还可减慢心率、扩张冠状动脉，改善心肌缺血症状。维拉帕米的临床应用剂量为 120~480mg/d，分 3 次服用。在明显低血压、窦房结功能低下或房室传导阻滞患者中应慎用。地尔硫䓬也可用于 HCM 的治疗，其作用与维拉帕米类似，使用剂量为 30~60mg/d，分 3 次服用。值得注意的是，二氢吡啶类钙离子拮抗剂不建议用于 HCM 患者，因为其虽可缓解心肌缺血症状，但具有较明显的扩血管作用，会降低心脏后负荷，可能会加重 HCM 患者的 LVOT 梗阻症状。β 受体阻滞剂和钙离子拮抗剂联合应用，可产生协同作用，有研究提示其可更好地减轻 LVOT 梗阻程度。但有研究亦显示，二者联合使用也可能增加严重心动过缓或房室传导阻滞的风险，因此联合使用时需注意密切监测心率情况。

3. 丙吡胺

对于不能耐受 β 受体阻滞剂或维拉帕米的患者，可以考虑使用丙吡胺。丙吡胺是一种具有较强负性肌力作用的 I$_A$ 类抗心律失常药物，可有效抑制心肌收缩力，减慢心室射血速率，降低 LVOT 压力阶差，起到减轻梗阻的作用。其初始剂量可给予 100~120mg/d，每日 3 次服用，可根据情况逐渐加量至 600~800mg/d。在合并心力衰竭时需慎用，因其负性肌力作用可导致心力衰竭急性加重。丙吡胺具有较强的抗胆碱能副作用，可引起尿潴留、口干、眼干等。

4. 其他药物

合并有心律失常如室性心律失常、心房颤动的患者，可考虑使用抗心律失常药物胺碘酮。心房颤动患者若无禁忌证，还应积极给予抗凝治疗，以避免发生相关栓塞事件。部分研究发现，血管紧张素转换酶抑制剂（ACEI）在减缓甚至逆转心室肥厚方面具有良好效果，但亦需要警惕其可能存在的降低心脏容量负荷导致 LVOT 加重的风险。

二、手术治疗

根据目前的治疗指南和专家共识，手术治疗是梗阻型 HCM 治疗的金标准。自 1958 年 Cleland 完成首例 42 岁男性梗阻型 HCM 患者室间隔部分切除手术并获得较好疗效以来，50 余年中外科术式的发展经历了诸多改变，1968~1978 年 Morrow 提出了经典 Morrow 术式：经主动脉切口、室间隔肥厚心肌切除术，通过在室间隔基底部切开一个长方形的槽，切除部分肥厚的室间隔肌肉，以达到解除 LVOT 梗阻的目的。其切除长度约为 3cm，切除厚度为其原厚度的 1/2。近年来，Mayo Clinic 等多家心脏中心在经典 Morrow 术式基础上进行改良，扩大室间隔切除范围，称为"扩大室间隔心肌切除术"或"改良扩大 Morrow 术"。改良扩大 Morrow 术纵行切除肥厚室间隔肌肉的长度更长（约为 7cm），并且更向心尖部。同时，在室间隔中不向左侧方向弯曲，并切除该部位的室间隔肌肉。如果二尖瓣前叶或乳头肌与左心室游离壁之间存在异常连接的腱索或肌束，也一并予以切除。

根据目前国内外经验，外科手术的适应证为：①有明显的胸痛、呼吸困难、晕厥等症状，日常活动受限，且药物治疗无效；②静息状态下或运动激发试验后，超声心动图检查提示 LVOTPG≥50mmHg；③超声心动图证实 LVOT 梗阻是由于二尖瓣前叶对应基底部室间隔肥厚及 SAM 现象所致。手术应当在条件完善的医疗机构完成，目前报道的手术并发症死亡率为 1%~3%。手术可使约 90% 的患者流出道梗阻明显减轻，左心室舒张和收缩功能恢复，晕厥次数减少，70% 的患者症状明显改善，但仍有 10% 的患者疗效不佳，仍存在明显症状。一项来自美国的回顾性研究纳入 1 337 例梗阻型 HCM 患者，接受外科手术后 1 年、5 年、10 年生存率分别为 98%、96%、83%，这些数字与年龄、性别等其他特征相似的美国普通人群生存率无统计学差异，而明显优于未接受外科手术保守治疗的患者（1 年、5 年、10 年生存率分别为 90%、79%、61%）（P<0.001）。阜外医院在 2009~2011 年，对 93 例患者实施外科手术，围术期死亡率 0%，术后 LVOTPG 平均降至 14mmHg。

（一）经皮腔内室间隔心肌消融术

1995 年，英国 Sigwart 等首次在 Lancet 上报道了应用 96%酒精阻塞间隔支成功治疗肥厚型心肌病的案例。此后，该技术逐渐引起重视，并加以发展和完善。目前的经皮腔内室间隔心肌消融术（percutaneous transluminal septal myocardial ablation，PTSMA）操作原理是：将导管送入冠状动脉左前支的第一间隔支，注射无水乙醇（0.5~3.0mL），从而造成该支血管所供血的室间隔上部心肌梗死，使室间隔上部变薄、运动减弱，从而使左心室流出道增宽、LVOTPG 降低、LVOT 梗阻得以改善。

PTSMA 目前已作为外科室间隔切除术的一种替代方法，主要对象应是高龄患者或因合并其他疾病而致心肌切除术的危险性明显升高者。随着经验的增加，室间隔消融代替外科手术正在逐渐增多，其成功的关键在于正确地选择肥厚室间隔相关的供血支。掌握好 PTSMA 的适应证是保证其安全成功的重要前提。根据目前经验，PTSMA 的适应证包括：

（1）临床症状方面：①临床上经过药物治疗仍有明显症状，且乏力、心绞痛、晕厥等进行性加重，充分药物治疗效果不佳或不能耐受药物治疗副作用；②尽管患者症状不严重，但压力阶差高及有猝死的高危因素或有运动诱发的晕厥或活动能力下降；③外科室间隔心肌切除术失败或 PTSMA 术后复发；④不能接受外科手术治疗或外科手术高危患者。

（2）临床检查方面：①静息状态下 LVOTPG>50mmHg 和（或）激发的 LVOTPG>70mmHg（有晕厥或可除外其他原因者，LVOTPG 可适当放宽）；②超声心动图显示主动脉瓣下肥厚，梗阻部位位于室间隔基底段，并有与 SAM 现象有关的 LVOT 梗阻，应排除乳头肌受累和二尖瓣叶过长；③室间隔厚度≥15mm。

（3）形态学方面：冠状动脉造影提示有合适的间隔支。

PTSMA 的禁忌证包括：①非梗阻型 HCM；②合并必须进行心脏外科手术的疾病如严重的二尖瓣病变、冠状动脉三支病变等；③室间隔弥漫性增厚；④终末期心功能不全。

PTSMA 治疗的并发症主要包括：①酒精渗漏灼伤血管导致血管闭塞；②冠状动脉前降支撕裂致急性心肌梗死；③束支或房室传导阻滞；④快速性心律失常如心房颤动、室性心动过速等；⑤心力衰竭、左心室进行性扩大。其中，房室传导阻滞及束支传导阻滞最常见，可有 30%~60%的患者术后出现完全性房室传导阻滞，多数持续数分钟至数天可自行恢复，发生严重的房室传导阻滞者为 5%~20%，需要安装永久心脏起搏器者为 2%~10%。

目前，PTSMA 治疗的近期及远期疗效是肯定的。多项国内外研究显示 PTSMA 术后 LVOTPG 较术前明显下降，室间隔厚度明显降低，LVOT 梗阻明显改善。我国 PTSMA 注册资料显示，2009~2010 年全国 PTSMA 术 286 例，成功率达 82.9%，严重不良反应发生率 1.4%，未见死亡报道。在 PTSMA 与外科室间隔心肌切除术的比较中，尚缺乏大规模随机对照研究。Agarwal 荟萃分析 12 项相关研究，显示在近期与远期死亡率、心功能、室性心律失常和术后复发及二尖瓣反流方面，两种治疗方式无显著差异，但 PTSMA 术后发生房室传导阻滞需植入永久性起搏器的风险相对较高。Leonardi 等荟萃分析了 19 项 PTSMA 研究（2 207 例）和 8 项外科手术（1 887 例）研究，显示两种治疗方式的全因死亡率和猝死发生率均降低，且无显著差异。因此，PTSMA 治疗的方法改进，以及其远期效果均有待进一步研究。而 PTSMA 与外科室间隔心肌切除术治疗的比较，也需要大规模前瞻性研究予以进一步评价。

（二）起搏治疗

自 20 世纪 80 年代以来，人工心脏起搏器开始应用于 HCM 的治疗，并随着其功能逐渐发展和完善，现在双腔心脏起搏器（DDD）已成为室间隔切除外科手术或室间隔无水酒精消融的一种替代治疗手段。其治疗机制是：通过改变心尖及心脏基底部除极和收缩顺序，使得收缩期 LVOT 增宽，降低 LVOT 压力阶差可达 30%以上。双腔心脏起搏器植入治疗的指征包括：最佳优化药物治疗后仍有明显症状或不能耐受药物治疗；室间隔肥厚而非心尖、左心室中部肥厚，静态 LVOTPG>30mmHg，激发后 LVOTPG>60mmHg；因为某些原因（高龄、合并重要系统性疾病、主观意愿拒绝）等不能行室间隔切除外科手术或室间隔无水酒精消融者。有研究显示，安装 DDD 起搏器后，其血流动力学指标获得明显改善，术后

LVOTPG 显著降低，且症状亦得到改善。还有研究显示，随访 1 年后室间隔厚度显著变薄，SAM 现象减少。而 Nishimura 等进行的一项随机对照试验中，对 21 例梗阻型 HCM 患者进行 DDD 起搏器植入治疗，结果显示其中 63% 的患者获得 LVOTPG 明显降低、症状改善结果，而 32% 的患者症状无明显改善，5% 的患者症状反而恶化。Maron 等也获得类似性质的结果，48 例梗阻型 HCM 患者中，57% 的患者 LVOTPG 明显下降，而 43% 的患者则未见明显变化。因此，DDD 起搏器植入治疗在 HCM 患者中的应用前景，还需进一步大规模研究予以明确。

第五节　儿茶酚胺敏感性多形性室性心动过速的治疗

儿茶酚胺敏感性多形性室性心动过速（catecholaminergic polymorphic ventricular tachycardia，CPVT）较常见于年轻人或儿童，可表现为心脏性猝死或应激相关的心源性晕厥。其诱发因素多为情绪或活动应激，其室性心动过速的心电图特征为多形性、双向性室性心动过速，少数也可表现为心室颤动。目前本病已确定 2 个相关基因：CASQ2（常染色体隐性遗传）基因和 RyR2（常染色体显性遗传）基因。在治疗方面，对于既往已发生过室性心动过速、晕厥或心脏性猝死的患者，首先建议植入 ICD 治疗。研究认为 β 受体阻滞剂可降低心律失常的发生风险，I$_c$ 类抗心律失常药物氟卡胺和左侧颈交感神经节切除术可考虑用于某些 β 受体阻滞剂不耐受或无效的患者。

CPVT 是心脏结构正常的心脏性猝死患者的常见病因之一。未经治疗的 CPVT 患者在 40 岁时有 80% 出现过晕厥、室性心动过速、心室颤动等症状，其病死率可高达 30%~50%。目前尚未就 CPVT 制定一个明确的危险分层，有文献表明，既往有插入性室性心动过速或持续性室性心动过速发作的患者是高危患者。对 CPVT 患者而言，侵入性心脏电生理检查并无益处。多数 CPVT 患者在运动或交感神经兴奋状态下发病，确诊的 CPVT 患者应严格限制剧烈运动，并尽量保持情绪稳定。避免使用胺碘酮，定期随访监测。

2006 年 ACC/AHA/ESC 指南中指出，对临床上诊断的 CPVT 患者，有自发和应激诱发的室性心律失常，β 受体阻滞剂是 I 类适应证。对心搏骤停后幸存的 CPVT 患者，合理预计良好功能状态生存期超过 1 年，ICD 植入联用 β 受体阻滞剂是 I 类适应证。

一、药物治疗

1. β 受体阻滞剂

β 受体阻滞剂是 CPVT 的一线药物治疗措施。β 受体阻滞剂是目前大部分临床试验证实对 CPVT 患者治疗有效的药物。β 受体阻滞剂主要通过抑制交感神经活性，并在心肌和血管平滑肌发挥拮抗儿茶酚胺的效应，抑制儿茶酚胺依赖性触发的心律失常。另有研究显示，交感过度兴奋下，PKA 过度磷酸化导致突变 RyR2 对 Ca^{2+} 的敏感性异常增高，进而导致肌浆网内 Ca^{2+} 减少和舒张期 Ca^{2+} 释放，激活内向除极电流，诱发室性心律失常，β 受体阻滞剂可保护 RyR2 免受交感神经系统兴奋的影响，并抑制肌浆网钙超载的发生。但是，根据目前研究结果，β 受体阻滞剂的应用仅限于 RyR2 基因突变相关或无已知基因突变的 CVPT 患者，在 CASQ2 基因突变相关的 CVPT 患者中效果欠佳，且经验有限。

根据指南推荐，对于已明确诊断为 CPVT 的患者，如有自发或记录到应激诱发的室性心律失常，即应首先给予 β 受体阻滞剂治疗。β 受体阻滞剂治疗需要注意的两大原则是：足量、长期持续。临床实践可通过运动负荷试验和动态心电图来寻找合适的耐受剂量，目前 β 受体阻滞剂的目标剂量尚无定论，部分学者将运动负荷试验中最大心率小于 110 次/分或经治疗后下降 30 次/分作为其目标剂量。一项 CPVT 患者治疗相关的荟萃分析结果显示：在不同研究中，β 受体阻滞剂减少心律失常事件的比例并不相同，给予 β 受体阻滞剂治疗后心律失常事件发生率为 0~50%，各中心数据差异较大，可能与遗传异质性、β

受体阻滞剂剂量及依从性有关。另一项 CPVT 患者 β 受体阻滞剂治疗的研究显示，停用 β 受体阻滞剂是预测心律失常及猝死的一个重要指标，提示规律的 β 受体阻滞剂药物治疗非常重要。

在 CPVT 患者中应用 β 受体阻滞剂治疗时，需注意其"逃逸"现象。若应用 β 受体阻滞剂的基础上，仍出现晕厥或记录到持续性室性心动过速，则应考虑尽快植入 ICD 治疗。

根据 ACC/AHA/ESC 室性心律失常和心脏性猝死防治指南，关于 β 受体阻滞剂用于 CPVT 的适应证：①临床确诊的 CPVT 患者，有自发性或有记录到的运动诱发的室性心律失常，推荐 β 受体阻滞剂应作为一线治疗（Ⅰ类证据，证据级别：C 级）。②心搏骤停生还且预期寿命大于 1 年的 CPVT 患者，推荐联合应用 β 受体阻滞剂与 ICD 治疗（Ⅰ类证据，证据级别：C 级）。③基因分析诊断明确但没有相关临床症状的 CPVT 儿童患者，仍需要预防性应用 β 受体阻滞剂（Ⅱ$_A$类证据，证据级别：C 类）。④已应用 β 受体阻滞剂治疗的 CPVT 患者，出现晕厥和（或）有记录的持续性室性心动过速，建议在应用 β 受体阻滞剂的基础上植入 ICD 治疗（Ⅱ$_A$类证据，证据级别：C 类）。⑤对于经遗传分析确诊但没有临床症状的 CPVT 成年患者，一般不建议应用 β 受体阻滞剂（Ⅱ$_B$类证据，证据级别：C 类）。

研究显示，即使 β 受体阻滞剂应用达最大耐受剂量时，仍有 30%～40% 患者尽管通过反复的运动试验进行药物优化治疗，仍不能满意控制心律失常发生，其中仍有 10% 的猝死率，这部分 CPVT 患者需要考虑植入 ICD 治疗。Ⅰ类抗心律失常药物及胺碘酮可能无效。

2. 钙离子通道拮抗剂

来自实验室及临床的研究表明，联合应用 β 受体阻滞剂和非二氢吡啶类钙离子通道拮抗剂（维拉帕米）对于控制 CPVT 心律失常的发作是有益处的，不论 CPVT 患者是何种基因突变。其中，CASQ2 基因突变型 CPVT 患者中，维拉帕米的疗效更为理想。Katz 等研究 CASQ2 基因突变型小鼠模型，发现维拉帕米同样能够有效减少儿茶酚胺诱发的室性心律失常。Swan 等在 RyR2 基因突变型 CPVT 患者中，在 β 受体阻滞剂治疗基础上联用维拉帕米，发现其能够提高心律失常发作的心率阈值，减少运动诱发的室性心律失常。Rosso 等对无已知基因突变型 CPVT 患者，分别给予足量 β 受体阻滞剂和 β 受体阻滞剂联合维拉帕米治疗，随访发现维拉帕米可在短期内可以提高心律失常的发作阈值，然而长期观察却并未发现室性心律失常事件减少。对于维拉帕米可降低 CPVT 患者的室性心律失常事件，目前仍缺乏大规模的临床研究。近期一项 CPVT 患者的临床试验结果显示，β 受体阻滞剂联合维拉帕米治疗较任何单一用药效果更好。但在联合应用时，需注意密切监测心率情况，因为 β 受体阻滞剂联用非二氢吡啶类钙离子通道阻滞剂可能引起严重的缓慢性心律失常。对于不能耐受 β 受体阻滞剂的患者，可以尝试维拉帕米治疗。而对于已经安装心脏起搏器的患者，则可以较为放心地考虑联用 β 受体阻滞剂和维拉帕米。

3. 氟卡胺

Ⅰ$_c$ 类抗心律失常药物氟卡胺在近来的研究中被证实可以用于 CPVT 患者，并认为其与 β 受体阻滞剂联用可增加其效果。氟卡胺具有抑制心肌 RyR2 受体的作用，通过此途径可阻断 Ca^{2+} 通道开放，抑制 Ca^{2+} 释放，进而可起到预防心律失常事件的作用。一项多中心调查显示，在常规药物治疗基础上联合氟卡胺，较单独常规药物治疗更能有效降低运动诱发的室性心律失常发生率。研究结果显示氟卡胺联合 β 受体阻滞剂可能是 CPVT 治疗的较好选择。由于良好的药物作用靶点，氟卡胺可能在 CPVT 的治疗中具有更大的意义和前景，但仍需大样本临床研究评价其确切疗效。

二、手术治疗

（一）ICD 植入治疗

由于 CPVT 患者心脏性猝死发生率高，而且相当一部分患者通过足量 β 受体阻滞剂治疗仍不能完全抑制室性心律失常、心脏性猝死的发作，因此目前多数学者建议对于高危 CPVT 患者应植入 ICD 治疗。但是，尽管对于高危患者推荐 ICD 植入治疗，但也有研究显示，植入 ICD 治疗的有效率仅为 50% 左右，其中心室颤动均能够被 ICD 放电有效终止，但双向性或多形性室性心动过速并不一定能被 ICD 放电有效终止，另外 ICD 的不恰当放电、电风暴等并发症较为常见。因此，对 CPVT 患者需要严格掌握植入 ICD

的适应证，并注意个体化程控，优化 ICD 治疗方案，尽量减少不恰当放电造成的痛苦和心理障碍。根据 2008 年心脏节律异常装置治疗指南：CPVT 患者如果是心搏骤停幸存者，即属于植入 ICD 治疗的 I 类适应证（证据级别：A 级）；在那些服用 β 受体阻滞剂治疗后，仍出现晕厥和（或）室性心动过速的 CPVT 患者，为植入 ICD 治疗的 II_A 类适应证（证据级别：C 级）。

需要注意的是，即使已经植入 ICD 治疗，仍需要给予充分的 β 受体阻滞剂治疗，因为交感亢进是 CPVT 患者发生室性心律失常的重要机制。

（二）左侧颈交感神经节切除术

对于不能耐受服用 β 受体阻滞剂或无法植入 ICD 治疗的患者，可以考虑选择左侧颈交感神经节切除术（LCSD）。一项小样本观察研究显示，LCSD 能有效降低 CPVT 患者的心脏事件发生率，在接受 LCSD 治疗的 CPVT 患者，2 年内 60% 患者未再发作室性心律失常事件。Schneider 等研究所得出的结果也与之相似，对 10 例 CPVT 患者行 LCSD 治疗，术后随访 0.6～3.9 年，发现其明显减少室性心律失常和心脏事件的发生率，其中 8 例植入 ICD 的患者中，仅有 1 例患者因持续性室性心动过速诱发 ICD 放电治疗。因此，在顽固发作室性心律失常的患者中，给予 ICD 植入并联合 LCSD 可能是一种较有效的治疗手段，可以减少 ICD 的放电概率。

目前对 CPVT 患者行 LCSD 术的治疗经验及效果观察数据尚很有限，均为个案报道或小样本研究，有待进一步大规模临床研究以确切评价其临床疗效。

第六节　致心律失常性右心室心肌病的治疗

致心律失常性右心室心肌病（arrhythmogenic right ventricular cardiomyopathy，ARVC）是一种由于右心室心肌逐渐被脂肪和纤维组织取代，导致右心室进行性扩张，以其收缩功能严重减低、右心室起源的室性心律失常为表现的心肌疾病。ARVC 患者的室性心动过速为折返性，且表现为左束支阻滞形态。在窦性心律下，常有胸前导联的 T 波倒置，且在 QRS 波群终末部分可见一小棘波，被称为 epsilon 波。疾病晚期可逐渐累及左心室，导致全心功能不全。

随着近年来对 ARVC 的认识深入和报道积累，逐步发现 ARVC 是造成青年人猝死的重要原因之一，尤其在运动过程中可能诱发猝死。因此，ARVC 患者一旦确诊，即应避免剧烈运动或参加竞技性体育活动。

ARVC 的治疗方案以对症治疗为主，根据患者的各种相关表现如心律失常、心脏性猝死和心力衰竭，给予相应的治疗措施。目前对有恶性室性心律失常的患者临床首选治疗为在药物治疗基础上植入 ICD，药物治疗多选用 β 受体阻滞剂或 β 受体阻滞剂与胺碘酮、索他洛尔联合使用。对有晕厥、心搏骤停史、心脏性猝死病史患者，建议植入 ICD 二级预防治疗。对药物难以控制的频发心律失常患者，若异位起搏点位置明确，可考虑试行射频消融治疗。对以右心或全心功能不全为主要表现的患者，则应给予利尿、扩血管、强心等抗心力衰竭治疗措施。终末期患者可考虑心脏移植等手段。

一、药物治疗

ARVC 药物治疗的主要目的包括预防室性心律失常事件发作、改善心功能情况。

对 ARVC 预防室性心动过速、恶性心律失常事件的发生而言，药物治疗应首选索他洛尔、胺碘酮等 III 类抗心律失常药物，其他有效的药物还包括 β 受体阻滞剂、普罗帕酮等 I_c 类抗心律失常药物，在部分报道中，丙吡胺、美西律亦可以应用。临床观察研究发现，ARVC 患者的室性心律失常通常出现于快速心室率之后，提示交感神经兴奋可能是室性心律失常发作的一个重要因素，这也为 β 受体阻滞剂的有效性提供了旁证。有研究显示索他洛尔的疗效优于 β 受体阻滞剂和胺碘酮，但是否能够更有效地预防猝死，尚需进一步大样本研究。Wichter 等选取 81 例 ARVC 患者，分析了常用几种抗心律失常药物的疗效，发现对于在心内电生理检查程序心室刺激时诱发室性心动过速的患者，索他洛尔效用最为显著，其抑制率可达68%，而ⅠA 类、ⅠB 类和Ⅰc 类抗心律失常药物的抑制率分别为5.6%、5.6%和12%。对于程序心室刺激时不能诱发室性心动过速的患者，通过 Holter 监测和运动试验来进行评估，结果仍显示索他洛尔有效率最高达83%，而胺碘酮和 β 受体阻滞剂分别为 25%和29%。对于通过运动、程序刺激或异丙肾上腺素诱发的室性心动过速患者，β 受体阻滞剂效果较好。尽管如此，目前仍缺乏大规模临床对照试验，以比较各种不同抗心律失常药物的长期疗效。

在药物选择上，需要注意患者心功能情况。若患者左心室收缩功能尚正常时，可考虑应用普罗帕酮等Ⅰc 类药物，若左心收缩功能明显减低时，应首选Ⅲ类抗心律失常药物如胺碘酮。对于症状不明显的患者，可考虑单用 β 受体阻滞剂或索他洛尔、胺碘酮；如果单药治疗效果仍欠佳，可考虑将 β 受体阻滞剂和Ⅰ类抗心律失常药物（普罗帕酮）或Ⅲ类抗心律失常药物（索他洛尔、胺碘酮）联合应用。若患者持续发作快速室性心律失常，如果血流动力学不稳定，则应立即给予电复律治疗；如果血流动力学稳定，可考虑静脉注射胺碘酮等药物，若药物仍不能良好控制则应考虑给予电复律治疗。

ARVC 患者的心功能不全用药，与普通心功能不全药物治疗原则相同，可使用 β 受体阻滞剂、ACEI/ARB 和醛固酮拮抗剂等药物抑制心室重构，使用利尿剂、地高辛等药物控制心力衰竭症状。

二、手术治疗

（一）植入 ICD 治疗

植入 ICD 治疗是 ARVC 目前疗效最确切的治疗手段。近期的多个大型临床研究均显示，植入 ICD 可有效终止恶性心律失常事件，并可改善 ARVC 患者的长期预后。目前对于猝死高危患者，建议其植入 ICD 治疗。目前认为高危因素包括：既往有心搏骤停病史、抗心律失常药物治疗无效或不能耐受、反复发作伴血流动力学障碍的室性心动过速或心室颤动、左心室受累、家族史阳性且一级亲属中有心脏性猝死者。由于 ARVC 患者的最常见心律失常类型为室性心动过速，因此主要需应用 ICD 的抗心动过速起搏功能，建议其植入双腔 ICD，可以有效减少室上性心动过速等原因导致的 ICD 误放电。一项多中心研究纳入了 132 例植入 ICD 治疗的 ARVC 患者，这些患者入选时存在以下一种或多种情况：既往心脏性猝死或不明原因的晕厥病史、既往快速性室性心律失常（伴或不伴血流动力学障碍）病史。在平均 3.3 年的随访时间中，即使接受抗心律失常药物治疗仍有近50%的患者存在快速室性心律失常发作，24%患者 ICD 放电成功终止了致命性室性心动过速或心室颤动。另一项来自美国的临床研究纳入了 100 例 ARVC 患者，其中 47 例患者植入 ICD 治疗。在平均 6 年的随访时间中，34 例死亡患者中仅有 1 例接受 ICD 植入，其余 33 例均为未接受 ICD 植入患者。这两项研究均显示了植入 ICD 治疗在预防心脏性猝死中的显著优势。

同时，我们也需要认识到植入 ICD 治疗的相关局限性。由于 ARVC 的病理机制是正常心肌组织被脂肪纤维组织逐渐替代，右心室室壁逐渐萎缩、变得菲薄，在植入右心室电极过程中，经静脉电极导线的放置相对较困难，而且发生心包填塞等并发症的风险更高。而在成功植入右心室电极后，还有可能发生感知不良或起搏传出阻滞，而导致恶性心律失常时 ICD 不能有效放电治疗。也可能由于电极导管破裂导致的电极过度感知，造成 ICD 误放电。这些因素对 ICD 参数程控提出了挑战，需要定期密切随访，并给予个体化程控。此外，即使已植入 ICD 治疗，ARVC 患者仍需尽量坚持接受 β 受体阻滞剂、索他洛尔、胺碘酮等药物治疗，可减少 ICD 放电次数。

在 ACC/AHA/ESC 室性心律失常和心脏性猝死防治指南中，建议 ARVC 伴既往持续性室性心动过速或心室颤动史患者，接受长期药物治疗，建议植入 ICD 治疗（Ⅰ类适应证）。这些患者若不能植入 ICD 治疗，则退而求其次，可以选择胺碘酮或索他洛尔治疗（ⅡA 类适应证）。

（二）导管消融治疗

恶性心律失常是 ARVC 的重要致死原因。而在 ARVC 患者中，最常见的心律失常为折返性室性心动过速，其折返形成的机制包括心肌瘢痕化与晚电位，折返环路由出口、内环、外环和峡部及周围心肌组织构成。心内电生理检查中可诱发出多起源、多形态的室性心动过速，而且室性心动过速的发生风险也与病变心肌范围密切相关。近年来，随着对 ARVC 电生理机制的认识深入以及三维电解剖标测技术的进展，开始有学者尝试对 ARVC 患者的室性心动过速进行导管消融治疗，并积累了一些可喜的成果。

研究表明，ARVC 患者室性心动过速的折返环特征与心肌梗死后室性心动过速的折返环特征相似，折返环多集中于右心室流出道和三尖瓣环下部。通过三维电解剖电压标测，并结合心内电图情况，可以有效寻找到折返环关键部位，并作为消融靶点。ARVC 患者的室性心动过速消融成功率受自然病程进展和病变受累范围的影响，多个研究的结果显示其即刻成功率较为理想，术后早期成功率可达 80% 以上，消融术后 2 周电生理检查不能诱发。Marchlinski 等采用 Carto 系统对 21 例 ARVC 患者进行三维标测，发现其异常区域分布情况为：5 例累及三尖瓣周，6 例累及肺动脉瓣，10 例累及双瓣区。所有病例游离壁均有病变，15 例累及心尖和间隔。对其中 17 例行较大范围的射频消融治疗，这些患者随访（27±22）个月未见室性心动过速复发。Verma 等随访并观察了 22 例基于 Carto 系统接受射频消融治疗的 ARVC 室性心动过速患者，发现其即刻成功率为 82%，随访 1 年、2 年时的室性心动过速复发率依次为 23%、27%，随访 3 年时的复发率高达 47%。姚焰等研究了 32 例基于 Ensite 系统标测进行射频消融治疗的 ARVC 室性心动过速患者，其中男性 26 例，女性 6 例，年龄为（37.2±13.8）岁，27 例（84.4%）患者即刻消融成功，5 例（15.6%）患者射频消融术后室性心动过速频率显著降低，随访（28.6±16.0）个月期间，没有患者发生晕厥或黑蒙事件，26 例（81.3%）患者即使不服药亦无室性心动过速发生。射频消融术还可增加 ARVC 患者对抗心律失常药物的敏感性。研究报道，部分接受射频消融治疗的 ARVC 室性心动过速患者，即使术后仍可诱发，但通常其对抗心律失常药物治疗的反应性会明显提高。

尽管 ARVC 患者室性心动过速接受射频消融治疗的即刻成功率较高，但是由于 ARVC 是一种进行性发展的疾病，已有的室性心动过速起源点成功消融后，随着疾病的进展还可能出现新的室性心动过速起源点。这是射频消融治疗的重要局限性。目前各家报道的远期复发率在 60%~80%。而且，由于 ARVC 患者右心室扩大变薄，并有局部心肌缺如，其射频消融发生心脏破裂等并发症的风险较高。

综上所述，射频消融术作为一种 ARVC 室性心动过速的非药物治疗手段，可使部分患者获得较好疗效。尤其对于经过正规足量的药物治疗效果仍欠佳，或拒绝植入 ICD 治疗的猝死高危患者，射频消融治疗是一种可以积极考虑的手段。但是由于 ARVC 的电生理特征，难以获得根治室性心动过速的目标，远期复发风险高，而且手术风险及难度较大，难以成为 ARVC 的常规治疗方法。由于经验尚在积累过程中，ARVC 室性心动过速的射频消融治疗效果还有待更长期、大规模的随访证据支持。

（三）其他手术

ARVC 的外科手术治疗主要包括局部心肌切除术、右心室游离壁隔离术。局部心肌切除术是最早的外科治疗术式，通过在心外膜最早激动处切除部分心肌，以起到治疗室性心律失常的作用。但此术后通常会出现新形式的室性心动过速，不过术后复发的室性心动过速通常可接受抗心律失常药物治疗并获得较好的疗效。右心室游离壁隔离术是通过分离左右心室，减小心室体积，使右心室游离壁起源的室性心动过速局限于右心室，而防止室性心动过速由右心室向左心室的蔓延。此种术式由 Guiraudon 等于 1983 年首先报道。此术式的缺陷在于增加术后右心室衰竭的风险。随后有学者对此术式进行改良，对心律失常区域小于 $4cm^2$ 范围做病灶切除，而大于 $4cm^2$ 范围行右心室部分隔离或全右心室壁隔离。

若 ARVC 疾病累及左心室，并最终进展至终末期，出现顽固性全心功能不全，以及反复出现恶性心律失常，则可考虑心脏移植术治疗。其术后近期效果良好，但远期随访尚有待进一步研究和总结。

第七节　短 QT 综合征的治疗

短 QT 综合征（short QT syndrome，SQTS）发病率较低，但有相当高的恶性心律失常、心脏性猝死风险，临床心内电生理检查发现有 30%~50% 的 SQTS 患者可能诱发恶性心律失常。目前公认最有效的一线治疗手段是植入 ICD 治疗。有部分研究显示，能延长 QTc 间期的药物如奎尼丁可能对 SQTS 有一定疗效，但尚缺乏进一步的研究数据。因此，ICD 植入要根据具体临床表现包括 QT 间期、心律失常特征和高发 SCD 家族史。

一、药物治疗

由于 SQTS 发病率低，目前 SQTS 患者的药物治疗研究数据尚稀少。目前的实验室和临床研究数据显示，索他洛尔和伊布利特不延长 QT 间期，胺碘酮、丙吡胺和氟卡因可轻度延长 QT 间期，奎尼丁能有效使 SQTS 患者的 QT 间期明显延长甚至恢复正常。心室程序电刺激显示心室有效不应期延长到 ≥200ms 时，不能再诱发心室颤动，因此认为奎尼丁可能是一种有效的治疗 SQTS 的药物，但其长期疗效仍有待观察。一项纳入 8 例 SQTS 患者接受奎尼丁（250mg，2 次/d）治疗后，QTc 从（320±18）ms 延长至（380±18）ms。Giustetto 等对 53 例 SQTS 患者中 14 例 SQT1 患者给予口服奎尼丁治疗，随访 6~8 年发现奎尼丁治疗组未发作恶性心律失常，而对照组每年心律失常发病率为 4.9%。

除了 SQT1 以外，索他洛尔对其他亚型的 SQTS 有一定效果。在个案报道中，发现胺碘酮可延长 SQTS 患者的动作电位。还有研究者认为，选择性 I_{Kr} 阻滞剂 nifekalant 可有效使缩短的 QT 间期恢复。药物治疗时应当注意监测患者的心电图 QT 间期和治疗效果。一些抗心律失常药物在心率缓慢时可延长 QT 间期，而在心率较快时可能并不延长 QT 间期。

二、植入 ICD 治疗

虽然植入 ICD 治疗是目前 SQTS 患者的一线治疗措施，但缺乏公认合理的心脏性猝死风险评估方法，因而 ICD 植入适应证也较难确定。一般认为，既往有恶性心律失常、心脏性猝死发作史的患者，应尽快植入 ICD 治疗。临床症状不明显，但行心内电生理检查可诱发恶性心律失常者，亦建议植入 ICD 治疗。对于既无症状，心内电生理检查又不能诱发的患者，需要注意识别其中较高危的患者。2013 年 Villafane 等随访 25 例 SQTS 患者进行研究，并提出 Gollob 修正评分（Modified Gollob Score），在 Gollob 评分基础上排除其中临床事件而对其进行评分，试图在诊断同时对 SQTS 患者做出风险评估。Gollob 修正评分<3 分者发作不明原因的晕厥、心房颤动、心脏性猝死概率明显下降；≥5 分者有高发的临床事件，建议植入 ICD 以预防 SCD 发生。一项纳入 73 例 SQTS 患者的临床研究显示，既往发生过心搏骤停的患者再发概率明显升高，因此建议此类既往有心搏骤停史的患者植入 ICD 二级预防。在植入 ICD 治疗的患者中，需要注意其不恰当的放电等情况。临床较多见由于高尖或紧密相邻的双峰 T 波被误认为 R 波，而导致 ICD 不恰当放电的情况。因此，需要重视加强 ICD 程控，优化参数设置。

第八节　心脏性猝死的紧急救援与抢救药物

心脏性猝死（sudden cardiac death，SCD）是指由心脏事件导致的迅速而意外的死亡。而心搏骤停（cardiac arrest）是指心脏的收缩和射血功能骤然停止，心搏骤停可进一步导致心脏性猝死。超过 90% 的心搏骤停是由无脉性室性心动过速、心室扑动或心室颤动等恶性心律失常引起，其余为缓慢性心律失常、心包填塞、心脏电-机械分离、流入流出道机械性梗阻等原因导致。心搏骤停发生后，由于流向大脑的血供发生中断，持续 10s 左右患者即可出现意识丧失。只有极少数心脏性猝死患者能够自行转复，其他绝大部分若不及时抢救，将最终导致心脏性死亡的后果。

心肺复苏（cardiopulmonary resuscitation，CPR）是针对心搏、呼吸骤停等情况而采取的各种急救措施。心肺复苏又分为初级生命支持（basic life support，BLS）和高级生命支持（advanced life support，

ALS）。CPR 对 SCD 的救治非常重要，其成功的关键在于把握黄金时间，早期识别紧急事件并启动急救系统、早期 CPR、早期电除颤和早期实施有效的生命支持均非常重要。

一、初级生命支持

初级生命支持旨在通过迅速建立有效的人工循环，保证脑组织及其他重要脏器的氧合血液供应。初级生命支持的主要措施已经从 A-B-C（开放气道、人工呼吸、胸外按压）更改为 C-A-B（胸外按压、开放气道、人工呼吸）。

（一）识别心搏骤停

当观察到患者可能发生意外时，首先应迅速进行一系列判断，然后决定下一步处理措施。首先，需要迅速识别当下环境对受害者、救助者而言是否安全。然后，用数秒钟时间观察患者对声音和周围环境的反应、皮肤的颜色，可轻摇患者肩膀并大声叫喊，以观察患者是否有主观意识。如果没有反应，急救人员应立即呼救并同时检查呼吸与脉搏，然后再启动应激反应系统或请求支援。应保证快速、有效和同步的检查与反应，尽量减少延迟，缩短开始首次胸部按压的时间。

判断患者是否发生心搏骤停的主要标准包括：突发意识丧失，大动脉（颈动脉和股动脉）搏动消失，听诊心音消失。触诊颈动脉搏动的方法为：以患者喉结为标志，示指和中指沿甲状软骨向侧下方滑动 2~3cm，至胸锁乳突肌凹陷处，检查有无动脉搏动。若救助者为非医务人员，触诊大动脉搏动有困难，可直接通过意识丧失、呼吸停止、面色苍白或青紫等做出心搏骤停的判断。在准确判断患者可能心搏骤停后，应设法通过呼叫、打电话等方式进行呼救，通知急救医疗系统。同时，将患者摆成复苏体位，使患者平卧在坚固的平面上，将双上肢放置在身体两侧。若非必要，不要轻易搬运患者。

（二）胸外按压

胸外按压是建立人工循环的主要方法，即通过人工方式有节律地按压患者胸骨下半部。1960 年，Kouwenhoven 等创立现代仰卧位胸外按压技术。胸外按压的作用机制是基于胸泵机制和心泵机制，研究显示，短时间心肺复苏，血流循环更多由直接按压心脏产生。而在较长时间心肺复苏情况下，胸泵机制则更占优势，血流循环是由于胸外按压时胸腔内压增高而从心脏和大血管内被推向外周血管。胸外按压的部位是胸骨中下 1/3 交界处。救助者用一只手的手掌根部放在按压点，另一只手掌重叠在这只手的手背上，按压时肘关节伸直，依靠肩部和背部的力量垂直向下按压，使胸骨下陷 5~6cm，但不超过 6cm，然后松弛。如此反复，松弛期间施救者不能倚靠在患者胸壁，以便每次按压后使胸廓充分回弹。按压和松弛的时间大致相等，按压应保持均匀、规律、不间断，按压频率应保持 100~120 次/分。胸外按压有效者可扪及颈动脉或股动脉搏动，收缩期血压可达 80~100mmHg。胸外按压的并发症主要包括肋骨骨折、胸骨骨折、肋骨与肋软骨脱离、心包积血或压塞、气胸、血胸、肺挫伤、肝脾破裂等。在心肺复苏中，心脏按压与人工呼吸比值为 30:2，而一旦气道得到保护，不再进行此种循环，连续以 100~120 次/分的频率心外按压，通气时不中断按压。另外需要注意，尽量减少因判断循环是否恢复等而导致胸外按压中断的时间，每进行 5 个循环周期（5 个 30:2，约持续 2min）时进行评估，而且中断时间不应该超过 10s。

（三）保持气道通畅

保持呼吸道通畅是开始进行心肺复苏的第一步。意识丧失、心搏骤停患者常有肌肉松弛而致下颌及舌根后坠，造成呼吸道阻塞。首先，清除患者口中的异物或呕吐物。然后，可将手置于患者额部加压使头后仰，使下颌前移而使舌根离开咽喉后壁，部分患者气道可恢复通畅。但在多数心搏骤停患者中，单手于额部加压使头部后仰，通常并不足以打开气道，可采用如下两种方法使气道保持通畅：①仰头抬颏法：救助者将一手置于患者前额用力加压，使头后仰，另一手的示、中两指抬起下颏，使下颌尖、耳垂与地面呈垂直状态，以通畅气道。②托颌法：救助者将手放置在患者头部两侧，握紧下颌角，用力向上托下颌。此法常用于疑有颈部外伤患者。对怀疑气道异物患者，可考虑先以 Heimlich 手法操作以排出异物。

（四）人工呼吸支持

成功开放气道后，如果判断患者自主呼吸确已停止，并确保气道通畅的情况下，则应迅速开展人工呼吸，判断时间不应超过10s。气管内插管是建立人工通气的最好方法。但如果时间或条件不允许，可考虑以下形式的人工呼吸方式：①口对口呼吸：救助者用置于患者前额的手的拇指与示指捏住患者鼻孔，深吸一口气并用口唇把患者的口全部罩住，然后缓慢吹气，每次吹气应持续2s以上，确保呼吸时胸廓起伏。口对口呼吸是一种相对而言较为可取的通气方法。②口对鼻呼吸：当患者出现牙关紧闭、难以开通口腔等情况下，口对口呼吸难以实施，可考虑采用口对鼻呼吸，救助者在深吸气后用口唇密合于患者鼻孔的四周后吹气。在进行人工呼吸时，需注意观察患者是否存在胸壁起伏情况，并感觉吹气时患者呼吸道的阻力和在吹气间歇有无呼气。人工呼吸应保证持续吹气1s以上，保证有足够量的气体进入并使胸廓有明显抬高，每次吹气量为10mL/kg（700~1 200mL）。若仅一名救助者进行急救时，对患者需胸外按压30次做人工呼吸2次。这些通气方式只能作为临时性抢救措施，其通气效率低下，应尽快进行气管内插管，以人工气囊挤压或人工呼吸机进行辅助呼吸与输氧。

（五）电除颤

成人心搏骤停时最常见的心律失常是心室颤动，除颤复律的速度是心脏复苏成功的关键。研究显示，如果在心室颤动发生的前3min内立即除颤，即使无心肺复苏也可以挽救生命。而每延迟除颤1min，复苏成功率下降7%~10%。一旦电除颤的条件具备，首先即应立即电除颤。将心室颤动转复为窦性心律，可迅速而有效地提高复苏效果。2015 AHA心肺复苏及心血管急救指南强调了电除颤的优先地位。当可以立即取得除颤器时，对于有目击的成人心搏骤停，应尽快使用除颤器。若不能立即取得除颤器时，应该在他人前往以及准备除颤器的时候开始心肺复苏，而且视患者情况，应在设备可供使用后尽快尝试进行除颤。

电除颤使用于终止心室颤动已经100余年，但人们对电击能量的认识经历了很多变化。Dudel等认为成功电击除颤必须具有足够的能量使全部的心肌组织麻痹和钝抑。Wiggers认为除颤能量不必麻痹心肌组织但必须有充足的能量终止心室颤动时所有波前活动。Zipes、Mower等却认为不必消除心脏组织的全部波前活动，但是如果消除了心脏组织中关键物质的波前活动，剩余的波前活动将不能维持心室颤动。在目前的临床实践中，除颤仪释放的能量应是能够终止心室颤动的最低能量。目前体外除颤仪包括两类除颤波形：单相波和双相波，不同的波形的电击能量有所不同。若使用单相波除颤，首次电击能量为360J；若为双相波除颤，首次电击能量为200J。若首次除颤未能成功转复，可重复除颤。

若患者为不稳定型室性心动过速，而暂时无法获得体外除颤仪的情况下，可考虑尝试给予心前区捶击复律，有极少数室性心动过速或心室颤动患者可能被心前区捶击终止。其操作方法是：从20~25cm高度向胸骨中下1/3交界处拳击1~2次。若患者未能立即恢复脉搏与呼吸，不应继续捶击，而应按照前述步骤进行心肺复苏。

心血管急救系统可用"生存链"概括，包括四个环节：①早期启动心血管急救服务体系；②早期CPR；③早期电除颤；④早期高级生命支持。这四个环节中早期电除颤是其中最为关键的。历史上，心搏骤停的生存率极为低下。在大多数的都市区域心搏骤停的生存率估计不足2%，美国1991年累积估计生存率1%~3%，而美国目前急救医学服务中心的生存率为5%。许多干预措施可以改善院外心搏骤停患者的生存率，其中，由于自动体外除颤器（automated external defibrillator，AED）对于提高生存率具有明显优势。AED安放在警察巡逻车、消防车及部分公共场所（体育场、机场和火车站）。AED由第一目击者使用缩短了除颤时间，进而增加心搏骤停患者的生存率。

二、高级生命支持

高级生命支持是初级生命支持的后续步骤，目的是在进一步支持初级生命活动，恢复患者的自动心搏和呼吸，包括进一步维持有效的通气和换气，转复心律达血流动力学稳定，以及恢复脑及重要脏器、组织的血流灌注。具体措施主要包括气管插管建立人工通气、建立静脉通路、应用必要的药物维持已恢复的循环。

（一）高级通气

在无法保证气道完全开放时，应尽早对患者进行气管插管。在插管操作时，人工呼吸中断时间应小于30s。由于喉镜常常不能很好地暴露声门，在气管插管时经常遇到困难，可通过伸屈颈部和抬头寻找暴露声门的最佳位置。一旦看见声门，应迅速将气管导管置入，使套囊刚好位于声门之下。气管插管后应立即通过听诊上腹部、腋中线、腋前线、胸左右侧确定导管的位置。气管插管可以大大提高通气效率，准确控制潮气量，并可便于吸痰等操作，还能避免误吸、避免胃胀气。在抢救心搏骤停患者中，可在短时间内给予吸入浓度为100%的纯氧，以增加动脉血液中氧的溶解量，保证重要脏器的氧供。但是要注意避免长时间高浓度吸氧带来的相关副作用。注意避免过度通气，在高级通气中，可将呼吸频率维持在10次/分，即每6s一次呼吸。

（二）药物治疗

应尽早开通静脉通道。周围静脉通常选用肘前静脉或颈外静脉，手部或下肢静脉效果较差尽量不用。中心静脉可选用颈内静脉、锁骨下静脉和股静脉。直流电复律后仍存在室性心动过速或心室颤动的患者，在继续复苏的过程中可通过静脉给予抗心律失常药物达到稳定心电的作用。

1. 维持血压和心率的药物

（1）肾上腺素（adrenaline）：肾上腺素是心搏骤停患者心肺复苏时首选用药，具有良好的正性肌力和外周血管作用，用于心室颤动、无脉性室性心动过速、心脏停搏、心脏无脉性电活动等引起的心搏骤停。在心室颤动患者中，肾上腺素还可使心室颤动波由细波变成粗波。对不适合电除颤的心律及早给予肾上腺素可以增加存活出院率和神经功能完好率。肾上腺素除了具有α受体激动作用（增加心肌和脑部血流灌注，保护重要脏器血供），也具有β受体激动作用（增加心肌耗氧量，减少心外膜供血），在心室颤动期间心肌供血有限的条件下可能不利，尤其在冠心病患者中可能存在不良作用。既往有多项研究显示，大剂量肾上腺素不改善生存率或神经系统预后，甚至使血流动力学和神经系统恶化。临床通常建议小剂量使用，可给予1mg静脉注射，若无效可每3~5min重复1mg；维持升压时可从初始剂量1μg/min开始，根据血流动力学调整，可增加至1~10μg/min；特别强调的是，针对不适合电除颤的心律，应尽早给予肾上腺素。

（2）多巴胺（dopamine）：多巴胺在心肺复苏患者中，通常用于升高或维持血压。多巴胺是儿茶酚胺类似物和去甲肾上腺素的前体，具有α受体和β受体激动作用，还具有外周DA受体激动作用，其主要激动何种受体呈剂量依赖性。在2~5μg/（min·kg）剂量区间时，多巴胺主要激动外周DA受体，表现为轻度正性肌力作用并扩张肾动脉血管，增加肾脏血流灌注，促进尿钠排泄增多。在5~10μg/（min·kg）剂量区间时，多巴胺主要激动β₁受体，使心肌收缩力和心搏出量增加，可明显升高收缩压，舒张压升高不明显，同时还存在5-羟色胺和多巴胺能介导的静脉收缩作用。在10~20mg/（min·kg）剂量区间时，多巴胺主要激动α受体，使总外周阻力明显增加，减少肾血流，收缩压和舒张压均升高。多巴胺可广泛用于各种常见类型休克，如心源性休克、中毒性休克、出血性休克等，尤其适宜于伴有心肌收缩力减弱、尿少或无尿等情况的患者。在心搏骤停的复苏治疗中，多巴胺的推荐剂量为5~20μg/（min·kg），剂量超过10μg/（min·kg）时即可有体循环及腹腔脏器血管的收缩。

（3）去甲肾上腺素（noradrenaline）：去甲肾上腺素是强力的血管收缩和正性肌力药物，通常可用于严重低血压状态。去甲肾上腺素主要兴奋α受体，引起全身小动脉、小静脉血管极度收缩（冠状动脉除外，表现为扩张），外周阻力升高导致血压升高。去甲肾上腺素兴奋β受体的作用较弱，可使心肌收缩力增强，增加心排量。去甲肾上腺素亦可用于常见的多种心搏骤停、休克的治疗，但禁用于出血性休克、低血容量患者。由于去甲肾上腺素增加心肌耗氧量，故仍需慎用于缺血性心脏病患者。由于去甲肾上腺素可明显减少肾和肠系膜血流，现已相对较少应用。使用去甲肾上腺素，可将其用5%葡萄糖溶液或葡萄糖氯化钠溶液稀释，自0.5~1.0μg/min开始调整至有效量，通常剂量范围为2~10μg/min。

（4）异丙肾上腺素（isoprehaline）：异丙肾上腺素是一种β受体激动剂，可明显激动β₁和β₂受体，

作用于心脏 β_1 受体，可使心收缩力增强、心率加快、增强传导性，并增加心输出量；作用于 β_2 受体，使骨骼肌血管明显舒张，肾、肠系膜血管及冠状动脉亦不同程度舒张。使用异丙肾上腺素可用 0.9% 氯化钠溶液稀释，剂量范围为 $2 \sim 10 \mu g/min$，根据心率情况进行调整。由于异丙肾上腺素有增加心肌耗氧量的作用，应尽量使用低剂量，以避免心肌缺血或引起恶性室性心律失常。

（5）阿托品（atropine）：心肺复苏中已不推荐使用阿托品。

（6）加压素：联合使用加压素和肾上腺素，相比使用标准剂量的肾上腺素在治疗心搏骤停时没有优势。而且，给予加压素相对仅使用肾上腺素也没有优势。因此，不建议使用加压素。

2. 抗心律失常药物

（1）胺碘酮（amiodarone）：胺碘酮属于Ⅲ类抗心律失常药物，同时还兼具其他几类抗心律失常药物的部分特征。由于胺碘酮抗心律失常谱广，负性肌力作用较小，根据最新指南推荐，目前是治疗快速心律失常的首选药物，用于治疗血流动力学不稳定的室性心动过速及心室颤动，是电复律后难治性心室颤动和室性心动过速的一线治疗药物。使用胺碘酮可首次给予负荷剂量 $150 \sim 300mg$ 溶于 5% 葡萄糖溶液缓慢静脉注射（大于10min），如无效还可再次给予 $150 \sim 500mg$ 缓慢静脉注射，随后按 $1mg/min$ 持续静脉滴注 6h，然后以 $0.5mg/min$ 维持静脉滴注，每日总剂量不超过 2g。

（2）利多卡因（lidocaine）：利多卡因属于Ⅱ$_B$类抗心律失常药物，可用于经电复律和肾上腺素治疗无效的心室颤动、无脉性室性心动过速。利多卡因对宽 QRS 心动过速效果良好，尽管之前研究利多卡因可能增加死亡率，但近期一项针对心搏骤停中给予利多卡因的存活者的研究显示，心室颤动或无脉性室性心动过速有所减少，但没有显示长期有利或有害。因此，目前证据也不足以支持心搏骤停后利多卡因的常规使用，但若是因心室颤动或无脉性室性心动过速导致的心搏骤停，恢复自主循环后，可以考虑立即开始或继续给予利多卡因。其使用方法为，首先给予负荷量 $1.0 \sim 1.5mg/kg$ 静脉注射，对顽固性心室颤动或无脉性室性心动过速患者，可于 $3 \sim 5min$ 重复 $0.5 \sim 0.75mg/kg$，总剂量不超过 $3mg/kg$。

（3）类固醇药物：将它与加压素和肾上腺素一起做综合干预，治疗院内心搏骤停可能有效。尽管不建议以后的研究中常规使用此综合治疗，但医护人员在治疗院内心搏骤停时仍然可以使用。临床研究中使用方法：甲基泼尼松龙 40mg 在第一个 CPR 循环同时一次静脉注射。

3. 维持内环境药物

（1）碳酸氢钠（sodium bicarbonate）：心肺复苏时应通过积极改善通气达到维持酸碱平衡的目的，长时间心肺复苏后补给碳酸氢钠可能对患者有益。某些情况下，如早已存在代谢性酸中毒、高钾血症等情况时，可考虑酌情补充碳酸氢钠。但由于补充重碳酸盐不能改善除颤成功率和生存率，可降低冠状动脉血流灌注，并引起血氧饱和曲线上移抑制氧的解离，因此，使用时需谨慎斟酌，不应过分积极纠正酸中毒，并根据动脉血气分析调整补给量。初始剂量可给予 5%$NaHCO_3$ 溶液 $100 \sim 200mL$，每 15min 可重复 1/2 量。

（2）硫酸镁（magnesium sulfate）：硫酸镁可用于低镁患者或尖端扭转型室性心动过速（TdP）患者，在 TdP 的治疗中，近年来愈发重视硫酸镁的治疗意义。镁离子可阻断跨膜钙离子内流，降低早发后除极的波幅，抑制其触发心律失常。无论患者是否存在低镁，均推荐 2g 镁剂加入 5% 葡萄糖溶液稀释并予 $1 \sim 2min$ 静脉注射，$5 \sim 15min$ 后必要时可重复给药，继而以 $3 \sim 10mg/min$ 维持静脉滴注。

三、复苏后处理

心搏骤停患者自主循环恢复后数小时，经常会发生心血管和血流动力学的紊乱和神经系统并发症，有报道显示，约有半数患者复苏后在 24h 内仍会因各种原因导致死亡，而院内心搏骤停患者能够存活者低于 20%。心脏复苏成功后，需继续维持有效的循环和呼吸，防治脑缺氧和脑水肿，维持水和电解质平衡，防治急性肾功能衰竭及继发感染。

脑复苏是心肺复苏最后成功的关键。在缺氧状态下，脑血流的自主调节功能缺失，脑血流的维持主要依赖脑灌注压，任何导致循环平均动脉压减少的因素均可减少脑灌注压，从而进一步减少脑血流。对昏迷患者应维持正常的或轻微增高的平均动脉压，减少增高的颅内压，以保证良好的脑灌注。其主要措施包括：

（1）降温：降温治疗在最新的复苏指南中，受到了很高的重视。复苏后高代谢状态或其他原因引起的体温增高可导致脑组织氧供需关系的明显失衡，从而加重脑损伤。所以复苏成功后，应密切观察体温变化，积极采取降温退热治疗。轻度低温（>33℃）有助于神经系统功能的恢复，并且也可能使脑组织对缺氧有更好的耐受性。

（2）脱水：应用渗透性利尿剂配合降温处理，以减轻脑组织水肿和降低颅内压，有助于大脑功能恢复。

（3）高压氧治疗：有条件者应早期应用高压氧治疗，增加血氧含量及弥散，提高脑组织氧分压，改善脑缺氧，降低颅内压。

防治急性肾衰竭在复苏成功后的治疗中也具有重要的意义，尤其在老年人或有基础性肾脏病变的患者中。心肺复苏早期出现的肾衰竭，多是因为急性肾缺血导致的肾前性肾功能不全，可表现为血肌酐进行性升高。防治急性肾衰竭时应注意维持有效的心脏和循环功能，避免使用对肾有损害的药物，并密切监测尿量变化情况。

除此以外，监测并及时纠正电解质紊乱和酸碱失衡，同时防治各种形式的继发感染，也在复苏后处理中需要予以重视。

四、终止心肺复苏

尽管已采取各种措施予以抢救和治疗，心搏骤停仍可能难以恢复自主循环。结束心肺复苏应评价患者的心血管、脑和全身状态，并与患者及其家属的意愿相结合。给予积极复苏治疗者达 30min 而仍不能恢复自主循环者，判断其不可能存活。在心肺复苏达到 30min，并出现下列情形者，是终止心肺复苏的指征：无自主呼吸；深反射活动消失；瞳孔散大、固定，且对光反射消失；心电图呈直线。

第十九章 运动性心律失常与猝死疾病预警平台的建立

运动性猝死作为体育事业和全民运动中最严重及实际的问题，长期以来一直受到各国学者的广泛关注。运动性猝死不仅仅是个人悲剧，对猝死者家庭及社会也产生了极大的影响。运动性猝死最引人注目的报道通常发生在运动员身上，然而，运动性猝死对于非运动员的威胁更大，如学生和普通健身人员。美国一项统计资料表明，在运动性猝死的人群中，非运动员的猝死案例要高于专业运动员。在我国，不断增加的运动性猝死也对全民体育健身事业产生极大的影响，如部分地区高校取消女子3 000m和男子5 000m等项目。

尽管运动性猝死是生命的危险杀手，但作为对个人及社会大有益处的体育运动，不应因噎废食。运动性猝死并非不可防范，通过危险因素的筛查及监测，对危险因素进行辨别和积极预防，是可以大规模减少运动猝死发生的。

2009年国际奥委会发表的一项关于赛前筛查及定期检查的共同声明中指出，保护运动员的健康是国际奥委会的一项重要工作。近年来，预防损伤和疾病被提到国际奥委会的重要日程当中，从雅典奥运会开始，损伤监控系统即被全程用于全部团体活动。

然而，运动性猝死往往在发生前并不知晓其心脏存在的危险性，加之运动人群的分散性及运动的随意性，目前对于人群运动性猝死的大规模预防措施尚未实施。因此对于运动员及体育爱好者运动猝死的预防应作为一个系统性干预，建立系统性的筛查及医务监督机制才可更有效地对运动性心脏猝死进行预防。

运动性心律失常与猝死的疾病预警平台，即是在运动员与体育健身活动者心脏出现异常状态下或出现异常状态前，及时发出警报，以便被监测对象及负责医学监督者据此及时做出反应的系统，根据病史、心电图及心脏彩超等检查报告的信息，利用数学模型和计算机信息技术，自动探测发现可能出现的心脏性猝死预警信号，发出预警信号，从而使运动者及周边人群做出反应，采取终止运动和急救等措施，避免运动性猝死的发生。

第一节 运动性猝死的疾病预警平台现状

随着医学的发展，运动性猝死的危险因素已逐渐被发现，结合病史及相关检查可轻易识别体育活动猝死高危人群，并已形成成熟的解决方案（表19-1）。

表19-1 体育活动猝死高危人群识别和所采取措施一览表

类型	体育活动猝死的预兆	采取措施
中度危险	劳力时可能有胸部憋闷感，持续3~5min，休息后自行缓解	避免剧烈运动

续表

类型	体育活动猝死的预兆	采取措施
	心电图变化，超声心动图或核医学检查阳性的无症状型心肌缺血	避免情绪过激、过劳、寒冷刺激
	周身乏力、头晕、胸闷、心慌、气急、虚汗、心动过速和疲劳症状	注意休息
重度危险	日常活动感到短暂胸闷，咽部紧张感，有人伴出汗，3～5min 胸闷，全身乏力、头晕、心悸、胸痛、唇紫红、呼吸困难等	立即停止活动，采取治疗措施
	剧烈运动时，突然出现面色苍白、大汗、血压下降、心律失常、意识丧失、颈动脉搏动消失、心律及呼吸停止、瞳孔放大等症状	立即抢救
肥厚型心肌病患者	无症状期：通过 X 线、心电图、超声心动图帮助诊断	医院就诊
	有症状期：极度疲劳、劳力、气促、心悸、头晕、轻微活动后心前区闷痛等症状	尽快医院就诊
马方综合征患者	有家族史，眼部病变，高度近视，骨骼畸形	检查外形，医院确诊
运动员及体育专业学生	窦性心动过缓及左心室高电压的出现率高于正常同龄人	完善相关筛查

上述诊疗方案的实现主要是通过医院医疗模式，即医院门诊-住院模式解决，然而运动性猝死并非传统的医院门诊-住院等医疗模式可解决，且发生运动性猝死患者在猝死发生前也往往缺乏症状。在有症状的人群中，通过门诊检查基本可识别大部分运动性猝死风险者，并加以干预，然而防治工作针对广泛人群，因此将运动性猝死的预防工作列入公共卫生领域，并建立完善的运动性猝死及心律失常疾病预警体系较作为普通医疗更为合理，且能更广泛地识别运动性猝死风险人群，更有效地减少运动性猝死的发生。

年轻运动员的猝死多是发生在运动训练和比赛期间。当运动员存在某种潜在心血管疾病，运动训练和比赛就将成为猝死引发诱因。虽然运动员猝死的确切机制因具体的疾病不尽相同，大多数情况都存在心电信号不稳定和室性心律失常所导致的心脏停搏。目前各国关于运动性猝死的流行病学研究均表明：运动性猝死尤其是年轻运动员的运动性猝死，主要病因为肥厚型心肌病（HCM）、致心律失常性右心室心肌病（ARVC）和冠状动脉疾病。

赛场上的运动员保护机制已引起越来越多的重视。早在 2004 年雅典奥运会中，国际奥委会就已建立一个用于全部团体运动的操作监测系统。而在 2008 北京奥运会中，国际奥委会首次启动覆盖全体运动员的操作监测系统，监测显示 10% 的运动员出现损伤。而那些罹患心血管疾病的猝死运动员，在赛场上被成功心肺复苏的比例极低。

2009 年，国际奥委会发表一项关于运动员赛前与定期监测的共识声明，提出赛前筛查与定期监测方案的制订应依据所处环境，最大限度上满足检查的准确性，并应以不干扰运动日常训练比赛及尊重运动员的个人隐私为前提。

一、国外防治运动性猝死的现状

目前国外对于运动性猝死的防治体系以竞技性运动员为主，但对于病史筛查已达到相当的普及程度。国外一些重要的体育及医学组织，包括欧洲心脏病学会、美国心脏协会及国际奥委会也已提出完善的病史筛查指南。常规 12 导联心电图作为赛前筛查项目可以极大地提高发现心脏性猝死的基础疾病。心电图作为电生理诊断的初级手段，可发现预激综合征（Wolff-Parkinson-White syndrome，WPW）及离子通道疾病如长 QT 综合征（LQTS）和 Brugada 综合征（BrS），并可在 75% 以上的 HCM 和 90% 以上的 ARVC 中发现异常。

然而是否应将心电图检查作为常规筛查项目仍存在较大争议，赛前心电图检查是否可有效降低运动性猝死比例的大规模研究仍然较少。目前非常重要的一项支持赛前心电图可有效降低运动性猝死发生率的研究，是一项 2006 年发表的意大利强制实施包括 12 导联心电图在内的赛前筛查机制的区域性回顾性研究。这一案例在美国心脏病协会、欧洲心脏病协会及我国运动医学界均引起广泛关注，且在赛前筛查的研究中被列为经典案例，美国心脏病协会及欧洲心脏病协会所制订的赛前筛查计划均参考了意大利威尼托地区的研究。另一个赛前筛查对降低运动性猝死研究的为美国明尼苏达州研究。这两个研究已成为国际上主要医学协会制定运动性猝死指南的重要参考。

从 20 世纪 70 年代开始，意大利法律规定年轻运动员在竞技类体育比赛前必须强制进行医学检查并取得参赛资格。自 1982 年开始，意大利开始执行赛前筛查计划，即对竞技体育运动实施系统性赛前体检筛查。依据该计划，参与竞技体育的全体运动员需要进行预防医学和心血管危险因素评价，内容除个人史、家族史和常规体格检查（包括血压）外，还包括常规 12 导联心电图检查。且该国赛前筛查计划需要由执业医学体育医师负责，执业医师需要参加 4 年规范化培训。意大利赛前筛查计划主要在体育医学中心进行，在该国超过 10 000 人的行政单位均覆盖有体育医学中心。全国超过 300 万年轻竞技体育运动员每年进行体检筛查，在体检中排除心血管疾病或其他重大疾病的运动员取得竞技体育参与许可。而心电图中发现异常的运动员则需进入大医院进一步检查确认是否存在心血管疾病，并进一步评价其竞技性体育参与资格。

意大利的筛查方案较为严格，疑似运动性猝死对象由个人史、家族史、体格检查和心电图初步确定，最终由包括心脏超声检查和运动试验的进一步检查确诊，确认具有运动性猝死风险的运动员给予终止参赛资格。在 2006 年发表的一篇文章报道对意大利北部威尼托地区进行的一项运动性猝死发病率回顾性研究，统计该地区 1982 年到 2006 年该计划涉及的数万名年轻运动员，对筛查计划前后的运动性猝死发病率进行了统计，并评价了筛查对减少的运动性猝死发病人数。该研究表明，在广泛性的筛查计划进行前，年轻运动员的运动性猝死发病率为 3.6/10 万，而在 20 年包括 ECG 的筛查后，运动性猝死发病率发生明显降低，为 0.4/10 万，降低比例为 89%。

鉴于运动员心脏本身可能导致心肌肥厚引起 QRS 波群高电压及早搏等因素，学界担心广泛引入心电图检查则可能大量增加筛查不合格人数，增加不必要检查项目，产生假阳性排除正常心脏的运动员。2007 年发表的另一项来自意大利的研究则主要关注心电图出现异常比例及进一步检查比例与筛查机制排除比例。研究统计其中一个运动医学中心筛查的运动员中最终 12% 出现心电图异常，但在排除了 RBBB 和 PR 间期延长后心电图异常的运动员最终仅有 40% 进入进一步检查，占总接受检查人员的 4.8%，为可接受范围。

上述两项研究成为欧洲心脏病协会制订筛查项目是否应包括常规心电图检查的主要依据。在意大利的两项研究当中的统计，无症状及家族史的运动员出现运动适应性心电图异常并不产生疾病预警，并可在不进行进一步检查的情况取得参赛资格。在该筛查机制下，进一步的检查可限制在潜在心脏疾患、晕厥等个人史及体格检查发现心脏杂音等异常的运动员。因此赛前筛查中引入心电图可以在预防运动性猝死的前提下较好地节省开支。

除意大利外，在强制性赛前筛查方面，以色列的筛查计划覆盖面更广。1997 年以色列开始实行运动员医学检查条例，开始对以色列的全国运动员的强制性体检，并制定了相应法规。根据法律，以色列运动员在参加体育活动前必须由官方认可的医师进行体检。以色列法律将需要进行筛查的运动员定义为"参与任何强度体育活动的个人"，且必须由官方认可的医师方可进行筛查工作。针对全体运动员的强制性筛查工作包括医学问卷、静息心电图及 Bruce 模式体检。包括静息心电图在内的医学检查应每年进行一次，17~34 岁的运动员必须每 4 年进行一次运动负荷试验，35 岁以上或者任何年龄参加国家级比赛的运动员必须每年进行运动负荷试验。负责筛查的医师在初步筛查后应交由心血管专科医师、心电图医师或同时进一步诊断，最终诊断以专科医师的意见为金标准。

但 2011 年发表的对于以色列强制性心电图防治运动性猝死有效性的研究暂不支持体检中加入强制性心电图检查的有效性，研究统计了 1985~2009 年强制实行赛前筛查前后运动性猝死发病率并无明显改变。同时文章承认以色列法律规定强制性筛查覆盖竞技性及非竞技性运动，该研究仅仅统计了竞技体育中运动员人数，且无法完全排除报道漏失的影响。

欧洲尚未全面推进运动员赛前筛查，但欧洲心脏病协会已开始支持包括常规心电图在内的赛前筛查机制。与此对应的是美国，由于美国人口众多，地域差别较大，因此美国各方并未形成统一意见，不同的地域和不同组织对赛前筛查及赛前筛查是否应包括强制心电图检查尚未形成统一意见。

2012 年美国心脏病协会指南中指出，赛前筛查可以提高心脏病的检出率，因此可以降低参赛运动员面临运动性猝死的风险。然而，年轻运动员心脏病的发病率较低，因此赛前进行包括心电图在内的筛查中运动员的获益有限。此外，即使推动赛前筛查，也缺乏足够多的专家对心电图结果进行可靠的分析及诊断，因而将心电图列入筛查将产生大量假阳性结果和假阴性结果。普遍推进赛前筛查还将占用大量预算，而这些预算原本可以用于急需这些预算的低收入家庭，因此在经济上也并不合理。因此推动这一计划需要找到解决以上问题的方法，克服较多的问题。因此，该协会推荐强制性的运动员赛前复查普及个人史、家族史和体格检查即可，运动员在筛查提示可能出现的问题的情况下再行心电图、心脏超声和其他后续的检查。而心电图检查仅用于系统性高血压、已知确定的家庭成员心脏病史及发现心脏杂音的运动员即可。

AHA 推荐的年轻竞技运动员的赛前筛查计划如下：

（1）竞技运动员的赛前筛查应包括个人史、家族史和体格检查，以及 12 个筛查项目。系统性血压升高、家庭成员出现确定的心脏疾患或筛查并鉴定心脏杂音者，应进一步检查。

（2）暂不将心电图检查作为赛前筛查的推荐项目。

（3）应制定全国性的指南和标准确定高中生运动员系统性、一致性和循证性的心血管赛前筛查机制。如地方政府决定采用这一全国性的指南及检查标准，该计划的实施应覆盖全部学生，并配备足够资源及相关医护人员，包括儿科心血管专家，并且追踪计划实施的绩效和结果。

（4）任何昂贵的检查项目应基于新的科学研究结果。

（5）应制定并实施一系列政策、计划、训练和关于赛前筛查认识的一系列健康教育手段。

与意大利威尼托地区人口结构类似的美国明尼苏达州也从 1985 年开始实施运动员赛前筛查机制。与意大利不同的是，在意大利由严格培训并取得资格的医师进行筛查，而在明尼苏达州，中学、大学和其他竞技体育场馆依据惯例进行赛前筛查，由初级保健医师及其他医务工作者，甚至是志愿者负责。明尼苏达州的赛前筛查工作为个人史及家族史问卷调查、体格检查，不包括进一步检查。明尼苏达州对年轻运动员的统计有两个数据来源：其一为明尼苏达高中联盟组织，其作为一个非营利性组织提供一份强制保险计划覆盖校际比赛中全部公立、私立高中运动员的重大伤亡险。因此可以准确提供高中在读学生的运动性猝死数量。另一个来源为全美运动员死亡数据库，该数据库从 Lexis Nexis 公司和新媒体负责收集运动死亡数据。

然而 2009 年发了一项对威尼托地区和明尼苏达州的运动性猝死的发病率研究，发现虽然明尼苏达州远没有意大利严格，且覆盖面不如意大利广泛，但明尼苏达州的运动性猝死发病率并不高于意大利。两国运动性猝死虽后果严重，但发病率不高，且有大约 30% 的运动员心脏性猝死无法通过常规心电图排除。该研究得出结果并不倾向于推动赛前的常规心电图检查。

然而与美国心脏病协会和明尼苏达研究相反的是，美国越来越多的机构选择进行赛前心电图筛查。最近美国大学生运动协会开始推动针对大学生运动员心脏性猝死的指南，包括强制性心脏筛查，然而制定这一指南的计划却受到该协会的队医们的反对，反对者甚至包括美国大学运动协会的首席医务官。反对的主要理由仍然是运动员心脏性猝死发病率低，高昂的心电图检查费用将使该计划的效费比极低，难以起到防止运动性猝死的目的，且运动员死因中全部心脏性原因所占比例也偏低。

依据美国心脏协会 2014 年的评估，对全美国高中及大学运动员常规实行体检第一年就可能要耗费 20 亿美元。但由儿科心脏病专科医师阅读心电图则每名学生的费用低至 6 美元，提示实行全国性计划耗费可能大低于该预计。

与大学体育协会不同的是，部分州开始推动高中生运动员强制性心电图筛查。最近德克萨斯州推动了一项决议，高中一年级和三年级运动员将强制心电图检查。推动该计划的家庭中有家族成员死于心脏性猝死，且相信心电图原本可使其子女避免心脏性猝死。在此前提下，该州民意推动当地立法机关支持该议案，或将使德克萨斯州成为第一个实行强制心电图筛查的州，并可能使其他州效仿。尽管美国心脏病协会不支持普遍性的赛前心电筛查，该议案的倡导者认为虽然目前缺乏心电图筛查有益的证据，但不代表心电图筛查没有益处。

与此同时，南卡罗来纳州也已提出类似方案，而新泽西州则更进一步推动 19 岁以下青少年体检中包含常规心电图检查。

在邻国日本，也已对学生开展预防性筛查工作。自 1973 年起，日本开始针对全体一、七、十年级学生建立全国性的筛查体系，同时覆盖运动员与非运动员，主要包括问卷调查及心电图检查，且问卷调查需在父母的参与下完成。问卷调查内容与美国、意大利及以色列的问卷基本一致，问卷调查及心电图显示明显异常者进一步进行心脏超声等检查。2007 年日本九州鹿儿岛地区一项研究评价了该计划的可行性及效费比。该研究表明该筛查系统可发现导致猝死风险的 LQTS 和 WPW 儿童，此外，该筛查体系还有助于在非运动员中识别运动性猝死易感儿童，从而避免易感儿童将来参与竞技性体育运动，清楚表明该筛查系统可有效降低运动性猝死发病率。该研究也显示与美国、意大利等国相比，该筛查体系的效费比明显优于上述国家。

除上述谈及的器质性心脏病和运动员心脏病外，还有一大导致运动性猝死及心律失常的问题日益受到重视，即违禁药物或兴奋剂问题。体育运动中，"兴奋剂"与临床医学、药物学中狭义的兴奋剂，即中枢神经兴奋剂是不同的概念；与滥用药物（毒品）所指的兴奋剂也是相区别的，而是作为范围更广泛的一类独特专有名词。根据相应医学百科，体育运动中的"兴奋剂"不单指具有兴奋功能的药物，还包括很多其他功能的药物，如利尿剂、β 受体抑制剂等，也包括一些非药物的成分，如一些禁止入药的毒品或其他未列入国家药物名单的合成物质。自 20 世纪初，即开始出现运动兴奋剂问题，主要包括合成睾酮、糖皮质激素类、$β_2$ 受体激动剂、利尿剂、神经兴奋剂、大麻、合成类固酮等药物。服用兴奋剂除违背体育精神、损害公平竞争及败坏竞技体育风气外，对服用兴奋剂的运动员本身亦造成严重的心身损害，引起心房扑动、心房颤动、室性早搏，甚至心室颤动，明显增加猝死等风险。在运动性猝死的筛查工作中，单纯依靠心电图判断心律失常是否为运动员猝死诱因难以实现。因此，兴奋剂问题也应作为防治运动性猝死及心律失常的一项特殊病因进行筛查。世界反兴奋剂组织成立于 1999 年，是一个依据瑞士民法在洛桑注册的基金会，其总部设在加拿大蒙特利尔。其宗旨是"保护运动员参加无兴奋剂的体育运动的基本权利，增进世界范围内运动员的健康、公平与平等"。根据世界反兴奋剂机构网站 2013 年 3 月资料，目前全世界共有国家或地区的反兴奋剂组织、机构 193 个。

二、国内外流行病学研究现状

发达国家已经实行多年的赛前筛查、定期体检，以及大学及中学体育筛查等工作。相比之下，我国在运动性猝死及心律失常方面仍处于初级阶段，主要体现在流行病学、赛前筛查及医务监督尚未走向普及，且相关研究在目前无法满足运动性猝死防治工作的需求。流行病学作为医学科学研究的方法论，有着特殊的地位，它不仅是预防医学的一门主导学科，而且作为一门群体科学，在医学教育、医学研究和医疗服务三个领域中最具平衡和杠杆作用，其在运动性猝死方面尤其起到重要作用。目前已经实行运动性猝死防治措施的国家已开始了解防治工作的重要性、必要性，制定防治策略与规划，监测实施防治措施后对运动性猝死发生率的影响等，均源于流行病学研究。

（一）国内外运动性猝死流行病学调查研究工作差异

在运动性猝死防治工作走在前列的美国、意大利、日本、以色列等国在 20 世纪 80 年代即已开始建立完善的流行病学研究体系。美国、意大利及日本等国拥有全国性的流行病学研究机构及有区域性的完善的针对运动性猝死具体筛查及防治方案的研究，通过具体筛查及防治措施实施前后的发病率对比，便于对国家或地区、运动员人群或学生等不同地域或人群的发病率进行对比研究，并参与制订进一步的防治方案。且上述各国已建立由运动医学中心、财团课题组、州级高中联盟、大学联盟、国家级奥委会等组织提供相对完善的流行病学统计。

相对而言，我国在运动性心律失常及运动性猝死方面的研究与防治工作则尚处于起步阶段。我国地域广大，人口众多，至今尚未进行过全国范围内调查，目前仅在重点省市地区进行抽样调查。由于人力、物力和时间的限制，针对区域性的调查也存在相当局限性，要估计运动猝死的频率相对困难。目前以新闻报道、医学个案报道及区域性报道为主。

我国首次出现成规模的报道为 1999 年上海体育科学研究所针对上海及华东地区的运动性猝死回顾性调查研究，研究时间跨度自 1969 年至 1998 年，覆盖中学、高校及运动员、大众健身爱好者，共收集病例 40 例。2012 年发表的陕西省普通高校运动报告共收集到 2004~2012 年运动性猝死发生案例 14 例。2006 年发表的华中地区运动性猝死调查研究收集 1962~2004 年华中地区案例 38 例。2012 年发表的 1991~2011 年收集大学生运动性猝死案例 69 例。2009 年统计的我国大众健康人群运动性猝死研究收集 2000~2007 年大众健康人群案例 103 例。

与国内相对比的是，1996 年德国科学家即在欧洲心血管学会会议上公布 1981~1994 年德国各俱乐部猝死的运动员为 2 000 名。日本心脏财团研究小组 1990 年发表的 5 年间运动中猝死的事例报道，1984~1988 年间日本发生 624 例运动性猝死。在美国成年人中大约 5% 的猝死是在剧烈运动时发生的。如果将运动后短期内死亡包括在内，则运动性猝死发生占猝死比例 15% 左右。2009 年美国科学家发表 1980~2006 年间美国运动员猝死案例为 1 866 名，其中心脏性运动性猝死为 1 049 例。

（二）国内外病例收集方案对比

国内外运动性猝死统计案例数量所存在的巨大的差别，究其原因，可能在于社会组织结构中的差异，也可能在于卫生基础建设水平的差异。然而要推行运动性猝死的防治策略，不可避免地需要了解并比较欧美发达国家的调查方案，并从中找到最可行的方案。

在各国的运动性猝死调查研究当中，以色列关于竞技运动员的回顾性研究中病例收集难度相对较低，由于该国竞技运动员的猝死是一项重大事故，因此几乎全部的猝死均可见于媒体报道，负责调查的课题组通过两名研究者在回溯两份主要的报纸收集关于竞技运动员的猝死案例。为期 26 年意大利威尼托地区的运动性猝死研究是由一个青年猝死计划组织负责，由该地区的 10 余家医院共同参与，覆盖当地 94.4% 的人口，且青少年出现猝死的案例全部交由当地病理医师或法医完成。计划中每个猝死个案的病历、活动量及发生心搏骤停时的环境均经过仔细分析。美国明尼苏达州关于年轻运动员的回顾性研究则通过两个信息来源，其中之一为明尼苏达州高中联盟，该组织的强制保险计划可提供该州全部公立、私立高中的猝死案例，另一个来源为在该州建立的数据库。丹麦的一项覆盖运动员与非运动员运动性猝死的调查研究则通过对全国全部医院的院内及院外死亡进行分析，该国全部公民及常住居民的身份证均与个人的健康档案相连，因此对于运动性猝死的流行病学研究可覆盖全部人口，且遗漏较少。

1999 年在国家体委委管课题"与运动有关猝死的研究"课题中，该课题组先以"运动猝死课题组"的名义向体委主管运动员和教练员的人事部门、各体育院校、部分大中小学校体育教研室、卫生部门和部队发函询问有无运动猝死线索。请同行专家在当地寻找和提供线索，其后进行问卷调查。并实地采访调查，派人到发生猝死者所在单位、家庭或猝死地点对目击者或家属、亲友进行详细调查，有的则用电话形式进行调查。对有尸体解剖病理检查的病例根据病理诊断；无病理诊断者根据死者猝死前表现、既往史、家族史以及临床诊断确定，收集到病例 59 例。2006 对华中地区运动猝死调查研究中，采用的方法是对武汉、长沙、南昌、郑州自新中国成立以来可能发生运动猝死的高危人群部门，如中学、高校、各省市运动队、工厂、机关、部队等进行问卷调查。收集案例 38 例。2012 年陕西省普通高校运动性猝死调查研究中，课题组从期刊网上检索论文资料，查阅国内外书籍资料，收集、整理国内外运动性猝死的研究文献和有关案例进行对比研究。并采用问卷调查、实地访问、访谈等方式了解相关学校的运动性猝死现象及校方、教师、学生对运动性猝死的基本认识，对事发高校实地调查，通过各种途径收集相关案例的资料收集该省发生的运动性猝死案例。收集到 2004~2012 年全国 59 例高校运动性猝死案例和陕西省 14 例运动性猝死案例。2009 年常芸课题组对我国大众健身人群运动猝死的调查研究以课题组名义，通过互联网、新闻、卫生部门等多种渠道收集我国大众健身人群中的运动猝死案例与相关信息。查阅相关专业文献报道，收集以往大众健身人群的运动猝死案例后根据已掌握的信息，对运动猝死患者的单位、家人、朋友等相关知情人员进行现场或电话采访及问卷调查。参照猝死者的医院病理或死亡诊断证明，核实相关猝死信息。经过实地调查筛选最终确定 103 例。2014 年发表的一项学生运动性猝死特点分析则通过网络（百度、搜狗等）搜索，选取 2009~2012 年间网络媒体公开报道我国发生运动性猝死、相关信息较完整的 25 名学生的资料。

对比国内及国外运动性猝死的流行病学调查方法，我们不难得出国内外在运动性猝死流行病学研究中的差异。而在美国、丹麦、以色列、意大利则存在一个数据库或一个从事运动性猝死的课题组。而在我国，首次检索到的我国成规模的关于运动性猝死的研究为 1999 年，主要通过函件、问卷加上实地走访；2006 年的调查也通过问卷及实地走访进行研究。相对而言，我国的调查以传统的函件及实地走访为主。在全国死亡病例网络直报系统建立后的 2006 年仍然以传统的函件及实地调查为主，显示出信息化方法的极度缺乏。而其后的调查则单纯通过文献检索系统，虽与信息化相关，但由此可见，关于猝死的流行病学研究，我国或许存在课题组规模过小、研究周期相对较短及缺乏合作机构等问题。但笔者认为，这种差距并非完全由国内外经济发展及医疗水平造成。2009 年发表的一项心脏性猝死研究中提到 2005 年开始进行了我国心脏性猝死流行病学的调查。收集病例的工作从 2005 年 7 月到 2006 年 6 月，为期一年。分别在三个城市以及一个农村地点进行抽样调查。课题组找到对当地社区情况最为了解的医疗部门和派出所，把当地的死亡档案全部收集。选择的北京、广州、新疆、山西分别代表北方、南方、西部、中部，同时也代表城市、农村、发达地区和不发达地区，调查结果相对具有代表性。之后，工作人员把这些死亡档案中全部因心血管疾病死亡的人数统计出来，专业人员再根据这些报告筛查其中的心脏性猝死案例。在统计的一段时间内，派出所接收到的任何死亡的信息在第一时间送到调查组手中。调查组总共收集了四个地区共 2 983 例死亡档案，筛选并核实出心脏性猝死者 284 例，发生率平均为 41.84/10 万。这一研究的方法、持续时间及抽样调查的方法与国外水平相当。而运动性猝死的发病率相对总体死亡率较低且社会对猝死的发生更为敏感。因此笔者从这一相关研究中得出启示，即目前防治工作的差距虽然较大，但并非不可逾越，在某些现有社会结构、科技水平及医疗机构建设的条件下，制定符合我国国情并考虑经济可行性的前提下，可以通过进一步的流行病学研究为运动性猝死的防治工作服务，且应将该工作作为运动性猝死防治工作的基础。

三、我国运动性猝死医务监督现状

"医务监督" 一词在我国 20 世纪 50 年代就已出现，是指用医学的知识和方法，对体育参加者的健康和功能进行监护，预防锻炼中各种有害因素可能对身体造成的危害，督导和协助科学的锻炼和训练，使之符合人体生理和功能发展规律。其基本任务是保护参加运动者的健康和安全，增强体质，提高运动能力，保障运动员的训练和比赛正常进行。长期以来，医务监督的主要针对人群是优秀运动员。在一篇欧美职业运动员的医务监督方面的报道中，作者介绍了医务监督在整个运动队动作中得到充分的体现。一个职业运动员的签约，包含着大量背景工作，其中包括对运动员进行全面的临床身检查和权威部门的功能评定，并由此建立一个完善的运动员身体功能档案。在训练时间外，运动员均有自己约定的咨询医生，包括运动伤病医生、营养师、按摩师等。这些人对运动员进行全面的医务监督。与此同时，一个运动队的教练也往往具有运动生理学的博士学位。在这一前提下，运动员的身体状态是时刻被监督的，充分体现了教、医、运三级预防监督体制。

然而，根据国内外对于运动性猝死及心律失常的研究，发生运动性猝死的人群除运动员外还包括大学、中学学生以及大众健身人群。医务监督工作还应考虑到各国体育的体制和社会结构，如美国的研究及运动性猝死的防治工作中，筛查及监督人群包括职业运动员、大学生及高中生。而意大利威尼托研究中则采用"年轻竞技运动员"这一概念，定义为12～35岁间从事对抗性比赛的参赛人员。在我国，该定义可能包含有高校及中学的自发性运动队。我国的体育事业及结构与上述两国也有不同。笔者认为可概括起来，并分为以下几个人群：①职业运动员，即从普通及业余体育学校选拔出来长期从事职业运动的运动员；②普通及业余体校学生；③中学生，作为经常报道运动性猝死的人群，而且其与大学体育课完全不同的体育课模式，中学生应作为一个特殊人群与大学生进行区分；④大学生，依据国内外流行病学研究，大学生每年发生运动性猝死人数较运动员发生案例数更多，加之运动时间比中学生充裕，应作为主要防治人群；⑤普通大众健身人群，指体育部门以外及学校体制以外的健身人群，由于分散较广，运动随意，不受校医、队医等医务监督工作者的保护，在此单独作为一个人群进行阐述。下面简单介绍一下我国医务监督现状。

（一）职业运动员

职业运动员由于有所属的运动队，且通常拥有专属的队医，在我国各人群中受到的医务监督相对是最完善的，然而也存在一些问题。①医务服务者的专业水平低：目前我国运动队医务监督主要由队医来实施，大多数队医都是由运动员退役后承担，因此，不论在资格上或知识结构等专业技术方面都存在问题，预防与诊断处理方面的经验不足，对运动员的赛前筛查及运动风险的评估的作用微乎其微。②医务监督的管理不系统：队医在运动队工作大多在领队、教练领导下工作，队医的主动性得不到充分发挥，甚至教练、领队干涉队医的诊断治疗工作，使医务监督在整个运动队的工作得不到充分的体现，因而医务监督工作有如虚设。因对运动队选才、运动队训练安排等事务无权过问，则无法系统地实施监督工作。如出现伤病不断，队医则忙于处理运动伤病，无法执行或提出运动性疾病的预防措施。因而在此现状下更难以像威尼托地区一样将存在猝死风险的运动员排除在训练与比赛之外。

（二）业余体校

业余体育学校处于我国"三级训练"网中的底层，即基础环节。相关报道显示，我国所有体校每年共为社会提供30 010名中等体育专门人才以及41 390名体育骨干，为高等院校提供的体育特长生每年保持在6 000人左右。业余体育学校医务工作也与专业运动队的队医制度有着不同的体制，因此应单独作为研究对象。目前针对运动训练医务监督的研究较为零散，未形成一个比较全面、系统的运动训练医务监督体系。医务监督人员事业编制多由各地政府下达，然而多数业余体校专业医务人员编制不足，聘用编制外人员是解决问题的常见方法。大多数业余体校对医务监督责任人没有专门的监管、评价、激励机制，主要表现在职称、学历深造、培训及相应科研素养等方面。在一个某相对较发达省份业余体校的医务监督研究中，在配备医务监督人员的单位中，仅有一位医务监督人员的单位占调查总数的23.33%，拥有两位医务监督人员的单位占调查总数的10%。随着体校级别的降低，拥有医务监督人员的体校所占百分比逐渐递减。地市级的业余体校中也存在没有配备专职医务监督人员的情况。专职医务人员与体育科研人员职能分工不明确的现象较为普遍。

（三）高校体育及运动队

相对于运动队及业余体校，大学生在运动性猝死中构成更庞大的人群，大学生群体的身体特性存在更为鲜明的特征，许多学生在高中三年没有认真上体育课，缺乏体育锻炼，造成身体素质低下。入学后由于大学的生活作息自由度大大提高，许多大学生平时又不喜欢体育锻炼，养成突击式学习、连续通宵上网、晚睡晚起和不吃早饭等不良生活方式。这些不健康的学习生活方式都直接影响大学生健康素质，高校新生入学中的体检只是进行常规性健康体检，根本起不到筛查疾病的作用。部分新生入学时，由于种种原因，隐瞒自己的病情，未如实告知医生，身体有隐性疾病新生在新生入学体检中蒙混过关，也降低了大学生自己的健康意识，为大学生运动性猝死的发生埋下了隐患。以上为大学生的主观因素——就大学的医务监督人员配备而言，较运动队及体校更为不足。通常高校在校学生多达数千名，体检通常在入学阶段完成，在读几年间几乎不存在健康检查。体育课较为分散，且运动时间较多出现在空闲时间。体育课期间运动也不可能有校医在现场进行医务监督，由体育教师负责大量学生的体育课程，难以对学生的身体素质有基本的了解。

此外，大学中高水平运动队也应与普通大学生区别对待；运动员为特殊的人群，健康水平检查与一般体检不同，需要发现一般体检所不能发现或认为意义不大的异常。高校运动队上级主管部门通常为学校或上级教育部门，因此在体检方面往往仅是在校大学生入学时进行的体格检查，仅有部分运动队能够每年接受一次体检，还有相当一部分运动员入学后也从未接受任何身体检查。此外，运动队在参加重大比赛前也基本没接受过体检。运动员往往也只进行了一般性的体格检查，没有进行运动员的专门的体检。因此高校运动员的医务监督方面我国基本属于空白。

（四）中学生

近年来关于中学生，尤其是高中生运动性猝死的报道屡见不鲜。相比于大学生而言，中学生由于年龄更小，且就大众心理而言，出现运动性猝死更加难以接受。在媒体大量报道中学生运动性猝死后，学校、家长及学生本人更容易出现体育课的积极性下降。更为可怕的是大学新生出现猝死的原因也在于高中缺乏锻炼，高中体育因噎废食，对个人的终身健康水平影响更为巨大。因此做好高中的医务监督更应视为总体人群防治运动性猝死的基础工作。中学的医务监督工作较高校有以下有利条件和不利条件：较大学生相对自由的活动时间而言，中学生运动的时间较为固定，尤其是对需要上晚自习的学生而言，平时的运动主要集中在体育课上，少量学生在早晚会跑步，因此就运动时间而言较好管理。然而，各个高中的办学条件之间的差距与大学相比更为明显，中学生由于大多数为走读且有家长照顾，往往配备的校医更少，通常只有一名校医，医务室的急救设备尚可能缺乏，专门的医务监督可说无从谈起。加之中学生的健康意识不足，运动中的保护可能单纯依靠体育教师。目前关于中学的医务监督工作方面的研究报道更少。但笔者从自身及身边朋友的经验得知，大量的高中包括省重点中学，也存在体育课"放羊"的情况，因此医务监督工作更无从谈起。

（五）大众健身人群

大众健身人群作为最分散的人群，无论在国内外，均是防治运动性猝死的盲点。在我国，大众健身人群猝死主要发生在长跑运动中。客观而言，大众健身人群的身体素质较不运动人群尤其是静坐习惯的人群为佳。但与此同时体育运动在积极的情感状态下，由于活动者有强烈的运动和表现欲望，锻炼者往往内啡肽分泌较平时旺盛，使得锻炼者心情舒畅，兴奋性增高，这种兴奋状态掩盖了超负荷下的身体疲劳，使已疲劳的机体缺乏应有的疲劳感，运动量不断增加，以致超出身体限度，引发心脏性猝死。另外，情绪激动也是猝死的重要诱因；此时血液中儿茶酚胺增多，增加心室颤动风险或激发冠状动脉痉挛，导致猝死的发生。我国运动安全意识及相关知识较为薄弱，对运动中出现的紧急情况往往处理不及时，以致延误时机，丧失抢救机会。据统计，2014年我国全国范围内马拉松比赛中，7.5万人次完成全程马拉松，约11万人次完成半程马拉松。而全年马拉松运动性猝死人数死亡4人。随着我国全民健身运动的蓬勃开展，参与体育健身活动的人口日益增多，而有关运动性猝死的报道也不断增多，对全民健身活动的开展造成一定的负面影响。笔者在与部分马拉松参赛者交谈中发现马拉松的赛前体检极为简单，在很多马拉松的赛事中仅包含血压及心率，合格后即可盖章通过体检。然而该程度的体检对发现潜在人群基本无益。此外，也有部分赛事未配备除颤仪。可喜的是，笔者搜索上海、无锡、杭州、秦皇岛、衡水等地马拉松赛事的主办方均配备了多个医疗站及除颤仪。这意味着我们在大众人群中普及运动性猝死防治有了长足进步。笔者认为真正的难度在于难以对大众健身人群进行类似运动队、中学及高校可能进行的体检及医务监督。此外由于国情不同，我国大众掌握心肺复苏技术的人数较少，大众对于健身自我保护的意识不足。加之近年来人们对于扶起跌倒者尚存在顾虑，更遑论对跌倒者进行心肺复苏。

此外，在西方许多国家实施的健身人群密集区配备自动除颤仪也暂时难以提上日程。

第二节　疾病预警平台规划

一、运动性猝死预防在执行层面的基本原则

运动性猝死的发生虽然很突然，但在猝死前往往存在预警信号，不少案例中，死者运动时出现胸闷、气促、心慌、头痛、恶心等情况，可人们往往以为是运动过程中的生理性反应，不予理睬继续运动，进而增加了运动性猝死发生的概率。目前运动医学界已对运动性猝死总结出以下三级预防原则：

一级预防是在既往没有心脏疾病的人群中进行的预防，因为有25%的猝死者来源于这一人群。对运动员来讲，就是要保证有关医学方面的体格检查和随访，从而有助于更好地鉴别运动性心脏病和病理性心脏病，以及发现潜在致命性的先天性心脏病。一级预防更多的应是加强对患者的宣传教育，掌握好运动强度，低强度运动的脉搏为100次/分以内，中等强度为130~150次/分，高强度则为150次/分以上。一般推荐中低强度的运动，有学者认为，老年运动时每分钟心跳超过"170-年龄"就要注意，如果再上升10%就有危险。另外，还要强调适宜的准备活动和放松运动，修改游戏规则以减少对抗，以及根据环境运动等。

二级预防是在患有冠心病或其他心脏异常的人群中进行的预防。运动性猝死者中多数存在心脏疾病，如心肌炎、心室壁薄、心脏肥厚等（这些在普通的体检中很难发现，有条件的话最好进行心肺功能的全面检查）。对于已确诊的运动员和普通人来说，关键是减少危险因素和及时发现前驱症状，最好在医生或运动专家的指导下从事体育锻炼。

三级预防指的是治疗急性心搏骤停以防止发展为心脏猝死。主要是加强对运动者运动医学知识的普及教育，让他们了解最基本的运动医学常识，提高运动者的自我保护能力；再者，提供现场医务监督和建立急救体制，挽救生命。

运动性猝死及心律失常作为一项公共卫生领域待解决的问题，需要面对进一步被列为公共项目及获得社会支持的问题。综合预防医学及社会组织学一般规律，制定相应疾病防治措施应满足以下原则：

（1）相关性：因为卫生资源、人力和物力等方面存在条件限制，因此相关性是一个优先考虑和解决的决定。这里需要注意不同的角色，如卫生管理者、工作人员以及社区成员，可能关注的重点会有所不同。如运动员更加关注训练效果及进一步获得奖牌的可能性及参赛的机会；学生更加关注的可能是运动产生的快感及缓解压力的作用；普通健身人群可能更加关注是运动场地、运动时间的自由支配及运动的趣味性。

（2）避免重复：具体方案的提出要求避免重复，若问题已存在，进一步了解是否其已被解决，若能从已有信息或从常识中找到答案，将更加有利于对问题的进一步解决。由于近年与国际接轨，在赛事现场的猝死预防机制已达到相当成熟水平，如我国公共赛事中某些马拉松赛事的除颤仪及志愿者已基本解决，因此可作为已解决问题，避免对该事务进行更多的干预。

（3）可行性：即提出的措施应是具体、具备可操作性的。同时可行性还要论证所需要的人员、技术条件、经费是否充分。如美国心脏病协会对于赛前心电图检查，即提出人员及经费的问题；大众健身人群自我医务监督及自我心律监测，作为普通人群在过去难以实现；大学及中学校医现场医务监督等建议不具备可行性等。

（4）政治上的可接受性：一般来说，所提出的方案最好能得到官方的关注与支持。这将极大增加甚至可能解决有无可能性的问题，并避免和减少后期冲突的可能性。如倡议建立解决某公共卫生问题的全国性机构时需要注意，任何一项机构的建立均存在与现有机构是否重叠、冲突及机构建立的人员专业

构成及机构社会性的问题。

（5）结果与建议的适用性：问题的解决不仅取决于官方的支持，还受资源是否可及和具体实施者是否配合等因素影响。如在全民普及运动性猝死危险因素筛查可能遇到被监测对象是否配合的问题、学习欧美国家在人群集中地设立除颤仪等。

（6）伦理的可接受性：制订计划时应时刻遵循伦理学原则，如在进行筛查及个人信息采集时应避免对被监督对象造成不必要的禁赛或干扰训练等不必要的利益损害。

二、预警平台组织层面的规划

管理体制是指管理系统的结构和组成方式，即采用怎样的组织形式，并以怎样的方法手段来实现管理的目标和任务，其核心和关键是管理机构的设置、各管理机构职权的分配和各管理机构之间的相互协调。任何一个国家的管理体制都不是孤立存在的，而是取决于它的经济制度和政治制度，取决于它的经济和社会发展水平，也取决于它的文化和历史传统。我国作为一个社会主义市场经济体制国家，为适应社会主义市场经济的发展，预警平台的建立也应尽量建立在已有组织机构基础上并进行符合市场经济与组织结构传统的基础上。要在强化政府发展体育事业、提供基本体育公共服务责任的同时，进一步明确政府和社会的事权划分，实现管办分离，把不应由政府行使的职能转移给事业单位。因此在倡议建立相应预警组织的基础上应发挥现有与体育相关机构的作用。

（一）各级医院及医学会组织

医院作为以医疗护理服务为主要目的医疗机构，是几乎所有疾病的治疗与科研的主战场。但由于医师工作的性质倾向于个体化及高度专业化的治疗，在疾病预警中不可能有大规模筛查作用，而主要作为器质性心脏病的治疗机构，并由其专科医生提供最终诊断及个体的药物治疗处方。而由医院医师、医学科学技术工作者自愿组成并依法登记成立的学术性、公益性、非营利性法人社团，是党和国家联系医学科技工作者的桥梁和纽带，是发展中国医学科学技术事业的重要社会力量。因此在运动性猝死及心律失常的预警平台中应起到以下作用：

1. 参与制定运动员医务监督指南

根据意大利威尼托地区赛前筛查对降低运动性猝死的经验，医务监督指南作为医务监督的指导性文件，在医务监督工作中应起到基础性作用。同时明确设立医务监督的必要性、紧迫性，以及制定的行业指南和规范具备相当的学术权威性。同时由于医务监督的对象并非在医院就诊患者，而是高于大众平均健康水平的人群，因此指南的性质不可等同于冠心病及普通高血压等指南，需兼顾经济性、效费比、隐私，并需要考虑不过于干扰监督对象运动积极性的因素。

2. 与运动医学中心共同制定运动员心脏疾病的诊断标准

运动员心脏疾病的诊断标准主要是针对职业运动员及大学高水平运动队；运动员心脏的形态结构及电生理与正常人群显著的不同，因此需要制定诊断与鉴别诊断运动员心脏疾病的标准。

3. 心电图诊断疑似病例中起到补充作用

国际上，欧洲心脏病学会与美国心脏病学会对是否普遍进行心电图检查存在分歧。美国心脏病学会考虑到经济及缺乏专科医师进行心电图检查等因素不推荐心电图普查。就我国现有条件也难以依靠医院医生资源对全体心电图进行分析，因此只能对心电图检查进行补充，或对队医、校医或志愿者等人员无法诊断的心电图进行分析。此外依据威尼托经验，产生的相当比例运动性猝死风险疑似病例也需要进行超声心动图及运动心电图检查等进一步检查。在此方面医院发挥不可替代的作用。

4. 进行大众健康教育

近年来我国各级医院已开展冠心病、高血压及传染病等健康教育并且起到相当成效。

（二）疾病预防控制中心

疾病预防控制中心，是由政府举办的实施国家级疾病预防控制与公共卫生技术管理和服务的公益事业单位。其使命是通过对疾病、残疾和伤害的预防控制，创造健康环境，维护社会稳定，保障国家安全，促进人民健康。其宗旨是以科研为依托、以人才为根本、以疾控为中心。由于其工作范围相对医院而言对社会的覆盖更广，因此其在运动性猝死及心律失常方面也应起到重要作用。

1. 网络猝死上报制度的建立

在我国的卫生系统当中，各级疾病预防控制中心有着完善的网络上报制度，各级疾病预防控制中心已建立死亡网络报卡制度及传染病网络直报制度。二者在死亡人口统计、死因统计及传染病监测预警方面发挥着出色的作用。其中传染病预警平台已达到世界先进水平。而死亡上报制度则为各种死因的统计、流行病学研究及监督产生革命性作用。笔者在对国内外运动性猝死的流行病学对比工作中发现国内外该工作最大差距在于国内案例统计的困难。结合美国疾控中心对冠心病的统计、美国明尼苏达州建立的运动员心脏性死亡登记处及我国死因编码报卡的启示，笔者认为我国可依托该平台建立更有效的统计与流行病学研究平台。目前，除运动性猝死外，劳累过度、睡眠呼吸暂停综合征等因素导致的猝死也有着庞大的发病人群。因此可倡议卫生机构及大众更加关注猝死这一健康问题，并建议在死亡登记中增加"猝死"代码，甚至更加细化的猝死病因代码，如心脏性猝死及脑源性猝死。通过信息化手段，可直接统计猝死的总体发病率，并进一步通过抽样得出心脏性猝死、运动性猝死的发病率，将对防治运动性猝死起到统计学意义上的理论支持。并有可能借助这一平台先欧美国家一步，将运动性猝死及心律失常的流行病学研究工作进一步延伸到大众健身人群。

2. 建立运动员的健康合格证明机制

各级疾病预防控制中心的一项重要工作内容为体检，并提供从业人员健康合格证明。由于卫生系统及体育部门组织结构的不同，我国短期内难以像意大利一样建立覆盖省市的各级运动医学中心，因此可倡议将从业人员健康合格证明制度引入体育部门，对运动员采取健康合格审批，并重点关注个人史、家族史及心电图初步筛查，以此对优秀运动员起到有效的运动性猝死防治作用，并起到监测运动性心律失常的作用。

3. 进行大众健康教育

组织实施运动促进及运动性猝死防治项目，指导、参与和建立国家级社区卫生服务示范项目，探讨社区卫生服务的工作机制，推广成熟的技术与经验。该工作与上述医院的健康教育工作不相冲突，且可起到相辅相成的作用。

（三）体育主管部门

体育主管部门职能覆盖运动员资格管理、赛事管理和赛事审查，包括研究制定体育工作的政策法规和发展规划并监督实施；推行全民健身计划，指导并开展群众性体育活动，实施国家体育锻炼标准，开展国民体质监测；统筹规划竞技体育发展，研究和平衡全国性体育竞赛、竞技运动项目设置与重点布局；组织开展反兴奋剂工作。因此在防治运动性猝死及心律失常，尤其是运动员猝死方面，各级体育主管部门起到异常重要的作用。

1. 赛事监管与服务工作

根据2014年12月国家体育总局发布的《体育总局关于推进体育赛事审批制度改革的若干意见》，除全国综合性运动会和少数特殊项目赛事外，包括商业性和群众性体育赛事在内的全国性体育赛事审批一律取消。意见列出无需审批的167项体育项目，并指出包含商业性和群众性的体育赛事将无需审批。激励社会力量参与体育事业，充分调动社会各方面组织和承办体育赛事的积极性。就国内体育事业的发展而言，该意见可能成为一个重大里程碑。但同时应考虑到在这些大型赛事中出现的猝死可能对全民体育产生的心理上的负面效应，并对遇难者本人及其家庭造成巨大悲剧。因此在保留的体育总局及其各厅司局、直属单位审批职权下，应倡议其建立赛前筛查、赛中赛后的医务监督机制。在各单项体育协会举办的赛事中积极与赛事主办部门合作，鼓励其建立相关筛查及医务监督机制或提供技术上指导。随着我国体育事业的发展及社会进步，必然有更多赛事出现，并吸引更多群众参与，与此同时，对赛事中出现的意外，尤其是猝死也应更为关注。完善相关筛查与医务监督机制的建立可为我国进一步走向体育强国奠定坚实基础。

2. 督管其主管的各级体育学校

从体校学生的少年时代起，长期的训练不仅造就了我国在奥运会等国际赛事中的巨大荣誉，同时也为其健康造成了隐患。长期的训练不仅可以使其在体育项目中达到"更高，更快，更强"的境界，也为运动员的运动损伤及心脏功能的过度劳损埋下伏笔。从目前情况来看，医务监督工作还没有得到足够的重视，在已开展的体校中医务监督工作不在其议事日程上，或想到了要对运动训练进行医务监督，但限于体校的条件等原因而无法组织实施。因此，在发展竞技体育事业中，应倡议体育总局及其厅司局及直属单位重视并逐步建立起各级体校的医务监督机制，为竞技体育的可持续发展及体校学员的终身健康起到积极作用。

（四）体育学校

体育学校肩负着提高学生的技术水平、加强德智教育、为我国体育事业不断储备体育人才的重任。从 1992 年到 1996 年的 4 年中，我国获得世界冠军的运动员有 361 个，其中有 90%以上的运动员来自体校。在第 26 届亚特兰大奥运会上我国的 16 名获金牌的运动员全部来自体校。在第 28 届雅典奥运会上，我国夺冠选手中有来自青少年业余体校的。相比于职业运动员，各级体校学员在长期体育训练的人群中占有极重的比例，职业运动员在成为运动员前相当比例为在体校接受长期训练的人群。意大利威尼托地区为运动性猝死的防治起到巨大的实践及理论贡献，依据其"竞技性年轻运动员"定义的标准，在我国，体育学校学员集体应归为意大利"竞技性年轻运动员"范畴，因此在运动性猝死及心律失常防治中，也应作为重要的一环。

1. 建立校医及医务监督机制

医务监督人员为教练员对运动员进行技术诊断、调整训练负荷安排等提供数据支持与理论依据，为运动员运动损伤的预防、恢复、治疗等提供相关的医疗服务工作。体校运动训练为我国竞技体育培养基础性人才，如果没有基本的医务监督人员配备，再加上教练员对于医务监督知识方面的缺乏，科学化的训练很难得到保障。建立良好的运动医务监督体系能大大减少运动相关性心脏损伤的概率，为运动训练提供科学的依据，保证科学训练，提高运动员的运动能力、运动成绩，预防与早期发现和正确处理运动伤病，及早鉴别及促进不适宜竞技体育训练的学员早日恢复社会化，对集体和个人均起到积极作用。

2. 建立体校的大赛前筛查机制

运动员的运动相关性猝死主要发生在体育竞赛期，体育竞赛期的医务监督较为特别，运动员的精神处于相对紧张的状态，心血管系统、呼吸系统和内分泌系统等负荷量大，也都处于易出现异常的状态。赛前需要有准备工作，如体格检查、赛前营养膳食安排等；比赛期间，需要做好意外损伤的预防和急救工作，稳定运动员情绪，进行必要的功能检查；赛后无论胜利或成绩不理想，都要做一些身体健康检查，这也为体校的成才率及学员的长远发展及终身健康提供有力保障。

（五）教育主管部门

数十年来随着九年义务教育的普及，高中升学率的提高及大学扩招，除年轻农民工一族外，各级教育部门包含了 25 岁以下最广泛比例的人群。依据美国运动性猝死流行病学研究，运动性猝死高发人群为大学男生及运动员。我国尚缺乏运动性猝死流行病学研究数据，但笔者从新闻的搜索中也可发现大学生猝死的新闻报道占据运动性猝死的"主力"，依据法律，在校学生猝死教育部门负有重要责任。因此教育主管机构在防治方面负有相应职责。

1. 制定高校学生及高中生的体检办法

在长期接受运动训练的人群当中，防治运动性猝死的主要手段为赛前筛查、定期筛查及赛中医务监督。而对比发生率较运动员群体更大的高校学生及中学生，广泛采取运动员医务监督既在操作上不可能，效费比也极低。考虑到运动员尚存在运动产业支撑，学生中采取类似方案更缺乏可行性。因此在高校学生及中学生当中，体检是发现该潜在危险因素的主要办法。笔者对大中学生进行调查中确认目前大多数学生在大、中学生时期接受的体检主要为初中入学、高中入学、高考前及大学入学体检，内容包括身高、体重、视力、辨色力、血压、内科、外科、胸片、化验及 PPD 试验等。项目设计或为数十年前沿用至今，且主要关注传染病及职业发展需要，流行病学调查的运动性猝死死因如 HCM 和 ARVC 缺乏敏感性。因而对现有的体检项目进行改进有助于大规模降低运动性猝死风险。

2. 改进高校及中学的体育老师从业资格制度

在高校和中学发生的猝死报道中，体育课是运动性猝死的高发现场。在对猝死案例的分析当中可发现，体育教师医务监督意识的缺失在猝死的发生中起一定的责任，然而不可将责任归于体育教师。笔者追溯我国教育系统发现，我国学校体育教师无论是从人才培养、编制还是资格准入而言，基本从属于教育系统，体育教师的来源大多与体育总局所属厅局及直属单位无关，因此接触运动医学的可能性更小。笔者搜索并分析大量体育课发现猝死的现场报道发现，体育课上通常在长跑时发生心搏骤停并猝倒，其后体育教师及同学发现后送入医务室，并拨打"120"急救电话，最终抢救失效。在此过程中，学校、老师及同学的应急处理通常不符合常理，即使从抢救角度而言，送入医务室也违反了抢救的基本常识，因为心搏骤停发生的 5min 内是 CPR 的关键时间，依据猝死相关统计研究发现 5min 后抢救成功的病例极少。以此观之，作为学校医务监督中的重要一环，体育教师在医务监督方面基本属于空白。因此体育教师的责任有待重新定义，且在培养及准入应考虑引入医务监督概念，普及医务监督及急救知识。

三、针对注册运动员的筛查机制、医疗监督及预警机制

与大众健身人群不同，大众健身人群通常以提高自身身体素质为关键，通常并不单纯追求某单项体育项目成绩，而运动员可能出现过度运动及不顾自身健康风险的问题。从运动心理学角度分析，运动员在获得更好成绩的压力下，处于竞技场上的运动员并非全部将健康放在首位。加之运动性猝死报道的绝对数量不大，要求自觉将维护长远健康，甚至是降低猝死风险并不完全适用于全体运动员，因此从制度上对运动员的健康状态进行监督成为必要。意大利出现强制性的包括心电图在内的强制性赛前筛查；美国心脏病协会支持一般性检查。然而我国在建立职业运动的医务监督及预警机制时需要对比我国与国外体育体制与经济状态及社会医疗状态，将我国的社会经济、文化特点及政治传统纳入考虑范围，才可能在运动员的运动性猝死预防中更有效地减少悲剧的产生。

规划针对运动员的疾病预警系统首先需要考虑的是我国体育制度上特殊的举国体制。举国体制是国家体育管理机构在全国范围内调动相关资源和力量，集中选拔、培养、训练有天赋的优秀体育运动员参加奥运会等国际体育赛事，争取优异比赛成绩、打破纪录、夺取金牌。

在意大利威尼托地区关于赛前筛查的研究报告显示，威尼托地区的人口有 430 万左右，而估计的年轻竞技运动数量为 10 万左右。美国估计的运动员数量有 400 万~500 万。与此对应，相关资料显示我国目前可统计的运动员数量约 20 万。以此观之，我国运动员定义的范畴与欧美有着明显的不同。此外，相比欧美国家以商业和自发竞技运动相比，在举国体制下，我国将运动员纳入疾病预警体系保护的难度较国外相比较低。

在 2012 年年底，我国体育总局发布了《体育总局办公厅关于开展 2013 年全国运动员注册工作的通知》，并建立了全国运动员注册系统，通过该系统可进一步对我国运动员基本状态进行掌握。该系统由专门的工作人员进行录入，主要记录着运动员所属单位与签约状况，因此其宗旨在于相关体育主管部门对运动员所取得的成绩及所属单位进行统计。这为运动员疾病预警体系的建立提供了极大的便利。

当某种潜在的心血管疾病存在时，运动训练和比赛就将成为猝死发生的导火索。虽然运动员猝死的确切机制因具体的疾病而不同，但是大多数情况都存在电信号不稳定和室性心动过速或心室颤动。既往患心血管疾病的猝死运动员，在赛场上被成功心肺复苏的案例极少，因此必须强调和严格实行赛前检查。我国运动员总量的基数较欧美国家的绝对数量少，且接受体育总局管理的运动员比例较高；此外体检价格较低，因此从经济角度而言存在可行性。我国目前已实行运动员及赛事注册制度，首先可倡议在我国体育总局及下属厅局管理下的运动员及注册制度下的运动队实行赛前监督制度，倡议相关体育机构将参赛运动员体检报告列为运动队注册条件或强制执行运动体检制度，并将赛前监督的落实列为赛事注册条件之一或强制执行体育总局职权范围内注册的完事强制筛查制度。

赛前监督作为运动员的初步筛查机制不宜也不可能包含 MRI、超声心动图及运动心电图等完整检查，但需要达到初步排查具有明显运动性猝死及心律失常的运动员。筛查项目必须包含个人史、家族史和基本心脏查体等。

1. 个人史

（1）劳力性胸痛或胸闷。

（2）不明原因晕厥或一过性晕厥。

（3）劳力性和不明原因呼吸困难。劳力、运动相关性呼吸困难。

（4）诊断未明的心脏杂音。

（5）系统性血压升高。

2. 家族史

（1）≥1 名亲属 50 岁前发生心脏性猝死。

（2）直系亲属 50 岁前因心脏原因丧失劳动能力。

（3）家庭成员中有下列疾病：肥厚型或扩张型心肌病，长 QT 间期综合征或其他离子通道病，马方综合征或其他具有临床意义的心律失常。

3. 体格检查

（1）心脏杂音。

（2）股动脉搏动（排除主动脉缩窄）。

（3）马方综合征。

（4）肱动脉血压增高（坐位）。

普通心电图筛查，欧洲与美国心脏病协会均认可普通心电图的意义，二者分歧主要在于心电图筛查的效费比问题。美国反对将普通心电图筛查列为赛前筛查的理由主要在于其认为每年发病率较低，且每避免一例心脏性猝死需要花费的费用较高。然而相比之下，我国心电图检查定价远低于美国。以参赛人数最高的北京奥运会为例，2008 年全球运动员参赛人数为 11 468 人，我国心电图检查定价常为几十元，费用相对于赛事其余费用较低。此外，由于我国对普通人群肥厚型及扩张型心肌病、长 QT 综合征及其他离子通道病的诊断率不高，在家族史筛查方面可能难以得到较好的反馈。笔者认为根据我国国情，将 12 导联心电图作为运动员筛查项目之一具有高度的可操作性。但在大型赛事中，数千人的心电图筛查可能不适用于狭义上的赛前筛查，即在比赛前短时间内进行心电图检查。但可通过对注册赛事及注册运动员年检的方式进行赛前筛查，并探索比赛前检查的可行性。同时笔者认为将体检报告列入全国运动员注册系统技术上无障碍，可倡议进一步将运动员注册系统改造成为包含运动员基本健康档案的现代化运动员管理系统。这将极大程度上保障我国运动员健康，并提高运动员的积极性。

但同时，由于运动训练可诱导运动员的心电发生重构。目前对这一现象的相关机制并不清楚。Maron 等人应用心电图筛查 501 名运动员，13% 出现异常。而假阳性率的增加将导致随后检查费用的增加。如何来解释运动员的心电发生重构现象和制定相关的诊断标准是十分重要的，因此应设定合适的阈值。具体可参考意大利标准，并在实际工作中对阈值的设定进行调整。

总之，运动员的运动性猝死预警体系应通过运动性猝死危险因素的早期诊断与系统化、制度化的运动员健康管理，在现有的体制再进行可接受、经济、易操作的改善，形成排查及监督体系，在体育主管部门职权范围内通过现有制度及新出现的信息化手段提高预警体系运作的有效性，积极预防运动性猝死的发生。

四、针对业余体校学生的疾病预警机制

在我国三级体育训练网中，青少年体校处于三级训练网中的基础环节，是我国培养高水平竞技体育后备人才的重要基地。我国业余体育训练体系包括两部分：一部分为传统体育项目学校（传统校），隶属于教育系统，以教学为主，全国共有 10 911 所，在训人数 40 万；另一部分为体校，隶属于体育系统，

以训练为主，学习为辅，是我国体育后备人才来源的主渠道。根据我国 2003 年统计显示，体校数量 2 762 所，包括体育中学和各类单项体育学校，在训学生近 30 万人。由于传统校通常属于教育系统中条件较为优越的高校及中小学，宜作为高中及高校的一部分进行阐述，在此将业余体校单独作为一个群体进行分析。

构建业余体校的疾病预警系统应首先考虑经费问题，在基层体育部门萎缩的现状下，单纯强调增加经费既难以被政府机构及民间组织关注，也缺乏进一步的方案，深化业余体校改革或全面实现体教合办业余体校不失为一项面向未来的制度。在业余体校中建立运动性猝死的疾病预警机制可考虑从以下入手：

（一）完善体检制度

由于挂靠学校，以中学为主，我国中学已普遍实施学生体检制度，在中学建立更完善的体检即运动性猝死筛查机制的状况下，可考虑青少年运动员参加每年举行的更为完善的新生体检等。因此业余体校青少年运动员稍加管理即可在该框架内实现运动员的年检，为及时发现运动性心律失常及运动性猝死危险因素创造更为有利的条件。

（二）青少年运动员注册

推行如北京市、上海市、湖北省类似的青少年运动员网络注册制度，并建立运动员健康档案，便于更好地追踪青少年运动员的健康状况及对运动性猝死的筛查。

（三）完善校医制度

完善业余体校的校医制度，吸引职业水平更高的医疗工作者加入业余体校校医行列，但鉴于大量业余体校存在经费不足问题，该方案仍有赖于上级体育主管部门的重视，倡议业余体校以学员健康为本，而非将竞技成绩作为办学唯一目的。具体而言，可通过增加业余体校校医的行政编制吸引不宜胜任大医院高强度工作的医务工作者，或吸收新的医务工作者加入校医行列，从制度层面保障青少年运动员在校医或队医的医务监督下进行训练，预防悲剧产生。

（四）强化与普通中小学关系

部分业余体校住宿条件恶劣，训练场地设备陈旧，正常而有效的训练尚略有吃力，医务监督与疾病预警更无从谈起。而鉴于部分体校整体迁入中小学，并使用普通中小学校的场地进行训练，业余体校应强化与普通中小学的关系。

五、针对高校学生的疾病预警机制

由于我国激烈的高考竞争，学生在高中时代往往处于学习的高压下，活动量较少，且空闲时间少。进入大学后，空闲时间猛增，因此运动量明显增加，这对于我国大学生的体质大有裨益。但同时运动量的增加往往没有遵循循序渐进的原则，从而埋下了猝死隐患。相关猝死病例研究还表明，许多研究对象在高考过后入大学前，有过度体能消耗经历，如过度饮酒、通宵玩游戏、打扑克、玩麻将或旅游等，造成身体体能透支，成为诱发猝死的原因之一。

相对于运动员以训练为主及中学生以体育课活动为主，大学生的运动还有三种独特的形式：①军训，通常新生入学往往有 2 周至 1 个月的军训，队列训练及拉练相比高中军训实际的运动负担增加；②自发的随兴运动比例增加，除体育课外，学生基于自身兴趣及娱乐的运动明显增加，如早晚跑步及同学间的球场运动；③大学非官方运动队的大量增加，不同于商业及官方运动队，大学生中任意组织的班级球队甚至寝室球队极为普遍。大学的体育运动基本是一个游戏，有着极强的娱乐性，大部分同学是为了可以得到放松、娱乐。在大学这个人文色彩浓烈的场所，将阳光、空气、自然环境融合一体，在运动场上挥洒着青春。

根据国家统计局发布的最新教育统计，2014 年中国在校大学生有 2 468.1 万人。基于大学生群体庞大的数量，高校学生运动性猝死的绝对数量远远高于运动员。根据美国流行病学调查，大学生，尤其是大学男生的运动性猝死发病率为年轻人中发病率最高。我国目前尚缺乏对大学生群体的大规模调查研究样本。笔者在检索高校运动性猝死相关文献中，目前收集案例最多的调查研究为 69 例，男性所占比例明显高于女性，为 86.95%。以年级阶段分类：大一新生猝死率最高，共占全部高校生猝死事件的 55.07%，与美国相关流行病学大致相当。

由于大学生发生运动性猝死的事件相对较为少见，样本量小且置信区间宽，发生率的调查研究还是有很大困难。此外，各大高校为了避免或减少舆论及法律上的负担，通常对大学生猝死情况的解决都采取消极的态度，对这方面的调查工作都比较抵触并尽量回避。许多猝死者家属由于情感上的原因对尸检抱有消极的态度，也在一定程度上为大学生猝死具体病情的调查造成了阻力。高校、大学生及猝死者家属从客观上均造成了对大学生运动性猝死调查研究的困难。

高校的校医方面，除了一些开设有医学专业的高校外，多数高校的校医院医疗水平普遍不高。有媒体曾对高校进行调查发现，即便是一些很基本的医疗体检，有的校医院医护人员都难以胜任。目前，众多的高校医院日常接诊范围仅局限于呼吸道感染、发热、腹泻以及轻微的外伤和跌打损伤等常见病的治疗。高校医院作为后勤的一个组成部分，目前尚未脱离其原有"事业性"特征，基本上还沿袭着原有计划经济的运行模式。有学者建议，高校的校医院可考虑由社区医疗系统接管或由大医院派驻医生负责。但同时有法学专家指出，这在制度上需要涉及卫生、教育、社区等各部门的协作。因此在短期内，校医作为高校疾病预警系统的一环还有待改进。

基于上述原因，运动性猝死的预防迄今仍是运动医学中一个尚未解决的问题。但尽管在调查研究及对学生运动的管理方面有一定的困难。在大学中建立运动性猝死疾病预警机制仍有着其他群体不具备的便利。首先，全国普通高校约为 2 542 所，且基本集中在地级市以上行政单位，从机构层面开展工作有着其余群体中无法达到的高效；其次，目前各高校的建设中无不将信息化作为工作重点，因此在信息化的利用层面有着难以比拟的便利，且高校建立的信息化平台容易向全社会推广；再次，相比于中小学、体校及运动队，高校经费的来源最为稳定且充足，社会各界无不对高校发生的恶性事件有着极大关注，因此在高校中建立新生的组织阻力相对较小；最后，相比于运动队、体校、中学等机构任何有关医务监督及调查工作需要专职工作人员，从大学生中招募志愿者可极大程度上减少经费开支，而大学生志愿者高度的荣誉感及创造性对建立疾病预警系统可起到良好的完善作用。

（一）入学健康筛查机制

高考后，进入大学阶段，我国大学基本都已实行入学体检制度，目前高校的入院体检通常目的：一是复查身高、体重、视力、听力、是否色盲等一般健康状态，这些为常规体检，通常重点在于是否存在听力、色盲等明显影响专业学习的问题。二是检查是否有传染病和对自己生命有严重影响的疾病，包括血压、心率是否稳定，以及乙肝、结核病等导致流行的传染病。这些项目体现了高校对于学生入学健康的关注。笔者对高校入学体检的调查中发现有关心脏的情况存在一定的不足。因为运动性猝死者中多数都有心脏疾病，如心肌炎、心脏肥厚等，而这些在目前体检的心率、血压及肺活量检测的框架内难以发现。首先，肥厚型心肌病、先天性心肌病及致心律失常性右心室性心肌病等明确的疾病史及家族内 50 岁前心肌梗死家族史、晕厥史等与运动性猝死相关的个人史及家族史通常未涉及；其次，除少数大学在入学体检中进行心电图筛查外，绝大多数的高校入学体检中未能包含心电图检查，使得运动性心律失常及运动性猝死风险的发现率大为降低。

（二）军训及体育课的疾病预警机制

大学校园里发生的运动性猝死当中，军训与体育课占据相当比例。结合网络新闻报道及知网相关报道，根据发生猝死的尸检报告，发生猝死的案例大多存在基础性心脏病，在我国肥厚型心肌病占据比例也较大。除猝死学生的基础病因外，猝死往往还包括上呼吸道感染、中暑、低血糖、扁桃体发炎、连续熬夜等重要诱因。除此之外，在防治猝死的最后一环——急救上，死者同学、教官及体育教师往往在将患者送往医务室或医院后发现死者已心搏停止，折射出相关群体对 CPR 知识的完全缺失。在军训及体育课上还应进一步减少运动性猝死的诱因，并建立急救机制，进一步降低猝死风险。

首先，在军训的时间选择上，应倡导大学军训在新生体检后排除有基础心脏病的学生后进行。其次，应考虑将存在急性扁桃体炎及上呼吸道感染等诱因的同学排除出军训。由于军训通常在开学 1 个月内进行，通常难以避免高温天气，因此应采取相应措施避免中暑。中暑的机制主要在于水和电解质失衡，因此在军训期间，应进行相应健康教育，学生每日应当摄入 1~2L 水，在饮用水里可适当添加食盐。出现中暑症状应到通风处休息，充分准备防暑药物。感觉头晕、乏力及时告诉教官，暂时退出队列。

其次，建立相应机制，保证体育课及军训现场有掌握 CPR 技术人员存在。在军训过程中，由于军训现场学生为新生，要求对新生进行 CPR 培训难以具备可操作性。因此应倡议军训应在校医或更上级医院医师的值班下进行军训，或对军训培训人员进行 CPR 培训，切实保障军训现场能及时进行 CPR，并在条件具备的情况下配备自动电击仪，避免将晕厥或心搏骤停的同学紧急送往医务室或医院等错过急救时机的错误出现。

（三）课余运动场上的运动性猝死预警机制

如上所述，大学生除军训、体育课外，还有一个极大特点在于运动的自发性，即在课余时间，出于娱乐或自我锻炼的目的运动，且大学生自发的运动远较体育课普遍，预防运动场上的猝死也应作为重要一环。在运动性猝死的案例中，有些案例中死者平时身体很好，可就在悲剧发生的前一天晚上通宵打游戏，且未吃早饭或晚饭就去踢足球，最终酿成悲剧。在运动场上针对自发的运动应考虑到人员配置的合理性、经济性及制度建设的可行性，有学者建议应在制度上彻底保证运动场上的医务监督及常驻急救人员的建议基本无可行性。首先运动性猝死虽后果严重，影响巨大，但仍属于发病率不高的疾病，通常高校 1 年内出现运动性猝死的可能性不大。由于学生参加运动的时间跨度较大，为低概率事件，维持运动场上的人事方面职位容易沦为形式化，除难以起到急救作用外，也增加财政负担。其次从学生运动心理角度而言，原本作为娱乐的运动在运动现场常驻人员的注视与不时的干涉下，也将损伤学生运动的积极性，得不偿失。尤其大学生作为成年人，通常将个人的行动自由及隐私看得较重，对于空腹自发踢足球等引起的猝死应切忌通过行政手段或强制的医务监督等政治色彩过浓的措施干涉学生的运动安排。笔者认为可从以下方法入手建立课余活动运动场上运动性猝死预防机制。

首先，仍需强调学生健康知识教育，组织学习。定期组织运动医学专家讲授有关健康知识，分析当前疾病流行趋势和体育干预手段，开设体育与健康、体育伤病救治、体育健康评价等课程，把体育与医学充分结合起来，使学生明确体育的重要性。结合学校体质测试，评价学生自身身体素质及技能状况，寻找自己合适的运动项目、运动量和强度，不盲目从事不适合自己的运动方式。养成正确和良好的运动习惯对身体有百利而无一害。减少学生因主观上的忽视导致的错误引起猝死，同时不损伤学生的运动积极性。

其次，建立运动场急救机制。笔者检索运动性猝死发生案例中，发现几乎每一例事故发生时，不论是否抢救成功，都出现了学生的身影。不论是送至医务室还是送至急救中心，同学本身所起到的作用往往最大，且起到最为关键的作用。从医学的技术角度而言，CPR 技术不属于专业性非常强的技术，在西方，掌握 CPR 技术的普通公民极其普遍，因此对大学生进行 CPR 培训无论从效果还是意义而言远大于运动场上长期配备急救人员。当事故发生时第一时间采取急救，同时派人通知校医院、急救中心或呼叫救护车，以便去医院继续诊治。现场急救一般都缺乏复苏设备和技术条件，这时主要任务是迅速有效地恢复重要生命器官（特别是心脏和脑）的血液灌流和供氧。采用人工复苏的方法，进行人工呼吸和心脏按压是初期复苏时的主要措施，应使教师、学生熟练掌握其方法，能够运用。

再次，关于自动体外心脏除颤仪（AED），传统观念中，大学应在校医院配备除颤仪以利于急救。

总而言之，作为国家与民族的未来，大学生有着相对较高的文化层次及可塑造的社会责任感。因此大学校园里的运动性猝死疾病预警机制应充分发挥高校学生这一特性，除减少财政压力，增加预警机制的效率外，还可提高大学生的自我保护意识及社会责任感，不应单纯将高校学生视为需要"教育"及"保护"的对象。

六、针对中学生的预警机制

中学生作为应试教育的主体，与大学生相比，由于课程紧张及晚自习，自主活动时间较少。且接触社会较少，缺乏独立生活能力。因此，尽管在运动性猝死原则上与大学生有着较多的一致性，但由于无法强调该人群具备大学生的责任感，且无法招募志愿者，因此也具备自己的特点。

（一）健康筛查机制

中学生的健康筛查对于制订其一生的运动计划及避免运动性猝死至关重要。大致的体检方案可参考上述高校学生的健康筛查机制。不同点在于：中学生，尤其是初中生由于社会阅历较浅，且较大比例父母可能隐瞒家族成员的疾病史，因此健康问卷的调查必须部分由家长完成；中学生数量相比大学生人群数量更为庞大，且目前大多数高中仍存在军训制度，但鉴于中学生通常异地学习的较少，应考虑在初中阶段完成心脏疾病的筛查，或中考录取后作为入学体检时间。且各中学的心电图筛查时间尽量在教育局的调控下进行错峰处理，避免心电图采集效率过低或心电图分析医师缺乏导致的心电图筛查机制无法进行。

（二）军训及体育课的疾病预警机制

上述大学生军训中的疾病预警机制，考虑到大学生刚从中学进入大学，因此大学生军训中的疾病预警机制规划已将大一新生作为中学生进行处理，原则基本一致。此外基于中学的财政特点，除传统体育项目学校外，校医配置较大学更不完善，因此体育课上配备医务监督人员暂时无法列入疾病预警机制的规划当中。因此中学体育教师对比大学体育教师更应强调对突发事件的处理，体育课上的保护只能基本依赖于体育老师的保护。

（三）课余运动场上的运动性猝死预警机制

中学校园由于校园面积通常比大学小，且运动场更接近教学大楼，因此中学教师对学生的掌控强于大学。相对运动场结合学校体质测试，评价学生自身身体素质及技能状况，寻找自己合适的运动项目、运动量和强度，不盲目从事不适合自己的运动方式。操场上应考虑全面安装摄像头监控，方便及时发现危险。目前中学生已普遍配备手机，因此应建立呼叫学校老师的快速通道。最后，大多数的中学由于封闭性比大学高，可考虑配置 AED 设备，并培训中学老师掌握 AED 操作技术，同时禁止中学生接触 AED 设备，避免 AED 设备不恰当使用引起的危险。

七、针对普通健身人群的预警机制

除运动员与学生外，参与运动的人群统称为普通健身人群。1995 年，我国颁布并实施了《全民健身计划纲要》，它的出台对于我国群众体育的发展起着十分重要的作用。《全民健身计划纲要》以全国人民为实施对象，是我国在新时期全民健身工作的纲领性文件。同时，伴随着人民生活水平的不断提高，对体育健身、文化娱乐等方面的要求越来越强烈。特别是实行双休日制，人们的空闲时间大幅增加，参与健身的人群比例增加。近年来普通健身人群运动性猝死时有发生，已成为除学生及运动员外的第三人群。与运动员及学生相比，普通健身人群有以下特点：年龄跨度大，可从 20 岁到 80 多岁；地区分布广，除学校及运动队特定场馆外的各街区及广场均可能发生；缺乏负责机构，由于普通大众人群不隶属于教育机构或体育机构管理，因此难以接受上述责任机构的医务监督工作。此外由于场馆众多，且大多场馆没有常驻管理人员，因此发生危险时抢救较为困难。由于普通健身人群的上述特点，强制性的法律及保护政策不可能施加于普通人群。因此对于普通人群应以提高其健康意识及自我监督意识为主，并在大规模有组织的普通人群运动中提供医疗保障。

（一）针对大众的健康教育

由于年龄的差异，大众健身人群除肥厚型心肌病及致心律失常性右心室心肌病外，以冠心病为主，尤其在 35 岁以上人群。对参加健身活动的人群是否存在与冠心病相关的危险因素进行分析和危险分层，并对在非医学条件下进行运动负荷试验或健身锻炼的人群进行安全性评价，及时发现运动的禁忌证，认真采取预防措施以降低危险概率。遵循体育锻炼基本原则，循序渐进，根据自身的健康状况和客观条件，有针对性地选择运动项目、方法、时间与运动负荷，避免过度运动。运动促进健康是一个渐进的过程，如果盲目增加运动强度、提高运动难度，只能适得其反，危害健康。不顾身体的健康状况，一意孤行地盲目进行运动，正是导致运动猝死的重要原因。避免饱食后运动。运动前应做好充分的准备活动，运动后要做好放松整理活动，避免运动后立即热水浴。制定合理的运动处方——以体检资料为基础，结合个人的特点，以处方的形式，制订运动的项目、强度、时间，安排锻炼计划，掌握好运动强度，从而达到安全有效的运动效果。一般推荐中低强度的运动，低强度运动的心率为 100 次/分以内，中等强度为 130~150 次/分，高强度则为 150 次/分以上。

（二）基于可穿戴设备进行自我监督引导

在运动处方中，制订项目、强度、时间及锻炼计划相对简单，然而个人的执行往往有一定困难。以长跑为例，在长跑的活动中，健身爱好者对自我心率监测往往无意识，即使有意识，运动中的专注及运动后疲劳也难以实行心率监测。然而可穿戴设备正改变着这一切。可穿戴设备即附有传感器及电池的小型设备，最常见的形式为腕表、腕带、手环及胸带。可穿戴设备虽然出现才几年，但发展极快，且功能日益多元化。在长跑运动中，除可提供计步和计算运动消耗热量外，相当部分可穿戴设备具备心率检测功能，部分高端设备胸带还带有单导联心电图功能，可通过手机等设备读取，并上传至计算机或网络，可初步达到自我监督功能。而在新的云端工作模式普及后，可穿戴设备还可通过更为丰富的功能及数据后端处理为健康爱好者起到更为巨大的作用。笔者预计，在不远的将来可穿戴设备或可提供更为便利的自我监督模式，甚至生命保障，如心律带或可提供单导联心电图等数据，甚至直接与云端相连，在发生心律失常时产生自动报警机制或通过 GPS 定位及通信功能呼叫急救人员。新生事物的产生往往具备难以预计的效果，可穿戴设备未来的发展形成无人能进行预测，因此笔者也不例外，仅仅作为初步设想。

第三节　大数据对疾病预警的作用

一、医疗大数据的概念与结构简介

当前，世界已进入信息时代，信息技术的发展，不仅提高了人们的工作和生活效率，也对人们的医疗与健康模式产生着巨大影响。2013 年被称为大数据元年，所谓大数据，是指某个数据存取点的数据量非常大且结构复杂，以至于利用常规的软件工具难以对其进行搜集、管理和加工。然而罗马并非一天建成的，大数据的出现也有着数十年的技术及基础设施的积累（图 19-1）。

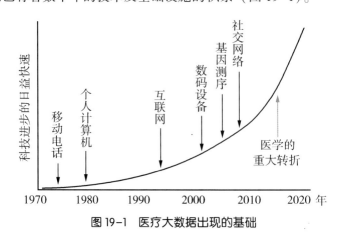

图 19-1　医疗大数据出现的基础

2000 年 9 月，加拿大由联邦政府注资成立了名为 Infoway 的非营利性机构，领导和负责全国范围内电子健康信息、兼容的标准、通信技术的开发和实施，计划于 2009 年为 50% 的加拿大人口建立电子健康档案，于 2020 年覆盖全国。

美国前总统布什在 2004 年众议院的年度国情咨文中专门强调医院信息系统建设，指出将医疗保健记录计算机化，可以避免严重的医疗差错，降低成本，提高医疗水平。2008 年奥巴马的 7 870 亿美元复苏经济刺激方案中，拿出 500 亿美元用于推进医疗卫生信息化发展。

2003 年底到 2004 年，英国政府陆续与多家跨国卫生信息化巨头签署了为期 10 年、总金额逾 60 亿英镑的合同，拟搭建一个全国性的卫生信息网，部署一系列应用服务。

我国卫生部（现卫计委）于 2010 年编制了全国卫生信息化"十二五规划"（简称"3521-2 工程"），具体来说，"3"代表国家、省、市三级卫生信息平台，"5"代表医疗服务、公共卫生、医疗保障、药品保障和综合管理五大卫生信息化，"2"代表信息安全体系和标准规范体系。其中，市级卫生信息，即区域卫生信息化，是卫生信息化的核心内容之一，因为以区域级的行政单位是可实行标准化的最大行政单位，且覆盖了我国大多数人群，只有区域卫生信息化建成后，各三级数据集中共享才能达到大数据的数量级别。

医疗大数据最为人熟知的场景是医院，我国各级医院已实现一定程度的联网，通常医院里的医疗数据可归纳为以下几种类型：医院信息系统（HIS）数据，检验信息系统（LIS）数据、医学影像存档和传输系统（PACS）数据和电子病历（EMR）数据。其中 HIS 数据是医院的核心系统，是对医院及其所属部门的人流、物流等进行综合管理的系统。

（一）大数据特性

1. 共性

医疗数据规模巨大，疾病诊断数据及居民行为健康数据等聚合在一起形成医疗大数据，并呈现出大数据的特性：

数据规模大。一个 CT 图大约含有 150MB 的数据，而一个基因组序列文件大小约 750MB，一个标准的病理图接近 5GB。

数据结构多样。医疗数据通常会包含各种结构化表、非结构化文本文档（XML 和叙述文本）、医疗影像等多种多样的数据存储形式。

数据增长快速。一方面，医疗信息服务中包含大量在线或实时数据分析处理，例如，临床决策支持中的诊断和用药建议、流行病分析报表生成、健康指标预警；另一方面，得益于信息技术的发展，越来越多的医疗信息被数字化。因此在很长一段时间里，医疗卫生领域数据的增长速度依然很快。

2. 独特性

除大数据共有特性外，医疗大数据还具有以下医疗领域特有的特性：

（1）多态性：医疗大数据包括纯数据（如体检、化验结果）、信号（如脑电信号、心电信号等）、图像（如 B 超、X 线等）、文字（如主诉、病史、过敏史、检测报告等），以及用以科普、咨询的动画、语音盒视频信息等多种形态的数据，是区别于其他领域数据的最显著特征。

（2）不完整性：医疗数据的搜集和处理过程经常相互脱节，这使得医疗数据库可能对任何疾病信息都不能全面反映，大量数据来源于人工记录，导致数据记录的偏差和残缺。

（3）时序性：患者的就诊、疾病的发病过程在时间上有一个进度，医疗检测的结果、图像都是时间函数，这些都具有一定的时序性。

（4）冗余性：医疗数据量大，每天都产生大量数据，其中往往会包含重复、价值低甚至是相互矛盾的数据。

（二）应用场景

医疗行业大数据根据其主要应用场景，可分为 3 类。

1. 医药研发大数据

对各方面医疗卫生数据进行专业化处理，可以使对患者的行为和情绪的细节化测量成为可能，挖掘其症状特点行为习惯和喜好等，找到更符合其特点或症状的药品和服务，并针对性地调整和优化。医药公司在新药品研发阶段，可以通过大数据建模和分析，确定最有效的投入产出比。

2. 疾病诊疗大数据

2012 年，我国高血压发病率接近 8%，患者接近 1 亿，糖尿病患者约 5 000 万，血脂异常患者 1.6 亿。通过健康云平台对每个居民进行智能采集健康数据，居民可以随时查阅、了解自身健康程度。同时，提供专业的在线专家咨询系统，由专家对居民健康程度做出诊断，提醒可能发生的健康问题，避免高危患者转为慢性病患者，避免慢性病患者病情恶化，减轻个人和医保负担，实现疾病科学管理。而通过对大型数据集（如基因组数据）的分析提供个性化医疗方案，可以改善医疗保健效果，如在患者发生疾病症状前，就可提供早期的检测和诊断。个性化医疗目前处于初步阶段，在某些案例中，通过减少处方药量可减少 30%～70% 的医疗成本。

3. 公共卫生大数据

大数据可以连续整合和分析公共卫生数据，提高疾病预报和预警能力，防止疫情暴发。公共卫生部门则可通过覆盖区域的卫生综合管理信息平台和居民健康信息数据库，快速检测传染病，进行全面疫情监测，并通过集成疾病检测和响应程序，进行快速响应，这些都将减少医疗索赔支出，降低传染病感染率。通过提供准确和及时的公共健康咨询，将会大幅提高公众健康风险意识，同时也将降低传染病感染风险。

在医疗信息化的过程中，主要面临的问题是如何实现区域内异构医疗机构医疗卫生数据互联互通，即两个或多个医疗机构间交换信息和对所交换信息进行使用的能力。医疗本体库的引入与应用有助于对各种信息进货安全的存储和有效的管理。

本体，最早是一个在哲学上使用的概念（也有一种说法是"本体论"），从哲学的范畴来讲，本体是客观存在的一个系统的解释或说明，重点研究的是客观再被抽象的本质。在知识工程领域，在开发知识系统时被用来实现领域知识的获取。简言之，本体是共享概念模型的形式化规范说明。

在本体库的开发过程中，首先要深入了解各种类型的数据源结构，熟悉相关医疗流程和临床知识。参考医生、研究人员、医疗专家和医疗机构已经实际应用的医疗方案、国内外发表的相关文献及医疗表单规范、语义网关联开放数据源中已有的国内外医疗相关数据等。其次要对医疗的流程结构和内容进行分析，明确诊疗环节中异构系统间的信息要素之间的联系，并根据这些信息要素完善医疗领域本体间的关系，利用现有的本体开发工具对医疗本体进行映射匹配，构成规范的完整的医疗本体库。

而在区域医疗信息化建设中推行语义网技术必须依赖于医疗信息本体库的构建，在医疗本体库的基础上实现医疗信息领域的语义推导和语义检索功能，使得医疗领域的计算机信息系统在数据交换时更好地理解数据中承载的述评和概念，理解其内容所代表的意义，从而提高对区域内的医疗信息数据的合理利用和数据挖掘开发。医疗本体库的开发能够将区域内底层的医疗卫生信息数据通过映射，使之具备一定的语义逻辑，满足语义网的应用要求。

数据规模的急剧膨胀和数据应用场景的代表性复杂对进行大数据分析带来了巨大挑战。没有清晰的大数据战略，不了解大数据的生命周期，进行大数据分析时就无法纵观全局，驾驭大数据。因此分析大数据生命周期的每一个环节，并能够及时调整策略，因时制宜，才能在大数据的潮流中得心应手（图 19-2）。

而大数据由于产生于不同的机构，初始数据为零散的，因此需要将这些数据变为使用统一主数据，从具有少或没有组织和流程治理到企业范围内的综合数据治理，从尝试处理主数据混乱状态到主数据并并有条。医疗大数据治理有十大目标：①数据有明确和准确的定义；②数据有明确的责任方；③数据内容符合标准要求；④数据内容符合质量要求；⑤数据的成本与价值可计量；⑥数据集中存储与管理；⑦数据有合理的存储期限和方式；⑧数据进行统一的加工和整合；⑨数据是易访问的；⑩数据访问有安全控制。

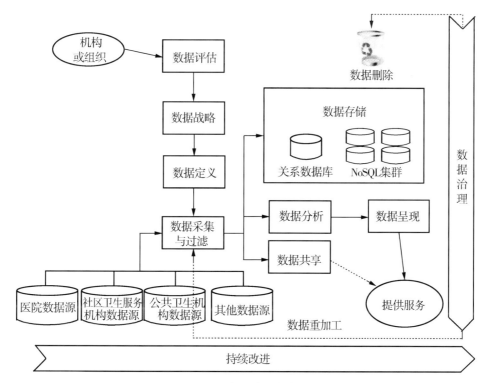

图 19-2 医疗大数据生命周期模型

医疗数据的持续改进与数据治理贯穿于整个数据的生命周期，通过建立完整的体系，来监督、检查、协调多个相关职能部门的目标，从而优化、保护和利用医疗大数据，保障其作为一项战略资产真正发挥价值。

二、大数据对流行病学及传染病控制的帮助

流行病学是认识疾病人群和流行规律的首要方法。只有提示了疾病的流行分布规律，才可能制定有效的防治策略。因而流行病学调查和流行病学分析是疾病防治工作中的首要步骤。以我国运动性猝死流行病学调查研究为例，由于猝死，尤其是运动性猝死未被列入医院上报或疾病预防控制中心关注的网络内容。而单独成立运动性猝死的中心组织效费比较低，导致从 20 世纪 90 年代起至今我国尚未出现可靠的发病率报道，因此运动性猝死暂时无法作为一项可评价必要性的项目，且即使建立运动性猝死及心律失常的疾病统计项目，在统计采取相应措施前后死亡率对比也可能出现统计困难等问题。

在大数据时代，大数据的多态性、不完整性、时序性和冗余性也将对未来流行病学工作产生深远影响。

在信息化早期阶段的工作中，数据通常从数据库中获取。在某些研究中，多态性数据库通常从独立的数据库集合而成，但通常只满足流行病学的需求，如问卷调查中加入基因组数据库的数据，或在基因-环境因素研究中加入环境数据。在另一些案例中，数据通常从用于其他目的的数据库改造而来。随着各种卫生机构的数据联网增加，各种合成性数据库也不断增加。数据资源的增加意味着可以进行更为多样化的研究，对二手数据的挖掘使现有数据可以得到更有效的利用。

大数据也会产生"大错误"。以 2013 年美国流行性感冒流行病学调查为例，当时科学家们检索并分析了流感相关的互联网数据，并对流感的流行程度进行了估计。然而与传统的公共卫生系统调查分析方法相比，这种方法大大高估了流感的高峰期影响水平。更成问题的一点是：大数据通过大规模地调查各种与疾病结局有关的假定关联，可能会触发很多错误警报。而与其自相矛盾的是，当人们能够测量更多事物的时候，错误警报在所有调查结果中所占的比例可能还会增加。基因组学领域要求对研究发现进行重复实验，并且要求在统计显著性方面能产生更强的信号，从而有效地解决了真实信号和噪声信号相混

合的问题。但是这就需要多个部门共同开展大型的流行病学研究。我们该如何提高大数据时代促进健康和预防疾病的应用潜力呢？一个优先事项是需要构建一个更强大的流行病学研究基础。目前的大数据分析主要是以方便样本或互联网上可获得的信息为基础，当研究者们探索测量准确的数据（例如基因组序列）与测量不准确的数据（例如用于行政索赔的健康数据）之间的关联性时，最弱的那个关联将决定研究准确性的高地。大数据本身是观察性数据，存在着很多偏倚，例如选择偏倚、混杂变量和缺乏普遍性。对于具有良好流行病学特征的代表性人群而言，可能也会用到大数据分析。这种流行病学研究方法已经在基因组学研究领域中得到了很好的应用，其适用范围也能够扩展到其他类型的大数据分析中。

SARS 之后，中国疾病预防与控制中心开始着手建设国家传染病和突发事件的网络直报系统，现已成为全球最大的网络系统，该系统覆盖全国 1.5 万个机构，包括全国县级以上疾病预防机构、95% 县级以上医疗机构、94% 基层医疗卫生机构，而疾病的报告时间从 5d 下降至 4h。当前该系统主要覆盖 39 种法定传染病，近年来每年分析、处理和储存 600 多万来自全国各地的个案信息，且数量逐年增加。在此基础上，同时建立了霍乱、血吸虫、鼠疫、艾滋病、结核病、不明原因肺炎等单病种检测系统，并开发、实施了国家传染病自动预警系统。该系统建成后，任何一家覆盖机构中如果出现一例特定传染病患者，当发现、确认并录入系统的那一刻起，该机构所属市、省疾病预防控制中心及国家疾病中心都可以实时看到该报告和病例相关情况，包括对该病例的所有处理信息。

除了传染病的指标系统，当前还建立了不少针对特定人群的监测系统，如全国危重孕产妇医院监测网络直报系统等，而在不同省市，还有针对特定慢性病的信息管理系统，这些都是通过大规模实时数据的有效收集和应用，加强人群健康的案例。

三、病历统一标准的大数据及对疾病预警的影响

临床医学是根据基础医学，研究疾病的、诊断、治疗和预后的一种医学应用。因而，临床数据的定义是在临床医学中获得的所有数据的集合。医院作为临床医学的主要应用主体，是产生临床数据的主要机构。医院信息化的发展也使规模获取临床数据成为可能。我国医院的信息化建设经历了 20 余年的发展，已从当初以财务结算为中心构建医院信息系统，转为目前以临床为中心建立临床信息系统。医生工作站、护理工作站、实验室管理系统、医学影像传输与存储系统、病理管理系统、手术麻醉管理系统、重症监护系统、心电生理管理系统等信息化应用在医院中逐步建立和推广。通常，一家拥有医学影像信息系统的三甲医院年新增数据量超过 1TB。由此可见，大量的临床数据正在逐步积累。

同时，从 2006 年起，区域医疗信息共享网络建设已成为医院信息化发展的另一热点。上海、广东、浙江等在区域诊疗信息共享等领域进行了有益的探索，形成了多个区域医疗数据中心，已形成了一定的示范效应。这也为在区域内利用多个医疗机构的临床数据进行大数据分析提供了基础。

临床大数据涵盖医疗的全部过程，主要有患者个人信息、医患行为信息、临床医学检验检查信息、电子病史信息、手术信息等。这些临床数据由于其特殊性，除上述医疗大数据的特点外，还存在着以下特点：

1. 初始性

临床数据具有初始性，表现为数据是通过与患者的各种类型直接接触而获得的。这种接触包括直观的检查、问诊交流等方式，也包括借助医疗、食品、试剂等进行的采集、分析和计量等。医护人员通过这些手段，获得患者第一手的数据，而不是被加工和被整理后的信息。因此，临床数据是其他医疗应用的原始数据源。

2. 隐私性

临床数据不可避免地涉及患者的一些隐私信息。当这些隐私信息使患者在日常生活中遭遇到不可预料的侵扰时，就产生了隐私性问题。隐私性还将带来安全性和机密性问题。当未被授权的个人或机构设法取得这些隐私信息时，就产生了安全性问题。而当拥有隐私信息的研究人员与未经授权的个人或机构共享这些患者信息时，则暴露出机密性问题。因此，临床数据的利用者在进行科学研究时，有义务和职责去保护患者的隐私，并且确保这些临床数据的安全性和机密性。

随着数据挖掘技术的快速发展，现有技术状态下已经可以从大量的数据中提取出有用的数据进行处理，并得到以前认为无关信息间的密切关联，或者根据现有经验预测将来有可能发生的事情。据医学相关领域研究成果显示，许多重大疾病甚至造成严重后果的传染病在发病前或多或少都会有一些症状产生。而对于不严重的病症如体温变化、腰部酸痛等，很多人都会忽略，致使医生和研究人员无法掌握完整的信息和资料对重大疾病进行预防性研究。

现在的电子病历基本上能够做到对有记录的患者的身体情况做较为详细的记录，以电子病历为数据源，利用数据挖掘技术可以研究重大疾病发生前的有关特征，并建立相关的疾病预警机制。例如，国家医疗卫生机构可以在某一时期内对某种重大传染病的传播情况进行实时追踪（如危及一时的"非典"传染数据，利用本方案，准确感染人数和传播范围即时可得，并且可以根据发病比例做出重大疾病预警），国家可以根据病情实际传染情况进行及时、准确的决策、预警（图19-3）。

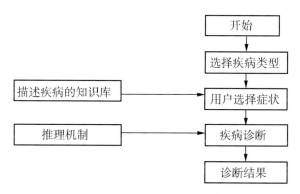

图19-3 疾病预警机制模型

确定以电子病历为数据源，要求大量的数据源有统一的标准，以便数据传输和提取。病历信息在就诊时，就可以通过互联网传输到总的电子病历系统中，在与数据库连接的条件下可同步进入基础数据库，数据的实效性得到了强有力保证，这使得电子病历的上述重大作用发挥到了极致。

数据处理过程：①选择，只是粗略地把一些冗余或无关的数据除去，或由于资源的限制、数据使用的限制和质量问题而必须做出的选择。主要根据知识库中所要用的和有可能用到的数据来进行选择，去除原始数据中的噪声。②信息传送到电子病历系统后，通过一定程序对数据进行处理，可将病历信息数据化（如疼痛性质：针刺疼痛、刀割样疼痛、灼痛、电击样疼痛、跳痛、抽痛、胀痛，可分别用1~7的数字将其提取保存），便于统计发生概率，并将所得到的结果存入数据仓库中。

其中推理机制是核心，它是以症状为线索，按照症状出现的缓急、程度、部位和时间等因素为主要参数，再结合伴随症状和该疾病的危险因素等信息进行疾病预警。

疾病预警中的机器学习是运用概率论与数理统计的原理及方法，结合医学实际，通过对数字资料的搜集、整理分析与推断，让系统在不断重复的工作中增强和改进本身能力，使建立的智能模型能从有限的病人描述中归纳出可靠的预警算法，这种预警工具可以作为提高医师的工作效率的辅助工具。

四、电子健康档案及其对疾病预警的作用

由于卫生系统的最终目的是提高人群健康水平，而个体行为、环境、医疗服务等对健康影响极大，这意味着卫生领域中的各类数据，很多时候需要相互衔接、转换，方能保证给个体、社区提供全程、有效的健康相关服务。

医疗大数据细化到个人，最重要而基本的数据为电子健康档案，电子健康档案中的个人健康信息包括基本信息、主要疾病和健康问题摘要、主要卫生服务记录等内容。健康档案信息主要来源于医疗卫生服务记录、健康体检记录和疾病调查记录，并将其进行数字化存储和管理。今后，居民的电子健康档案中还可增加健康评估、健康指导等功能，跟踪健康状况走势。

2009 年新标准规定的五类电子健康档案实行标准化，它们分别是：个人基本健康信息档案、疾病控制档案、妇幼保健档案、医疗服务档案、社区卫生档案。此标准化的实行，使我国的个人健康档案更加统一和规范化。统一电子健康档案的建立，实现医疗机构间的信息互联互通，健康信息共享。

电子健康档案系统记录个人从出生到死亡的所有生命体征的变化，包括个人的生活习惯、以往病史、诊治情况、家族病史、现病史及历次诊疗经过、历次体检结果等信息。环球软件电子健康档案系统以"六位一体"为中心，通过标准数据接口实现与医院 HIS、PACS、LIS、电子病历、社区卫生、新农合等系统的数据共享与交换，可实现健康档案动态更新，实现真正意义上的"活档"。

电子健康档案是进行健康信息的搜集、存储、查询和传递的最好助手。电子健康档案融合当今最新信息软硬件技术于一身。电子健康档案可以为个人建立始自出生、终其一生的健康档案，从而为健康保健、疾病治疗和急救提供及时、准确的信息，使人们的医疗保健有了科学、准确、完整的信息基础，为人们的医疗保健提供了新工具、新方法和新思路。

然而电子信息平台的上述功能仍属于服务于传统医疗模式的应用，这种数据的利用仍需医师个人主动的读取及分析，并从主观上进行判断。从技术角度而言，电子健康档案除用于搜集、存储、查询的固定不变的存储外，在该平台基础上还可建立自动化，可自行判断是否删除生命体征类的灵活数据。例如基于心律和心电图的数据可通过实时采集，建立带有网盘或软件插件的自动化数据，这类数据由于过于庞大，不论是医生还是患者无法通过医学分析进行进一步预测性挖掘。如心律变异性、心律及血压、血糖波动等指标以日或年为周期的数据属于人脑无法分析的数据，然而在大数据及云计算背景下可通过设定相应指标的数据生命周期，使其具有自行删除及归档功能，并可设置手动启动或自动启动的数据分析。

当然，上述自动预警机制仅仅作为未来的远景，目前虽然技术及算法上可能已存在实现上述远景的可能，在自动化的血压、心率、血糖等数据大规模记录前，相关的临床及预防医学研究尚未建立，即上述数据的数据转换模式，如傅立叶转化或指数对数转化等方法的有效性及特定病例的规律尚不可能为人所知。但笔者相信，如同 1969 年美军建立 ARPA 网络经过数十年发展而成的互联网一样，电子健康档案也可在原有的功能上不断进行改善，成为更加强大的工具，而不仅仅是类似电子病历的网上备份。或许在不远的将来可能出现预测个人糖尿病、高血压及心律失常等疾病的大概发病期，便于在最早期进行二级预防。对于运动人群而言，也可能通过可穿戴设备传输的数据进行云处理，分析出运动性心律失常和运动性猝死的规律，使疾病预防工作从针对广泛人群细化到通过计算机个性化针对个人，使个人的非传染病防治出现革命性的进步。

第四节　医疗专业可穿戴设备与移动医疗

基于医院及疾病预防控制中心的疾病预警系统的物理特性，通常对传染病及高血压等疾病可以起到较好的预警作用。然而对于我国每年高达 54 万的猝死患者而言，尤其是对于平时身体状态尚佳的人群，通过医护人员及疾控调查人员收集的数据及分析工具效果则不甚理想，对于普通健身人群的运动性猝死与心律失常也难以起到保护作用，移动医疗为该领域带来了新的变化。

移动医疗是通过使用移动通信技术提供医疗服务，包括远程医疗、预约平台、医院信息移动化解决方案等。一方面，我国人口老龄化造成医疗需求的急剧增长；另一方面，我国医疗资源供给严重短缺，尤其是在偏远地区。供需缺口为移动医疗带来了巨大需求，而移动互联和大数据的高速发展为移动医疗的发展提供了必要条件。例如，未来冠心病、高血压、糖尿病等慢性疾病的患者将不仅仅接受药物治疗，而且接受包括远程监测、远程治疗方案调整、生活方式管理、可穿戴式给药在内的整体的疾病管理方案。

经济学人智库的调研结果表明，由于我国医疗资源分布不均衡，与医生的交流成为患者对未来移动医疗的重要需求，64% 的患者未来愿意尝试使用移动医疗与医生交流，且几乎所有患者表示愿意为此付费；73%的患者愿意在未来尝试通过可穿戴医疗设备进行病情的远程监控，且几乎所有患者表示愿意为此付费；另外，46%的患者未来愿意尝试借助移动医疗获得更多的医疗知识，3/4的患者愿意为此付费。

经过数年的发展，可穿戴设备已逐渐分化为大众化产品与专业化产品，其中大众化产品价格战不可避免。而另一部分则更加注重专业性，市场更有针对性，和医学和临床的结合更加紧密。在大众消费市场，以健康基础指标跟踪类可穿戴设备的时尚元素开始扮演越来越重要的角色，未来可能有越来越多的厂商和时尚公司或设计师合作，在外观和佩戴舒适度上做文章。虽然很多可穿戴设备属于健康跟踪类，但设计方的医疗背景比较弱，大部分是电子公司，产品也没有专业的医学功能，差异化不大。部分大众化产品也拥有心率检测，对运动时心率或全天心率有一定的检测功能，但归根结底，用户购买的并不是可以真正有助于健康的产品，而是概念和品牌，故此不多冗述。

医疗是可穿戴设备最具前景的应用领域（其次是健身和娱乐），Ahadome预测可穿戴技术在医疗保健领域至少占可穿戴设备的50%份额。可穿戴设备将为医疗器械行业带来一场革命（微型化—便携化—可穿戴化），不但可以随时随地监测血糖、血压、心率、血氧含量、体温、呼吸频率等人体的健康指标，还可以用于各种疾病的治疗，如电离子透入贴片可以治疗头痛、智能眼镜可以帮助老年痴呆症患者唤起容易忘记的人和事、Google Glass可以全程直播外科手术等。

可穿戴医疗设备可以通过传感器采集人体的生理数据（如血糖、血压、心率、血氧含量、体温、呼吸频率等），并将数据无线传输至中央处理器（如小型手持式无线装置等，可在发生异常时发出警告信号），中央处理器再将数据发送至医疗中心，以便医生进行全面、专业、及时的分析和治疗。

一、可预防猝死的可穿戴设备

此处介绍几种可能对院外猝死防治产生革命性突破的医疗级可穿戴设备。

（一）生命体征测量T恤

2013年，International CES上出现了一款嵌有多种传感器并能够监测生命体征数据的T恤，名为"Fit衫"。该T恤可以测量心电图、体温及活动量等数据，以供医疗机构监测患者身体状况。这款T恤在两个袖子等4处嵌入了心电仪用传感器。

（二）Imec可穿戴耳机

Imec的可穿戴式脑电图（EEG）耳机和心电图（ECG）贴片可分别记录人的大脑和心脏活动，心率和3D加速计的数据都储存在系统里或被传送到智能手机里，录得的数据可以被实时传送到最多10km以外的接收器里。

（三）Body Tel家庭诊断系统

Body Tel为那些有慢性疾病的人提供了方便的家庭诊断。Body Tel的产品Gluco Tel（血糖仪）、Pressure Tel（血压计）、Weight Tel和Weight Tel Pro均基于一个中心设施。所有的设备都有一个整合的蓝牙模块，可以让它们自动将测量的身体指标无线发送给中转站（患者的手机等），中转站将接收到的数据发送到在线数据库，整个传输过程自动实时发生，不需要患者进行操作。除了查看这些数据，医生们还可以设置在一定的条件下让系统自动给他们发警告。当数据超过或低于一个预设的阈值时，医生就可以以自己喜欢的方式收到提醒（短信、邮件、传真等）。比如在糖尿病患者血糖过高或过低的情况下，医务人员就可以迅速提供救护。

（四）可穿戴除颤器

目前已用于临床，主要由贴身背心式电极带和除颤器组成。电极带里含有感知电极和除颤电极，而除颤器由脉冲发生器、检测器和报警器组成。另外还有可人工启动和取消的手动开关。当检测到异常时，报警器会通知医护人员进行除颤或自动除颤。

笔者认为以上几种可穿戴设备由于包含了不同的佩戴方式，且在佩戴方式上有着长期佩戴的可能性及接受度，且包含了血压、心电图、血糖、心律等监测指标，类似佩戴及功能的产品还将陆续产生。如上节所述，可穿戴设备是个人健康信息档案的接口，通过合理的商业模式及医疗机构组织模式，医疗级可穿戴设备不仅可通过与医护人员进行通信，使医护人员及时获得病例资料，更因具备纯数字的优势，在与云端服务器连接后，可通过预置的自动算法模型进行病情发展的预测，并对猝死的个体化预警及治疗模式产生重大影响，大幅减少猝死的发生，并提高猝死发生患者的生存率。

二、移动医疗及可穿戴设备的支付方

专业移动医疗及可穿戴设备产品主要目的是方便医生，在中国缺乏医疗服务支付方的大环境下，是比较容易进入的领域，但最大的门槛仍然是技术和专业性，即如何真正帮到医生，同时又不太过多地影响他们现在的工作流程。

从美国移动医疗的发展轨迹来看，单纯地靠产品维系的移动医疗模式很难做大，最后不是被服务类公司收购，就是被支付方收购。这也即是笔者在文章开头说的，移动并非目的，而只是工具。

相比之下，中国的移动医疗仍然处于早期单独发展的阶段，并没有很好地和医疗服务结合起来。未来的移动医疗必定会发生很大的变化，从单独的移动模式，变成支持医疗服务的一个工具，这种工具可能并不能直接带来经济收入。

猝死的疾病预警系统不仅包含了个人健康信息系统及区域性卫生信息网络，院外的个人终端设备也是该系统的重要一环。除自动除颤仪可单独发挥作用外，其余可穿戴设备不仅可提供单独的数据分析功能，在未来还可能与疾病预防控制网络及医院医疗网络连接。然而移动设备与服务的支付方决定了移动医疗的存在及可持续性，因此建立合理的支付模式，也是该领域的必不可少的规划。相关商业咨询机构提出了以下支付模式：

（一）设备销售——向用户收费

让用户产生依赖感，产生不同于智能手机的全新用户体验；在可穿戴设备的设计上，注重美观和时尚，使可穿戴设备成为时尚界追逐的热点；用白金或翡翠等制造或点缀可穿戴医疗设备，将其打造成奢侈品，从而以较高的价格向用户出售。

（二）软件销售——向用户收费

可穿戴和医疗设备厂商可以建立类似 iTunes 的健康软件平台，销售基于监测数据的健康指导或游戏软件，获得销售提成。

（三）远程服务——向用户收费

可以为用户提供个性化的远程服务，如根据可穿戴医疗设备收集的数据，由三甲医院的医生通过视频为农村的脑瘫儿童提供康复指导；由健身教练通过视频向减肥者传授量身打造的健身操。

（四）研发服务——向科研机构收费

可穿戴设备厂商可充分利用云端"大数据"，为药企、医疗器械公司、研发外包公司、高校研究机构等提供研发服务。

（五）帮助医院建立数据中心——向医院收费

可穿戴医疗设备厂商可以帮助医院建立数据监测中心，为医院提供患者远程监控服务、预约服务及自动分诊服务，按照联网会员的数量向医院收取服务费。

（六）与保险公司合作——利润分成

李克强总理在 2013 年 8 月召开的国务院常务会议明确提出，鼓励商业保险机构经办医保服务，在基本医疗保险支付压力越来越大的背景下，商业保险发展潜力巨大。可穿戴医疗设备厂商可以通过和保险公司合作获得广大的客户群（利润分成）。保险公司一方面可减少长期保费开支，另一方面可采集医疗大数据开发个性化的产品。

可穿戴医疗设备行业产业链由硬件、应用、运营服务、大数据等组成。医疗设备制造商、移动运营商、系统集成商、软件方案商等都是移动医疗产业链的重要参与者。对于医疗器械上市公司而言，若能借助在可穿戴医疗设备技术的先发优势以及资本优势，成为可穿戴医疗产业链的整合者（如开发移动医疗应用软件、构建医疗监测大数据平台、电子病历区域化联网等），未来成长空间巨大。

第二十章　运动与心血管疾病的相关指南与共识解读

第一节　与运动相关的心血管疾病风险

众所周知，包括运动在内的生活方式是心血管疾病预防或非药物治疗的重要基石之一。然而人们容易忽视运动本身也是一种心血管疾病的风险。运动过程发生心血管事件总体的概率非常低，很难开展大型随机对照临床试验，所以目前许多与运动有关的建议或推荐证据级别不高，多数以专家共识的形式出现。因此，2007 年美国心脏协会（AHA）与美国运动医学会合作，发布一项将风险考虑在内的运动与急性心血管事件的科学共识。该共识指出，规律体力活动可以减少冠心病事件的发生，但是对于心血管病患者或存在隐匿病变的人来说，较大强度的活动可能突然增加心脏性猝死和急性心肌梗死的风险。该共识从运动中隐匿的心血管并发症、病理学基础、发生率及减少并发症的策略几个角度进行了讨论。与运动相关的急性心血管事件通常发生于器质性心脏病患者身上，且发生此类事件的年轻个体多数有遗传性或先天性心血管异常，而中老年发病者主要以动脉粥样硬化患者居多。运动相关心脏性猝死的绝对发生率因研究人群的健康状况而改变，强调了平时体力活动较少的人急性心肌梗死和猝死的发生率较高。目前，尚无经过充分研究证实的具有减少运动相关急性心血管事件效果的策略。由于平时很少体力活动的个体进行自身体能不适应的体力活动时，容易发生急性心血管事件，因此，通过规律的体力活动可维持体适能以减少此类事件的发生。另外有一些策略呈现出一些作用，如运动前对患者的筛查、阻止高风险患者参加某些活动、迅速评估患者可能发生的前驱症状、培训健身运动中的急救人员、劝导患者避免进行高风险活动等，但这些策略都还没有经过系统评估。

一、流行病学：运动相关的急性心血管事件的发生率

在调查人群中，运动相关心血管事件的绝对风险因已诊断或隐匿的心脏疾病流行状况而改变，但在看起来健康的人身上发生的概率非常低。因为这类事件较少，样本量小和可信区间宽，限制了其发生率的调查研究。此外，事件数量的细微改变能使计算出来的发生率产生很大的变化。考虑到这些问题，评估将面向不同发病人群。美国全国大学生运动员协会估计男篮球运动员猝死率是每年 1/3 000 运动员，而明尼苏达高中报道的是猝死率每年 1/917 000 运动员，两者相差大于 300 倍。通常认为美国运动员猝死发生率是每年 1/200 000 运动员。Van Camp 及其同事估算了高中和大学运动员发生与运动相关事件的绝对死亡率，男性仅为 1/1 330 001，女性为 1/769 000。这里包括了所有与运动相关的非创伤性死亡。一项来自意大利的预测性人群调查报道，年轻运动员中每年发生猝死的比率为 1/33 000。这个计算数据可能比前者高，因为在意大利入组的运动员平均年龄较高（23 岁：16 岁），同时运动强度更大，而且在意大利的研究中包括了所有事件，而不仅仅是那些较大强度体力活动直接相关的事件。Kimberly G 等调查也发现，美国猝死高风险运动员特征为男性、黑人和篮球运动员。因此，年龄、性别、种族、运动强度都是急性心血管事件发生率的重要影响因素。

Malinow 及其同事报道在基督教青年会（YMCA）运动中心活动的人中每小时每 2 897 057 人仅发生

1 起急性心血管事件。Vander 等调查的休闲娱乐体力活动数据显示，非致命性事件和致命性事件的发生率分别为每 1 124 200h 1 起和每 887 526h 1 起。Gibbons 等报道运动中每 187 399h 仅发生 1 起非致命性事件，相当于最大风险估算——每 10 000 人每小时男性为 0.3～2.7 起，女性为 0.6～6.0 起。Thompson 等估算，慢跑中每 396 000 人每小时死亡仅 1 人或每年每 7 620 名慢跑者有 1 人死亡。由于半数发病者已经被诊断或迅速被诊断为 CAD，先前健康的个体每小时和每年死亡比率分别是 1/79 200h 和 1/15 260 人。Siscovick 等的计算结果与前者相似，每年先前健康的男性发生与运动相关心脏停搏的死亡率为 1/18 000。这两个研究的置信限度较宽，因为前者的死亡只有 10 例（Thompson 等）而后者仅有 9 例（Siscovick 等）。此外，他们的调查对象均为男性，没有对女性的发生率进行估算。

在成年女性中发生与运动相关死亡很少，这一现象的原因还不是很清楚，可能因为女性冠心病较男性延迟发生，并且老年女性参加较大强度运动的比例较小。最近，一个由超过 290 万成员组成的商业健康健身连锁机构报道，在过去的两年里有 71 人死亡（61 名男性和 10 名女性，平均年龄为 52 岁±13 岁），每 82 000 人死亡 1 人，死亡率为 1/2 570 000 次运动。接近半数死亡者平时很少参加运动或者每周运动次数少于 1 次。

Kimberly G 等研究发现，男子篮球、男子美式足球、男子足球是猝死率前三名的运动。可见除了性别外，运动强度也与猝死密切相关联。较大强度运动同样能导致急性心肌梗死（AMI），即使其绝对发生率的估算不够精确，但仍能应用于普通大众。一项血脂研究临床一级预防试验入选了 3 617 名高胆固醇血症的男性（血浆胆固醇≥6.85mmol/L）、低密度脂蛋白胆固醇≥4.91mmol/L，在 7.4 年追踪调查中，其中的 62 人（1.7%）遭遇过与用力明确相关的 AMI（$n=54$）或心脏性猝死（SCD，$n=8$）。还有 225 名男性发生与运动无关的急性事件，170 人心脏疾病发作时所参与的活动不清楚。这些结果告诉我们，高风险个体发生与运动相关心血管事件的年发生率可能相当高，每年有 0.2% 高胆固醇血症的男性发生类似事件。普通大众发生与运动相关 AMI 的数量也可能较多。健康中年人男性每年发生运动相关的 AMI 的比率大概为 1/593～1/3 852 人。如果使用 Rhode Island 的数据估算健康人 SCD 的发生率，我们发现与运动相关 AMI 的发生风险为前者 6.75 倍以上。

Haskell 调查北美 30 个心脏康复项目后发现，非致命性心血管并发症与致命性心血管并发症的发生率分别是 1/34 673h 和 1/116 402h。在同时期的运动心脏康复项目中，这个概率较低。1 组 4 起事件数据显示每 116 906 名患者每小时发生 1 起心搏停止，每 219 970 名患者每小时发生 1 起心肌梗死，死亡事故是每 752 365 名患者每小时 1 起，主要并发症是每 81 670 名患者每小时 1 起。这些较低的死亡率仅见于有医务监督的康复项目中，其中的医学设备能及时用于处理突发事件，而在没有成功管理的心脏事件中的死亡率是康复项目中的 6 倍。此外，由于患者在开始康复项目前做了医学评估，并且有康复指导人员的严格监护，事件发生率得以下降。因此，这些保障措施为发生急性心血管事件的患者开展运动心脏康复项目提供了有力的支持。

二、病理学基础：运动相关急性心血管事件的器质性心脏病基础

通常所指年轻运动员有两种分类，包括年龄小于 30 岁和小于 40 岁的年轻个体。年轻运动员最常见的病理学发现是遗传性或先天性心血管异常，包括肥厚型心肌病、冠状动脉起源异常（异常冠状动脉起源、锐角分出及冠状动脉口隆起、心肌内异常走行）、主动脉瓣狭窄、结缔组织缺损相关的主动脉夹层及破裂，如马方综合征、二尖瓣脱垂、致心律失常性右心室心肌病，以及那些由房室旁路和离子通道病引起的心律失常，如长 QT 综合征。在这些患者中，室性心律失常是死亡的直接原因。然而对马方综合征运动员而言，则主动脉破裂也是常见的直接原因。在年轻个体中，外因如病毒或细菌感染所致心肌炎也与运动相关死亡有关。

与年轻个体不同，中老年人的病理学发现，由体力消耗致死亡的老年人中冠状动脉疾病（CAD）是最常见的病因。这些人发病前无临床症状，但病理学检查常发现急性冠状动脉粥样斑块破裂，包括斑块裂开或破损同时伴随急性血栓性阻塞。较大强度运动诱发此类事件的机制还不是很明确，但是一些学者

认为诱发机制是较大强度的运动使心率和血压升高引起血管壁应力增加，运动引起冠状动脉病变部位痉挛，位于心外膜的粥样硬化的冠状动脉弯曲度增加导致斑块脱落和血栓性阻塞。较大强度运动也可通过加深已经存在的冠状动脉斑块的裂隙促使血栓形成、增加儿茶酚胺诱导血小板聚集，或者两者共同发挥作用引起急性冠状动脉血栓形成。自发的冠状动脉斑块裂隙较为常见，据调查，这一现象在交通事故或自杀死亡者和非冠状动脉粥样硬化死亡者病理的发生率分别为9%和17%。这提示我们，一些不良刺激，如较大强度的体力活动可以诱发冠状动脉斑块的细微裂隙继发血栓形成。血栓形成易感性增加也加速动脉斑块脱落或破损后冠状动脉血栓形成。静坐少动者参加不规律的高强度运动时会使体内血小板活化作用增加，但是这种情况却很少见于体适能状态良好的个体。由于血液循环中儿茶酚胺水平与相对运动强度的相关性较绝对强度更为密切，在运动过程中，血小板活化程度可能也与相对强度相关。有症状的冠心病患者发生类似事件的病理学过程可能包括上述的斑块破裂或者源自梗死外周组织、缺血性组织或瘢痕导致的缺血性心室颤动。较大强度运动时使心肌耗氧量增加、心室舒张期和冠状动脉灌注的时间缩短，因而导致心肌缺血和恶性心律失常。突然停止活动可导致静脉回流血量减少，进一步减少冠状动脉灌注，这可能解释虚脱经常发生在运动后即刻这一临床现象。缺血可改变心肌去极化、复极化和传导速度，因而诱发极具威胁性的室性心律失常。此外，运动引起的心肌缺血、钠-钾转运、儿茶酚胺水平及循环中游离脂肪酸的增加，均可增加室性心律失常的风险。

不同的年龄层的病理基础不同。该共识重点关注年轻个体和中老年个体运动风险的问题，认识这些年龄段人群发生与运动相关死亡事件的不同原因及较大强度运动产生的风险/获益比的差异显得尤为重要。类似事件的诱因并没有严格的年龄界限，例如，一些有低密度脂蛋白受体基因缺陷的年轻个体可能过早地出现CAD，一些老年个体也存在器质性先天心脏异常情况。然而，中老年人发生与运动相关的心血管事件的致病原因中，无体征、无症状的CAD占主导地位。规律的较大强度体力活动可以减少CAD的发生率，已诊断有疾病的患者进行心脏康复似乎能减少死亡的风险，然而尚无随机对照临床试验证实这些结论的可靠性。因此，对于那些有CAD风险或处于风险的人来说，体力活动给他们带来的健康获益似乎比风险大。

已诊断出患有心脏疾病或隐匿心脏疾病的年轻人，情况就大不相同。他们很少会在运动中死于CAD，较大强度运动也不能改善临床病程，如肥厚型心肌病和冠状动脉异常。对于这些人来说，较大强度运动带给他们的风险远大于获益。对于这些患者来说，在社会和自我监督的基础上，更适合进行中等强度的体力活动，从这些活动中可预防肥胖及其相关的健康问题、动脉粥样硬化等可能增加心血管风险的因素。

三、运动是否增加急性心血管事件的风险

多数研究发现，与运动相关的心血管事件常发生在那些参加竞技运动的年轻个体及参加较大强度运动的中老年人身上。较大强度运动通常定义为运动绝对强度至少在6MET，相当于摄氧量为21mL/（kg·min）的运动。6MET相当于慢跑时的能量需求。它是一个较为随意的阈值，并没有考虑这么一个事实，即任何体力活动的心肌耗氧量与最大运动能力摄氧量的相关性比绝对功率更大。因此，小于6MET的运动给体弱者和年老者心血管系统的负荷仍可能相当大。

令人信服的证据显示，较大强度体力活动骤然增加那些有隐匿的或已诊断有心脏疾病的年轻个体和中老年人发生心血管事件的风险。Corrado等收集了意大利威尼托区超过21年的数据，调查对象年龄在12~35岁。每100 000个运动员和非运动员发生SCD数量为2.3例和0.9例，运动员的风险是非运动员风险的2.6倍。尽管意大利的所有运动员在参加专业训练前都要进行法定的心血管筛查，但是运动员的死亡率还是较普通人高。该报道调查范围不仅局限于运动中SCD，因此，运动员较高的死亡率不能仅归咎于运动。

一些研究发现，尽管规律的体力活动能减少心血管疾病，也会明显地增加心血管事件的风险。Island关于与运动相关的死亡事件的研究和西雅图心脏停搏的研究均报道与休闲活动相关，在费力运动中每小时的死亡率较高。Island的调查显示，运动中SCD每小时死亡率是静态活动时的7.6倍。西雅图

研究报道，先前无症状的人运动时发生心脏停搏的概率是休息时或轻体力活动时的 25 倍。与体力活动最多的男性相比，体力活动最少的男性相对风险更高（体力活动最少和最多的男性的风险分别是 56 倍和 5 倍）。

参加规律运动次数少的人发生与运动相关 AMI 风险的增加趋势与 SCD 相近。有报道称，较大强度运动 1h 内有 4%~10%AMI 的患者发病，该比率比静坐少动状态时高 2.1 倍。SCD 的相对风险与习惯性体力活动呈负相关关系，体力活动最少的个体风险最高。CAD 患者在较大强度运动中发生心脏停搏的相对风险要比没有费力运动时预测值高 6~164 倍。

总之，这些资料提示，较大强度运动会迅速增加 AMI 和 SCD 的风险，尤其是平时习惯少动的生活方式、有已诊断的或有隐匿 CAD 的人参加不习惯的较大强度体力活动时，其风险发病率更高。事实上，发病率调查估计，活动最少的人较大强度运动中或运动后短时间内发生 AMI 的风险是活动最多的人的50 倍。

无论是有遗传性心血管疾病的年轻个体还是有已诊断或隐匿 CAD 的中老年人，较大强度运动都会增加他们在运动中或运动后短时间内发生心血管事件的风险。然而，没有证据支持体力活动给健康个体带来的风险大于获益，事实上体力活动的获益大于风险。西雅图的调查发现，不同水平规律的体力活动中发生心脏停搏的相对风险较安静时高，但安静时和运动时心脏停搏的总发生率却因运动水平的提高而减少。每 100 万人每小时活动最少者的总发生率为 18 起，而活动最多者发生率为 5 起。与运动相关 AMI 的风险也因体力活动量的增加而减少。在别的一些流行病学调查中，即使没有随机对照研究，均支持这么一个观点，随着时间的推移，包括较大强度活动在内的规律体力活动可减少 CAD 事件的发生。

与中老年人参加较大强度运动似乎能减少 CAD 所有风险不同，有隐匿心血管疾病的年轻个体参加较大强度运动可能会增加与运动相关及不相关的猝死。较大强度的运动连同其他运动引发的一系列急性反应，如情绪紧张、血流动力学改变、副交感神经系统活动改变及心肌缺血等，这些问题与原有隐匿的心脏疾病或病理基础相互作用致使年轻运动员在运动过程中易发生 SCD。运动训练本身可因改变病理基础致使有心脏病的年轻运动员发生猝死的风险增加。这种改变的出现源自疾病进展、结构上或电生理的改变所致心律不齐风险的增加。例如，肥厚型心肌病患者在较大强度运动中会出现反复发作的心肌缺血，进而导致心肌细胞死亡和心肌纤维化，这样反过来增加心室的电不稳定性。患有致心律失常性右心室心肌病的患者参加规律的、较大强度的体力活动，可引发右心室容积负荷过大及心腔扩大，进而可能加速心肌纤维脂肪性萎缩。马方综合征的患者进行较大强度运动时，血压和心搏出量的增加使主动脉承受更大的血液压力，增加主动脉扩张的比例，从而增加主动脉破裂的风险。因此，有隐匿心血管疾病的年轻和老年个体参加运动的风险/获益是有差异的。

四、特殊状态下运动的风险

由于样本量较小，通过与运动相关的极少发生的心血管事件来研究特殊状态和活动是非常困难的。

上午运动与下午运动区分，如 AMI 和 SCD 常发生在早晨数小时内。那么存在风险的个人参加较大强度运动是否应该仅限于下午数小时内呢？

不同于中老年人，年轻运动员发生猝死和心搏骤停主要集中在下午和晚上，因为训练和比赛往往安排在这个时间段。然而，有肥厚型心肌病的非运动员患者发生猝死的时间通常在早上起床后的时间，这与 CAD 发病时间相似。这种现象的原因还不明确，其他患有遗传性心脏病的年轻个体发生心脏事件的时机还不清楚。

Murray 及其同事对心脏病康复运动进行监测发现，上午监测 168 111 名患者每小时发生 5 起心血管事件（每 100 000 名患者每小时 3.0 起），下午监测的 84 491 名患者每小时发生 2 起心血管事件（每 100 000 名患者每小时 2.4 起），两者没有显著性差异，其结论受到调查对象和发生事件数量的限制。Franklin 等的调查结果相近，他们发现在心血管康复运动中，一天中的时间段对于心血管并发症发生率的影响很少或者没有影响。考虑到运动可能降低心血管事件及与运动相关事件的发生率，每个人应选择一天方便的时间段进行规律的运动更为重要，而不是某一特定时间段。

对高风险活动进行界定的系统研究很少，这可能也是由于与运动相关的心血管事件比较少。总的来说，任何较大强度体力活动的风险来自运动本身和参加运动个人的体适能之间的相互作用，因为，同样水平的体力活动给高体适能者造成的心脏负荷较低体适能者低。铲雪是一项经常与心血管事件有密切联系的活动，因为与跑台测试相比，可能该项活动引发更高的心率-血压乘积，也可能往往是一些身体较弱者从事这项活动，而一些心脏病人即使是在低心率-血压乘积时也会产生心绞痛。这里提示，在冷环境中运动易引发冠状动脉的缩血管效应。

五、减少与运动相关心血管事件的策略

尚无一种已经过明确证实能减少运动相关急性心血管事件的策略。内科医生不应该过高估计运动风险，因为规律性的体力活动带来的健康获益远高于风险。观察性研究提示，由于与运动相关心血管事件大多发生在体力活动水平最低的个体参加较大强度体力活动时，成年人避免类似事件最重要的一点是通过规律的体力活动来维持身体适能。尽管以下许多减少类似事件的方法没有被论证过，但是有一定作用，包括：运动前对患者的筛查（尤其是高风险患者应该避免参加某些活动）、患者可能发生前驱症状的评估与报告、健身急救人员和相关设备的准备、慎重建议患者进行运动等。

在运动前的筛查上，美国心脏病学会（ACC）/AHA 运动测试指南和美国运动医学会（ACSM）的写作小组在此重要问题上已经达成共识，尽管每个机构提供的具体建议稍有差异，主题却是一致和明确的：存在较高潜在 CAD 风险的个人在开始较大强度运动训练 [$\geqslant 60\%$ 储备摄氧量，$V_{O_2} = (V_{O_2max} - V_{O_2}安静) \times$ 运动强度$+ V_{O_2}安静$] 前应进行运动测试。两个指南还包括了针对糖尿病个人的运动测试指南。相比之下，美国预防卫生服务工作组（USPSTF）却认为，还没有足够的证据明确运动前进行运动测试的益处和弊端。运动测试中发生因冠状动脉局部引起血流量限制才会出现"阳性"结果，这是运动测试的主要限制。然而，大多数之前没有临床症状的个人发生急性心脏事件是由于脆弱的斑块破裂。尽管可能出现冠状动脉斑块破裂，有或无心电监测运动负荷测试都可能会显示正常。因此，健康专业人士给病人做较大强度运动计划可行性建议时，需要对其动脉粥样硬化风险进行全面评估。

针对高风险个人排查，心血管筛查是避免高风险个人参加专业运动训练和较大强度运动的必需策略。ACC/AHA 及 ACSM 均建议已知心血管疾病个体在参加较大强度运动前进行运动测试。第 36 届贝塞斯达（Bethesda）会议的主题是有关儿童与成年人参加竞技运动准入资格，特别强调已诊断有心脏问题患者参加运动竞赛前，应做出合理的推断后给出建议或限制较大强度运动。

此外，认真评估与报告可能的前驱症状也非常重要。一些报道称许多发生与运动相关心血管事件的个体都有前驱症状，但是这些症状往往被患者自己或他们的内科医生忽略了。在 134 名发生 SCD 的年轻运动员中，121 名（90%）在运动中或运动后即刻死亡，24 名（18%）在死亡前 36 个月内出现过心脏症状。同样，在发生类似事件的成年人中，发生猝死的 50% 的慢跑者、75% 打壁球的人和 81% 长距离跑者，死亡前也出现过心血管症状。大多数人把这些症状告诉身边的亲人，但很少马上就医。因此，应让参加运动的成年人知道前驱症状的特征及迅速请求医疗救护的必要性。此外，患者和内科医生可能会忽视或者不能充分估计高活动水平的个人可能会出现的症状，因为他们会错误地认为高体适能水平可抵御心血管疾病风险，而不仅仅是减少该风险。因此，内科医生应该仔细评估体力活动较多者可能出现的心脏症状。

尤为值得一提的是，运动过程有力保障不可或缺。如果在运动过程中，如果专业人员和运动场所做好处理心血管问题的准备，该类事件的死亡率可能会下降。AHA 建议在高中及大学带队的教练或运动伤害防护人员应该参加心肺复苏培训。AHA 与 ACSM 共同建议，运动场所的运动者通过专门设计的心脏疾病问卷进行筛查，健身专业人员需参加心血管急救管理的培训。这两个组织也强烈建议运动场所配置心脏急救使用的自动体外除颤器，还设计出健康-体适能场所准入筛查问卷，以确定进入者是否存在运动风险。尽管如此，一个对俄亥俄州 65 家健康俱乐部的调查发现，28% 的俱乐部没有准入心脏筛查措施，大部分没有书面的应急反应预案，超过 90% 的俱乐部没有实施急救训练，只有 3% 的俱乐部配置

了1台自动体外除颤器。尽管不清楚该调查是否具有代表性，但是却提示国家性的建议与实际情况存在较大的差异。至少健康-体适能场所应实行准入筛查，做出急救预案、演练应急措施及心肺复苏技术，为培训过的运动专业人员配置可即刻使用的自动体外除颤器、建立向急救部门求救的热线等。

慎重推荐运动健身计划，应鼓励未明确有心脏疾病、貌似健康的成年人循序渐进地开展运动健身活动。因为体力活动最少的个体发生与运动相关事件的风险最高，从理论上讲循序渐进地进行运动能提高体适能，减少急性CAD事件。有心脏病的患者在运动前后应至少做5min的准备活动和整理活动，降低因突然较大强度的身体做功引发心肌缺血的可能性，避免因体力活动突然停止而引发的中心血量减少。对有兴趣参加竞技运动的心血管疾病患者，应根据第36届贝塞斯达会议指南给予评估与建议。体力活动较少者及心血管疾病患者应避免在较冷和较热的环境中进行较大强度的、不习惯的运动。冷天中进行较大强度运动，如铲雪，往往易诱发急性心血管事件，而在湿热环境中运动，机体会提高心率来应对增加的热负荷。如果在高海拔地区进行亚极量工作，氧的利用率下降，而心肺功能与血流动力学反应增加，心脏负荷因此而增加。在超过1 500m海拔进行运动者，在机体适应海拔高度前，应限制进行较大强度的运动。

总之，该共识通过基础性和流行病学研究结果分析，期望推广一系列有效减少或预防运动相关心血管病的措施。尽管当前没有强有力的随机对照研究对运动训练减少CAD事件作用进行评估，但有不少临床证据支持，规律的体力活动能降低致命性和非致命性CAD事件的风险，体力活动的获益大于风险。

因此，应参考美国疾病预防与控制中心及ACSM推荐的每周大多数天或每天参加等于或超过30min中等强度的体力活动，如健步走，鼓励大多数民众开展体力活动。但是，较大强度活动会骤然增加AMI和SCD的风险，包括那些经常锻炼的人。推荐以下策略以减少相关风险：

（1）健康保健从业人员应知道与运动相关心血管事件的病理学知识，以便对体力活动较活跃的儿童与成年人进行合理地评估。

（2）经常运动的个体应知道心脏病前驱症状的特点，并且在出现相关症状时，及时寻求医疗救护。

（3）高中与大学运动员应经过有资质认证的专业人员进行准入筛查方可参加专业运动训练。

（4）有心脏问题的运动员应根据公布的指南进行评估后方可参加运动竞赛。

（5）健康保健场所应确保其员工经过心脏急救管理培训，有明确的急救预案，且有适当的心肺复苏设备。

（6）经常运动的个人应根据自己运动能力的变化、习惯的体力活动水平及环境调整运动计划。

该共识旨在为健康保健专业人士提供有关体力活动的益处与风险的信息，以便为患者提供更精确的建议。

第二节　心血管疾病运动康复的指南与共识

随着现代社会的生活方式改变、饮食结构及工作压力增加，各种心血管疾病如冠心病等发病率明显上升。心脏病学泰斗布朗沃尔德教授早已提出，心力衰竭将是心脏病的最后一个战场。因此，下文也将着重从心力衰竭的运动康复方面探讨心力衰竭患者如何平衡运动风险和获益。

心力衰竭患者的运动训练是安全有益的，Meta分析显示心脏康复能减少死亡率，改善功能状态、运动耐量、生活质量，减少再住院率。其他益处包括改善内皮功能、抑制儿茶酚胺释放、增加外周氧气释放。因此，2013年AHA心力衰竭指南 I$_A$类推荐：从事力所能及的运动训练或规律体力活动对心力衰竭病人是安全有效，可以改善功能状态。II$_A$类B级推荐临床稳定心力衰竭患者的心脏康复治疗能够改善功能状态、运动耐量、生活质量和死亡率。

对此，2014年中国康复医学会心血管病专业委员会和中国老年学学会心脑血管病专业委员会发布一项慢性稳定性心力衰竭运动康复中国专家共识，目前我国慢性心力衰竭患者运动康复处于发展阶段，仅在少数地区开展，未得到大多数地区及医院的重视，慢性心力衰竭患者得不到规范的运动康复指导，因而反复发病、住院，增加了医疗负担，甚至出现不恰当运动引发猝死等不良事件。为了促进我国慢性心力衰竭患者运动康复的发展，相关领域专家共同讨论并撰写了慢性稳定性心力衰竭患者运动康复中国专家共识。本共识将慢性心力衰竭症状、体征稳定 1 个月以上定义为慢性稳定性心力衰竭。

一、运动对心力衰竭的益处

运动分耐力运动、抗阻运动、弹性运动。耐力运动可最大限度地增加最大摄氧量（V_{O_2max}），有氧运动为其中一种运动方式，建议慢性心力衰竭患者选择可以改善心肺功能的有氧运动，辅助抗阻运动和弹性运动。进行运动康复，首先应关注安全性问题。2007 年 AHA 指南提示，平均进行 116 906（人·时）的运动训练，发生运动康复严重不良事件（如急性心肌梗死或心搏骤停或死亡）仅 1 例。HF-ACTION 研究同样证实有氧运动对于慢性稳定性心力衰竭患者是安全的。国内沈玉芹等的研究同样证实慢性心力衰竭患者进行心肺运动试验和有氧运动康复是安全的。其次，为运动康复治疗的有效性。Keteyian 等的荟萃分析结果提示运动康复对慢性心力衰竭患者有效。确定的效果包括：提高运动耐力，改善内皮功能，降低交感神经张力，提高骨骼肌肌力和耐力，以及具有改善骨骼肌氧化酶活性等化学方面的效能。可能的效果包括：提高心排出量，改善左心室重构，改善左心室射血分数及左心室舒张末容量，降低血浆神经激素水平，改变骨骼肌组织学特点和抗炎作用。沈玉芹等对慢性心力衰竭患者进行了 3 个月的有氧运动康复治疗，发现其运动耐力明显改善，但对静息和峰值心排量及相关参数的改善效果不佳。运动康复不仅改善慢性心力衰竭患者血浆及组织细胞因子，包括肿瘤坏死因子、IL-6、基质金属蛋白酶（MMP-1、MMP-9）等，还抑制内皮细胞凋亡。运动康复还可通过提高骨骼肌毛细血管密度和骨骼肌线粒体氧化酶的活性，增加 I 型肌纤维。Maiorana 等报道经 12 周运动康复治疗，抗阻运动可扩大动脉管径、减小动脉管壁厚度，而有氧运动仅扩大动脉管径，对管壁厚度影响不大，提示抗阻运动改善动脉血管重构的效果优于有氧运动。

二、慢性稳定性心力衰竭运动康复评估

据统计，运动相关的死亡风险约为 1/60 000h，运动康复对于高交感活性的心力衰竭患者更是存在一定风险。因此，必须严格把握慢性心力衰竭患者运动康复适应证与禁忌证。纽约心脏病协会（NYHA）建议心功能分级 I ~ Ⅲ级的稳定性心力衰竭患者均应考虑接受运动康复，参照 2011 年欧洲心血管预防与康复学会和心力衰竭协会共同发布的共识中所列慢性心力衰竭患者运动试验和训练禁忌证。对于符合运动康复标准的患者必须按表 20-1 进行危险分层（表 20-1 根据 2013 年美国心脏协会运动试验和训练标准总结得到），以判断运动中是否需要心电图、血压监测及监测次数，争取最小风险最大获益。

表 20-1　美国心脏协会危险分层标准

危险级别	NYHA 心功能分级	运动能力	临床特征	监管及心电图、血压监护
A	I 级	>6MET	无症状	无需监管及心电图、血压监护
B	I 级或 Ⅱ级	>6MET	无心力衰竭表现，静息状态或运动试验≤6MET 时无心肌缺血或心绞痛，运动试验时收缩压适度升高，静息或运动时出现阵发性或持续性室性心动过速，具有自我调节运动强度能力	只需在运动初期监管及心电图、血压监护

危险级别	NYHA心功能分级	运动能力	临床特征	监管及心电图、血压监护
C	Ⅲ级或Ⅳ级	<6MET	运动负荷<6MET时发生心绞痛或缺血性ST段压低，收缩压运动时低于静息状态，运动时非持续性室性心动过速，有心搏骤停史，有可能危及生命	整个运动过程需要医疗监督指导和心电图及血压监护，直至确立安全性
D	Ⅲ级或Ⅳ级	<6MET	失代偿心力衰竭，未控制的心律失常，可因运动而加剧病情	不推荐以增强适应为目的的活动，应重点恢复到C级或更高级日常活动需由医师根据患者病情评估情况

慢性心力衰竭患者运动试验与训练的禁忌证具体如下：

1. 运动试验与训练禁忌证

急性冠状动脉综合征早期（2d内）；致命性心律失常；急性心力衰竭（血流动力学不稳定）；未控制的高血压；高度房室传导阻滞；急性心肌炎和心包炎；有症状的主动脉狭窄；严重梗阻性肥厚型心肌病；急性全身性疾病；心内血栓。

2. 运动训练禁忌证

近3~5d静息状态进行性呼吸困难加重或运动耐力减退；低功率运动负荷出现严重的心肌缺血（<2MET，或<50 W）；未控制的糖尿病；近期栓塞；血栓性静脉炎；新发心房颤动或心房扑动。

3. 运动训练可增加风险

过去1~3d内体质量增加>1.8kg；正接受间断或持续的多巴酚丁胺治疗；运动时收缩压降低；NYHA心功能分级Ⅳ级；休息或劳力时出现复杂性室性心律失常；仰卧位时静息心率≥100次/分；先前存在合并症而限制运动耐力。

三、心肺运动试验的应用

在对慢性心力衰竭患者实施运动康复前，应遵循AHA共识常规进行运动试验。除了6min步行试验外，心肺运动试验（CPET）是运动试验的一种重要形式，它综合应用呼吸气体监测技术、计算机技术和活动平板或踏车技术，实时检测在不同负荷条件下，机体氧耗量和二氧化碳排出量的动态变化。客观定量评价心脏储备功能和运动耐力，是评定心力衰竭患者心脏功能的金标准，也是制定患者运动处方的依据。临床常选用踏车及运动平板为运动模式。基于踏车的安全、方便性，选用踏车的比例更高，常采用运动功率逐渐增加的方案。踏车运动试验方案按照增加运动负荷的方式，可分为连续递增运动负荷和分级递增运动负荷两类。连续递增运动负荷方案又称Ramp方案，在整个运动过程中，连续不断加大运动负荷，直至运动终点。分级递增运动负荷是将运动强度分成不同的等级，每隔一定时间增加一次运动负荷，一直增加到极量运动为止，常用的有Bruce方案和Naughton方案。CPET的主要用途：运动耐力检测、心脏疾病的严重程度判断、是否需要心脏移植和手术风险的评估、残障能力的鉴定、治疗效果评价、高危患者疾病发展的预测和运动员的运动测试。对于心力衰竭患者，CPET可用于判断心力衰竭的严重程度和治疗效果，帮助判断预后，评估是否需要心脏移植，以及运动耐力测试以及运动处方的制定。

虽然心肺运动试验一直被认为是评价慢性心力衰竭心肺功能、制定运动处方的金标准，但是由于仪器设备价格昂贵、医院场地及人员条件的限制，目前仅少数医院有此种设备，且集中在三级甲等医院。而慢性心力衰竭患者就诊医院分布广泛，在不具备心肺运动试验条件的情况下，是否可以开具运动处方？针对慢性心力衰竭运动康复适应证，即纽约心脏病协会（NYHA）心功能分级Ⅰ~Ⅲ级稳定性心力衰竭患者，参照 2011 年欧洲心血管预防与康复学会和心力衰竭协会共同发布的共识中所列的慢性心力衰竭患者运动试验和训练禁忌证标准筛选。

四、运动处方的制定及效果判断

根据慢性心力衰竭患者的实际情况制定个体化的运动处方。运动处方的要素包括运动种类、运动强度、运动时间和频率，其中运动强度是制定运动处方的重要内容，直接关系到运动的安全性和效果。慢性心力衰竭患者运动具有一定危险性，掌握合适运动强度更是制定及执行慢性心力衰竭患者运动处方的关键。

有氧运动是慢性心力衰竭患者运动康复的主要形式。有氧运动种类包括走路、游泳、骑自行车、爬楼梯、打太极拳等。运动时间为 30~60min，包括热身运动、实际运动时间及整理运动时间。针对体力衰弱的慢性心力衰竭患者，建议延长热身运动时间，通常为 10~15min，实际运动时间为 20~30min。运动频率为每周 3~5 次。运动强度可参照心率、V_{O_2} 峰值、AT、Borg 自感劳累分级评分等确定。

（一）运动强度

1. 以心率为标准确定运动强度

传统运动强度以心率来确定，传统运动目标心率是最大预测心率（HR_{max}）［$HR_{max}=220-$年龄（岁）］的 65%~75%，即 65%~75%HR_{max}。但是车琳等报道了 94 例急性心肌梗死患者，AT 心率仅为（52.3±6.9）%HR_{max}，明显低于传统运动试验的目标心率，提示以 65%~75%HR_{max} 作为运动处方强度存在较大安全隐患。34.8%参加亚极量 CPET 的急性心肌梗死患者 AT 以后的心排量下降。而且，目前 β 受体阻滞剂已经作为心肌梗死和心力衰竭的二级预防用药，是以心率判断运动强度的不利条件。因此，建议慢性心力衰竭患者的运动目标心率从 50%~60%HR_{max} 开始。另一种以心率判断运动强度的方法是 HRR（$HRR=HR_{max}-$静息心率）的百分数，范围为 40%~70%HRR，多为 60%~70%HRR。以 60%HRR 为例，运动时目标心率=静息心率+（最大运动心率-静息心率）×0.6。针对中国慢性心力衰竭患者，建议从 40%HRR 开始，逐步递增。

2. 以 V_{O_2} 峰值为标准确定运动强度

50%~80%V_{O_2} 峰值不等。其中 70%~80%V_{O_2} 峰值最为常用。对一些体力衰弱或起初不适应有氧运动的患者可选择 60%~65%V_{O_2} 峰值。针对中国慢性心力衰竭患者，建议从 50%V_{O_2} 峰值开始，逐步递增。

3. 以 AT 为标准确定运动强度

该方法同样安全有效。沈玉芹等以 AT 前 10W（J/s）为标准制定运动处方，对慢性心力衰竭患者进行了 3 个月运动康复，安全有效。另外，还可以 Borg 自感劳累分级评分为标准确定运动强度，推荐 RPE 10~14（20 级表）。针对中国慢性心力衰竭患者，推荐以 AT 为标准的运动强度。

根据 V_{O_2} 峰值或 AT 制定运动强度的方法，按照 1MET=3.5mL/（kg·min）换算得到能量代谢当量。能量代谢当量是心脏康复中极为重要的指标，是把运动试验结果与实际生活中的各种活动定量联系起来的唯一方法，从而可以为患者开出合适的运动处方。如以 3.2km/h 的速度行走，运动强度则达到 2.5MET。

（二）有氧运动模式

有氧运动模式分为连续有氧运动和间歇有氧运动两种。连续有氧运动步骤为热身运动—实际运动—整理运动，运动阶段平稳。间歇有氧运动步骤为热身运动—实际运动—间歇—整理运动，实际运动阶段呈运动、间歇、运动、间歇交替。连续有氧运动和间歇有氧运动均可增加 V_{O_2} 峰值，但是间歇运动可以提高最大无氧能力。因间歇有氧运动更安全，可在运动训练早期采纳。间歇有氧运动强度分高强度与低强度，根据患者的运动能力选择。高强度间歇有氧运动可在踏车上进行，步骤：5~10min 热身运动，然后 4min 有氧运动（90%~95%V_{O_2} 峰值），然后 3min 间歇（低强度），最后 5~10min 整理运动。低强度间歇有氧运动可在功率自行车上进行，强度为 50% V_{O_2} 峰值运动负荷，运动时间/间歇时间比不等，可为 30s/60s、20s/90s 和 10s/80s，可把运动初期的 3 组运动强度降低，以做热身运动（表 20-2）。

表 20-2　HF-ACTION 研究连续有氧运动方案

训练阶段	时间	频率	有氧运动时间（min）	强度（%HRR）	方式
初期医院监测阶段	第 1～2 周	3	15～30	60	走路或踏车
医院监测阶段	第 3～6 周	3	30～35	70	走路或踏车
医院/家庭阶段	第 7～12 周	3 或 2	30～35	70	走路或踏车
家庭阶段	第 13 周至治疗结束	5	40	60～70	走路或踏车

（三）运动处方的实施

对于慢性心力衰竭患者而言，建议分 3 阶段实施运动康复方案。第 1 阶段，在心电图、血压等监护下进行，多在医院完成，也可远程监护。第 2 阶段，须在医务人员指导下进行，包括运动康复知识的培训、营养指导、疾病知识的培训及了解依从性的重要性，可以在医院进行。第 3 阶段，为家庭运动计划，如果成功完成前两阶段运动训练，未出现任何负面事件，安全性便确立，可制订家庭运动计划，电话随访或门诊随访。

（四）抗阻运动训练

抗阻运动可作为有氧运动的有效补充。抗阻运动训练不加重左心室重构，而可改善肌肉收缩力，可更好地提高心力衰竭患者的亚极量运动耐力。并且，抗阻运动训练可直接改善心力衰竭患者骨骼肌超声结构的异常和神经-肌肉功能，而并非简单增加肌肉体积。有研究证实有氧运动与抗阻运动结合可增加运动康复效果。

对于不同的慢性心力衰竭患者群（性别、年龄、体型不同），采用哪种运动强度（低、中、高强度）效果较佳？何种运动时间和频率效果较佳？如何组合有氧运动和抗阻运动可增加运动效果？针对此类问题，目前尚无确切的答案，需要进一步研究。因此加强科研工作方能获得更多我国慢性心力衰竭运动康复的循证医学证据。

第三节　运动试验和训练标准的科学共识

近六十年来，运动试验广泛应用于激发和鉴别心肌缺血诊断，同时也应用于预测心血管事件和全因死亡，评估活动能力和耐力、运动相关症状、变时性反应、心律失常、植入设备反应性、药物治疗反应性。尤其是近 10 年来，运动试验更注重于心血管风险的评估，而不是诊断冠心病。由于众多新临床证据的出现，2013 年 AHA 发布一项最新的运动试验和训练标准的科学共识。该共识详细阐述了运动试验的种类和生理反应，以及适应证、禁忌证。这些在本书其他部分也有提及，不赘述。下文将侧重一些心电学方面内容。

一、运动过程的心电图：正常人运动时心电图改变

1. P 波

运动过程中，P 波大小在额面下导联明显增加。P 波宽度通常不变或轻微延长。

2. PR 段

运动过程中，额面下导联的 PR 段缩短和斜率减小，减小的斜率归功于心房复极（Ta 波）。负向 Ta 持续到心室性早搏期复极阶段，并能导致 ST 段压低。

3. QRS 波

正常人随着运动进行，QRS 功率谱高频内容增加，可能是心脏传导速度增加的结果。在很高的运动负荷时，QRS 间期通常会减小。侧壁导联间隔 Q 波大小会增加，但下壁 R 波减小、S 波增加。这些孤立发现能整合作为诊断目的的一项 QRS 评分。

4. J 点偏移和上斜式 ST 段压低

J 点代表 QRS 波群终末和 ST 段开始的坐标时间-电压。J 点在最大运动时压低，并在恢复期逐渐回转到运动前状态。上斜式 ST 段压低可以见于 10%~20% 正常人最大运动量时，而 J 点压低在老年患者就相当普遍。ST 段压低的程度应该在 J 点后 60~80ms 处测量。在正常人休息时 J 点升高是因为早复极，ST 段则通常在运动时呈正常状态。这是正常的表现，不能认为是等同于与基线抬高相关的 ST 段压低。

5. T 波

早期运动时观察到 T 波振幅普遍减小，但是在很高训练负荷时它就达到对照组数值，在恢复期早期则又低于对照组。

6. U 波

运动时 U 波没有显著改变。U 波在心室率>120 次/分时很难识别，因为运动时心率快，导致 P 波和 T 波近似。

7. QT 间期

作为间期和时程关系，运动时心率加速使动作电位缩短，心电图 QT 间期进一步受体力活动时神经内分泌影响。绝大多数正常人在运动的开始便是绝对 Q 值缩短，但在一些个体，常见于妇女，在运动试验早些时间却出现反常的延长绝对 QT 值。当测量心率校正的 QT 间期即 QTc 时，通常能发现运动早期 QTc 上升，达到很高运动负荷时 QTc 则减小。

二、运动过程心电图异常改变：与缺血相关

1. ST 段偏移

ST 段水平变化包括运动试验最初异常改变，也是半个世纪以来运动试验诊断心肌缺血的依据。ST 段水平测量与 PR 段终末部（P-Q 连接）有关，因为 T（U）-P 段在运动心率快时很难甚至不可能测量出。同一导联 3 个或更多连续心跳有稳定基线，可以作为识别和平均大小，切线方向在 J 点后 60~80ms。无论手工或电脑自动测量都以上述为依据。计算机自动测量也需要人工视觉确认。

2. ST 段压低

ST 段压低是运动诱发心肌缺血的经典表现。体表记录 ST 段压低代表记录电极位置上心内膜、心外膜缺血向量。上升的、水平的、向下的类型的 ST 段压低，如图 20-1 所示。运动时缺血主要局限在心内膜细胞，2 期平台峰值减少和 4 期静息膜电位负向减少都将促使体表心电图 ST 段压低。阳性试验标准包括 J 点之后 60~80ms 的 ST 段水平或下斜型压低≥1mm（0.1mV）。当中度休息 ST 段压低出现在运动前的直立对照心电图，只有运动中 ST 段压低进一步加深时可以用于测量分析。安静时出现 J 点后 60~80ms 的 ST 抬高可能是早复极，只有 P-Q 基线下 ST 段改变才可以用于分析。运动时显著性上斜型压低（J 点后 80ms 处压低 2mm）可作为潜在冠心病和预示心绞痛患者未来不良事件。增加下斜型 ST 段压低时间面积积分也是高风险患者未来冠状动脉事件风险增加的标志。然而运动时上斜型 ST 段压低则不能作为风险指标，因为它也存在于正常人，所以只是个模糊或是可疑标准。可疑试验结果将减少运动心电图的诊断敏感性，如果将上斜型 ST 压低作为阳性标准，这将导致难以容忍的诊断试验低敏感性。其他一些因素如运动不尽力等也影响结果。冠心病解剖和功能严重程度与缺血性 ST 段压低出现时间相关联。很低的工作负荷和心率-收缩压乘积就有出现 ST 段改变，往往提示预后较差和多支血管病变。然而，作为临床医师，绝不能根据某一

个心电图表现就武断诊断为某一种病或否决某一种病，临床医师应该根据一个患者的基础疾病、家族史、生活嗜好、运动时症状，再结合心电图表现，当然也要考虑到超声等其他检查手段，最后才得出一个临床判断。比如笔者曾遇到上斜型 ST 段抬高患者，虽然是可疑标准，但结合典型心肌缺血症状以及年龄、危险因素，就诊断冠心病、急性心肌梗死，并及时送入导管室行冠状动脉介入治疗。

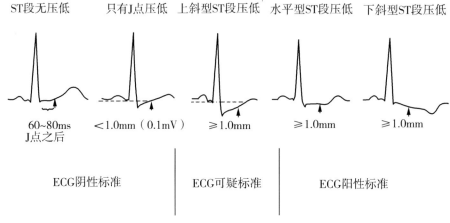

图 20-1　运动过程中心电图 ST 段改变

3. 心肌梗死后 Q 波患者的 ST 段抬高

运动诱导 ST 段抬高可以出现先前有 Q 波的心肌梗死区域。J 点后 60ms 抬高>1.0mm 认为是不正常表现。先前有 Q 波的心肌梗死区，可以代表心肌梗死周边可逆性缺血、室壁运动障碍、室壁节段运动消失。约 30% 前壁心肌梗死和 15% 下壁心肌梗死患者表现为运动诱导 Q 波导联的 ST 段抬高。这也可以导致其他相反导联的 ST 段压低。然而同一试验出现 ST 段抬高和 ST 段压低可以提示多支血管病变。心肌显像技术可以帮助鉴别 ST 段压低区域是否是新的缺血区，还是 Q 波导联诱导的影像改变。

4. 非心肌梗死患者的 ST 段抬高

在不存在先前心肌梗死或无 Q 波患者运动时 ST 段抬高常见于严重短暂心内膜和心外膜下缺血，这是由于冠心病患者重要血管近端的次全闭塞所致。这也可以发生在无狭窄或轻度狭窄血管的痉挛，当然是远比前者少见多了。

5. ST 段正常化

某些缺血性心脏病患者在休息时存在复极改变包括 T 波倒置、ST 段压低，然而在心绞痛发作或运动时 ST 段则是正常化，也有人称为伪正常。运动时 ST 段正常化可能与多个缺血区域包括相对区域的平衡、抵消原有 ST 段改变。这可以解释多支冠状动脉病变患者的假阴性结果。早复极表现的年轻人运动时也可以出现原有休息 ST 段抬高呈现正常化。

6. 心率调整的 ST 段压低

冠心病患者的峰值心率和心率变化都低于正常人。同时，等级运动增加 HR，HR 又是心肌氧耗量重要决定因素，将影响 ST 段逐渐压低过程。从生理原因调整随 HR 增加的 ST 压低应该是合理。用 HR 调整 ST 段压低值可以改善运动试验敏感度，并保留特异度，主要是通过改善可疑如 ST 段上斜型的患者的分类法。这些试验表现的差异是由于人群差异和技术方法差异。在 Q 波心肌梗死早期患者具有安静状态复极异常时，这方法不准确。但它能增加运动心电图整体人群的敏感度。这需要进一步评价该方法的价值。

7. ST/HR 斜率和 ST/HR 指数

本指标计算每分钟每一心跳的毫伏水平的最大 ST/HR 斜率与相关导联在每个运动阶段末 ST 段压低程度测量的线性回归分析。ST/HR 斜率>2.4 微伏·分/次被认为异常，>6 微伏·分/次提示存在解剖范围广泛的疾病如 3 支血管或左主干病变。修正的 ST/HR 斜率技术就是简单 ST/HR 指数计算，它代表整个运动过程的 ST 段压低平均变化，不需要回归计算。缺血时 ST/HR 指数测量低于 ST/HR 斜率测量值，是因为 ST 改变在运动期间整个 HR 改变过程是平均值。ST/HR 指数>1.6 微伏·分/次被认为异常。ST/HR 指数回顾性应用于预测无症状高风险男性的冠状动脉事件发生率。

8. P 波异常

经过心肌灌注图像证实的胸痛患者，运动相关的 P 波时限和 V_1 终末 P 波振幅高于扫描正常的人。这可能是缺血时左心房压力过大。增加的 P 波信号平均时限与缺血相关。

9. R 波振幅变化

正常人在次极量运动时 R 波平均振幅是增加的，最大活动量时则降低。峰值运动量 R 波增加与心肌缺血有关，可能是左心室缺血扩张所致。运动诱导 R 波改变不能始终如一地改进运动心电图诊断准确性。使用几个导联系统、人群的临床分组和异常反应的不同标准可能有助于诊断。

10. QRS 时程

详细测量运动各阶梯的 QRS 时程结果提示，峰值运动量时 QRS 缩短消失是潜在冠心病的一个标志，尤其是女性和一些假阳性 ST 段改变患者。将来通过数字同步导联研究全部导联的 QRS 时程改变是很有价值。

11. 高频 QRS 碎裂

均方根减少和信号平均高频 QRS 波群峰值、高频振幅区减少可以用来筛查冠心病。这些技术需要特定滤波技术。

12. QRS 分数

以运动诱导 Q、R、S 波振幅变化为基础的雅典 QRS 分数，被认为与冠心病程度和心肌缺血范围有关。QRS 分数可以独立补充凭 ST 段压低标准来诊断冠心病的不足。

13. T 波改变

多巴酚丁胺应激心电图试验时，胸前导联 T 波振幅增加是局限定位在心尖部不协调所致。T 波形态受体位、呼吸、过度换气、药物治疗、心肌缺血、瘢痕等影响。在冠心病较低可能性的人群，倒置 T 波随运动而正常化是不具有诊断价值的。在冠心病患者身上，这种发现有所不同。多巴酚丁胺应激心电图试验时，运动诱导倒置 T 波正常化在非 Q 波心肌梗死患者则提示可逆性缺血，也提示局部缺血区域灌注和前壁心肌梗死后心室功能后期恢复。

14. U 波改变

静息心电图正常，运动时诱导的 U 波倒置是心肌缺血的标志，接近 1/4 患者有单血管前降支病变。交感兴奋如活动平板和异丙肾上腺素静脉输入（不包括心房起搏），在一些先天性长 QT 综合征患者可以发现有 QT 间期延长、U 波扩大。

15. QT 间期

峰值运动时 QT 间期不缩短被认为是诱导性缺血的标志。由于峰值运动时不同患者如缺血或不缺血者心率存在差异，在快速心率时 Bazett 校正存在不准确性，而限制了应用峰值运动 QT 间期单独作为缺血心电图标准。

16. 冲动形成疾病

冲动形成异常疾病如室上性、室性心律失常。运动能诱导心律失常的几个条件如利尿剂、地高辛治疗。运动前饮咖啡和酒也能加重心律失常发生。似乎 ST 段压低型心肌缺血致心律失常作用不同于 ST 段抬高型缺血发作。运动诱导心律失常产生于交感紧张增强和心肌氧耗增加。运动刚开始时尤其危险，因为与全身血管扩张相关的高儿茶酚胺水平。运动诱导的外周动脉扩张、心输出量减少，以及继发于肌肉活动突然终止所致静脉回心血量减少，都将导致心率仍保持很快，运动结束早期恢复期时冠状动脉灌注减少。心肌交感紧张增加能刺激异位浦肯野细胞加速 4 期动作电位的起搏活性，将促发自发放电和增加自律性。运动也能抑制静息时出现的心律失常。这种现象是由于运动诱导的迷走减弱和交感增加，从而产生窦性心动过速而超速抑制异位冲动形成。

运动时窦性心律失常，常在运动早期和即刻休息期时发生窦性心动过缓、游走性心房节律。房性期前收缩和短阵房速可发生在正常或心脏病患者。<1%的运动试验者发生运动诱导的一过性心房颤动和心房扑动。这些可以运动诱导的心律失常在一些健康人运动试验者存在，也在风湿性心脏病、甲状腺功能亢进、WPW综合征、心肌病患者运动时出现，并当心室率快时，将是一个问题。通过运动诱发的阵发性房室交接区心动过速则较罕见。运动诱发室上速较孤立，与冠心病通常无关，但与老年人、肺部疾病、饮酒和过多可卡因摄入有关。

室性异位搏动是运动时最常见的心律失常。它的发生率与年龄、心脏原有疾病相关。总的来说，室性异位搏动与运动者的猝死家族史、心肌病、瓣膜病、严重心肌缺血。室性心动过速可以是持续性或非持续性，运动相关类型包括儿茶酚胺诱导多形室性心动过速、ARVC/D相关的右心室流出道室性心动过速。最新研究认为，运动时室性异位心律的频率或复杂重复心室活动，尤其是运动后恢复期的室性异位心律是一个死亡的独立预测因子。

17. 冲动传导疾病

心内传导阻滞可以存在运动前，或是在运动过程发生，或是运动中消失。运动中出现的频率依赖性心室内传导阻滞通常提前于将来静息时慢性阻滞发病之前即可观察到。左、右束支传导阻滞都有在运动中报道过。当左束支阻滞先前存在的患者，很难通过运动心电图诊断心肌缺血。运动中发生的左束支阻滞也未必可以认定与心肌缺血有关，但它可以预测死亡或心血管事件。先前存在的心室内传导阻滞在运动时消失，这比较少见。

先前存在右束支阻滞则不影响心电图解释，除了前壁导联 $V_1 \sim V_3$ ST段压低，基线存在ST段压低，并在缺乏冠状动脉狭窄时可随运动增加。因为在心肌缺血时ST段压低仅受限胸前导联是非常少见。通常诊断标准应用在下壁、侧壁导联。对潜在心脏病患者，运动中发生右束支阻滞比左束支阻滞更少见。但左束支阻滞多见于非缺血性心肌病，右束支阻滞与潜在冠心病有关，尤其是冠状动脉前降支狭窄病变。在非选择人群的频率依赖型右束支阻滞能影响预测价值。

房室传导PR间期，在运动时随窦性心率增加而PR间期缩短（0.10s或0.11s）是正常表现，由于增加交感张力和迷走抑制。这通常发生在年轻健康人身上。一度AVB发生在运动快结束时或恢复期，尤其在有隐匿性房室结疾病时。药物或环境产生延长房室传导时间作用，如地高辛、β受体阻滞剂、钙通道阻滞剂、心脏炎症疾病，这些可以易于使患者运动时PR延长。二度AVB莫氏Ⅰ型运动中很少见，因为运动时迷走张力降低、交感张力增加。运动诱导的莫氏Ⅱ型临床重要性是在于它与冠心病或主动脉瓣狭窄有关，并能预示永久性阻滞的出现。但莫氏Ⅱ型频率相关现象，它可以出现在窦性心律加速超过临界水平。当出现二度AVB时，运动试验应该终止。后天获得的高度或完全性AVB是运动试验的一个相对禁忌证，因为增加交感动力而无有效的心室率增加，将导致复杂室性心律失常。运动试验可以在不存在严重心脏先天异常的完全性AVB患者实施。运动试验中发生完全性AVB不常见，但它可能与一过性心肌缺血有关。发生完全性或高度AVB时，应该立即终止试验。

18. 运动和预激综合征

在预激综合征个体，运动能触发、消除或不改变心室预激。当运动不影响预激波，重要ST段压低可以在运动中观察到。预激综合征患者ST段压低与缺血无关，如果峰值运动时δ波持续存在，则可能有假阳性结果。人们曾经认为，运动容易诱发预激综合征的心动过速发作，但实际上运动中或运动后室上速发生率非常低，并且预激综合征患者运动中δ波消失可以认为是猝死低风险患者。

总之，通过系统了解识别运动中、运动后的心电图改变，对于将来越来越多可穿戴设备和运动中心电监测的应用，具有极高的价值。

第四节 欧洲心脏病指南对运动员猝死预防的建议

2015年8月欧洲心脏病学会（ESC）年会上公布了新版室性心律失常治疗和心脏性猝死预防指南，

推荐将 DNA 分析作为年轻患者猝死后尸检评估的基本步骤，这种分子生物学鉴定有助于识别心脏结构正常（尸检无异常）者的遗传性疾病。识别此类患者死亡的遗传因素有助于快速诊断并为其亲属提供保护。在室性心律失常治疗上，指南引入一些循证医学证据并不充分的新建议，例如推荐在使用 β 受体阻滞剂时发生反复性晕厥或多形/双向性 VT 与存在 ICD 植入风险/并发症的儿茶酚胺敏感性多形室性心动过速患者联用氟卡尼进行治疗。在新治疗技术方面，指南推荐医院可在经选择患者（常规治疗无效或禁忌时）中谨慎应用某些正在研究之中的新技术。首先是可穿戴式心脏复律除颤器，指南推荐左心室收缩功能不良（可在短时间内猝死且不适合植入 ICD）者可考虑此类治疗。此外，指南还推荐皮下 ICD 作为经静脉除颤器的替代疗法，适用人群是因为感染而需取出经静脉除颤器、静脉途径不畅通或需长期 ICD 治疗的年轻患者。指南强调，及早诊断可引发心脏性猝死的相关疾病对于挽救患者性命至关重要，目前专家建议对已有患者的家族及存在心脏性猝死家族史的家庭进行相关筛查。

与同龄非运动员相比，运动员面临更高的心脏性猝死风险。年轻运动员（小于 35 岁）心脏性猝死发生率估计是每 100 000 个运动员发生 0.7~3.0 人，在高龄运动员身上发生率则更高，并随年龄增长而增长。运动强度和运动员年龄都是重要风险因子。最常见年轻运动员猝死病因是遗传性心律失常疾病（心肌病和离子通道病）和冠状动脉疾病（先天性和获得性）。在美国，全国运动员猝死登记研究从 20 世纪 80 年代开始在明尼阿波利斯心脏学院进行，并已经报道了在 27 年观察周期内 1866 猝死病例（<40 岁）。这些数据显示 36% 猝死归因于明确心血管病因，其中最多见是 HCM（36%）、冠状动脉先天异常（17%）、心肌炎（6%）、ARVC（4%）和离子通道病（3.6%）。意大利研究者在威尼托地区开展一项前瞻性队列研究，从 1979 年到 1999 年，募集小于 36 岁并从事竞技性运动人群观察。猝死运动员中 ARVC 占 24%，冠状动脉粥样硬化性心脏病占 20%，冠状动脉起源异常占 14%，二尖瓣脱垂占 12%。在高龄运动员（>40 岁）的猝死病因，则与整体人群一样，都是冠状动脉粥样硬化性心脏病占到一半以上。

在参赛前筛查对预防心脏性猝死是很有效的方式，但在欧洲各国和欧美之间的筛查项目各异，心脏筛查需要考虑运动员年龄特殊风险。年轻运动员（小于或等于 35 岁），筛查重点在遗传性心肌病和离子通道病。由于冠状动脉粥样硬化性心脏病是高龄运动员最常见的猝死病因，因此重点是评估是否心肌缺血。

指南建议针对运动员详细病史采集发现是否存在心血管疾病、心律失常、晕厥或家族性猝死病史（I_C 类）；当出现 ECG 异常提示结构性心脏病，建议行心脏超声和（或）心脏核磁（CMR）检查（I_C 类）；年轻运动员参加比赛前筛查应包括体格检查和静息状态 12 导联 ECG（II_A、II_C 类）；中年人参加高强度训练应该筛查包括病史、体格检查、整体冠状动脉风险评估和静息状态 ECG（II_A、II_C 类）；运动机构工作人员应该受过心肺复苏训练和掌握自动体外除颤器的合理使用（II_A、II_C 类）。

由于绝大多数心搏骤停发生在医院外，因此针对预防方面，指南建议公众场所如体育馆、学校、火车站、赌场应该配备公众场所应急自动体外除颤器（I_B 类），建议 HCM、ARVC 患者不从事竞技性运动项目。CPVT 患者不从事竞技性运动、大强度训练。当然很重要的是，教练和工作人员必须得到训练，在出现紧急事件时，能实施心肺复苏和使用自动体外除颤器。

第二十一章　心脏性猝死的研究新进展

尽管室性快速性心律失常的植入式心律转复除颤器及消融治疗近年来已取得突破性进展，但心脏性猝死（SCD）的发病率仍在全球范围持续增长，成为世界各国面临的共同的健康问题。正像著名心脏病学家宰普斯所言：当今缺血性心脏病相关的死亡率正在降低，但没有看到 SCD 相同的变化趋势，更严重的是，大多数 SCD 发生在既往无心脏病史的人群。

一、心脏性猝死发生机制

有学者将 SCD 发生的三大病因称为百慕大三角。

首要的病因是器质性心脏病，包括冠心病、高血压性心脏病、肥厚型心肌病、心力衰竭等，其属于 SCD 的高危疾病。以冠心病为例，70% 的 SCD 者伴有冠心病。此外，器质性心脏病患者一旦发生心力衰竭，左心室射血分数（LVEF）低于 30%~40% 时，SCD 的发生率将急剧增加，成为 ICD 一级预防的 I 类适应证。

另一病因为心电异常，包括多种心电疾病。其中遗传性长 QT 综合征（包括药物获得性）、Brugada 综合征、儿茶酚胺敏感性多型性室性心动过速、早复极综合征和特发性心室颤动（心室颤动）是引发 SCD 最重要的原发性心电疾病。此外，存在的心电异常也是 SCD 的发生基质，包括各种除极和复极异常：QRS 碎裂波、QTc 延长、Tp-Te 间期延长、T 波电交替等。

除器质性心脏病或心电异常外，第三个病因为体内内环境的不稳定。最重要的是自主神经的不平衡，包括交感神经过度激活和迷走神经功能低下与障碍，其长期存在时将成为 SCD 的发生基质。一过性出现时则成为 SCD 发生的触发因素。其次是电解质紊乱，尤其是低钾血症。临床低钾血症的实际发生率超出了一般的想象，20%~30% 的住院患者存在低钾血症，服用襻利尿剂者其发生率又增加 10%，而在成功电复律的患者中，50% 存在低钾血症。

SCD 的上述三大基质可组成一个等边三角形，患者存在一种基质时则为 SCD 的高危者，存在的基质越多发生 SCD 的概率越高。

二、心脏性猝死流行病学特征

（一）SCD 高危人群的识别

在欧美国家，≥35 岁成人 SCD 的年发生率为 0.1%~0.2%，而对 SCD 各亚组的回顾性分析表明，40% 的 SCD 患者生前就已发现 SCD 的高危因素，20% 发生过心肌梗死或有不稳定心绞痛，10% 有危险性心律失常标志，另 10% 存在心脏病及 SCD 危险因素，这些患者生前已被医学识别为 SCD 的高危者。而另有 30% 的 SCD 患者生前就医时，发现的疾病或临床异常对 SCD 而言属于非特异性指标（感染、贫血、皮肤病等），因而未受到医学的 SCD 预警。还有约 30% 的 SCD 患者，SCD 为其首发事件，生前根本未曾就医。因此，约 2/3 的 SCD 患者，生前未被医学识别为 SCD 的高危者。这说明，当今医学对 SCD 的认识十分肤浅，对于 SCD 高危者的预警能力很低，深入研究与提高任重而道远。

（二）SCD 流行病学的其他特征

1. 年龄

SCD 与年龄关系明显，成人 SCD 的发生率随年龄增加而增高，≥35 岁的成人 SCD 发生率是 <30 岁

人群的 100 倍。

2. 性别

SCD 受性别的影响明显，心肌细胞的 I_{to} 电流与雄激素相关，这使 Brguada 综合征患者的男：女性别比为 10：1，这种性别差异也使 Brguada 综合征成为东南亚地区中青年男性仅次于交通事故的第二位死因。女性雌激素对生育期妇女发生冠状动脉粥样硬化有保护作用，故在青中年人群中，男性 SCD 的危险是女性的 4~7 倍。此外，雌激素对生育期女性发生尖端扭转型室性心动过速（TdP）有保护作用，而绝经期后，女性药物获得性 TdP 的发生率是男性的 3~5 倍。

3. 时间周期性

因体内存在时间生物钟，使不同时间通过生物钟对 SCD 产生 3 种规律性影响。首先是日周期，即1d 内不同时间有着不同影响。将 24h 分成 4 个时间段时，晨起时间段（6：00~12：00）的 SCD 发生率最高。而在周周期规律中，则以周一为全周 SCD 的高发时间。在季周期中，冬天是 SCD 的高发季节。此外，心血管事件发生后，SCD 的再发与时间不具线性关系，常在事件后 1 年中死亡人数最高。因此，针对 SCD 的时间依赖性也能制定不同的有效干预。

4. 生活方式

Framingham 研究证明，下列因素可增加 SCD 的发生风险。①吸烟：35~59 岁的吸烟者发生 SCD 的风险每 10 年烟龄将增加 2~3 倍，吸烟也是冠心病的第一位危险因素。②肥胖：体质量的相对增加，使冠心病猝死呈线性增加，所占百分数从 39% 增加到 70%。冠心病总死亡率也随体质量的增加而增加。③体力活动：低水平活动与 SCD 无显著关系，而较强体力的活动能明显增加 SCD。一项研究表明，与低水平或不活动相比，剧烈活动发生 SCD 的相对风险增加 17 倍。

5. 心脏病与 SCD

就心脏病与 SCD 病因而言，冠心病伴发的 SCD 约占整体猝死的 70%~75%；非缺血性心肌病伴发的 SCD 约占整体的 10%~15%；心电疾病患者的 SCD 约占 SCD 总数的 5%~10%。

三、心脏性猝死领域的重大进展

尽管人类征服 SCD 的道路仍十分艰巨、曲折与漫长，但应客观看到，近年来，这一努力已取得长足进展。

（一）健康教育与生活方式的改变

世界各国都已意识到 SCD 这一公共健康问题的严峻性。目前，针对各种不良的生活方式正进行着各种健康教育，主要针对吸烟、缺乏体力活动、过重或过度肥胖、过大的心理压力、睡眠不良等。进而出现了全社会戒烟、全民健身、全社会普及心肺复苏方法和公众自动除颤器的使用培训等。这些举措正在起到降低心血管病及 SCD 的作用。

（二）发现并提出新的 SCD 高危疾病

近年来已先后发现并提出 SCD 新的高危疾病和高危因素。如对早复极综合征的认识，《新英格兰医学杂志》2008 年发表的文章还认为特发性心室颤动患者伴发早复极波的比例高达 31%~60%，提示两者还在同一疾病范围内；但 5 年后，在 2013 年推出的国际专家共识中，已将两者分别列为容易引发 SCD 的 2 种独立的心电疾病，彻底改变了已存在 80 年的传统观念。过去认为早复极波是一种正常变异，是良性心电图改变，而目前认为心电图早复极波者与无早复极波者相比，SCD 发生的风险增加了 3~10 倍。

心房颤动是增加 SCD 新认识的另一典型例子，过去认为心房颤动比非心房颤动患者增加 2 倍的死亡率，其主要原因：①心外因素，心房颤动显著增加卒中发生率，进而增加死亡率；②心脏因素，心房颤动明显增加伴有心血管病患者的死亡率。近几年，在这些认识的基础上，美国社区人口的流行病学研究发现，在不伴器质性心脏病的心房颤动人群中，心房颤动可增加 3 倍心室颤动发生风险，成为心房颤动增加死亡率新的重要原因。其与心房颤动时 RR 间期长短不一，容易发生"短—长—短"周期现象而诱发心室颤动有关，进而提出了心房颤动-心室颤动-SCD 这个新的疾病链。ICD 的资料也证实，需要 ICD 治疗的恶性室性心律失常中，18% 的心室颤动和 3% 的室性心动过速的上游心律为心房颤动。

（三）预警 SCD 的新技术不断涌现

近年来心脏无创检查技术预警 SCD 的技术发展迅速，先后推出的新技术包括：T 波电交替，窦性心律震荡，心率减速率，连续心率减速率，Tp-Te 间期等。有些新技术经过大病例组的前瞻性研究做了验证，证实这些新技术预警结果与实际 SCD 的发生符合率高。新检测技术不仅针对交感神经活性增高，还针对迷走神经功能的受损与障碍。至今，这些新指标已用于 SCD 的防治中，例如 T 波电交替阳性已成为 ICD 植入适应证的参考条件。

（四）降低 SCD 的药物治疗

尽管既往研究揭示：Ⅰ 类和 Ⅲ 类抗心律失常药物长期服用时可增加患者的死亡率或 TdP 的发生，但近年来几项研究先后证实 β 受体阻滞剂与胺碘酮可降低 SCD。在一项 β 受体阻滞剂治疗新近心肌梗死的荟萃分析中，经 24 298 例入选患者 6 年的治疗随访评价，总死亡率可下降 25%～40%，SCD 减少了 32%～50%。在 PAT 研究中，在心肌梗死 5～7d 的患者对比研究了胺碘酮与安慰剂的疗效，结果胺碘酮比安慰剂明显减少了总死亡率和心脏性死亡率，并有统计学意义。

（五）ICD 及其他除颤装置

发生 SCD 的最致命原因是室性心动过速与心室颤动，而能有效终止室性心动过速与心室颤动的 ICD 装置于 1980 年被成功植入人体。在 ICD 临床应用的三十多年中，大量循证医学的结果已经证明，ICD 能明显降低 SCD 的发生。MADIT Ⅱ 研究的 8 年随访结果表明，与未植入 ICD 的患者相比，ICD 降低了全因死亡率的 34%（单腔 ICD）和 32%（双腔 ICD）。ICD 近年来 2 项新进展包括：①皮下 ICD，这一技术使 ICD 的植入更加无创和简单，使皮下 ICD 的治疗更易实施和普遍应用；②只发放单次电除颤治疗的简易 ICD 问世，这种 ICD 的体积更小、价格更低、更利于临床广泛应用。可以肯定，这两项新技术对今后 SCD 高危患者进行更广泛的一级预防有着重要意义。

此外，ICD 还派生出另两项除颤装置与技术。一是自动体外除颤技术，除颤装置 AED 固定放置在人口较多的公共场合，SCD 发生时可及时得到、使用简单，非医务人也可使用。美国芝加哥市 AED 的应用经验表明，当 AED 公众使用培训较好、AED 在社会放置密度合理时，可使院外发生的 SCD 救治成功率从过去的 5%～8% 提高到 50%～70%，这是人类征服 SCD 的又一次里程碑式的进展。

另一项是穿戴式除颤器（wearable cardioverter defibrillator，WCD）技术，该技术 2002 年获美国 FDA 批准使用。WCD 是给 SCD 极高危患者贴身而穿的一种自动除颤装置，可起到临时佩戴 ICD 的作用。美国一项大病例组的使用结果显示，WCD 应用 250～300 J 除颤时，心室颤动的除颤成功率接近 100%，可使 SCD 患者起死回生。美国 2013 年公布的 WEWRIT-Ⅱ 注册研究报告表明，一组 759 例 SCD 高危者行 WCD 治疗的 18 个月中，67 例次室性心动过速患者得到有效治疗。

（六）射频消融术

射频消融术于 1980 年用于临床，并使越来越多的快速性心律失常得到有效控制。随着该技术的迅速发展，近几年已用于 SCD 高危患者的治疗。包括对 ICD 患者进行诱发心室颤动、室性心动过速的室性早搏消融，对 Brugada 综合征患者进行 Brguada 波的消融，对心肌梗死后患者诱发心室颤动、室性心动过速的室性早搏消融等。这些治疗能够减少甚至能根治室性心动过速、心室颤动的发生，起到降低 SCD 的作用。

四、展望未来

SCD 严重威胁着人类的健康，面对 SCD 的挑战，生物医学科技高速发展，SCD 一定会被征服。

（1）SCD 更特异的危险分层：在目前 SCD 危险分层中，高危亚组的事件发生率常是低危亚组的 10 倍或 10 倍以上，但由于高危亚组的基数仍然很大，实施普遍的干预措施存在一定问题。因此，一定要努力寻求更特异、更精准的危险分层新方法，或提出更加特异的 SCD 积分法，使真正高危人群的范围大大缩小，使积极的干预措施局限在最能获益的人群中。

（2）认识与干预一过性触发因素：大多数 SCD 患者除明确的发病基质外，还存在明显或重要的触发因素，这使基质相同的患者中，仅少数人发生 SCD。SCD 发生时常被一过性的诱因或触发因素引发，而目前对一过性触发因素的认识远远不够，更无有效的应对措施，这是今后 SCD 防治的关键环节之一。比如一过性交感神经的过度兴奋常是 SCD 的诱因，而 β 受体阻滞剂有阻断交感神经的作用，但面对患者可能出现的触发因素何时开始 β 受体阻滞剂的干预，干预到何种程度等仍不清楚。低血钾是另一常见的触发因素，临床发明更为简单易行的血钾测定方法对 SCD 的防治尤显重要。

（3）普及 SCD 的徒手及器械急救：从美国芝加哥公众院外 SCD 救治成功率的变化可看出，AED 已使院外 SCD 的救治成功率提高到 50%～70%。因此，努力提高全民 SCD 的徒手救治培训以及 AED 等器械应用方法的普及与推广，对降低 SCD 有着举足轻重的重要性。

（4）研制出更优质的 ICD：随着生物医学科学的发展，不久的将来一定能推出更为有效、更为实用的新的 ICD 装置或类似技术，这些新装置、新技术将对征服 SCD 起到决定性作用。

第四篇

心理干预与法律保护

第二十二章　运动性心律失常的心理问题及危机干预

2014年12月13日的珠海半程马拉松赛发生选手比赛时猝死事件，而这已经是整个2014年全国马拉松赛"猝死"发生的第五例。30岁的退役特种兵在即将抵达终点的时候一头栽倒在地上，4h后宣告不治，撒手人寰，只留下其年迈的双亲、年轻的妻子、女儿和未足周岁的儿子。猝死——这个沉重的打击越来越受关注，它给参赛跑友、主办单位和罹难者家庭带来了巨大的创伤和悲痛。这告诫人们，在享受运动激情之余更需理性对待运动本身，这也是本书写作的目的之一。

1927年，Bourne首先报告了运动和室性早搏之间的关系。而当今，运动性心律失常已成为一个严重的社会问题，其诊断、治疗及预防已成为医学面临的一个挑战，引起了多方面的高度关注与重视。顾名思义，运动性心律失常是指在一定强度的运动中或运动后发生的心律失常。广义的概念还应包括正处于紧张和应激状态、从事体力劳动、紧张活动时发生的心律失常。轻者仅伴有心悸不适，而严重者可能因血流动力学障碍引发先兆晕厥、晕厥，甚至心脏性猝死。这些心律失常患者中存在有或同时有精神心理问题，却因为传统的单纯生物医学模式而常常被人忽视。根据《在血管科就诊患者的心理处方中国专家共识》的意见，为改善相关患者的生活质量及预后，心脏科医生有责任识别出与之相关的心理问题并给予对症处理。本章节对此进行专题讨论。

第一节　心律失常与心理应激

心理应激是一个在内涵和外延上比情绪反应更广的概念。

现实生活中每一个个体都生活于一定的社会中，所发生的一切变化都会触发生理的唤醒并感受到压力，由此可能引起一系列的心理应激反应。随着当今社会的快速发展，竞争也逐渐增大，常使人们产生过重的心理负担，进而导致各种心理障碍。1977年学者首次提出了"生物-心理-社会医学模式"，强调了社会因素及心理因素在疾病治疗中的重要性。过度紧张于2004年即被ESC列为心血管疾病的危险因素之一。很多人都开始重视健康的生活方式，但对心理障碍与心脏疾病，尤其是与心律失常之间的关系还未得到充分的重视。事实上，在我国仅2010年就有54万人死于心脏性猝死，多由情志因素所致，所谓"悲哀愁忧则心动"及"惊病而病，恐病而亡"。

心血管系统的生物节律的研究近年来逐渐受到重视，但导致心律失常发生和预后的因素众多，除经典的自主神经系统外，近年来有研究表明，当机体处于应激状态时心律失常的发生率显著增加。这种应激性心律失常的机制十分复杂，可能涉及人格、中枢神经系统、遗传等多方面，了解这些因素的作用细节和相互关系对运动性心律失常的防治有重要意义。但这些机制的细节和相互联系目前尚不甚明确。本书相关章节亦做相应探讨，本节拟从心律失常与心理应激相关性的中西方研究做一简述。

一、祖国医学中心律失常与心理应激相关性的观点

中医将常见的情志变化"喜怒忧思悲恐惊"称为"七情"，其中悲与忧相似，恐与惊相似，归纳合并为"喜怒忧思恐"，称之为"五志"。七情五志就包含着相应的情绪状态。明代著名医家张景岳在其

代表作《类经》中就说："情志之伤,虽五脏各有所属,然求其所由,则无不从心而发。"也就是说,情志异常会诱发或加重心脏疾病。

快节奏的现代生活使人面对更多竞争压力,诸如生活紧张、工作单一、经济困窘、婚姻不谐、人际复杂、利益冲突等多重困境,均导致负性情绪增长。加之环境变化致劳倦失宜、睡眠不足、情绪紧张,凡此种种情形,皆会使人情志失调、七情所伤、耗气伤阴、相火妄动,产生心悸、失眠、郁症等,发展为心律失常。

中医学虽然无心律失常病名的记载,但症状描述见于诸经书,如《素问》中"烦者心下鼓"、《灵枢》中"心中儋儋大动"等。脉学中许多脉象均与心律失常有关,比如数、迟、疾、促、结、代、涩及釜沸、雀啄等,属于"心悸""怔忡""心瘅"等范畴。中医的心悸是指患者自觉心中悸动惊恐不安的一种病变。其变化复杂,涉及五脏六腑,不外乎阴阳气血不足之虚与痰瘀水饮之实。

历代医家对心律失常病因病机均有阐述。《内经》有关心悸病的记载奠定了该病的病因、病机、辨证、治法的基础。《经脉别论》载:"有所惊恐,喘出于肺,淫气伤心。"说明惊恐不但因"惊则气乱"而致气喘,而且能伤心,使心神不安而致心悸病,指明了惊恐是心悸病的病因病机之一。《举痛论》载:"惊则心无所倚,神无所归,虑无所定,故气乱矣。"更进一步阐述惊恐引起心悸病的病机是惊恐伤心而使心神不安。

中医历代医家对心悸病的治疗,积累了丰富的经验。正确认识病机,准确辨证,精当治法、处方用药是中医治疗心律失常取得良好疗效的关键。张仲景多以相反相成之法配伍治疗心悸。如《伤寒论》第177条云:"伤寒脉结代,心动悸,炙甘草汤主之。"和解定悸选药组方用为君药最多当推柴胡,柴胡主升入肝而疏肝郁,透达阳气。"心病从肝而治",气血和调,心脉通畅,则心悸自宁。

本章下一节谈及创伤后应激障碍亦可归于中医情志病范畴,是脏腑功能失常的一种外在反应。《素问·举痛论》曰:"百病生于气也,怒则气上,喜则气缓,悲则气消,恐则气下,寒则气收,炅则气泄,惊则气乱,劳则气耗,思则气结。"从中医观点来看,该病为素体禀赋不足,在大惊大悲大恐之后,气机逆乱,损及脏腑,导致脏腑功能失调。

二、现代医学中心律失常与心理应激相关性的观点

现代医学也认为心悸是临床上最常见的心血管病症状之一,同时也是最难解释的症状之一。研究表明具有相同情况的心律失常患者,伴有症状比不伴有症状的患者有更多的焦虑抑郁等心理障碍。也就是说心悸并不一定与心律失常有关,也可由心理障碍如焦虑抑郁所引起。

心理障碍对心血管疾病的作用机制尚不十分明确。情绪心理因素与心血管疾病是互相影响的。目前的研究基本上以心理应激为基础,众多的研究涉及多方面,如从心电生理、神经内分泌、炎症因子、血凝机制、基因学说和行为医学等诸方面进行了探讨和阐述。现代医学已经证实,心理应激会增加心血管病危险,这是因为应激会引起肾上腺素能神经兴奋,增加心肌需氧量,从而加重心肌缺血。此外,在冠状动脉粥样硬化基础上,也可引起冠状动脉痉挛,影响心肌供血。近来人们也认识到工作相关应激也是心血管危险因素之一。其中包括两个部分:工作紧张(工作需求高、个人控制点低)和付出-酬劳不平衡,这也反映了工作环境中经济学因素。所以急性应激一直被认为是心脏性猝死事件的危险因素。

所谓应激,是指机体在受到应激原刺激时,所出现的以交感神经兴奋和下丘脑-垂体-肾上腺轴(HPA轴)调节功能紊乱产生的一系列神经内分泌反应,并由此而引起各种机能和代谢的改变。任何躯体的或情绪的刺激,如创伤、烧伤、冻伤、感染、中毒、发热、辐射、出血、缺氧、手术、疼痛、消耗、饥饿、疲劳、紧张、忧虑、恐惧、盛怒、激动、绝望等种种情形,只要达到一定的强度,都可以成为应激原,引发机体的应激反应。根据上述对情绪本质的认识,情绪反应或情绪表达达到一定的强度作为机体的一种应激原已被认证,可以理解为情绪的过度表达也是机体的一种应激反应。

情绪作为一种应激原,在心血管疾病的作用机制中,神经内分泌因素起着主导作用。本书相关章节亦有专题描述。有研究显示,在抑郁症患者的血浆及尿液中去甲肾上腺素及其代谢产物的提高,提示去

甲肾上腺素分泌增加。由此推导抑郁和（或）焦虑障碍的患者与心血管疾病密切相关的机制是交感肾上腺功能亢进，其致心血管疾病的发生是基于其代谢产物儿茶酚胺对心脏、血管及血小板的影响。这些作用促使冠状动脉内粥样硬化斑块破裂，是导致患者发生心律失常、心脏性猝死的主要原因。另一个典型病例就是 Tako-Tsubo 心肌病。目前多数学者认为，其发病机理是剧烈的情感波动、精神紧张、恐惧、心理压力等应激因素作为触发因素，继而导致交感神经兴奋、过量的儿茶酚胺释放导致微血管功能障碍，进而损伤心肌，影响心功能。由此可以看出神经内分泌机制在心血管疾病的发生、发展中起着重要作用，互为转化，互为因果。

第二节　运动性心律失常的心理生理过程

人们已经证实，运动状态与应激密切相关。Moore 等报道在 300 例院外发生心脏性猝死患者中发现，80% 以上的猝死者死亡之前有激动、焦虑、愤怒等应激情绪表现。一定运动强度的机体正处于应激状态时，上述情感体验掩盖了超负荷运动下的身体疲劳，从而使已疲劳的机体没有疲劳感，以至于在不知不觉中出现超量运动、过分紧张、激动，超出身体承受的极限引发心律失常乃至心脏性猝死。

如上节所述，当机体在一定运动强度的刺激下，代谢率急剧升高而做出一系列复杂而精细的应激反应，主要涉及两个系统的激活、两种激素的释放，即交感-肾上腺髓质轴和 HPA 轴兴奋。本书相关章节亦会对此进行详细描述。

心理应激诱发运动相关性恶性心律失常是通过复杂的神经机制作用的。实验证明刺激动物大脑，往中枢神经系统内注入某些药物或行为刺激，特别是伴有心功能变化时能诱发恶性心律失常。中枢受刺激可增加交感神经向心脏发出冲动，同时激活迷走神经，这可能是产生心律失常的重要原因。一般认为，肾上腺素能神经兴奋能缩短心肌不应期，提高心肌的兴奋性，易发生心律失常，而刺激迷走神经延长心肌不应期，降低心脏对肾上腺素能神经的反应性。当交感与副交感神经同时受到刺激时，对心脏的影响不是简单的代数和，而是复杂的相互作用。国内外学者发现，心理应激可增加交感神经向心脏发出的冲动，可使额叶皮质及神经内分泌功能紊乱，引起心肌损伤和心律失常；也可使血液中的儿茶酚胺升高，引起心肌斑片状坏死，诱发恶性心律失常，甚至猝死。

自主神经的活动及其导致心律失常的作用要通过复杂的生化机制，即通过很多神经介质传导。这些介质除前面所述的儿茶酚胺外，还有氨基丁酸、脑啡肽及 5-羟色胺和前列腺素等。这些介质在某些环节上可能对心律失常的发生起重要作用，了解这些介质也有利于我们选用合适的相应药物治疗。

第三节　运动性心律失常的心理创伤及创伤后应激障碍

86% 的非外伤性猝死与运动相关。创伤后应激障碍（PTSD）则可能是运动性心律失常心理创伤后的一种失衡状态。

随着人们健身意识的增强，越来越多的人积极参与体育运动，但由于个人体质不同，运动耐量、强度不一，运动性心律失常发生率高。近期频频报道的运动性猝死患者常有一定社会知名度或者参与相应知名度的赛事发生。新闻报道事件可谓触目惊心，但运动性心律失常所致的心理创伤及 PTSD 却常常被我们所忽视。这也是促进本章节存在的现实意义。

可以暂且对此做一定义：运动性心律失常患者在个体病理性生理状态下，在一定强度的运动中或运动后发生心律失常导致威胁生命事件之后，出现了一组因所遭受心理创伤后延迟出现的一系列异常生理和心理反应的症状群，常引起明显的心理和社会功能损害，对个体的社会家庭生活和职业生涯造成长期破坏性影响。但可惜的是，遍寻文献，发生此类情况目前无相关统计和报道。但由于现实状态下参与运动的人群扩大，伴发心理创伤情形仍需有一定的估算，相信通过常规的心理创伤及 PTSD 相关概念的介绍，我们可以增加运动性心律失常患者心理障碍的识别，加强 PTSD 的预防和治疗，使患者受伤的心灵早日康复、回归社会，享受健康运动带来的和谐与幸福。

"心理创伤"一词最初来源于希腊语"损伤"，其原来的意思为"伤"。既可指由某种直接的外部力量造成的身体损伤，也可指由某种强烈的情绪伤害所造成的心理损伤。美国精神病学会《精神疾病诊断和统计手册（第 4 版）》（DSM-4）对心理创伤做了专门的定义："个体亲身经历一个涉及死亡、死亡威胁，或者其他危及身体完整性的事件，或目击他人涉及死亡、死亡威胁，或危及身体完整性的一个事件；或经历家庭成员或其他亲密关系者预期之外的或暴力的死亡、严重伤害或死亡威胁或者损害。此人对该事件的反应必须包括强烈的焦虑、无助感和恐惧。"这个定义是诊断创伤后应激障碍和急性应激障碍的前提。

心理创伤主要类型：

（1）急性应激障碍（acute stress disorder，ASD）：急性应激障碍通常在突发运动创伤事件发生后快速产生，是急性、严重的精神打击的直接原因。患者在受刺激后（1h 以内）发病，表现有强烈恐惧体验的精神运动型兴奋，行为有一定的盲目性，或者为精神运动型抑制，甚至木僵。急性应激障碍一般持续数小时至 1 周，通常在 1 月内缓解。

（2）创伤后应激障碍（post traumatic stress disorder，PTSD）：由超乎寻常的威胁性或灾难性心理创伤，导致延迟出现及长期持续的精神障碍。反复发生闯入性的创伤性体验重现（病理性重现）、梦境，或因面临与刺激相似或有关的境遇，而感到痛苦并不由自主地反复回想、持续的警觉性增高、持续的回避、对创伤性经历的选择性遗忘等特点。相比 ASD 而言，PTSD 也称延迟性心理反应。

我们知道 PTSD 的症状主要可以分为三大类：对创伤事件的再体验、回避和警觉性增高。其中，再体验症状消失最早，回避和警觉性增高会持续较长时间。在相似情境的触发下，运动性心律失常患者若再次处于运动状态下同样会产生对创伤事件的重复的、非自发的、闯入性的再体验，回忆通常包括对时间的感觉、情感及生理行为方面的内容；回避症状主要表现为对创伤事件的压抑性遗忘，故意努力回避与创伤事件相关的观念、回忆、情绪或避免谈及此事；警觉性增高则表现为再次参与运动过程中难以集中注意力，同时还表现为入睡困难和睡眠无法持续，可能与噩梦及缺乏安全感有关，或是泛化的高警觉状态影响睡眠深度。

《中国精神障碍分类与诊断标准（第 3 版）》（CCMD-3）、《国际疾病分类（第 10 版）》（ICD-10）和 DSM-4 三大诊断系统中 PTSD 的定义及临床表现基本相同，但病程标准及分类不同。CCMD-3 中 PTSD 需符合症状标准至少 3 个月，将其归类为"应激相关障碍"；DSM-4 需符合症状标准超过 1 个月，归类为"焦虑障碍"；而 ICD-10 将其归类为"严重应激反应及适应障碍"，对于病程尚未明确指出。美国精神病学会在 2013 年 5 月出版了其第五版的《精神疾病诊断与统计手册（第 5 版）》（DSM-5），诊断这一精神疾病的标准参考指南在十几年来第一次全面更新。PTSD 从焦虑障碍中分离出来，和 ASD 一并归类为创伤和应激原相关障碍。

第四节　运动性心律失常的危机干预特点及应用

危机不等同于危险或灾难，同样也不等同于应激，危险和机遇是并存的。

人的心理活动包括感知、情感和意志行为，各部分之间相互影响，是统一协调活动的有机整体。危机是一种正常的生活经历，并非疾病或病理过程，是当人们面对重要生活目标出现阻碍时产生的一种状态。危机的成功解决能使个体从中得到对现状的把握，对过去冲突的重新认识，以及学到更好地处理危机的应对策略和手段。

正如现代危机干预之父 Caplan 所言：当一个人面临突如其来的重大生活事件，而他先前处理问题的方式和已有的支持系统都不足以帮助他应对眼前的处境时，这个人就会出现暂时的心理失衡，这种暂时性的失衡状态就被称为心理危机。严重的运动性心律失常导致个体情感、认知和行为方面的功能失调，远超过一个人的应对能力或者应对机制，给予及时处理或干预，即为危机干预。换言之，危机干预是对处于心理危机状态的人或群体进行干预，使之通过发挥自身的潜能，来恢复到其危机前的心理平衡状态。

现代意义的心理危机干预，其实主要表现为"以人为本"，是科学和人文的结合。流行病学研究显示，社区普通人群中 PTSD 的终生患病率男性为 3.4%，女性为 8.5%，至少 1/3 以上的患者终身丧失工作和生活能力，自杀率为普通人群的 6 倍。性别差异不仅与男女生物学方面的差异有关，而且跟男女所扮演的社会家庭角色、社会地位等不同有关。男性与生俱来被赋予社会重任，刚毅且坚强，而女性往往则显出柔弱一面，更易表现出内心的真实感受。因此对于女性更应注重预防 PTSD 的发生。中年人 PTSD 发生率高，这可能与中年人所担负家庭与社会的角色有关。创伤事件发生前他们已具有了一定的事业与社会地位，创伤事件带给他们的损失相对来说更大，他们是中流砥柱，还要面对创伤事件后的重建及社会角色的再塑造等巨大任务。

危机干预是从简单心理治疗基础上发展起来的，具有简便有效、经济实用等特点，已成为近年来的一种主要治疗技术。大量的研究证实，积极有效的心理危机干预，完全有可能降低 PTSD 发生率，而且随着时间的推移，危机干预的不断实施，PTSD 随之趋于缓解或恢复。

对我们而言，着重需要危机干预的人员和潜在人员如下：危机者自己；因危机事件受到创伤、丧失的人员（包括受伤害者、猝死者的亲属，因危机事件受到伤害、惊吓的人）；参与危机现场处置和干预的工作人员（处置的警察、急救队员、心理咨询师等）；目睹危机现场的其他人员。

实施危机干预的主体：心理专家，危机者的亲属、朋友、同事，处在危机现场的人员（如处置事件的警察、医院的医护人员、学校的老师），其他危机者，与危机事件有密切关系的人员。有经验的危机干预志愿者常有共同特征：丰富多样的生活经验、综合专业技巧、镇静、创造性与灵活性、充沛的体力和精力、快速心理反应能力等。他们常借助以下常见干预形式：面对面的帮助、电话危机干预和书信指导。

常用的一般干预技术：①良好的沟通和建立治疗关系技术；②支持技术，如倾听、解释与指导、减轻痛苦或缓解逆遇、提高自信心、鼓励自我帮助。③干预技术，如认知行为治疗、心理疏泄、严重应激诱因疏泄治疗、想象回忆治疗及其他心理治疗技术的综合运用。

人类的危机永远不是那么简单，但我们发现，危机干预工作者仍可使用相对直接和有效的干预方法来处理危机：①确定问题；②保证求助者安全；③给予支持；④提出并验证可变通的应对方式；⑤制订计划；⑥得到承诺。以上危机干预经典六步法广泛被采纳，用于帮助许多不同类型的危机求助者。

20 世纪 90 年代，Everly 和 Mitchell 发展了一套更为完善的危机干预工作模式，即危机事件应激管理（CISM）。这种干预工作模式分为 3 个阶段：①在危机前干预。对心理工作人员、应急救援人员、各级组织管理人员进行心理卫生知识和救援知识的培训。②在危机中干预。主要使用 3 种技术：减压，是一种以个体或小组形式进行干预，只缓解一些表层痛苦情绪，不进行深层探索；危机干预，是一种一对一的干预，针对极端痛苦的当事人或者救援应急人员，它关注解决问题并对问题进行比较深入的探讨；分享报告，一种小组结构化讨论并解决问题的方法，主要针对的是救援应急人员，以帮助救援应急人员整合他们在灾难过程中产生的情绪。③危机后干预。这主要是对重点人群进行长期跟踪和干预，特别是对 PTSD、自杀、抑郁等人群的干预。

中国每年心脏性猝死患者总数达到 54.4 万人，其发生率为 41.84/10 万人，已经成为威胁我国人民生命的一个重要疾病之一。运动性心律失常患者从心搏骤停到急救过程中，家属一般是第一目击者。事件发生时间紧、任务重，我们极易忽视对患者本身及其家属的心理护理。家属紧张、焦虑状态不仅影响其自身的身心健康，同时也会对患者心理状态造成一定的影响，最终影响救治和康复。如果患者死亡突然，让人猝不及防，死者家属难以接受亲人已经死亡这个残酷的事实，容易使心脏性猝死患者家属产生心理创伤，由此出现心理危机。所以运动相关性心律失常的危机干预对象主要是幸存患者和猝死患者的家属。上述的经典六步法可以应用于运动相关性心律失常的危机干预实践中。

（1）确定问题，保持与危机者密切接触，建立良好、信任的关系。猝死者未离现场之前，应尽可能地陪伴在危机者身旁，让对方明确知道自己的身份，耐心地引导和倾听危机者叙述，鼓励危机者用语言表达内心感受，指导适当的情绪宣泄途径以减轻焦虑，如果危机者有心身疾病，应先进行对症处理。

（2）及时地给予危机者心理支持，保证其暂时的、相对的安全。分析评估现场情况和危机者的心理状态，采用支持性治疗技术，减轻他们的应激反应。支持治疗就是理解、关心、解答危机者的疑问，提供所需信息，起着满足危机者的心理需求，改善他们的情绪，为他们提供指导、支持和帮助等作用。危机者一旦得到别人的同情、支持和理解，心理便会感到满足，有了依靠和寄托，焦虑不安和悲伤的心情能得到缓解。

（3）提供应对技巧及社会支持。向危机个体解释其情感反应是对突发事件的正常反应，强化焦虑、恐惧等的合理性，不对危机个体做不切实际的保证。强调危机个体自身对其行为和决定所负有的责任，帮助个体建立积极的应对策略。同时，向危机者介绍一些有效的应对技巧，如暂停、呼吸、放松等方法。调动社会支持资源给予危机个体支持和帮助，建立与社会尽量多的链接，如家庭、朋友、同事、社会组织等支持。

（4）帮助危机者正确认识所发生的事件，提出并验证可变通的应对方式。尽可能使危机者接受当前不利的处境，帮助危机者客观地、现实地分析和判断应激性事件的性质和后果，及时纠正危机者歪曲的认知。

（5）帮助危机者建立积极的应对策略。危机者之所以产生危机，与他们使用较多的破坏性防御机制和消极的应对方式有关。因此，要对危机者所使用的应对策略进行仔细分析，明确指出哪些应对策略是无效的，应当放弃，同时要引导危机者用积极的应对策略取而代之，应更多地使用升华机制和采取合理的行动策略，把悲痛化为力量。

（6）鼓励危机者在现实工作或生活中解决问题并得到承诺。只有在实际环境中采取有计划、有步骤的行动，去解决存在的问题，才能最终战胜危机，恢复身心健康。如果上述方法均不能产生效果，患者仍处于悲痛、焦虑之中，即可将危机者收住心身科，进行心理监护和干预。

PTSD 的心理危机干预效果不肯定，其可能的影响因素有：①缺乏 PTSD 危机干预的经验，即干预技术不成熟，对不同的创伤选择的干预措施不恰当；②对 PTSD 干预效果评定项目不全面，PTSD 存在共病问题，评定不应局限于 PTSD 的特征症状的消失或减少；③心理治疗受治疗关系的影响而效果不同；④有待于研究新的更有效干预技术。

第五节　心理治疗理论与模型

心理治疗实施三要素：具备学理、了解病情及考虑技术。

基于认知-行为模型假设，根据之前的定义，运动性心律失常患者会有或伴发心理障碍，这是患者对于心律失常及其后果的思维和信念所导致，而非心律失常本身。对许多患者来说，心律失常的后果远比疾病本身更令人痛苦。持这样的想法的人并非罕见。

引起心律失常的原因是众多的，精神因素可导致神经内分泌系统、免疫系统的功能紊乱，进而导致心血管系统的功能紊乱。在心律失常的发生发展过程中则可能起着"增效剂和催化剂"作用，继而引起包括心室颤动在内的各种室性心律失常。简而言之，心律失常的发生与心理应激有关，运动性心律失常更是如此。

认知-行为模型强调：行为失活对心理障碍存在重要影响。患者行为失活模式不尽相同，但通常都包括体力活动、娱乐活动及其他可以增加掌控感、成就感或目的感的活动减少。关于心律失常或心脏性猝死的错误观念会增加患者的功能障碍和痛苦。他们的行为失活是因为误解了医生的建议或放大了对自己身体脆弱性的恐惧。心律失常的发作造成预期性焦虑的反复。心脏康复可以帮助患者克服体力活动的障碍，不仅对躯体康复有正面影响，还有助于心理康复。简而言之，对于伴有心理障碍的心律失常患者，行为失活往往需要多学科联合才能得到解决。

虽然不合理信念和行为失活常常在发病和病情迁延过程中扮演重要角色，但现实中的问题也对其影响重大。躯体疾患带来一连串问题，比如失业、经济困窘、家庭角色以及婚姻破裂等，这些均是击垮患者的应对资源。因此，问题解决与应对技巧在运动性心律失常伴发心理障碍的患者模型中是非常重要的。

抑郁作为一个真正的心脏病危险因素这一观点还未得到普及，甚至许多人对此存有怀疑。这主要是因为我们对抑郁与心脏病之间的潜在关系了解甚少，相关研究证据亦不充分。可能的机制分两大类：一是病理生理学机制，另一个是行为学机制，涵盖了药物治疗依从性差以及生活方式上的危险因素。行为学机制与病理生理学机制之间的区别是人为划分的。最终，心理障碍共病对心脏疾病带来的不利影响可由一个综合的生物-行为模型来进行解释，该模型整合了心理障碍对心血管系统的行为学和病理生理学的影响。

世界卫生组织和美国精神病学协会分别于 1977 年和 1980 年将创伤后应激障碍确立为一个单独的诊断，在此之前，受到精神创伤的人已经开始寻求并接受治疗。在过去的几十年里，通过实证研究验证及在具体临床治疗中的应用，心理治疗已成为治疗 PTSD 的有效干预措施。包括暴露治疗、焦虑管理训练和认知治疗。到目前为止，大多数有关心理治疗 PTSD 的文献主要集中于认知行为疗法（cognitive behavior therapy，CBT）。关于心理治疗内容下一节会有详解。

通常，CBT 是干预的主要方法。治疗师可以通过意象、想法停止、自我对话等 CBT 技术帮助患者调节焦虑，提高自信心，从而改善其表现。但是，由于没有认识到运动状态的机体再次表现不佳的根本原因可能是患有运动创伤后应激障碍（SPTSD），CBT 中使用的思维控制和抑制技术甚至会产生相反的作用，增加了一些消极的想法和情绪。

除了以上提到的 CBT 等干预方法外，由 Shapiro 所创立的"眼动脱敏和再加工（eye movement desensitization and reprocessing，EMDR）"疗法也是有效方法之一。EMDR 最初主要用于治疗 PTSD，并且治疗效果很显著。该疗法将个体经历的创伤性事件作为靶目标，接入功能失调的创伤记忆，激活个体固有的加工系统，重新评估创伤记忆，重建积极信念。Foster 等将 EMDR 的基本治疗形式做了适当改变，然后将其运用到运动心理学领域，有效地帮助了运动员克服比赛焦虑，取得了较好的效果。这种由标准 EMDR 治疗模式演化而来的干预方法称为最佳表现 EMDR（Peak Performance EMDR）。

第六节　心理问题的诊断与治疗

一、心理问题的诊断

心理健康是心脏健康的保障。

心律失常患者以焦虑抑郁为主要表现。但在综合医院中，对焦虑的诊断和治疗是非常富有挑战性的。因为焦虑情绪非常普遍，它是人们在面临困难或感到不利情况来临而又觉得难以应付时产生的一种内心紧张不安、担心和预感的压抑体验。正常的焦虑状态能提高人们在应付困难时的能力，它常是有一定原因引起、可以理解的、适度的和相对短暂的。而病态焦虑常是不能明确焦虑原因或引起焦虑的原因与反应不相称，引起的紧张、压抑程度超出了能够承受的能力，而且这种状态不是短暂的适应反应，而是呈持续性的。病态焦虑更重要的表现是：其焦虑情绪及行为造成患者躯体明显不适症状，影响到了日常生活的应对，如产生回避和退缩等。

焦虑是一种慢性心理障碍，60%的患者伴有胸闷、心悸等心血管症状。这些患者对自己的健康常过分关注，对身体细微的变化反应敏感，常常根据自己一知半解的医学常识，做出不好的甚至是灾难性的解释，以至于心神不宁、坐卧不安、惶惶不可终日。其临床表现有：①心理症状，以容易担忧、紧张、着急、烦躁、害怕、不祥预感等焦虑情感为主，可伴有警觉增高、易受惊吓、对声音过敏、注意不能集中、记忆力减退等。②躯体症状，易出汗、头晕头痛、血压升高或不稳定、心悸、胸闷胸痛、呼吸困难需大叹气、腹胀、消化不良或腹泻、尿频或排尿困难、性功能障碍、因紧张而引起颈背部肌肉酸痛、乏力等。③运动症状，常表现有双手颤抖，严重者可有小动作增多或静坐不能及激越等。

惊恐发作作为急性焦虑的表现也是需要重视的，它的特征有时和心律失常发作有所相似而需要鉴别之。CBT 认为，惊恐症状是患者将一些不足以引起剧烈反应的刺激因素自动地赋予错误的意义，继而引起情绪反应及行为改变。PD 主要涉及四个方面情况：①生理方面，又称为"交感神经的风暴"，尤以心血管和呼吸系统的症状突出；②情绪方面，极度的焦虑、担心、害怕，严重发作常合并抑郁症状；③认知方面，相信自己快要窒息死亡、注意力不集中、现实解体、记忆正暂时减退，继发疑病观念；④行为方面，求助、多于急诊室就诊、常常反复在内科就诊，常常诊断为急性心肌缺血、癔病、哮喘等疾病。

抑郁是以心境低落为主要特征的一种心境状态，对平时感到愉快的活动丧失兴趣或愉快感。抑郁心境是一种常见的正常体验，但抑郁状态程度加重，持续时间较久，同时还伴有一些其他特征性的症状（如睡眠障碍、疲劳感、食欲减退）等，则成为抑郁障碍。

"抑郁"这一术语包括许多情况。它可以被用来描述一种心境、一种症状、一组综合征或是一个疾病实体。这里抑郁障碍是指它的一组综合征或是一个疾病实体。根据它的发病严重程度以及持续时间，可分为好几种类型：从闷闷不乐的隐匿性抑郁症到悲痛欲绝，甚至发生木僵状态的严重抑郁症。综合医院所看见的抑郁障碍通常程度较轻，主要以抑郁性神经症为表现形式，是一种以心境低落为主要临床相的、病程迁延的神经症，常伴有焦虑、躯体不适和睡眠障碍。抑郁一般是轻度的，但由于迁延不愈，患者感到内心痛苦，常主动求治，日常生活不受显著影响。

中国特殊文化传统和历史造成中国人在面对巨大的精神心理困难甚至创伤时，不愿意面对和接受，而往往以躯体疾病的方式呈现。在调节情志方面，我们不妨学学古人。明末清初的大戏剧家李渔在《止忧》一文中提到了止忧五法不妨借鉴一下："一曰谦以省过，二曰勤以砺身，三曰俭以储费，四曰恕以息争，五曰宽以弥谤。率此而行，则忧之大者可小，小者可无。"

所以我们建议：要保持达观的心态，经常参加文娱活动，多与人沟通，学会在遇到挫折或烦恼时跟家人或朋友倾诉，合理宣泄，解除压抑，将压力事件的情结有条理、逐步地疏导和化解，而非闷在心里。同时一些简单易行的松弛技巧的习得是一种行之有效的减轻压力的方法，是通过训练，有意识地控制自身的心理生理活动，降低唤醒水平，改善机体功能紊乱的心理治疗。保持冷静是防止心理失控的最佳办法。每天早或晚进行 20min 的盘腿静坐或自我放松呼吸训练术，则能创造一种内心平衡感。心胸豁达，这样才能保持一个平稳的情绪状态，不至于出现大喜大悲等极端状况，从而有效降低心脏性猝死的发生。促进身心健康，让我们共同创造美好人生。

二、主要心理治疗方法

1. 暴露疗法（exposure therapy）

暴露疗法是通过让患者长时间想象恐怖情境，或置身于严重恐怖环境之中，从而扑灭条件性情绪反应，达到消退恐惧的目的，目前广泛应用于治疗 PTSD。具体方法包括心理教育、反复想象暴露、情感经历的后续加工等。患者常有恐惧反应和回避行为，因此这成为一种应对策略的角度。恐惧刺激包括与事件有关的环境线索及由创伤记忆本身引起的情绪反应。暴露疗法治疗的重点在于环境线索和创伤记忆。随机对照试验证实暴露疗法对治疗 PTSD 是有效的。

2. 压力接种训练

压力接种训练是一种结合放松训练、生物反馈和自信训练，并运用角色扮演和社会技能训练等方法，训练患者的人际交往及应对能力的方法。压力接种训练与暴露疗法在治疗 PTSD 方面疗效相同，但也有研究否定了这一观点。最近的一项研究中指出压力接种训练在短期治疗是有效的，但长期结果的有效性需要继续研究。

3. CBT 疗法

CBT 疗法是根据认知活动影响情感和行为的理论假设，通过认知和行为技术来改变患者不良认知的心理治疗方法的总称。以 Ellis 的合理情绪疗法和 Beck 的认知疗法为代表。Ellis 的合理情绪疗法，其观点认为认知是产生情绪和行为的根源，是患者的不合理信念导致其出现情绪障碍和不适应行为，所以需要通过与不合理信念辨别来重建患者信念系统，从而达到治疗目的。Beck 的认知疗法认为是由于患者的不合理的思维模式导致不良认知，所以主要通过矫正患者不合理的逻辑思维方法来进行认知重建。认知疗法常采用心理应对、问题解决、认知重建等技术对患者进行心理辅导和治疗，其中认知重建最为关键。CBT 治疗 PTSD 的有效性得到了大量随机对照试验的支持。

4. 眼动脱敏与再加工疗法

该疗法融合了眼动暴露和认知加工两个过程，先通过眼动脱敏，降低创伤焦虑，减少伤害，然后通过认知重建，给患者以积极正能量的认知和信念，从而使患者摆脱 PTSD 症状。EMDR 是一种整合心理疗法，它借鉴了控制论、精神分析、认知、行为及生理学等多种学派的精华，构建了加速信息处理的模式，帮助患者迅速降低焦虑，且诱导积极情感、唤起患者对其内在的洞察、转变观念、改变行为以及加强内部资源，使患者达到理想的行为和人际关系改变。主要操作过程是：让患者的眼球和目光集中于一个从一边移动到另一边的物体（通常是治疗师的手指），同时脑中回想创伤记忆时的画面，以及当时内心的想法和身体感受，这个过程持续 20~30s。之后重复这个过程，但应注意，这时注意力应集中于愉快的回忆画面和正面的想法，整个治疗过程需要持续 8 次。

5. 药物治疗

对应于其神经生物学的改变，药物治疗也成为 PTSD 主要治疗手段之一。

（1）选择性 5-羟色胺再摄取抑制剂（SSRIs）：是治疗 PTSD 的常用药物。PTSD 的核心症状，如警惕性增高、惊跳反应、冲动性、闯入性记忆、睡眠困难等，均与 5-HT 系统密切相关。SSRIs 类药物主要有：帕罗西汀、舍曲林、氟西汀、氟伏沙明、西酞普兰和艾司西酞普兰。目前只有帕罗西汀、舍曲林被美国 FDA 批准用于治疗 PTSD。此类药物的随机双盲对照研究结果证实：与安慰剂组相比，帕罗西汀、舍曲林和氟西汀均能有效治 PTSD，其中舍曲林的安全性和耐受性较好，氟西汀的大多数受试者对其抗抑郁剂量上限反应良好。

（2）SNRIs：去甲肾上腺素（NE）具有调控激惹性和自主应激反应以及促进情感记忆的编码等作用，被认为在 PTSD 发病中具有重要作用。利培酮可减少 PTSD 患者伴发的精神症状，它常作为舍曲林治疗抵抗性 PTSD 的辅助用药，改善所有的症状群和睡眠，减少烦躁和侵入性想法。但是，尚未观察到利培酮改善麻木或回避症状。由于非典型抗精神病药物有促进代谢综合征的倾向，到目前为止，对利培酮的使用还须持谨慎态度。

（3）抗惊厥药和情绪稳定剂：如卡马西平减少惊厥发作和情绪障碍，成功地减少创伤幸存者的侵入症状、冲动、烦躁不安和暴力行为。但是，目前抗惊厥药物用于治疗 PTSD 的证据不足，情绪稳定剂在多次对照试验没有表现出明显的疗效。

在讨论运动性心律失常相关心理障碍药物治疗时，我们需重点了解药物安全性的问题。多项临床观察显示，抗精神病药物特别是抗抑郁药多影响患者心血管系统和神经系统，有时会与治疗心脏病的药物发生反应，增加临床治疗的不确定性。据研究认为，副反应可能是由 5-羟色胺、去甲肾上腺素和多巴胺失衡造成的。

目前临床常用的抗抑郁药包括单胺氧化酶抑制剂，二环类、三环类、四环类抗抑郁药和5-羟色胺再摄取抑制剂 SSRIs 等。其中三环类和单胺氧化酶抑制剂被称为经典抗抑郁药，因具有抗胆碱能作用，故对心血管有不良作用、临床副反应较多。SSRIs 类药物临床应用优势明显，在于其疗效确切、方便服用，包括心血管副反应在内的副作用较少。对5-羟色胺作用较强，而对其他的神经递质作用较少。如服用过量，SSRIs 类药物不像三环类药物那样容易引起不良事件尤其是心脏性事件。虽然 SSRIs 类药的心血管副反应较少，但不能完全避免，尤其是在患者有心律失常的情况下，所以我们要重点了解一下这类药物。另外，作为临床医生应注意该类药所引起的5-羟色胺综合征、心动过速和其他副作用。

1）舍曲林：另有多巴胺再摄取抑制作用和阿片受体的拮抗作用。没有明确的致心电图变化作用，血管作用也很少见，包括偶发的高血压、体位性低血压和中风。直接的心血管副反应包括1%的非特异性胸痛和心悸，心绞痛和心肌梗死更为少见。其对于冠心病合并抑郁的患者有效且安全，对于心率、血压均无影响。

2）氟西汀：另可阻断肾上腺素的再摄取和 5-HT2c 受体的活性，可导致轻微心动过缓。在连续过量服药后（单服氟西汀 1 500mg），会出现窦性心动过速、交界区心律。虽有上述报道，但该药的心血管副作用非常少见。

3）西酞普兰：它包括 S 和 R 异构体，比其他的 SSRIs 选择性更高。可引起窦性心动过缓、心动过速和体位性低血压，发生率估计有1%。其他的心脑血管副反应包括高血压、心肌梗死和中风等非常少见。短暂性缺血发作、心房颤动、束支阻滞等发生率少于 1：1 000。

4）艾司西酞普兰：有治疗活性的西酞普兰异构体。有研究认为，艾司西酞普兰较西酞普兰对心血管的副作用更小，但尚需更多的资料证实。

5）氟伏沙明：有明显的镇静作用。不引起明显的心电图改变，偶有轻度 ST-T 改变（<1%）、房室传导阻滞（<1‰）。高血压、低血压、晕厥和心动过速出现的概率为1%。有报道说过量服用氟伏沙明，仅有 15/310 发生窦性心动过缓，但该药物并未在心血管患者中充分研究。

6）帕罗西汀：另有毒蕈碱样或胆碱能阻滞作用，及部分的去甲肾上腺素再摄取抑制作用。有临床研究显示12%使用该药的患者会有心悸。在其他研究显示发生心动过速、高血压和晕厥的比例为1%。少见的副作用还有窦性心动过缓和低血压。

总之，PTSD 是多种因素相互作用的结果，可导致相关的功能障碍，具有很大的危害性。但是有多种治疗方案可供选用，其中大多数随机对照试验已证明其疗效。最大限度地提高治疗的成功，可能需要一个更加综合的方法治疗 PTSD，往往涉及药物和心理双重干预，而不是单独心理或药物干预。最近的研究已经确定了 CBT 联合现有的药物治疗可使 PTSD 症状显著改善。由于患者自身的生理、心理因素以及创伤经历有明显的差异，使患者对药物治疗及心理治疗有不同的反应，所以采用个体化治疗可以参考运动创伤事件的特点、并发症、具体症状或相关情绪，很大程度上提高治疗效果。因此，个体化治疗以及采取药物和心理双重干预可能是今后 PTSD 治疗的方向。

综上所言，个体结合自身的领悟力、生活事件、年龄、个性等必然会找到适合自己的一种创造性的心理治疗方法，这种行之有效的方法也必然激发自己对其产生心理困惑的心理机制进行探讨的动力。

第七节　心理问题筛查与量表

在运动性心律失常危险因素的筛查策略中，识别高危对象是关键。

ACC、AHA、ESC、IOC 均发布了相关预防指南，部分国家也发布了各自的指南，提出对参加对抗性运动的运动员进行筛查。1996 年 AHA 发布相关指南，2007 年进行更新。初步筛查框架主要包括病史采集和 12 项体格检查，包括个人史、猝死家族史以及相关辅助检查，如心电图、超声心动图、运动负荷试验及基因检查等。本书相关章节亦做了相应描述。

笔者认为，心理状态筛查也是预防运动性心律失常发生和进展的关键。健全的心理素质是取得优秀成绩和预防运动性心律失常乃至心脏性猝死的重要保证。因运动性心律失常而求助于心理咨询师的这些患者，可能自认为自身的其他躯体问题会使康复复杂化，它们甚至比心律失常本身更为麻烦。躯体化问题可能对患者心境和日常生活功能产生深远的影响。所以对心理咨询师来说，了解患者的病史以及对常见医学问题具备基本工作知识是非常重要的。

运动性心律失常患者出现心理障碍，则会产生新的其他各种各样不适症状，影响疾病的转归和患者的生活质量。目前，在面对他们的心理障碍问题时，因非精神心理专科医师对其知识有限而往往认识不足，因而，在临床上心律失常患者的心理障碍常常被低估，造成漏诊误治现象并不少见。

心理量表是检测心理障碍患者非常有效而重要的手段，是识别心理障碍的"化验单"。目前国内应用的主要心理量表都是从国外引进，最常用的是汉密尔顿焦虑抑郁他评量表、SCL-90 症状自评量表、综合医院焦虑抑郁筛查量表 HAD 以及 Zung 焦虑抑郁自评量表。但这些量表编制时间久远，题目设置也较复杂难记，尤其是汉密尔顿焦虑抑郁他评量表、SCL-90 症状自评量表需要有一定心理学基础的医生才能测评，这让相对心理学知识欠缺的心内科医生掌握有相当的困难。相对而言，HAD 和 Zung 焦虑抑郁自评量表题目较少，容易理解，但其问询题目多以精神情绪为主。由于综合医院心理障碍患者常常对自己的心理问题采取否认态度，故面对这样的以精神情绪为主的量表往往不容易接受，且其心理障碍阳性分值评分往往偏低，达不到诊断标准所制定的心理障碍阳性常模分值。再加上心理量表有患者或医生主观因素的影响，其可靠程度欠佳。正由于心理量表的这些不足和缺陷，所以心理量表在心血管疾病中的应用目前还多仅限于研究，并没有作为临床上常规识别心理障碍的辅助手段。

仁济医院心内科毛家亮教授根据综合医院心理障碍的特点创制躯体化症状量表（表 22-1），经多年反复改进后其信度和效度良好。它主要由 20 道陈述句四部分项目组成：躯体化症状、焦虑抑郁、焦虑和抑郁，程度分为 1、2、3、4 四分等级。本量表注重患者心理障碍的躯体症状的表达，研究表明，与传统的国内外心理量表比较，其敏感性较高，重要的是容易被综合医院心理障碍患者接受以及容易被临床医生掌握，心血管内科常规应用已取得较好的临床效果。同时，心脏科患者精神心理处方中国专家共识也推荐 PHQ-9、GAD-7 量表方便心内科医生临床应用（表 22-2、表 22-3）。

表 22-1　躯体化症状自评量表

姓名	性别	年龄	评定日期	电话
受教育程度	职业	病程	所用药物	

没有：不存在　轻度：偶有几天存在或尚能忍受　中度：一半天数存在或可忍受　重度：几乎每天存在或较难忍受

（情绪在大多数疾病中起着重要作用，如果医生了解您的情绪变化及疾病症状，就能给您更多的帮助，对您的治疗有积极的影响。请您阅读以下各栏后，根据您发病过程中的实际情况在对应的分值上打钩）

存在的症状程度	没有	轻度	中度	重度
头晕、头痛、头胀、头重、眩晕、晕厥或脑鸣	□	□	□	□
睡眠障碍（早醒、入睡困难、失眠、多梦、易惊醒）、噩梦、睡眠过多	□	□	□	□
易疲劳乏力、精力减退	□	□	□	□
情绪不佳、兴趣减退、怕烦	□	□	□	□
心血管症状（心慌、胸闷、胸痛、气短）	□	□	□	□
易紧张不安或担忧害怕，甚至惊恐、濒死等	□	□	□	□
易产生消极想法，多思多虑，习惯操心	□	□	□	□

续表

姓名	性别		年龄	评定日期		电话	
受教育程度	职业		病程	所用药物			

没有：不存在　　轻度：偶有几天存在或尚能忍受　　中度：一半天数存在或可忍受　　重度：几乎每天存在或较难忍受

（情绪在大多数疾病中起着重要作用，如果医生了解您的情绪变化及疾病症状，就能给您更多的帮助，对您的治疗有积极的影响。请您阅读以下各栏后，根据您发病过程中的实际情况在对应的分值上打钩）

记忆力减退，注意力下降，不易集中精神	☐	☐	☐	☐
胃肠道症状（腹胀、腹痛、纳差、便秘、腹泻、口干）、嗳气、口苦、恶心、消瘦	☐	☐	☐	☐
肌肉酸痛（颈部、肩部、腰部、背部、腿部）	☐	☐	☐	☐
易伤心哭泣，易悲伤	☐	☐	☐	☐
手脚关节或身体某部（发麻、刺痛、抽搐、僵硬、颤抖、怕冷）	☐	☐	☐	☐
视物模糊，眼睛干涩，短期内视力下降	☐	☐	☐	☐
易激动烦躁，对声音过敏，易受惊吓	☐	☐	☐	☐
强迫感（强迫思维、强迫行为）	☐	☐	☐	☐
皮肤过敏、斑疹、潮热、多汗、瘙痒或潮红	☐	☐	☐	☐
经常会担心自己及家人生病，常关注健康问题	☐	☐	☐	☐
呼吸困难，喜大叹气，易憋闷、咳嗽或胁肋痛	☐	☐	☐	☐
咽部不适，喉咙有阻塞感，鼻塞或耳鸣	☐	☐	☐	☐
易尿频、尿急，尿痛或会阴部不适	☐	☐	☐	☐
总分				

初始评分：基本正常≤29分，轻度30~39分、中度40~59分、重度≥60分。

表22-2　PHQ-9抑郁筛查量表

在过去的两周里，你生活中以下症状出现的频率有多少？ 把相应的数字加起来。	没有 （0）	有几天 （1）	一半以上 时间（2）	几乎天天 （3）
做什么事都没兴趣，感到没意思				
感到心情低落，抑郁，没希望				
入睡困难，总是醒着，或睡得太多，嗜睡				
常感到很疲倦，没劲				
口味不好，或吃得太多				
自己对自己不满，觉得自己是个失败者，或让家人丢脸了				
无法集中精力，即便是读报纸或看电视时；记忆力下降				
行动或说话缓慢到引起人们的注意，或刚好相反，坐卧不安，烦躁易怒，到处走动				
有不如一死了之的念头，或想怎样伤害自己一下				

注：PHQ-9量表总分。

（1）0~4分，没有抑郁症（注意自我保重）。

（2）5~9分，可能有轻微抑郁症（观察等待、随访时重复PHQ-9）。

（3）10~14分，可能有中度抑郁症［制订治疗计划，考虑咨询，随访和（或）药物治疗］。

（4）15~19分，可能有中重度抑郁症［（积极药物治疗和（或）心理治疗］。

（5）20~27分，可能有重度抑郁症［立即首先选择药物治疗，若严重损伤或对治疗无效，建议转移至精神疾病专家处进行心理治疗和（或）综合治疗］。

表 22-3　焦虑筛查问卷（GAD-7）

在过去的两周里，有多少时间您受到以下任何问题困扰？（在您的选择下打钩）	完全不会（0）	几天（1）	一半以上日子（2）	几乎每天（3）
1. 感觉紧张，焦虑或急切				
2. 不能够停止或控制担忧				
3. 对各种各样的事情担忧过多				
4. 很难放松下来				
5. 由于不安而无法静坐				
6. 变得容易烦恼或急躁				
7. 感到似乎将有可怕的事情发生而害怕				

注：GAD-7 量表总分：

（1）0~4 分，没有 GAD。

（2）5~9 分，轻度 GAD。

（3）10~14 分，中度 GAD。

（4）15~21 分，重度 GAD。

讨论罹患 PTSD 多为直接或接触创伤事件的幸存者（受害者）、目击者与救援者时，对其进行准确的、快速的评估，则有助于 PTSD 的及时诊断和早期干预，有利于疾病预后，具有重要作用和临床意义。其中，PTSD 筛查量表大多操作简便易行，其中 TSQ 和 SPAN 目前应用较多，并且 SPAN 已有中文修订版，信度、效度较好，可以在创伤性事件发生后使用。相对而言，PTSD 诊断量表种类较多，操作较为复杂，但由于其准确性较高，目前在临床诊断上被大量使用。主要包括自评式、半结构式访谈表和结构式访谈表三类，目前国内应用较多的是中南大学湘雅二医院翻译修订的 CAPS 中文版。由于现有成熟中文量表的缺乏，严重影响了 PTSD 筛查和诊断问卷在国内临床的效果评估和推广使用，对于大部分量表是否存在文化差异性也不得而知。因此，下一步的工作应该是尽可能翻译和修订这些优秀的量表，分析比较可能存在的文化差异，并进行临床实际检验，促进我国 PTSD 早期筛查和诊断工作的深入发展。

第八节　心理治疗的述评与展望

威廉·奥斯勒说："行医，是一种科学为基础的艺术。从本质来讲，医学是一种使命、一种社会使命、一种人性和情感的表达。"

心理障碍将是 21 世纪影响人类健康的主要疾病。1997 年，在北京世界精神病协会年会上就有人提出，人类将从"传染病时代""躯体疾病时代"，转入"心理精神疾病时代"。综合医院已经成为心理障碍诊治的重要战场。现实要求我们不仅要重视患者的躯体疾病，还要关注患者的心理问题。

随着全民健身运动的开展，健身活动的安全问题日益突出，而我国运动性心律失常研究起步晚，与发达国家相比尚处于初级阶段。筛查及评估仍需要进一步研究，对危及生命的心律失常患者做精神心理评估是关键。

创伤后应激障碍是一种常见、慢性和多方面致残的疾病。运动事件所致 PTSD 的发生率、临床表现等与其他创伤事件不同，遗传因素、个性特征、既往创伤史、精神问题、创伤性事件的性质、暴露强度以及创伤性事件后的变量等都会对 PTSD 的发生产生影响。PTSD 有神经内分泌方面的改变，亦存在大脑结构和功能的变化，并常与多种心理以及生理疾病共病。所以遭遇运动创伤事件后能及时、早期、有效地干预甚是重要。古希腊哲人赫拉克利特认为：一切皆流，无物常住。自然界的变化不以人的主观意志而转移，所以我们的心理出现焦虑、恐惧、不安的情绪状态是完全自然的，我们要顺其自然地接受这种不安的情绪，接受相应的挑战，而不是逃避现实、推卸责任，则这种应激性的心身反应会随之化解。这可帮助个体顺利地应对心理危机，降低 PTSD 的发生率，从而减轻社会负担。针对 PTSD 患者，个体化治疗以及采取药物和心理双重干预可能是治疗方向，所以应提出新的全面系统的预防治疗方案，以保证运动性心律失常患者的工作能力和生活质量。

同时另一方面，当代的中国医生学会了西方的科学语言，却失去了传统语境中的共情能力，不能传达中国患者未直接表达出来的痛苦，导致某些方面医患沟通障碍。所以，在医疗实践中必须应用本土视角以促进医学治疗和心理治疗的整合，以及重新理解和利用传统医学中的一些有效的整体性疗法。

从上述运动性心律失常伴发心理障碍相关问题的阐述，我们作为非精神心理专科医生，虽不能像专科医生一样做系统的心理治疗，但从临床实践来看，医患的每一次接触都具有广泛的心理治疗意义。我们需要精神学、心理学解决的思路和构想的支持，从而给患者带来异乎寻常的利益，同时这一研究前景是广阔的，我们也会从中得到巨大的满足。我们将从整体医学、医生责任以及人文关怀角度来审视我们应该承担起的这份历史使命，从有效的治疗中体会更多的成就感，从而走向更愿意关注患者心理精神健康的良性循环。

第二十三章　运动性心律失常相关机构和个人的法律保护

猝死是运动性心律失常最严重的一种表现形式，包括心搏骤停和心室颤动。这常导致运动员直接死亡或严重致残。回顾近些年来国内系列马拉松赛上的猝死报道：

2004年，北京马拉松赛中，一名24岁的大学生和一名64岁的长跑俱乐部联队队员猝死。

2005年，北京马拉松赛中，一名26岁的业余选手不幸猝死。

2008年，上海马拉松赛中，一名在读研究生在参加半程马拉松赛时突然倒地，被紧急送往医院救治后仍不幸去世，当时他距离终点仅200m。

2012年，香港马拉松赛中，一名选手在跑过终点后晕倒猝死。

2012年，广州马拉松赛中，两名选手突发性休克，其中10km选手陈杰经抢救无效死亡，5km选手丁喜桥8d后因抢救无效死亡。

就在2014年，就又发生了5起。

2014年3月举行的苏州环金鸡湖半程马拉松赛中，一名25岁女选手在半程马拉松比赛中，跑到18km处时，突然晕倒。当时选手意识不清，呼之不应，瞳孔散大，医务人员立即进行救护并及时送至医院抢救。经过持续心肺复苏后，选手曾一度恢复心跳，但经全力抢救无效，不幸去世。

2014年5月25日举办的昆明高原国际半程马拉松赛中，当时21岁的大一学生冯某，在男子组半程马拉松赛进行到1小时24分时出现步伐不稳等情况，随即被救护组送往医院，经抢救无效死亡。

2014年7月19日，2014张家口·康保草原国际马拉松赛中，一名50多岁选手发生意外，在半程赛道约18km处晕倒在地，随后送医抢救无效死亡，死亡原因诊断为心脏猝死。后经组委会核实，该选手是非正式报名参赛选手，使用他人参赛号码参加半程项目比赛。

2014年11月9日，45岁周姓男子参加台湾米仓田中马拉松42km全马赛，在第31km处休克，送医不治，男子并无心血管相关病史，但赛前感冒，疑抱病硬撑参赛。

2014年12月13日，2014珠海国际半程马拉松比赛，一名选手猝死。比赛过程中，一名30岁的男性在距其出发点约20.2km处突然倒地。3min内，医务人员携救护车赶到，现场对其检查时，选手已神志不清，呼之不应，双侧瞳孔散大。在进行心肺复苏后立即送医抢救，4h后，他不幸死亡。

并不仅仅是马拉松运动具有危险性，据2014年《羊城晚报》报道，珠海高校一名大一学生在打羽毛球后突然晕倒，最终抢救无效死亡。追溯类似事件，并非个案。

第一节　运动主办方防范意外的法律职责

随着我国全民运动的普及发展，许多高强度运动如马拉松、足球比赛也吸引一些普通民众热情参加。羊年伊始，习近平总书记参加并主持召开的第一个中央深改组会议，通过第一个文件便是《中国足球改革总体方案》，可见中央领导同志高度提倡群众体育，重视足球运动。但上述一系列悲剧案例发生，实在令人非常痛惜和遗憾。因此，为保证各项职业比赛或群众运动安全有序地组织进行，我国2010年颁布的《中华人民共和国侵权责任法》规定了相关部门具有安全保障法律义务。如在该法第三十七条中，宾馆、商场、银行、车站、娱乐场所等公共场所的管理人或者群众性活动的组织者，未尽到安全保障义务，造成他人损害的，应当承担侵权责任。

一、安全保障义务的概念和主体

作为一个作用显著的制度，安全保障义务制度最早起源于德国法的判例当中，是德国法中法官造法的硕果，而我国的安全保障义务正是由德国法中学习引进的，具体体现在两个法条：2003 年《最高人民法院关于审理人身损害赔偿案件适用法律若干问题的解释》和 2010 年《中华人民共和国侵权责任法》。

关于安全保障义务的概念，学者有不同的称谓，有安全保障义务、安全关照义务、公共安全注意义务等，违反安全保障义务产生的责任，也有学者定义为服务责任、经营者场所安全责任等。这些概念由于定义的角度不同而有所区别，但其内涵是基本一致的。按照国内学者的定义，安全保障义务是指行为人如果能够合理预见他人的人身或者财产正在或者将要遭受自己或者与自己有特殊关系的他人实施的侵权行为或者犯罪行为的侵害，即要承担合理的注意义务、采取合理的措施，预防此种侵权行为或者犯罪行为的发生，避免他人遭受人身或者财产损害。

《中华人民共和国侵权责任法》规定了两种安全保障义务责任主体：一是场所责任，二是组织者责任。所谓场所和组织者，采用了不完全列举的方法即"宾馆、商场、银行、车站、娱乐场所等公共场所的管理人或者群众性活动的组织者"。就是说，除了列举出来的住宿、餐饮经营者外，网吧、酒吧、电影院、游泳馆等一切经营活动的经营者都负有安全保障义务。在经营场所之外，人们也经常参加其他的社会活动，比如到美术馆展览馆看展出、到公园散步、在体育场参加体育活动如马拉松等比赛、到医院看病、到会议中心参加会议等，这些场所的管理者、会议的主办单位和会场的提供者等，也是负有安全保障义务主体。根据风险控制理论，这些场所的经营者、管理者往往比进入这些场所的消费者或活动参加者具有更强的控制风险的能力，因此法律要求这些场所的经营者、管理者承担安全保障义务。他们了解服务设施、设备的性能以及相应的管理法律法规的要求，了解场地的实际情况，具有比较专业的知识和专业能力，更能预见可能发生的危险或损害，更有可能采取必要的措施（警示、说明、劝告、救助等）防止损害的发生或减轻损害。

二、借鉴国外运动主办方经验

如何尽到安全保障义务呢？以日本东京马拉松的现场救助体制为例，首先是在现场设立救助站。救助站前半程每 5km 设立一个，包括医生和护士以及消防人员，后半程为 2~3km 设置一个。此外每隔 3min 左右的路程会有 2 人一组的志愿者，携带心脏除颤仪在路边待命。除了这些之外，还有骑自行车的移动救助人员携带心脏除颤仪，身穿红色的救助服跟随跑步队伍出发伴行。另外有 18 名医生在队内跟随跑步者们一起跑步，这些移动救助人员都会携带 GPS 定位系统，总指挥部会对他们所在的位置进行实时掌握。

这样做的原因是为了早发现，早救治。早救治是关键，每晚抢救 1min，挽救的可能性下降 7%~10%，一般晚 10min 的话，挽救成功率即接近于零。

此外，要在赛前对健康问题进行宣传，做到每一个人都预知马拉松赛事的危险。曾有一个例子是，一名老人在马拉松中心搏骤停跌倒，他身边的一名 5 年级少年跑去叫救助人员，最后帮助这名老人心肺复苏成功，这就是事先宣传工作的结果。

因此，针对比赛过程的保障任务，可以总结一句话：医疗急救员应该快速到达、迅速急救、立即除颤复苏。就是不能拖时间到达，不能空手到达，必须同时携带电除颤设备，立即除颤和心肺复苏。但赛前和赛后的相关义务也很重要，比如赛前应该充分告知注意事项如某些心肺疾病患者不适宜参加这种运动，这在国内许多游泳池都贴有明示。比赛结束也应该告示，如有哪些身体不适，应向现场医疗点求助，必要时到医院进一步诊治。

三、违反安全保障义务的侵权责任

违反安全保障义务的侵权责任应该符合侵权民事责任的一般构成要件，即侵权损害事实：发生了人身损害结果、侵权行为的违法性、违反法定的安全保障义务。更多体现为不作为：违法行为和损害结果之间有因果关系，行为人主观上有过错，未履行安全保障义务即认为其主观上有过错。由于违反安全保障义务的侵权责任是过错责任，因此判断有无过错是关键。判断经营者、组织者有无过错的一般标准是看其是否达到了"合理限度范围内"的安全保障义务。具体地说，是否达到了法律行政法规、规章或者操作规定等所要求达到的注意程度，属于法定标准；或者是否达到了同类经营者、组织者所应当达到的通常注意程度，或者是否达到了一个诚心善良的经营者、组织者应当达到的注意程度，属于一般标准。如果履行了合理限度范围内的安全保障义务，即使受害人有人身伤害的事实，经营、管理者也不承担赔偿的责任。衡量过错的标准因安全保障义务的多样性而有不同。安全保障义务主要是一种积极的作为义务。经营者应当作为而不作为，就是违反安全保障义务。举个简单例子，马拉松或是其他耐力比赛过程中，主办方必须提供安全保障，不仅仅疏散交通，也提供健康保障，比如路上提供的饮料必须是配比科学合理、富含钠钾等离子的，不能简单超市搬来一堆纯净水，因为长时间高强度比赛所造成的脱水、电解质失衡，将严重威胁健康，甚至死亡。

第二节　运动员应该规避的风险

无论是运动员还是业余选手参加各类高强度运动锻炼时，一定要充分阅读比赛组委会提供的信息，同时咨询个人的家庭医生或主治医生，了解自己能否参加这些运动。笔者曾见过两个晚期心力衰竭患者，一个登上珠峰大本营，另一个随车队横穿罗布泊。有些患者想证明或是试验自己的健康状况，会去挑战一些极限运动。虽然两个人活下来，但绝对是非常危险的行为。众所周知，马拉松作为一项长跑运动深受田径迷的喜爱，但因为这项运动对心理和生理要求较高，所以参加者一定要量力而为。进入 21 世纪以来，中外马拉松赛场已发生过多起猝死事件，这不能不引起人们的注意。大多在马拉松赛发生猝死意外的，常是没有特殊疾病的选手。挑战半程或全程马拉松项目一定要经过长期且充分训练，以渐进式增加跑量及跑速。赛前未做好训练，参赛时骤然超量运动，可能造成自主神经、肾上腺素失衡，心肺负荷不了，甚至导致心律失常。因此，以马拉松为例，作为运动员参赛前一定要注意下列事项。

（一）不能盲目参赛

一定要了解组织者实力，是否为正式的活动比赛，该组织者有没有能力做好各项保障。要认真参加报名体检，及时发现心血管可能存在的问题，并听从医嘱。长跑和马拉松都不是赶时髦，所以千万不要为了虚荣心、赶潮流参赛。而极限运动从来不是一蹴而就，没有长时间循序渐进的训练，以从 5km、10km、半程到全程马拉松的过渡，在没有太多基础的情况下参赛，就是在拿生命开玩笑。

（二）拒绝短期训练

参加任何跑步比赛都要有长期稳定的训练，以及循序渐进的跑量。不能认为身体素质好、平时经常参加运动就可以直接参赛。短时间的跑步训练不但无法改善心脏功能，反而会加重心脏负担。赛前若身体不适，比如上呼吸道感染、发烧要以安全为上放弃比赛。赛前要保持充足的睡眠，切忌熬夜，合理饮食。

（三）赛中学会自我保护

合理分配全程体力，切忌因兴奋在出发和冲刺时过猛。根据日本方面的数据显示，最容易发生心搏骤停的是跑速是每小时 9~12km，也就是全程马拉松完赛时间在 3.5~4.5h 的"业余高手"。而 52% 的悲剧发生在最后 10km 冲刺阶段。比赛时多注意脉搏或心率，若异常变快或者迅速下降，一定要放慢速度。

若出现胸闷、心悸、头脑发晕，出冷汗、虚汗时，这是心脏不适，应停止跑步。在马拉松猝死个案中，大多数人都是因为心脏病而死亡，但中暑、喝水过多导致血钠过少也可能是致死原因，所以一定要适量补水。

（四）赛后不要马上停步

比赛结束后应小步慢跑逐步停止，不要突然停止，然后进行全身放松活动，消除疲劳。

除了上述常识性注意事项外，一旦发生了损害事件，运动员必须懂得维护自己权利。侵权法学者杨立新认为，由于违反安全保障义务，侵权责任适用过错推定原则，因此，过错的证明实行举证倒置。就是只要被侵权人证明义务人未尽安全保障义务，并且已经造成了被侵权人的损害，就直接从损害事实和违反安全保障义务的行为中推定义务人有过失。如果义务人认为自己没有过错，应当自己举证，证明自己没有过错。证明自己没有过错的，推翻过错推定，义务人不承担侵权责任；反之，不能证明或者证明不足的，过错推定成立，构成侵权责任。

后　记

　　作为一名从事心律失常疾病临床工作多年的资深医生，我对心脏性猝死（sudden cardiac death, SCD）充满了兴趣。这是因为，心室颤动是导致 SCD 的最主要（90%）原因，同时也是恶性程度最高、机制未明且缺乏有效预警措施的一种心律失常。然而，如何预防这可怕的能瞬间夺命的 SCD，人类基本上尚处于茫然无措的境地。大约两年前，本书主编赵菁博士找到我，希望我能为他们这本关于 SCD 的著作初稿提意见。我当时立即欣然应允，不仅仅是兴趣使然，也因为国内一直尚缺乏这方面的专业著作。然而，坦率说，当时我心里还有些将信将疑。因为 SCD 是如此的复杂，而本书的作者团队却又如此的年轻，只不过是一群 30 岁上下的青年医生，我真的不知道他们能否胜任。

　　等拿到初稿后，我发现这并不是一本关于 SCD 的从 A 到 Z 的皇皇巨作，而是聚焦于运动性心律失常与 SCD 的一本小型专著，兴趣便被一下点燃了，因为这正是一个当下备受关注的话题。仔细披阅全书后，我心中的担心已经消失得无影无踪。首先，本书的内容框架非常系统。从基础研究和流行病学到临床，再到预防和最佳医学模式的探讨，即便是对于一位不了解 SCD 和运动性心律失常知识的入门读者来说，我相信在阅读本书之后亦会形成这个领域的知识体系。其次，或许是本书作者都是那些精力充沛且擅长互联网的青年精英医生的缘故，该书的信息量之大令人惊叹。多年来，我每日都有浏览本专业文献的习惯，自认为文献阅读量在同行中还算比较大的，但读完本书之后，仍觉有很多 SCD 方面的新知识和新见解让我耳目一新，叹为观止。

　　值此机会，我还想特别表达一下对以赵菁博士为首的本书作者团队拼搏奋进精神的敬意。在这样一个谈恋爱的年龄，能够群策群力共同出版这样一本专业性很高的著作真的殊为不易。这是我在他们这个年龄时所没有敢想过的事情，然而我相信这也正是长江后浪推前浪的历史必然。最后，我衷心祝愿他们永葆少年之心，在未来的学医行医之路上继续博学审问，慎思明辨，并一以贯之地笃行。

首都医科大学附属北京朝阳医院

2017 年 5 月 18 日

参考文献

［1］ GOODMAN J M, THOMAS S G, BURR J. Evidence-based risk assessment and recommendations for exercise testing and physical activity clearance in apparently healthy individuals ［J］. Appl Physiol Nutr Metab, 2011, 36 Suppl 1：S14-32.

［2］ HARMON K G, ASIF I M, MALESZEWSKI J J, et al. Incidence, cause and comparative frequency of sudden cardiac death in national collegiate athletic association athletes：A decade in review ［J］. Circulation, 2015, 132 （1）：10-19.

［3］ 常芸. 运动性心律失常研究现状与前景 ［J］. 体育科研, 2012, 33 （4）：11-15.

［4］ 郭继鸿. 运动性心律失常 ［J］. 临床心电学杂志, 2011, 20 （3）3：225-232.

［5］ 高晓嶙, 常芸. 我国大众健身人群运动猝死的调查研究 ［J］. 中国体育科技, 2009, 2 （45）：83-87.

［6］ 刘路. 运动与心血管意外研究进展 ［J］. 四川体育科学, 2013 , 2：24-29.

［7］ KACILA M, VRANIC H, STRAUS S. Extensive Operation as one of the solution for patients with the insufficient proximal landing zone for TEVAR in aortic dissection - short term results ［J］. Acta Inform Med, 2014, 22 （6）：356-359.

［8］ THIENE G. Arrhythmogenic cardiomyopathy：From autopsy to genes and transgenic mice （SCVP Achievement Award Lecture, San Antonio, TX, February 27, 2011） ［J］. Cardiovascular Pathology, 2012, 21 （4）：229-239.

［9］ MARON B J, ROBERTS W C, ARAD M, et al. Clinical outcome and phenotypic expression in LAMP2 cardiomyopathy ［J］. JAMA, 2009, 301 （12）：1253-1259.

［10］ MARON B J. Can sudden cardiac death be prevented? ［J］. Cardiovascular Pathology, 2010, 19 （6）：329-335.

［11］ PRUNOTTO M, CAIMMI P P, BONGIOVANNI M. Cellular pathology of mitral valve prolapse ［J］. Cardiovascular Pathology, 2010, 19 （4）：e113-e117.

［12］ FULLER M Y, WOLF D A, BUJA L M. Sudden death in a 15-year-old with diffuse cardiac rhabdomyomatosis：An autopsy case report ［J］. Cardiovascular Pathology the Official Journal of the Society for Cardiovascular Pathology, 2014, 23 （6）：351-353.

［13］ EDWARDS W D. Postoperative pathology of congenital heart disease ［J］. Cardiovascular Pathology, 2010, 19 （5）：275-280.

［14］ TIMPKA T, JACOBSSON J, EKBERG J, et al. Meta-narrative analysis of sports injury reporting practices based on the Injury Definitions Concept Framework （IDCF）：A review of consensus statements and epidemiological studies in athletics （track and field） ［J］. Journal of Science & Medicine in Sport, 2015, 18 （6）：643.

［15］ HAWLEY J A, HARGREAVES M, JOYNER M J, et al. Integrative Biology of Exercise ［J］. Cell, 2014, 159 （4）: 738-749.

［16］ ELLISON G M, WARING C D, VICINANZA C, et al. Physiological cardiac remodelling in response to endurance exercise training: Cellular and molecular mechanisms ［J］. Heart, 2011, 98 （1）: 5-10.

［17］ UTOMI V, OXBOROUGH D, ASHLEY E, et al. Predominance of normal left ventricular geometry in the male' athlete's heart ［J］. Heart, 2014, 100 （16）: 1264-1271.

［18］ MARIJON E, TAFFLET M, CELERMAJER D S, et al. Sports-related sudden death in the general population ［J］. Circulation, 2011, 124: 672-681.

［19］ MARON B J, DOERER J J, HAAS T S, et al. Sudden deaths in young competitive athletes: Analysis of 1866 deaths in the United States, 1980-2006 ［J］. Circulation, 2009, 119: 1085-1092.

［20］ HARMON K G, ASIF I M, KLOSSNER D, et al. Incidence of sudden cardiacdeath in National Collegiate Athletic Association athletes ［J］. Circulation, 2011, 123: 1594-1600.

［21］ KRAHN A D, HEALEY J S, CHAUHAN V, et al. Systematic assessment of patients with unexplained cardiac arrest: Cardiac arrest survivors with preserved ejection fraction registry （CASPER）［J］. Circulation, 2009, 120: 278-285.

［22］ MARCUS F I, MCKENNA W J, SHERRILL D, et al. Diagnosis of arrhythmogenic right ventricular cardiomyopathy/dysplasia: Proposed modification of the task force criteria ［J］. Circulation, 2010, 121: 1533-1541.

［23］ MAREK J, BUFALINO V, DAVIS J, et al. Feasibility and findings of large-scale electrocardiographic screening in young adults: Data from 32, 561 subjects ［J］. Heart Rhythm, 2011, 8: 1555-1559.

［24］ 杨俊瑶, 王前. 组蛋白去乙酰化酶与血管重建 ［J］. 中华高血压杂志, 2014, 22 （5）: 403-409.

［25］ 刘艳辉. 动脉粥样硬化的表观遗传学研究进展 ［J］. 中国动脉硬化杂志, 2013, 21 （4）: 369-374.

［26］ 陈海平. 组蛋白去乙酰化酶抑制剂在慢性心力衰竭中的作用及研究进展 ［J］. 心血管病学进展, 2012, 33 （4）: 541-544.

［27］ 饶芳, 韦鉴钦. 转录辅激活因子和乙酰基转移酶 p300 在心肌肥厚中的作用 ［J］. 中华高血压杂志, 2014, 22 （12）: 1102-1107.

［28］ 曹珊珊, 苏永立, 李瑞芳, 等. Ⅰ型组蛋白去乙酰化酶在心肌肥厚中的靶点作用 ［J］. 国际心血管病杂志, 2013, 40 （6）: 359-361.

［29］ DUAN S, LUO X, DONG C. Identification of susceptibility modules for coronary artery disease using a genome wide integrated network analysis ［J］. Gene, 2013, 531 （2）: 347-354.

［30］ EPSTEIN L M, LOVE C J, WILKOFF B L, et al. Superior vena cava defibrillator coils make transvenous lead extraction more challenging and riskier ［J］. Journal of the American College of Cardiology, 2013, 61 （9）: 987-989.

［31］ TOMA N. An entirely subcutaneous implantable cardioverter-defibrillator ［J］. New England Journal of Medicine, 2010, 363 （1）: 36-44.

［32］ ROWLEY C P, GOLD M R. Subcutaneous implantable cardioverter defibrillator ［J］. Circulation Arrhythmia & Electrophysiology, 2012, 5 （3）: 587-593.

［33］ SCHWARTZ P J. Cardiac sympathetic denervation to prevent life-threatening arrhythmias ［J］. Nature Reviews Cardiology, 2014, 11 （6）: 346-353.

［34］ VASEGHI M, GIMA J, KANAAN C, et al. Cardiac sympathetic denervation in patients with refractory ventricular arrhythmias or electrical storm: Intermediate and long-term follow-up ［J］. Heart Rhythm, 2014, 11 （3）: 360-366.

［35］ 陈新. 临床心律失常学 ［M］. 北京: 人民卫生出版社, 2009.

［36］ 马长生, 邓文宁.《2014 年 PACES/HRS 成人先天性心脏病心律失常认识与管理专家共识》解读
［J］. 中国循环杂志, 2014（s2）：5-8.

［37］ LD O, FREITAS A K, MEHTA N, et al. Electrophysiological study in Ebstein's anomaly with no evidence
of accessory pathway［J］. Arquivos Brasileiros De Cardiologia, 2014, 103（4）：e48-51.

［38］ ROTES A S, CONNOLLY H M, WARNES C A, et al. Ventricular arrhythmia risk stratification in patients
with tetralogy of Fallot at the time of pulmonary valve replacement［J］. Circulation Arrhythmia & Electro-
physiology, 2015, 8（1）：110-116.

［39］ KOYAK Z, ACHTERBERGH R C, DE GROOT J R, et al. Postoperative arrhythmias in adults with con-
genital heart disease：Incidence and risk factors［J］. International Journal of Cardiology, 2013, 169
（2）：139-144.

［40］ SHARMA S, MERGHANI A, MONT L. Exercise and the heart：The good, the bad, and the ugly［J］.
European Heart Journal, 2015, 36（23）：1445-1453.

［41］ CHO K I, SHIM W J, PARK S M, et al. Association of depression with coronary artery disease and QTc
interval prolongation in women with chest pain：Data from the Korean women's chest pain registry（KO-
ROSE）study［J］. Physiology & Behavior, 2015, 143：45-50.

［42］ RINGENBERG J, DEO M, FILGUEIRASRAMA D, et al. Effects of fibrosis morphology on reentrant ven-
tricular tachycardia inducibility and simulation fidelity in patient-derived models［J］. Clinical Medicine In-
sights Cardiology, 2014, 8（Suppl 1）：1-13.

［43］ 乔树宾. 冠心病诊疗进展［M］. 北京：人民卫生出版社, 2013.

［44］ LA GERCHE A, HEIDBUCHEL H. Exercise-induced arrhythmogenic right ventricular cardiomyopathy
［J］. Cardiac Electrophysiology Clinics, 2013；5（1）：97-105.

［45］ LA GERCHE A, HEIDBUCHEL H. Can intensive exercise harm the heart? You can get too much of a
good thing［J］. Circulation, 2014, 130（12）：992-1002.

［46］ ZAIDI A, GHANI S, SHARMA R, et al. Physiological right ventricular adaptation in elite athletes of Afri-
can and Afro-Caribbean origin［J］. Circulation, 2013, 127（17）：1783-1792.

［47］ LA GERCHE A, BURNS A T, MOONEY D J, et al. Exercise-induced right ventricular dysfunction and
structural remodelling in endurance athletes［J］. European Heart journal, 2012, 33（8）：998-1006.

［48］ ZAIDI A, GHANI S, SHEIKH N, et al. Clinical significance of electrocardiographic right ventricular hy-
pertrophy in athletes：comparison with arrhythmogenic right ventricular cardiomyopathy and pulmonary hy-
pertension［J］. European Heart journal, 2013, 34（47）：3649-3656.

［49］ ZAIDI A, SHEIKH N, JONGMAN J K, et al. Clinical differentiation between physiological remodeling and
arrhythmogenic right ventricular cardiomyopathy in athletes with marked electrocardiographic repolarization
Anomalies［J］. Journal of the American College of Cardiology, 2015, 65（25）：2702-2711.

［50］ SAWANT A C, CALKINS H. Relationship between arrhythmogenic right ventricular dysplasia and exercise
［J］. Cardiac Electrophysiology Clinics, 2015, 7（2）：195-206.

［51］ BAGGISH A L, WOOD M J. Athlete's heart and cardiovascular care of the athlete：Scientific and clinical
update［J］. Circulation, 2011, 123（23）：2723-2735.

［52］ ELLISON G M, WARING C D, VICINANZA C, et al. Physiological cardiac remodelling in response to en-
durance exercise training：Cellular and molecular mechanisms［J］. Heart, 2012, 98（1）：5-10.

［53］ ZAIDI A, GHANI S, SHEIKH N, et al. Clinical significance of electrocardiographic right ventricular hy-
pertrophy in athletes：Comparison with arrhythmogenic right ventricular cardiomyopathy and pulmonary hy-
pertension［J］. European Heart journal, 2013, 34（47）：3649-3656.

［54］ ZAIDI A, SHARMA S. Exercise and heart disease：From athletes and arrhythmias to hypertrophic cardiomyopathy and congenital heart disease [J]. Future Cardiol, 2013, 9 (1): 119−136.

[55] CALORE C, ZORZI A, CORRADO D. Clinical meaning of isolated increase of QRS voltages in hypertrophic cardiomyopathy versus athlete's heart [J]. Journal of Electrocardiology, 2014, 48 (3): 373−379.

[56] UTOMI V, OXBOROUGH D, ASHLEY E, et al. Predominance of normal left ventricular geometry in the male'athlete's heart [J]. Heart, 2014, 100 (16): 1264−1271.

[57] SHARMA S, MERGHANI A, MONT L. Exercise and the heart: the good, the bad, and the ugly [J]. European Heart Journal, 2015, 36 (23): 1445−1453.

[58] WILSON M G, ELLISON G M, CABLE NT. Basic science behind the cardiovascular benefits of exercise [J]. Heart, 2015, 101 (10): 758−765.

[59] CALO L, SPERANDII F, MARTINO A, et al. Echocardiographic findings in 2261 peri−pubertal athletes with or without inverted T waves at electrocardiogram [J]. Heart, 2015, 101 (3): 193−200.

[60] CORRADO D, PELLICCIA A, HEIDBUCHEL H, et al. Recommendations for interpretation of 12−lead electrocardiogram in the athlete [J]. European Heart Journal, 2010, 31 (2): 243−259.

[61] SCHNELL F, RIDING N, O'HANLON R, et al. Recognition and significance of pathological T−wave inversions in athletes [J]. Circulation, 2015, 131 (2): 165−173.

[62] CALO L, SPERANDII F, MARTINO A, et al. Echocardiographic findings in 2261 peri−pubertal athletes with or without inverted T waves at electrocardiogram [J]. Heart, 2015, 101 (3): 193−200.

[63] CORRADO D, PELLICCIA A, HEIDBUCHEL H, et al. Recommendations for interpretation of 12−lead electrocardiogram in the athlete [J]. European Heart journal, 2010, 31 (2): 243−259.

[64] FERNANDEZ A B, THOMPSON P D. Detection of cardiac abnormalities in elite black and white athletes: Still not black and white [J]. Circulation, 2014, 129 (16): 1626−1628.

[65] 高剑波, 张永高. X线名医解读: 临床诊断必备 [M]. 郑州: 河南科学技术出版社, 2011.

[66] 王新房. 超声心动图学. 4版 [M]. 北京: 人民卫生出版社, 2009.

[67] GULATI A, ISMAIL T F, JABBOUR A, et al. Clinical utility and prognostic value of left atrial volume assessment by cardiovascular magnetic resonance in non-ischaemic dilated cardiomyopathy [J]. European Journal of Heart Failure, 2013, 15 (6): 660−670.

[68] KUBANEK M, SRAMKO M, MALUSKOVA J, et al. Novel predictors of left ventricular reverse remodeling in individuals with recent−onset dilated cardiomyopathy [J]. Journal of the American College of Cardiology, 2013, 61 (1): 54−63.

[69] LU M, ZHAO S, YIN G, et al. T1 mapping for detection of left ventricular myocardial fibrosis in hypertrophic cardiomyopathy: A preliminary study [J]. European Journal of Radiology, 2013, 82 (5): 225−231.

[70] FLETCHER G F, ADES P A, KLIGFIELD P, et al. Exercise standards for testing and training: A scientific statement from the American Heart Association [J]. Circulation, 2013, 128 (8): 873−934.

[71] MEMBERS A F, PERK J, BACKER G D, et al. European guidelines on cardiovascular disease prevention in clinical practice (Version 2012) [J]. European Heart journal, 2012, 33: 1635−1701.

[72] MENEZES A R, LAVIE C J, MILANI R V, et al. Cardiac rehabilitation in the United States [J]. Progress in Cardiovascular Diseases, 2014, 56 (5): 522−529.

[73] 孙兴国. 心肺运动试验在临床心血管病学中的应用价值和前景 [J]. 中华心血管病杂志, 2014, 42 (4): 347−351.

[74] LAMPERT R, OLSHANSKY B, HEIDBUCHEL H, et al. Safety of sports for athletes with implantable cardioverter-defibrillators: Results of a prospective, multinational registry [J]. Circulation, 2013, 127

（20）：2021-2030.

［75］中华医学会心电生理和起搏分会，中华医学会心血管病学分会，中国医师协会心律学专业委员会．植入型心律转复除颤器治疗的中国专家共识［J］．中华心律失常学杂志，2014，18（04）：242-253.

［76］BAGGISH, AARON L, WOOD, MALISSA J. Athlete's heart and cardiovascular care of the athlete：Scientific and clinical update［J］. Circulation, 2011, 123（23）：2723-2735.

［77］NEUMAR R W, SHUSTER M, CALLAWAY C W, et al. Executive summary：2015 American Heart Association guidelines update for cardiopulmonary resuscitation and emergency cardiovascular care［J］. Circulation, 2015, 132（suppl 2）：S315-S67.

［78］JOSEPHSON M E. Clinical Electrophysiology：Techniques and Interpretations［M］. 4th ed. Lippincott Williams & Wilkins, 2009.

［79］STEINVIL A, CHUNDADZE T, ZELTSER D, et al. Mandatory electrocardiographic screening of athletes to reduce their risk for sudden death proven fact or wishful thinking?［J］. Journal of the American College of Cardiology, 2011, 57（11）：1291-1296.

［80］MARON B J, FRIEDMAN R A, CAPLAN A. Ethics of preparticipation cardiovascular screening for athletes［J］. Nature Reviews Cardiology, 2015, 12（6）：375-378.

［81］WINKEL B G, HOLST A G, THEILADE J, et al. Nationwide study of sudden cardiac death in persons aged 1-35 years［J］. European Heart Journal, 2011, 32（8）：983-990.

［82］MOONEY S J, WESTREICH D J, EL-SAYED A M. Commentary：Epidemiology in the era of big data［J］. Epidemiology, 2015, 26（3）：390-394.

［83］于广军，杨佳泓．医疗大数据［M］．上海：上海科学技术出版社，2015.

［84］冯大志，沈雁飞．高校内发生运动猝死的原因调查及预防对策［J］．北京体育大学学报，2012（11）：93-96.

［85］高汉松，肖凌，许德玮，等．基于云计算的医疗大数据挖掘平台［J］．医学信息学杂志，2013，34（5）：7-12.

［86］沈玉芹，王乐民．关于慢性心力衰竭运动康复的思考［J］．外科研究与新技术，2014（4）：228-229.

［87］FLETCHER G F, ADES P A, KLIGFIELD P, et al. Exercise standards for testing and training a scientific statement from the American Heart Association［J］. Circulation, 2013, 128（8）：873-934.

［88］王乐民，沈玉芹．慢性稳定性心力衰竭运动康复中国专家共识［J］．中国循环杂志，2014（z2）．714-720.

［89］THOMPSON P D, FRANKLIN B A, BALADY G J, et al. Exercise and acute cardiovascular events placing the risks into perspective：A scientific statement from the American Heart Association council on nutrition, physical activity, and metabolism and the council on clinical cardiology［J］. Circulation, 2007, 115（17）：2358-2368.

［90］YANCY C W, JESSUP M, BOZKURT B, et al. 2013 ACCF/AHA guideline for the management of heart failure：A report of the American College of Cardiology Foundation/American Heart Association Task Force on Practice Guidelines［J］. Journal of the American College of Cardiology, 2013, 62（16）：e147-e239.

［91］郭继鸿，胡大一．中国心律学2015［M］．北京：人民卫生出版社，2015.

［92］HILLEMAN D E, BAUMAN A L. Role of antiarrhythmic therapy in patients at risk for sudden cardiac death：An evidence-based review［J］. Pharmacotherapy, 2001, 21（5）：556-575.

［93］中国康复学会心血管病专业委员会．在心血管科就诊患者的心理处方中国专家共识［J］．中华心血管病杂志，2014，42（1）：6-13.

［94］毛家亮．综合医院非专科心理障碍诊治的现状、困难及对策［J］．医学与哲学，2013，34（02）：9-12.

［95］童岸莺．青年运动性心脏猝死的研究综述［J］．西北国防医学杂志，2014，35（5）：455-458.

［96］李晓娟，张婕，王锁英．创伤后应激障碍的预防与治疗［J］．医学研究杂志，2014，43（9）：168-170.

［97］董强利，叶兰仙，张玉堂．创伤后应激障碍的影响因素及心理危机干预［J］．精神医学杂志，2012（1）：72-74.

［98］庄琦，毛家亮，何奔．心理量表在综合性医院识别心理障碍中的应用现状［J］．上海交通大学学报（医学版），2010，30（6）：735-738.

［99］胡大一，马长生，王显．心脏病学实践．中西医结合卷［M］．北京：人民卫生出版社，2011.

［100］陈建国，蔡厚德．实用医疗心理学［M］．北京：中国轻工业出版社，2007.

［101］季建林，赵静波．自杀预防与危机干预［M］．上海：华东师范大学出版社，2007.

［102］魏镜，唐宏宇．综合医院精神卫生服务基本技能［M］．北京：中华医学电子音像出版社，2014.

［103］杨立新．侵权责任法［M］．北京：法制出版社，2010.

［104］何政金．我国安全保障义务主体制度的分析及完善［J］．知识经济，2011（2）：91-94.

［105］郑倩．国外安全保障义务制度之比较研究［J］．知识经济，2013（14）：84-87.

［106］倪奇昕．浅析我国安全保障义务——两个相关法条的解析［J］．知识经济，2012（24）：49-50.

［107］孙聪聪，李丽春．安全保障义务略论［J］．知识经济，2009（5）：8-9.

［108］杨学友．安全保障义务的概念和性质［J］．中国社区医师，2008（23）：6-9.